発生状況からみた急性中毒初期対応のポイント

家庭用品編

[総監修] **吉岡敏治**
公益財団法人 日本中毒情報センター 理事長

[監　修] **嶋津岳士**
公益財団法人 日本中毒情報センター 専務理事

水谷太郎
公益財団法人 日本中毒情報センター 常務理事

[編　集] **公益財団法人 日本中毒情報センター**

へるす出版

総監修
　吉岡　敏治
　　公益財団法人 日本中毒情報センター 代表理事（理事長）
　　森ノ宮医療大学副学長

監　修
　嶋津　岳士
　　公益財団法人 日本中毒情報センター 業務執行理事（専務理事）
　　大阪大学大学院医学系研究科救急医学教授
　水谷　太郎
　　公益財団法人 日本中毒情報センター 業務執行理事（常務理事）
　　筑西市医療監

執筆者一覧 (50音順)

公益財団法人 日本中毒情報センター
　　飯田　薫
　　今田　優子
　　今別府文昭
　　遠藤　容子
　　木元　衣美
　　黒川友里亜
　　黒木由美子
　　財津　佳子
　　髙野　博徳
　　竹内　明子
　　波多野弥生
　　米谷　亮
　　三瀬　雅史
　　村上　幸子
　　山中　大輔
　　渡辺　晶子

発刊にあたって

　北朝鮮の核への脅威もさることながら，世界中で間断なく発生するテロは，近未来の化学剤テロ頻発の可能性を否めません。

　化学者には化学物質の特性や体内動態，合成や分析の専門家も多く，薬学者は人体における薬物動態や代謝，作用機序等に詳しいが，いずれも中毒患者の診断や治療の経験はありません。中毒患者を診療して，その治療の責任を負う臨床医と，これら科学者を結び，中毒を学際的な臨床医学として発展させることは，日本中毒情報センターに課せられたもっとも重要な役割であります。

　日本中毒情報センターが開設されて，今年で30年になりました。この間，大阪中毒110番とつくば中毒110番では365日，24時間体制で急性中毒に関する問い合わせに対応してきました。日本中毒情報センターの日常業務は，医療機関や市民からの中毒に関する問い合わせに答えることであり，年間4万件余の問い合わせを受けております。開設以来の累積情報提供件数は130万件を超え，そのおよそ60％は家庭用品の誤飲・誤食，吸入や眼・皮膚の汚染等によるものです。

　本書はこの30年間の情報提供実績を背景に，過半を占める家庭用品中毒に対する初期対応のポイントをまとめたものです。患者さんからの問い合わせや相談を受ける医師や看護師，薬品情報室の薬剤師からドラッグストアの職員，さらには製造・販売事業者においてもきわめて有用な情報源になると自負しています。

　『急性中毒処置の手引』は，医学書としては特記されるべき改訂第3版第4刷まで発行しましたが，本書は，その全面改訂版で，良いところを踏襲し，さらに日本中毒情報センターならではの製品情報や問い合わせ受信状況を新たに追加したものです。発刊前に試用版（β版）を作成し，日本中毒情報センターの職員が実際の情報提供に使用して，内容や構成に修正を加えた結果，より実用的なテキストとなっています。

　本書の使い方は，取り上げた製品群と執筆項目の説明とともに，目次の前にまとめて記載しました。製品群ごとに，「概要」，「初期対応のための確認事項」，「初期対応のポイント」，「解説」の順に記載されていますが，「概要」と「初期対応のための確認事項」，「初期対応のポイント」を読めば，ほぼ一般市民からの問い合わせには情報提供ができるようになっています。これに続く「解説」には医療機関における治療についても比較的詳細に記載しておりますが，医師からの問い合わせや，実際の治療にあたっては，必ずしも十分な情報とは限らないので，必要に応じて中毒110番に問い合わせていただきたいと思っています。

なお，家庭用殺虫剤のみは，形態や使用法がとくに多岐にわたりますので，「家庭用殺虫剤（全般）」を追加収録しました。どの製品群を参照すればよいか迷ったときは，これを先に確認いただきたいと思います。

　現代社会では新しい化学製品の開発や製品形態の変更が，日々行われており，文字どおり多種・多様な中毒が発生しています。日本中毒情報センターの30年間の情報提供の経験をもとに執筆された本書は，中毒110番で実際に使用している手引書でもあり，受診前のトリアージに有効であると自負しています。

　本書は中毒情報センター設立30周年を記念して発刊するものですが，「家庭用品編」に続いて，第2巻として，近々，「医薬品・農薬・自然毒・工業用品編」の出版を準備しています。あわせてご活用下さることを願っております。

2016年9月

（公財）日本中毒情報センター理事長
森ノ宮医療大学副学長
吉岡　敏治

本書の使い方―各論の構成と記載内容

　本書は，公益財団法人日本中毒情報センター（Japan Poison Information Center：JPIC）が運営する「中毒110番」の30年間の経験を基に，プレホスピタルにおける対応とその解説をまとめたものである。一般からの問い合わせ頻度の高い家庭用品について，事故の発生状況に即した初期対応を行うためのポイントを，用途別の製品群ごとにまとめている。実際に事故が発生した際に相談を受けた医師や薬剤師，看護師，保健師，介護福祉士等が，状況を客観的に把握し，応急手当や受診の必要性について的確に判断するために用いることを想定している。

　なお，本書の内容は，2016年現在の情報に基づいている。またすべての製品を網羅できているとは限らないので，実際に急性中毒患者が発生している，もしくは発生する恐れがある緊急時で，本書の内容に当てはまらない場合や判断に迷った場合には，「中毒110番」に電話で照会されたい。

- 中毒110番電話番号
  - 一般市民専用電話（情報提供料無料，通話料のみ）
    - 大　阪　072-727-2499（365日，24時間）
    - つくば　029-852-9999（365日，9～21時）
  - 医療機関専用電話（情報提供料：1件につき2,000円）
    - 大　阪　072-726-9923（365日，24時間）
    - つくば　029-851-9999（365日，9～21時）
  - 賛助会員専用電話（年会費制）
    - 非公開

I　取り上げた製品群について

　本書では，家庭用品の中でも中毒110番への問い合わせ頻度が高い製品について，用途ごとに製品群としてまとめ，100製品群を取り上げた。

化粧品類（ボディケア，メイクアップ，ヘアケア，その他）	23製品群
洗剤・クリーナー類（衣類，台所，住まい，その他）	25製品群
殺虫剤類（家庭用殺虫剤全般を含む）	10製品群
文具類	6製品群
玩具類	6製品群
芳香・消臭剤類	5製品群
食品類	3製品群
乾燥剤類	2製品群
冷却剤・保温剤類	2製品群
電池類	2製品群
車用品類	2製品群
燃料類	5製品群
たばこ・防水スプレー・その他	9製品群

＜製品群の分類と記載内容＞
- 例えばひと口に「乾燥剤」といっても，石灰乾燥剤もあれば，シリカゲルもあり，成分や毒性が異なることがある。本書では「同じ製品群であっても，いろいろな製品があり，事

故発生時には区別して対応する必要がある」ということがわかるように，その区別の方法についても記載した。
- 洗剤・クリーナー類，殺虫剤類については，家庭用品の中でもとくに注意が必要と思われるため，製品群を細かく分けた。
- 家庭用殺虫剤は製品形態と使用法が多岐にわたっているため，イラストも入れて「家庭用殺虫剤（全般）」という項目を作成した。どの製品群を参照すればよいか判断に迷った場合には，先に確認していただきたい。

Ⅱ　各項目の構成について

製品群ごとに，「概要」，「初期対応のための確認事項」，「初期対応のポイント」，「解説」の順に記載した。
- 「概要」，「初期対応のための確認事項」，「初期対応のポイント」：実際に事故が発生して相談を受けた際に，この部分を読めば，プレホスピタルの対応ができるように工夫した。
- 「解説」は，より理解を深める目的で詳細に記述した。「医療機関での処置」についても触れているが，プレホスピタルの段階で考慮すべき情報として記載したものである。実際の治療にあたっては十分な情報とは限らないので，必要に応じて中毒110番に問い合わせをいただくようお願いしたい。
- 玩具のなかでも，外観や使用法がわかりにくい製品群については，カラー写真を提示した。

Ⅲ　各項目について

化学物質名は原則，IUPAC命名法，法令等に基づいて記載した。

「概　要」

各項目の急性中毒に関する概要を，製品，問題となる成分と症状，日本中毒情報センターの受信状況（JPIC受信状況）に分けてまとめた。急性中毒の概要を把握するために，対応の前に目を通すことをお勧めする。

製品
- 含まれる製品群について，製品形態，使用法，成分等の概要をまとめた。

問題となる成分と症状
- 急性中毒の観点から問題になる成分と，考えられる症状をまとめた。

JPIC受信状況
- 事故発生に関する情報として，JPICでの年間受信件数と頻度の高い事故の具体例を示した。

「初期対応のための確認事項」

日頃，JPICで問い合わせを受けた際に，注意して確認していることを盛り込んだ。

1. 製品
- 中毒の原因を特定するために，製品名以外に確認すべき項目をまとめた。
- 可能であれば，製品そのものを確認したほうがよい（電話の場合は，手元に置いて読んでもらうとよい）。
- 「製品表示の成分」では，化学物質名を製品表示に合わせて表記したものもある。
  例：エタノール（製品表示）→エチルアルコール
  　　ケロシン（製品表示）→灯油
  　　DME（製品表示）→ジメチルエーテル

炭酸ガス（製品表示）→二酸化炭素

2. 曝露状況・経路
- 起こりうる健康被害を予想するために必要な項目をまとめた。
- 事故に遭った本人であっても，直後は動転して冷静に判断ができないことがある。また小児や認知症のある高齢者では，周囲の人が状況から判断するしかない場合が多い。そのような場合には，ここにあげた項目を慌てずに1つずつ確認するとよい。

3. 患者の状態・症状
- 患者がどのような状態にあるか，緊急度を判断するために必要な項目をまとめた。
- とくに小児では，口に入れた場合であっても，眼，皮膚等に異常がないか，必ず確認することが重要である。

「初期対応のポイント」
確認事項を考慮したうえで，初期対応にあたって判断すべき内容を，経路別にまとめた。
- 最初に家庭で可能な応急手当を挙げた。
- 次に受診の必要性について，【直ちに受診】【念のため受診】【経過観察】の3段階に分け，判断の目安をまとめた。

　【直ちに受診】　健康被害が予想されるため，できるだけ早く受診したほうがよい場合。
　【念のため受診】　健康被害の可能性があるため，念のため受診したほうがよい場合。
　【経過観察】　受診の必要性がないと判断され，十分に注意して様子をみる場合。
　　　　　　　経過観察は，健康被害が出現する可能性が低い場合や健康被害があっても軽微で自然に軽快すると予想され，受診の必要性がないと判断される場合を想定している。この場合も患者の様子や状況によっては受診を勧める必要がある。

「解　説」
「概要」，「初期対応のための確認事項」，「初期対応のポイント」の記載の基となった情報を，項目ごとにまとめた。

1. 製品について
- 製品群の用途，形態，使用法，成分，化学的・物理的特性，法的規制等に関して，中毒の観点からまとめた。
- 日本中毒情報センターが収集した製品に関する情報（企業等から提供を受けた，中毒情報センター独自の情報）のほか，行政機関や事業者の団体が作成した資料，種々の書籍を基に整理した情報である。

2. 事故の発生状況
- 日本中毒情報センターの受信状況や医療機関受診例を盛り込み，必要に応じて簡単な事例も追加した。
- ● JPIC受信状況
　　年間件数　　：年間の問い合わせ件数と照会者の区分（一般，医療機関，その他）
　　患者年齢層　：年齢層別の割合
　　事故状況　　：事故の発生状況（経路，頻度が高い事故の例）

症状出現率　：中毒110番受信時に症状がみられた割合と頻度が高かった症状
- 日本中毒情報センターで受信した問い合わせについて，年間件数（2010～2014年の平均）とその特徴をまとめた。
- 過去5年間で受信件数の変動が大きかった製品群については，直近（2014年）のデータを採用した。
- 乱用や自殺企図など，社会的に影響を与える可能性のある情報については，一部，明記を避けた。

● JPICで把握した医療機関受診例
- 日本中毒情報センターで受信した医療機関からの問い合わせについては，情報提供終了後，追跡調査（急性中毒症例調査用紙の郵送，医療機関からの返却）を行っている。返却された急性中毒症例調査用紙の解析結果を基に，以下の3項目についてまとめた。

【2003～2005（2006，2007）年に把握した○○例】
- 過去に日本中毒情報センターで実施した，厚生労働科学研究*において検討した製品群について，その検討結果をまとめた。
  *平成18年度～20年度　厚生労働科学研究費補助金（化学物質リスク研究事業）「家庭用化学製品のリスク管理におけるヒトデータの利用に関する研究（主任研究者：吉岡敏治）」

【1986～2009年の24年間に把握した小児（12歳以下）の不慮の事例】
- 上記期間に把握した，12歳以下の小児の不慮の事故における事例のうち，入院加療を必要としたなどの重篤な事例について，主に症状に関する情報をまとめた。

【1986～2010年の25年間に把握した高齢者（65歳以上）の不慮の事例】
- 上記期間に把握した，65歳以上の高齢者の不慮の事故における事例のうち，入院加療を必要としたなどの重篤な事例について，主に症状に関する情報をまとめた。なお自殺企図などの意図的な事例は含まれていない。

● 文献報告例
- 上記以外に，参考とすべき文献報告（症例報告）がある場合は，文献の書誌情報とともに記載した。

3. 毒性

　家庭用品においては，製品に関する毒性データはほとんどなく，急性中毒に関する毒性評価は困難である。製造事業者等においても，含有成分の毒性と含有率から製品としての毒性を類推することが多いのが現状である。一方で，とくに家庭用品においては，経験的に急性中毒として問題にならない（毒性が低い）ことが知られている製品群も少なくない。
　そこで本書では，製品群ごとの毒性を下記のように分けて記載した。

（1）毒性が低いと考えられる製品群の場合

　1つの指標として，Poisoning & Drug Overdose 6th ed（Olson KR）におけるNONTOXIC OR MINIMALLY TOXIC PRODUCTSもしくはMILD GASTROINTESINAL IRRITANTSの分類に基づき，該当する製品群については，先頭に記載した。
- NONTOXIC OR MINIMALLY TOXIC PRODUCTSに分類される場合
  「無毒もしくは毒性が低い物質に分類され，少量～中等量の摂取では，事実上，無毒である。ただし製品の味や感触によって軽度の腹部不快感が起こる可能性がある。」
- MILD GASTROINTESINAL IRRITANTSに分類される場合
  「弱い消化器刺激物に分類され，少量摂取では通常は影響がないか，あったとしてもご

くわずかである。」

(2) 問題となる成分を含有する製品群の場合

問題となる成分の毒性に関する情報を記載した。問題となる成分は，①製品に含有される成分と含有量，②成分に関する日本政府によるGHS分類結果，③実際にその製品による事例で報告されている症状，の3点を考慮して抽出した。

＊GHSと日本政府によるGHS分類結果については，関係省庁の下記webサイト（2016年7月現在）を参照されたい。
経済産業省　http://www.meti.go.jp/policy/chemical_management/int/ghs.html
厚生労働省　http://anzeninfo.mhlw.go.jp/user/anzen/kag/ankg_ghs.htm
環境省　http://www.env.go.jp/chemi/ghs/
独立行政法人製品評価技術基盤機構　http://www.safe.nite.go.jp/ghs/ghs_index.html

なお，個々の含有成分においても，急性中毒における毒性値（中毒量・致死量）が確立されていないものが多い。また腐食性物質のように，量だけでなく，濃度，粘度，pH，接触時間等，複数の要因が生体への作用に影響するものもあり，中毒量の概念自体が健康被害の実態にそぐわない場合もある。具体的な数値を提示したものについても，あくまでもひとつの目安と考えるべきである。

4. 中毒学的薬理作用
- 製品群全体として考えられる作用を基本とし，それが困難な場合は，上記「3. 毒性」で取り上げた，問題となる成分の作用を記載した。

5. 症状
- 出現する可能性のある症状を経路別に記載した。
- 軽症の場合と重篤な場合をできる限り分けて記載した。

6. 処置
- 家庭での応急手当と医療機関での処置に分けて記載した。
- 家庭での応急手当については，「初期対応のポイント」よりも詳しく，理由も記載した。
- 医療機関での処置は，プレホスピタルの段階で考慮すべき情報として記載した。

7. 治療上の注意点
- 主に医療機関の先生方を想定して記載したが，参考程度とし，必要最小限にとどめた。

8. 体内動態
- 製品群に合った情報とし，それが困難な場合は，上記「3. 毒性」で取り上げた，問題となる成分の情報を記載した。

IV　参考資料

本書を執筆するにあたり，参考にした資料を掲げた（URLは2016年7月現在）。なお症例報告等の文献については，記載箇所の末尾にカッコ書きで記載した。

[法律・公定書・行政機関資料等]

医薬品，医療機器等の品質，有効性及び安全性の確保等に関する法律（医薬品医療機器等法）

「要指導・一般用医薬品」ホームページ
  http://www.mhlw.go.jp/stf/seisakunitsuite/bunya/0000092787.html

家庭用品品質表示法
  http://www.caa.go.jp/hinpyo/outline/outline_01.html

日本薬局方
  http://www.mhlw.go.jp/stf/seisakunitsuite/bunya/0000066530.html

文部科学省　日本食品標準成分表2015年版（七訂）
  http://www.mext.go.jp/a_menu/syokuhinseibun/1365297.htm

第8版食品添加物公定書
  http://www.mhlw.go.jp/seisakunitsuite/bunya/kenkou_iryou/shokuhin/syokuten/kouteisho8e.html

日本工業規格（JIS）
  http://www.jisc.go.jp/

独立行政法人 医薬品医療機器総合機構（PMDA）ホームページ
  https://www.pmda.go.jp/

厚生労働省医薬食品局審査管理課化学物質安全対策室　安全確保マニュアル作成の手引き
  http://www.nihs.go.jp/mhlw/chemical/katei/manual.html
    • 防水スプレー安全確保マニュアル作成の手引き（第2版）（平成10年4月20日）
    • 芳香・消臭・脱臭・防臭剤安全確保マニュアル作成の手引き（平成12年3月31日）
    • 家庭用カビ取り・防カビ剤安全確保マニュアル作成の手引き（平成14年1月25日）
    • 家庭用不快害虫用殺虫剤安全確保マニュアル作成の手引き（平成17年9月1日）
    • 家庭用洗浄剤・漂白剤安全確保マニュアル作成の手引き（平成23年3月31日作成；平成23年5月26日改訂）
    • 家庭用防水スプレー製品等安全確保マニュアル作成の手引（第3版）（平成27年3月）

国立医薬品食品衛生研究所（NIHS）　国際化学物質安全性カード（ICSC）日本語版
  http://www.nihs.go.jp/ICSC/

独立行政法人 農林水産消費安全技術センター（FAMIC）ホームページ
  http://www.acis.famic.go.jp/index.htm

独立行政法人 製品評価技術基盤機構（NITE），身の回りの製品に含まれる化学物質シリーズ
  http://www.nite.go.jp/chem/shiryo/product/productinfo.html

環境省ホームページ　有害金属対策基礎調査検討会
  http://www.env.go.jp/chemi/tmms/yugai-com.html

厚生科学審議会　たばこの健康影響評価専門委員会審議会資料
  http://www.mhlw.go.jp/stf/shingi/shingi-kousei.html?tid=127755

[書　籍]

Olson KR eds：Poisoning & Drug Overdose. 6th ed, McGraw-Hill, New York, 2012.
Ford MD, et al eds：Clinical Toxicology. WB Saunders, Philadelphia, 2001.

- 内藤裕史，横手規子（監訳）：化学物質毒性ハンドブック；臨床編（Ford MD, et al. eds, Clinical Toxicology, 2001），丸善，東京，2002，2003．

光井武夫（編者）：新化粧品学，第2版，南山堂，東京，2001．
皆川基，藤井富美子，大矢勝（編）：洗剤・洗浄百科事典，新装版，朝倉書店，東京，2007．
Tisserand R and Young R eds：Essential Oil Safety. 2nd ed, Elsevier, Edinburgh, 2014．

- ロバート・ティスランド，他（著）・高山林太郎（訳）：精油の安全性ガイド 第1版（Tisserand R and Balacs T：Essential Oil Safety 1995），フレグランスジャーナル社，東京，1996，1998．

後藤稠，他編，産業中毒便覧 増補版，第2版，医歯薬出版，東京，1981．
内藤裕史，横手規子（監訳）：化学物質毒性ハンドブック（Patty's Industrial Hygiene and Toxicology, 4th ed, 1994），丸善，東京，2000．
化学工業日報社（編）：16615の化学商品，化学工業日報社，東京，2015．

[中毒関係のデータベース，研究報告書等]

公益財団法人 日本中毒情報センター，中毒情報データベースシステム JP-M-TOX Ver.21.0（DVD-ROM），2015．
POISINDEX® System (electronic version). Truven Health Analytics, Greenwood Village, Colorado, USA. Available at: http://www.micromedexsolutions.com/
吉岡敏治：厚生労働科学研究費補助金 化学物質リスク研究事業「家庭用化学製品のリスク管理におけるヒトデータの利用に関する研究」平成18年度～20年度 総合研究報告書．
日本産業衛生学会 許容濃度等の勧告．https://www.sanei.or.jp/

[各種工業会 資料・ホームページ等]

日本石鹸洗剤工業会ホームページ　http://jsda.org/w/index.html
日本界面活性剤工業会ホームページ　http://www.jp-surfactant.jp/
日本界面活性剤工業会技術委員会：界面活性剤の安全性および生分解性に関するデータシート集，第4集，1988．
日本化粧品工業連合会ホームページ　http://www.jcia.org/
日本歯磨工業会ホームページ　http://www.hamigaki.gr.jp/
日本ヘアカラー工業会ホームページ　http://www.jhcia.org/
日本パーマネントウェーブ液工業組合ホームページ　http://www.perm.or.jp/
日本浴用剤工業会ホームページ　http://www.jbia.org/
日本フレグランス協会ホームページ http://japanfragrance.org/
日本コンタクトレンズ協会ホームページ http://www.jcla.gr.jp/
日本衛生材料工業連合会ホームページ　http://www.jhpia.or.jp/
日本家庭用洗浄剤工業会ホームページ　http://www.senjozai.jp/
日本繊維製品防虫剤工業会ホームページ　http://www.bouchuko.org/
日本家庭用殺虫剤工業会ホームページ　http://sacchuzai.jp/
日本家庭用殺虫剤工業会：家庭用殺虫剤概論Ⅲ，2006年11月改訂．
生活害虫防除剤協議会ホームページ　http://www.seibokyo.com/
日本接着剤工業会ホームページ　http://www.jaia.gr.jp/
日本筆記具工業会ホームページ　http://www.jwima.org/

日本絵具クレヨン工業協同組合ホームページ　http://www.jccma.jp/
日本玩具協会ホームページ　http://www.toys.or.jp/index.html
日本玩具協会：玩具安全基準書.
全国シャボン玉安全協会ホームページ　http://soap.main.jp/
日本煙火協会ホームページ　http://www.hanabi-jpa.jp/
芳香消臭脱臭剤協議会ホームページ　http://www.houkou.gr.jp/
日本石灰乾燥剤協議会ホームページ　http://kansouzai.com/
日本ソーダ工業会ホームページ　http://www.jsia.gr.jp/
日本保冷剤工業会ホームページ　http://www.horeizai.org/html/qanda.html
電池工業会ホームページ　http://www.baj.or.jp/
日本ガス協会ホームページ　http://www.gas.or.jp/
石油学会ホームページ　http://www.sekiyu-gakkai.or.jp/
全日本ローソク工業会ホームページ　http://rousoku.org/
潤滑油協会ホームページ　http://www.jalos.or.jp/
日本塗料工業会ホームページ　http://www.toryo.or.jp/
家庭園芸肥料・用土協議会ホームページ　http://a-hiryo-youdo.com/
日本肥料アンモニア協会ホームページ　http://www.jaf.gr.jp/
日本消火器工業会ホームページ　http://www.jfema.or.jp/
日本燐寸工業会ホームページ　http://match.or.jp/jmma/index.html
日本護身用品協会ホームページ　http://www.jsdpa.com/
日本エアゾール協会ホームページ　http://www.aiaj.or.jp/
日本化学会化学ミュージアム　http://www.chemicalmuseum.jp/professional/index.html

目 次

各　論

化粧品類／ボディケア

1. 身体洗浄料（ハンドソープ，ボディシャンプー，クレンジング，清拭剤） …………… 2
2. 固形石けん ……………………………………………………………………………… 6
3. 歯みがき（粉歯みがき，練り歯みがき） ………………………………………………… 9
4. 洗口剤（液体歯みがき，洗口剤，口中清涼剤） ………………………………………… 13
5. 化粧水類（化粧水，ローション，ジェル，美容液） …………………………………… 17
6. クリーム類（乳液，クリーム，オイル） ………………………………………………… 21

化粧品類／メイクアップ

7. パウダー類（ファンデーション，アイシャドウ，チーク，ベビーパウダー） ………… 25
8. 口紅類（口紅，リップクリーム） ………………………………………………………… 28
9. マニキュア類（マニキュア液，除光液，マニキュアうすめ液） ……………………… 31

化粧品類／ヘアケア

10. ヘアシャンプー（シャンプー，ドライシャンプー） …………………………………… 36
11. ヘアコンディショナー
    （ヘアコンディショナー，ヘアリンス，洗い流すヘアトリートメント） ……………… 40
12. 育毛剤（ヘアトニック，育毛剤） ………………………………………………………… 43
13. ヘアスタイリング剤
    （ヘアクリーム，ヘアワックス，ヘアリキッド，ヘアスプレー，洗い流さないヘアトリートメント） …… 47
14. ヘアカラーリング剤（家庭用）
    （ヘアカラー，ヘアブリーチ，ヘアマニキュア，カラートリートメント） …………… 51
15. パーマ液（家庭用） ……………………………………………………………………… 56

化粧品類／その他

16. フレグランス（香水，オードトワレ，オーデコロン） ………………………………… 60
17. デオドラント（制汗剤，デオドラント） ………………………………………………… 64
18. 入浴剤（温泉の素，バスソルト，発泡入浴剤，バスオイル，バブルバス，沐浴剤） … 68
19. 速乾性手指消毒剤 ………………………………………………………………………… 73
20. 虫よけ剤 …………………………………………………………………………………… 77
21. コンタクトレンズケア用品
    （コンタクトレンズ洗浄液，洗浄保存液，蛋白除去剤，使い捨てコンタクトレンズの保存液） …… 82

22.	義歯洗浄剤	86
23.	紙おむつ類（紙おむつ，母乳パッド，生理用ナプキン，ペットシーツ，携帯トイレ）	90

洗剤・クリーナー類／衣類

24.	洗濯用粉末洗剤（洗濯用粉末洗剤，洗濯用粉石けん）	93
25.	洗濯用液体洗剤 （洗濯用液体洗剤，洗濯用パック型液体洗剤，洗濯用液体石けん，ドライマーク用洗剤）	96
26.	部分洗い用洗剤・しみ抜き剤	100
27.	塩素系漂白剤	104
28.	酸素系漂白剤	108
29.	柔軟仕上げ剤	112

洗剤・クリーナー類／台所

30.	食器用洗剤	116
31.	食器洗い機専用洗剤（家庭用）	119
32.	クレンザー	123
33.	換気扇・レンジ用洗浄剤	126
34.	ポット洗浄剤	130
35.	哺乳びんの消毒剤	134
36.	廃油処理剤	138

洗剤・クリーナー類／住まい

37.	浴室用洗剤	142
38.	カビ取り剤	146
39.	排水パイプ用洗浄剤	150
40.	排水口用洗浄剤	154
41.	トイレ用洗剤・洗浄剤	158
42.	トイレ用芳香洗浄剤	163
43.	洗濯槽用洗浄剤	167
44.	ガラス用洗剤・家具用洗剤	171
45.	ワックス類（ワックス，ワックス剥離剤）	175
46.	OA機器・AV機器用クリーナー	180

洗剤・クリーナー類／その他

47.	除菌剤	184
48.	除湿剤	189

殺虫剤類

49. 衣類用防虫剤（樟脳，ナフタリン，パラジクロルベンゼン，ピレスロイド製剤） ………… 192
50. 家庭用殺虫剤（全般） ……………………………………………………………… 197
51. 蚊取り類（蚊取り線香，蚊取りマット，液体蚊取り，ファン式蚊取り） …………………… 201
52. 殺虫スプレー（家庭用）（エアゾール式殺虫剤，ワンプッシュ式蚊取り） ……………… 205
53. くん煙剤（家庭用）（くん煙剤，加熱蒸散剤，全量噴射式エアゾール） …………………… 209
54. 誘引殺虫剤（毒餌剤） …………………………………………………………… 213
55. ホウ酸ダンゴ …………………………………………………………………… 218
56. 衛生害虫用殺虫剤（家庭用）
    （うじ殺し，ダニ・ノミ用殺虫剤，シラミ駆除剤，殺虫プレート） ……………………… 222
57. 不快害虫用殺虫剤（家庭用）（粉剤，液剤，虫よけプレート） ………………………… 227
58. 殺鼠剤（家庭用） ………………………………………………………………… 231

文具類

59. 接着剤類（家庭用）（のり，接着剤，シールはがし，シーリング材） ………………… 236
60. 鉛筆・クレヨン …………………………………………………………………… 240
61. インク類
    （万年筆，ボールペン，マーキングペン，スタンプインク，プリンター用インク，墨汁，朱肉） …… 243
62. 絵具類（水彩絵具，ポスターカラー，アクリル絵具，油絵具，画用液） ……………… 247
63. チョーク・ライン用石灰 ………………………………………………………… 251
64. 粘　土 …………………………………………………………………………… 255

玩具類

65. シャボン玉液 ……………………………………………………………………… 258
66. ケミカルライト …………………………………………………………………… 261
67. スライム ………………………………………………………………………… 264
68. 風船類（風船の中の気体・液体，ビニール風船） ……………………………………… 268
69. 花　火 …………………………………………………………………………… 272
70. 水でふくらむビーズ ……………………………………………………………… 276

芳香・消臭剤類

71. 芳香剤・消臭剤—スプレー・滴下タイプ ……………………………………………… 279
72. 芳香剤・消臭剤—設置タイプ
    （液体芳香剤，ゲル状芳香剤，固形芳香剤，トイレボール） ……………………………… 283
73. お香類（お香，抹香，線香，コーンインセンス） ……………………………………… 289
74. 精油（エッセンシャルオイル） ………………………………………………… 292
75. ポータブルトイレ用消臭剤 ……………………………………………………… 298

食品類

- 76. 塩分を多く含む食品 … 302
- 77. カフェインを含む飲料（コーヒー，茶，ドリンク剤）… 305
- 78. アルコールを含む飲料・食品（酒類，滋養強壮保健薬，リキュール入りの洋菓子）… 309

乾燥剤類

- 79. 乾燥剤・鮮度保持剤（シリカゲル，アルコール揮散剤，脱酸素剤，酸素検知剤）… 313
- 80. 石灰乾燥剤 … 318

冷却剤・保温剤類

- 81. 冷却剤類（保冷剤，瞬間冷却剤，冷却シート，冷却スプレー）… 322
- 82. 保温剤類（使い捨てカイロ，エコカイロ，ホットパック，ベンジンカイロ）… 327

電池類

- 83. 乾電池 … 331
- 84. ボタン形電池（ボタン形電池，コイン形リチウム電池）… 335

車用品類

- 85. ウインドウォッシャー液 … 340
- 86. 不凍液（不凍液，クーラント，暖房用循環液）… 344

燃料類

- 87. 燃料ガス（都市ガス，LPガス，カセットこんろ用ガス，ライター燃料）… 348
- 88. ガソリン … 352
- 89. 灯　油 … 356
- 90. ろうそく（固形ろうそく，ゲル状ろうそく，液体ろうそく，ランプオイル）… 360
- 91. 固形燃料・着火剤 … 363

たばこ・防水スプレー・その他

- 92. 潤滑油・グリース … 368
- 93. 塗料・シンナー（家庭用）… 371
- 94. 防水スプレー … 376
- 95. 肥料類（家庭用）（肥料，植物活力剤，切り花鮮度保持剤）… 380
- 96. 温度計類（温度計，水銀体温計，水銀血圧計）… 383

97.	消火薬剤（粉末消火薬剤，強化液消火薬剤，ガス系消火薬剤，簡易消火具）	387
98.	たばこ・禁煙補助薬	392
99.	マッチ	396
100.	催涙スプレー	399

総　説

日本中毒情報センターと急性中毒の対応

I	日本中毒情報センター「中毒 110 番」	404
II	「中毒 110 番」受信状況からみた，急性中毒事故の発生状況	406
III	急性中毒の治療	408
IV	中毒事故の予防	410

付

インターネットで入手可能な中毒に関する情報 …… 416

索　引 …… 418

各 論

家庭用品 100

1 身体洗浄料
ハンドソープ，ボディシャンプー，クレンジング，清拭剤

概　要

製品：身体の余分な皮脂や古い角質，ほこりや化粧品などの汚れを取り除き，健康な皮膚を保つことを目的とする製品である。泡立てて洗い流すタイプ（主に洗顔用，手洗い用，ボディ用），油や溶剤に汚れをなじませてふき取る，または洗い流すタイプ（主にメーク落とし用）がある。また，清拭剤は水洗や入浴ができない場合に使用する。
　　＊固形石けんは「固形石けん」（6ページ）参照。
問題となる成分と症状：泡立てて洗い流すタイプでは，界面活性剤の刺激作用により，なめた程度であれば口腔の違和感，飲み込んだ場合には悪心や嘔吐などの消化器症状がみられることが多い。汚れをなじませてふき取る・洗い流すタイプで油分を含む場合は，大量摂取により悪心，嘔吐，下痢が起こる可能性がある。メーク落としや清拭剤でエチルアルコールを含有する製品では，中枢神経の抑制作用が問題となる。
JPIC受信状況：年間700件程度の問い合わせがあり，小児や認知症のある高齢者の誤飲が多いが，ポンプタイプの洗浄剤が飛び散り，口や眼に入る事故もある。

初期対応のための確認事項

製品によって成分が異なるので，製品表示，形態，使用方法などをできるだけ正確に確認する。
1. 製品
- 種類と使用方法：泡立てて洗い流す〔固形石けん（6ページ参照），ボディシャンプー，ハンドソープ，クレンジングフォーム等〕，汚れをなじませてふき取る・洗い流す（クレンジングクリーム・オイル・ジェル等），ふき取る（清拭剤，ウェットティッシュ，おしりふき）など。
- 形態（液状，泡状，ジェル，クリーム，ペースト，固形，粉末，シート含浸等）。
- 製品表示の成分（界面活性剤，エタノール等）。
- 容器（ボトル，ポンプ式ボトル，チューブ，ジャー，詰め替え用等）。
2. 曝露状況・経路
- 誤飲した場合，なめた程度か，容器から直接飲んだか。
- 大量に飲んだ場合，容器の容量。どのくらい減っているか。
- 付着した手で眼を触っていないか。
- 使用中に口に入ったり，眼に入ったりした場合，原液か，希釈液か。泡を吸い込んでいないか。
3. 患者の状態・症状
- 口唇や口腔の発赤・腫脹，悪心，嘔吐，腹痛などの消化器症状はないか。
- 顔面紅潮，興奮状態，ふらつきなど，酒に酔ったような症状はないか。
- 咳き込み，むせなど，気管に入った様子はないか。
- 眼の違和感，痛み，充血，流涙はないか。
- 皮膚の痛み，発赤，発疹などはないか。

初期対応のポイント

1. 経口の場合
- 口の中のものを取り除いて，口をすすぎ，乳製品または水を飲ませる。
- 顔や手足，衣服にも付着している可能性があれば，シャワーなどで全身を洗浄して着替える。

【直ちに受診】
- 嘔吐，口腔粘膜の腫脹，顔面紅潮，興奮状態などがある場合，咳き込みなど誤嚥した可能性がある場合。
- 症状がなくても，大量に摂取した可能性がある場合（とくに高齢者の場合）。

【念のため受診】
- 症状がなくても，アルコール含有製品を数口以上飲んだ場合（体重1kgあたり2mL以上）。

【経過観察】
- なめたり，1口飲み込んだ程度で，喉の痛み，悪心，口腔の違和感など，軽度の消化器症状程度の場合。

2．吸入した場合
- 製品の性質上，吸入して問題になるとは考えにくい。

3．眼に入った場合
- 眼をこすらないように注意して，直ちに洗眼する。

【直ちに受診】
- 開眼困難な場合，洗眼が難しい場合やコンタクトレンズが外れない場合。

【念のため受診】
- 洗眼後も痛み，充血などがある場合。

4．皮膚に付着した場合

【念のため受診】
- 水洗後も発赤，痛み，発疹などがある場合。

解　説

1．製品について

- 身体の余分な皮脂や古くなった角質，ほこりや化粧品などの汚れを取り除き，健康な皮膚を保つことを目的とする製品である。泡立てて洗い流すタイプ（界面活性剤型，主に洗顔用，手洗い用，ボディ用），油や溶剤に汚れをなじませてふき取る，または洗い流すタイプ（溶剤型，主にメーク落とし用）があり，形態はさまざまある。また，水洗や入浴ができない場合に身体を清潔にする製品として清拭剤がある。

1) 泡立てて洗い流すタイプ（主に洗顔用，手洗い用，ボディ用）
- 浴用石けん，化粧石けん，ボディシャンプー，ハンドソープ，クレンジングフォーム，洗顔パウダーなどがある。石けんや合成の界面活性剤（陰イオン，非イオン，両性）を主成分とし，泡立てて使用し洗い流す。
- 液体やペーストタイプ，泡タイプは，界面活性剤（数%〜40%）のほか，保湿剤（プロピレングリコール，グリセリンや油分等），溶解補助剤（エチルアルコール数%程度），清涼剤（L-メントール等），防腐剤，香料などを含む。角質などを除去しやすいよう，スクラブ剤（クレイ，樹脂粉末）を配合している製品もある。液性は中性〜弱酸性の製品が多い。
- 薬用をうたった製品は，塩化ベンザルコニウム，トリクロカルバン，トリクロサン，イソプロピルメチルフェノールなどの殺菌剤やグリチルリチン酸やアラントインなどの消炎剤を1%前後含有し，医薬部外品に該当する。

2) 汚れをなじませてふき取る・洗い流すタイプ（主にメーク落とし用）
- ふき取りタイプのクレンジングクリーム，クレンジングミルク，クレンジングローション，洗い流すタイプのクレンジングオイルやクレンジングジェルなどがある。クレンジング剤をシートに含浸させた，携帯に便利なクレンジングシートもある。
- スクワランやワセリンなどの油を主成分とし，グリセリンやソルビトールなどの保湿剤，油性成分を水に溶かしやすくするためのエチルアルコール，非イオン界面活性剤などからなる。洗い流すタイプはふき取りタイプに比べて油の含有量が30%前後と少なく，洗い流すときに乳化させる。

3) 清拭剤
- 液体を湯または水にうすめたものにタオルを浸してふくタイプ，液体やフォームを容器からタオルに取ってふき取るタイプ，ウェットティッシュタイプなどがある。主成分は陰・非イオン界面活性剤や保湿剤（プロピレングリコール，グリセリンや油分等）であり，10%以下のエチルアルコールを含有する製品もある。
- ベビー用のウェットティッシュやおしりふきはエチルアルコールを含まない製品が多い。

2．事故の発生状況

● JPIC 受信状況
年間件数　：700件程度。一般88%，医療機関7%，その他5%。
患者年齢層：1歳未満25%，1〜5歳56%，20〜64歳7%，65歳以上9%，その他・不明3%。

事故状況　：小児や認知症のある高齢者の誤飲など89％，誤使用9％（ポンプから飛び散り，口や眼に入った等），その他・不明2％。
症状出現率：30％。口腔・咽頭の違和感，悪心，咳き込み，眼の痛みなど。
● JPIC で把握した医療機関受診例
【1986～2009年の24年間に把握した小児（12歳以下）の不慮の事例】
- 石けん84例，洗顔料19例，ボディシャンプー38例による事例，合計141例で，重篤な例はなかった。

【1986～2010年の25年間に把握した高齢者（65歳以上）の不慮の事例】
- 石けん130例，洗顔料5例，ボディシャンプー24例による事例，合計159例のうち，重篤な例は7例（石けん5例，洗顔料1例，ボディシャンプー1例）であった。

  事例：認知症のある高齢者が洗顔フォームを誤飲した。咽頭・喉頭浮腫，誤嚥性肺炎をみとめた。

3. 毒性

固形石けん，液体石けん，ハンドソープ，ワセリンなどの油分やグリセリンは，弱い消化器刺激物に分類され，少量摂取では通常は影響がないか，あったとしてもごくわずかである。経路や量によっては界面活性剤やエチルアルコールの毒性を考慮する必要性がある。

1）界面活性剤
- 界面活性剤の作用，とくに局所作用は濃度に依存し，低濃度では症状はほとんどみられないが，高濃度では重症化する。したがって，毒性値が低くても高濃度のものは危険と考える必要がある。

2）エチルアルコール
- 95～99％エチルアルコールとして，成人では体重1kgあたり約1mLの摂取で軽症～中等症の中毒が，小児では体重1kgあたり0.5mLで重篤な中毒症状が出現すると考えられている。ただし，個人差が大きく，中毒量としては確立していない。

4. 中毒学的薬理作用

1）界面活性剤
- 皮膚・粘膜の刺激作用。
- 体循環に入った場合の全身作用として，血管透過性亢進・細胞膨化作用。

2）エチルアルコール
- 粘膜の刺激作用，中枢神経の抑制作用。

3）油分
- 消化管粘膜の刺激作用，緩下作用。

5. 症状

なめた程度や少量の摂取では重篤な中毒は起こらないが，大量に摂取した場合や誤嚥した場合は全身症状が出現し重症化することがある。

1）経口：1）誤飲した場合
- 泡立てて洗い流すタイプでは，界面活性剤による口腔・咽頭の炎症，悪心，嘔吐，下痢，腹痛など。嘔吐は1時間以内に起こることが多い。
- 汚れをなじませてふき取る・洗い流すタイプでは，油分により，一過性に嘔吐，腹痛，下痢を起こすことがある。

  2）大量摂取の場合（とくに高齢者の場合）
- 泡立てて洗い流すタイプでは，界面活性剤の粘膜に対する作用による消化管出血，麻痺性イレウス，血管透過性亢進・細胞膨化に起因する肺水腫を伴う全身性浮腫，循環血液量減少性ショックを起こす可能性がある。
- エチルアルコールを含有する製品では，エチルアルコールの中枢神経の抑制により，酩酊状態，悪心，嘔吐，意識障害などが出現する可能性がある。小児はアルコールに感受性が高く，低血糖性の痙攣を生じる可能性があるため，血糖低下に注意が必要である。
- 誤嚥すると，化学性肺炎を起こす可能性がある。

2) 吸入 ： ・製品の性質上，吸入して問題になるとは考えにくい。
3) 眼　 ： ・結膜充血，眼の痛み，流涙がみられる可能性がある。
4) 皮膚 ： ・かゆみや腫れ，発赤などがみられる可能性がある。

6. 処置

● 家庭での応急手当
1) 経口：禁忌：オイルの場合，吐かせてはいけない。理由：誤嚥すると化学性肺炎を起こしやすいため。
　　　　①除去：口の中に残っているものを吐き出す。小児や高齢者の場合は口の中を確認して取り除く，ふき取る。
　　　　②すすぎ：口をすすぐ，うがいする。うがいができない場合は濡れガーゼでふき取る。
　　　　③水分摂取：
　　　　　・泡立てて洗い流すタイプでは，乳製品（牛乳やヨーグルト）または水を飲む。量は普段飲む程度（120 ～ 240mL，小児は体重 1kg あたり15mL 以下，無理に飲ませて嘔吐を誘発しないように注意する）。理由：蛋白質による粘膜保護や希釈により，刺激の緩和が期待できる。
　　　　　・オイルの場合は，積極的に水分をとることは避けたほうがよい（無理に飲ませて嘔吐を誘発しないように注意する）。
2) 眼　：・眼をこすらないように注意し，直ちに十分に水洗する。
　　　　・コンタクトレンズを装着している場合は，容易に外せるようであれば外す。
3) 皮膚：①除去：皮膚に付着しているものを取り除く，ふき取る。付着した衣服を脱ぐ。
　　　　②水洗：十分に水洗する。

● 医療機関での処置
1) 経口：・特異的な治療法はなく，牛乳または水での希釈のほか，対症療法が中心となる。
　　　　・大量に摂取した場合は，呼吸状態，循環動態を十分に確認する。
2) 眼　：・受診前の洗眼が不十分な場合は，医療機関で十分に洗眼する。
　　　　・症状が残る場合は眼科的診察が必要である。
3) 皮膚：・付着部位を十分に洗浄する。症状があれば，対症療法を行う。

7. 治療上の注意点

汚れをなじませてふき取る・洗い流すタイプ
・誤嚥させないことがもっとも重要である。

8. 体内動態

1) 界面活性剤
［吸収］分子構造により違いはあるが，基本的に消化管から吸収される。
［代謝・排泄］肝臓で代謝された後，尿中あるいは糞便中に排泄される。

2) エチルアルコール
［吸収］胃，小腸からすみやかに吸収され，最高血中濃度到達時間は 30 分〜 2 時間である。吸入や経皮により吸収される。
［代謝］肝臓でアセトアルデヒドに，次いで，酢酸へ代謝され，さらに水と二酸化炭素に分解される。
［排泄］約 5 〜 10％は未変化体で呼気，尿，汗，糞便中に排泄される。

2 固形石けん

概　要

製品：身体用とその他に分類され，身体用には化粧石けん（化粧品），薬用石けん（医薬部外品）が，身体用以外には洗濯用，台所用（食器用）があり，いずれも主成分は界面活性剤（脂肪酸のアルカリ塩）である。
問題となる成分と症状：小児の誤食では無症状あるいは悪心や嘔吐などの粘膜刺激による消化器症状が多いが，認知症のある高齢者や，食品と似た製品の誤食で，口唇や口腔の浮腫や腫脹を起こした例がある。また洗顔中に泡を吸い込む事故では，咳などの呼吸器症状がみられる。
JPIC受信状況：年間300件程度の問い合わせがあり，5歳以下の誤食が9割を占めるが，認知症のある高齢者が食品と間違えて誤食する事故も散見される。

初期対応のための確認事項

1. 製品
- 種類（化粧石けん，薬用石けん，ベビー石けん，洗濯石けん，台所用石けん等）。
- 形態（食品に似ていないか），1個の大きさ，重量。
- 製品表示の成分（界面活性剤の種類等）。
2. 曝露状況・経路
- 誤食した場合，なめた程度か，大量摂取していないか，食品と間違えて誤食したか。
- 付着した手で眼を触っていないか。
- 使用中に口に入ったり，眼に入ったりしていないか。泡を吸い込んでいないか。
3. 患者の状態・症状
- 口の中，付着部位に石けん臭はないか。
- 悪心，嘔吐，腹痛などの消化器症状はないか。口唇，口腔に浮腫や腫脹はないか。
- 咳き込み，むせなど，気管に入った様子はないか。
- 眼の違和感，痛み，充血，流涙はないか。
- 皮膚の痛み，発赤，発疹などはないか。

初期対応のポイント

1. 経口の場合
- 口の中のものを取り除いて，口をすすぎ，乳製品または水を飲ませる。
- 顔や手足，衣服にも付着している可能性があれば，シャワーなどで全身を洗浄して着替える。

【直ちに受診】
- 頻回の嘔吐がみられる場合，口腔粘膜の浮腫や腫脹，嚥下困難や呼吸困難がある場合。
- 咳き込みなどの呼吸器症状がある場合。
- 症状がなくても，丸ごと1個食べたなど，大量に摂取した可能性がある場合（とくに高齢者の場合）。

【経過観察】
- なめたり1口飲み込んだ程度で，喉の痛み，悪心，口腔の違和感など軽度の消化器症状程度の場合。

2. 吸入した場合
- 製品の性質上，吸入して問題になるとは考えにくい。

3. 眼に入った場合
- 眼をこすらないように注意して，直ちに洗眼する。

【直ちに受診】
- 開眼困難な場合，洗眼が難しい場合やコンタクトレンズが外れない場合。

【念のため受診】
- 洗眼後も痛み，充血などがある場合。

4. 皮膚に付着した場合
【念のため受診】
- 水洗後も発赤，痛み，発疹などがある場合。

解　説

1. 製品について

- 石けんは，身体用とその他に分類され，身体用には化粧石けん（化粧品），薬用石けん（医薬部外品）が，身体用以外には洗濯用，台所用（食器用）がある。いずれも界面活性剤（脂肪酸のアルカリ塩）が主成分で，溶解液は弱アルカリ性のものが多い。

1）身体用
- 化粧石けんとも呼ばれ，浴用石けん，洗顔石けんがある。1個の重量は100g程度が多いが，携帯用や試供品では10g前後の小さい製品もある。ギフト用などで食品に似せた形の製品もある。
- 洗顔用では透明性を上げる目的でグリセリンや砂糖などが20～40％程度配合された透明石けんがある。
- 薬用石けんは，殺菌成分（トリクロサン，イソプロピルメチルフェノール，オルトベンジルパラクロロフェノール等）を微量含有し，医薬部外品である。
- ベビー石けんは，精製度の高いヤシ油を使用し，刺激のある成分や香料を避けたものである。

2）身体用以外
- 洗濯用は手洗い用，部分洗い用として使用され，衣類や靴下などの汚れた部分に塗った後，もみ洗いをする。脂肪酸塩のほか，ケイ酸塩，炭酸塩などのビルダー，研磨剤を含有する製品やスティックタイプの製品もある。1個の重量は100～200g程度である。
- 台所用はスポンジなどにこすり付け，泡立ててから使用する。1個の重量は100g程度である。

2. 事故の発生状況

● JPIC受信状況
年間件数　：300件程度。一般92％，医療機関4％，その他4％。
患者年齢層：1歳未満28％，1～5歳55％，20～64歳5％，65歳以上9％，その他・不明3％。
事故状況　：小児や認知症のある高齢者の誤食など93％，誤使用7％（洗顔中に誤って口に入った，菓子と似た製品を誤って食べた等）。
症状出現率：28％。口腔・咽頭の違和感，悪心，咳き込みなど。

● JPICで把握した医療機関受診例
【2003～2007年に把握した87例】
- 全例が経口摂取による事例で，小児32例のうち症状が出現したのは2例で，噯気（げっぷ）と流涎であった。
- 成人と高齢者のうち，石けんそのものを食べた53例では24例（45.3％）に症状が出現し，口唇や口腔の浮腫・腫脹12例，口腔の刺激感・発赤8例，悪心・嘔吐4例，流涎3例，下痢，鼻汁各2例など，粘膜刺激による消化器症状が9割以上を占めた。洗顔中に泡を吸い込み気管に入った2例では，咳，呼吸困難，気道の痛みをみとめた。

【1986～2009年の24年間に把握した小児（12歳以下）の不慮の事例】
- 石けん（ハンドソープを含む）による事例は84例で，重篤な事例はなかった。

【1986～2010年の25年間に把握した高齢者（65歳以上）の不慮の事例】
- 石けん（ハンドソープを含む）による事例は130例で，重篤な例は5例であった。
  事例：認知症のある高齢者が餅と間違えて石けん1個を食べた。咽頭・喉頭の腫脹，胃のびらんなどがみとめられた。保存的治療で1週間後に軽快した。

3. 毒性

固形石けんは，弱い消化器刺激物に分類され，少量摂取では通常は影響がないか，あったとしてもごくわずかである。経路や量，接触時間によっては，界面活性剤による皮膚および粘膜への刺激が問題となる。

4. 中毒学的薬理作用

界面活性剤
- 皮膚・粘膜の刺激作用。
- 体循環に入った場合の全身作用として，血管透過性亢進・細胞膨化作用。

5. 症状

界面活性剤の刺激作用による症状を生じる可能性がある。
1) **経口**：
   - 小児の誤食であれば，口腔の違和感，悪心，嘔吐などの軽度の消化器症状がみられる程度である。
   - 嘔吐は1時間以内に起こることが多い。
   - 食品と誤認した場合や高齢者では大量に誤食することがある。とくに認知症のある高齢者などで，誤食に気づくまでに時間がかかると，接触時間が長くなり，口唇，口腔，咽頭・喉頭にかけての浮腫や腫脹が起こることがある。場合によっては，嚥下困難や喉頭浮腫による呼吸困難をきたす可能性がある。
   - 誤嚥すると，化学性肺炎を起こす可能性がある。
2) **吸入**：
   - 製品の性質上，吸入して問題になるとは考えにくい。
3) **眼**：
   - 眼の痛み，充血などがみられる。
4) **皮膚**：
   - 皮膚のかゆみや腫れ，発赤などがみられる。

6. 処置

● **家庭での応急手当**
1) **経口**：①除去：口の中に残っているものを吐き出す。小児や高齢者の場合は口の中を確認して取り除く，ふき取る。
   ②すすぎ：口をすすぐ，うがいする。うがいができない場合は濡れガーゼでふき取る。
   ③水分摂取：乳製品（牛乳やヨーグルト）または水を飲む。量は普段飲む程度（120〜240mL，小児は体重1kgあたり15mL以下，無理に飲ませて嘔吐を誘発しないように注意する）。理由：蛋白質による粘膜保護や希釈により，刺激の緩和が期待できる。
2) **眼**：
   - 眼をこすらないように注意し，直ちに十分に水洗する。
   - コンタクトレンズを装着している場合は，容易に外せるようであれば外す。
3) **皮膚**：①除去：皮膚に付着しているものを取り除く，ふき取る。付着した衣服を脱ぐ。
   ②水洗：十分に水洗する。

● **医療機関での処置**
1) **経口**：
   - 特異的な治療法はなく，牛乳または水での希釈のほか，対症療法が中心となる。
   - 大量に摂取した場合は，呼吸状態，循環動態を十分に確認する。
   - 喉頭浮腫が強い場合は気管挿管も考慮する。
   - 咳き込みなどの呼吸器症状がみられる場合は，誤嚥の可能性を考慮する。
2) **眼**：
   - 受診前の洗眼が不十分な場合は，医療機関で十分に洗眼する。
   - 症状が残る場合は眼科的診察が必要である。
3) **皮膚**：
   - 付着部位を十分に洗浄する。症状があれば，対症療法を行う。

7. 体内動態

界面活性剤
［吸収］分子構造により違いはあるが，基本的に消化管から吸収される。
［代謝・排泄］肝臓で代謝された後，尿中あるいは糞便中に排泄される。

3 歯みがき
粉歯みがき，練り歯みがき

概　要

製品：むし歯や歯周病の予防，口臭防止などを目的に用いられる。粉歯みがき，ペースト状の練り歯みがき，水とほぼ同じ粘性の液体歯みがきなどがある。粉歯みがき，練り歯みがきの主な成分は研磨剤，発泡剤，湿潤剤（ソルビトール，グリセリン等），粘結剤で，その他，香味剤，着色剤，保存剤などが配合される。医薬品，医薬部外品に配合される薬効成分には，歯の耐酸性の増加や再石灰化を促進するフッ素化合物（1,000ppm以下），殺菌剤，生薬成分，ビタミン，塩化ナトリウムなどがある。
　＊液体歯みがきは「洗口剤」（13ページ）参照。

問題となる成分と症状：小児の誤飲など少量の場合は，フッ素およびソルビトールによる消化器症状として下痢を生じる可能性がある。フッ素含有歯みがきを大量に摂取した場合は，低カルシウム血症，高カリウム血症が起こる可能性がある。

JPIC受信状況：年間60件程度の問い合わせがあり，小児や認知症のある高齢者の誤飲などが多いが，誤って歯みがき中に飲み込んだなどの誤使用もある。

初期対応のための確認事項

1. **製品**
- 種類と形態：粉歯みがき，練り歯みがき（ペースト，ジェル），液体歯みがき〔「洗口剤」（13ページ）参照〕など。
- フッ素配合，フッ化ナトリウム，モノフルオロリン酸ナトリウムなどの記載はないか。
2. **曝露状況・経路**
- 誤飲した場合，なめた程度か，容器から直接飲んだか。
- 大量に飲んだ場合，容器の容量。どのくらい減っているか。
- 眼に入った可能性はないか。
3. **患者の状態・症状**
- 嘔吐，下痢，腹痛はないか。
- 咳き込み，むせなど，気管に入った様子はないか。
- 眼の違和感，痛み，充血，流涙はないか。

初期対応のポイント

1. **経口の場合**
- 口の中のものを取り除いて，口をすすぎ，乳製品を飲ませる。

【直ちに受診】
- 嘔吐，下痢などの消化器症状がある場合。
- 症状がなくても，フッ素含有歯みがきを体重1kgあたり5g以上（フッ素として体重1kgあたり5mg以上）食べた場合（とくに高齢者の場合）。

【経過観察】
- フッ素含有歯みがきを体重1kgあたり5g未満（フッ素として体重1kgあたり5mg未満）の摂取で，症状がない場合。
- フッ素を含有しない歯みがきで，症状がない場合。

2. **吸入した場合**
- 練り歯みがきは製品の性質上，吸入して問題になるとは考えにくい。

【直ちに受診】
- 粉歯みがきの粉末を吸入し，咳や喘鳴などがある場合。

3. 眼に入った場合
- 眼をこすらないように注意して，直ちに洗眼する。

【直ちに受診】
- 開眼困難な場合，洗眼が難しい場合やコンタクトレンズが外れない場合。

【念のため受診】
- 洗眼後も痛み，充血などがある場合。

4. 皮膚に付着した場合
- 製品の性質上，皮膚に付着して問題になるとは考えにくい。

解　説

1. 製品について

- 歯ブラシと併用して歯や口の中の清掃の効果を高め，むし歯や歯周病の予防，口臭防止などを目的に用いられる。歯肉炎や歯槽膿漏の予防目的で薬効成分を配合する医薬部外品（薬用歯みがき）と，配合されていない化粧品に分類されるほか，一般用医薬品にもデンタルペーストに分類される歯肉炎・歯槽膿漏薬がある。
- 粉状の粉歯みがき，ペースト状の練り歯みがき（デンタルペースト），水とほぼ同じ粘性の液体歯みがき〔「洗口剤」（13 ページ）参照〕などがある。
- 粉歯みがき，練り歯みがきの主な成分は研磨剤（無水ケイ酸，炭酸カルシウム，リン酸水素カルシウム等），発泡剤（ラウリル硫酸ナトリウムなどの界面活性剤），湿潤剤（ソルビトール，グリセリン等），粘結剤（CMC-Na，アルギン酸ナトリウム，カラギーナン等）で，その他，香味剤（メントール等），着色剤，保存剤などが配合される。溶剤には主に精製水が使われるが，エチルアルコールを添加している製品もある。粉歯みがきは研磨剤が 70％以上を占め，ジェルタイプの練り歯磨きでは湿潤剤が多く配合される。歯磨き後に使用する研磨剤を含まない製品もある。
- 一般用医薬品，医薬部外品に配合される薬効成分には，歯の耐酸性の増加や再石灰化を促進するフッ素化合物（フッ化ナトリウム，モノフルオロリン酸ナトリウム，フッ化第一スズ），殺菌剤（塩化セチルピリジニウム，クロルヘキシジン等），生薬成分，ビタミン，塩化ナトリウムなどがある。
- フッ素化合物は，薬用歯みがき類製造販売承認基準でフッ素として 1,000ppm 以下（フッ化ナトリウムとして 0.02～0.21％，モノフルオロリン酸ナトリウムとして 0.07～0.76％）と定められており，医薬部外品の液体歯みがきや洗口剤には配合できない。

2. 事故の発生状況

● JPIC 受信状況
年間件数　：60 件程度。一般 93％，医療機関 4％，その他 3％。
患者年齢層：1 歳未満 15％，1～5 歳 64％，20～64 歳 11％，65 歳以上 6％，その他・不明 4％。
事故状況　：小児や認知症のある高齢者の誤飲など 83％，誤使用 15％（歯みがき中に誤って飲み込んだ等），その他・不明 2％。
症状出現率：16％。悪心，嘔吐など。
● JPIC で把握した医療機関受診例
【1986～2009 年の 24 年間に把握した小児（12 歳以下）の不慮の事例】
- 歯磨きによる事例は 19 例で，重篤な例はなかった。

【1986～2010 年の 25 年間に把握した高齢者（65 歳以上）の不慮の事例】
- 歯磨きによる事例は 11 例で，重篤な例はなかった。

3. 毒性

フッ素を含まない歯みがきについては，弱い消化器刺激物に分類され，少量摂取では通常は影響がないか，あったとしてもごくわずかである。摂取量によってはソルビトール，またフッ素を含む歯みがきについてはフッ素が問題となる。

1) ソルビトール
- 下剤効果は，小児では体重 1kg あたり約 0.5g，成人では 50g 以上で現れる。
2) フッ素
- 中毒量：体重 1kg あたり約 5～10mg，消化器症状は体重 1kg あたり 3～5mg。
  * 参考：フッ素含有量の換算　フッ化ナトリウム 1g 中に 452mg，モノフルオロリン酸ナトリウム 1g 中に 130mg，フッ化第一スズ 1g 中に 242mg のフッ素を含有する。

4. 中毒学的薬理作用

1) ソルビトール
- 浸透圧下剤であり，少量では緩下作用，大量では下剤として作用する。
2) フッ素
- 粘膜の刺激作用。
- フッ素化合物は原形質毒である。フッ素イオンは血漿中のカルシウムイオンと結合してフッ化カルシウムとなり，血中のカルシウム濃度を低下させる。

5. 症状

経口：1) 小児の誤飲など少量摂取の場合　ソルビトールおよびフッ素による消化器症状。
- 主な症状は下痢，腹痛であり，下痢は摂取後 1～1.5 時間で生じる。下剤としての作用は 8～12 時間で，場合によっては 30 時間程度続く。

2) 大量摂取の場合　フッ素による中毒症状。
- 消化器症状が一般的であるが，重篤な場合は低カルシウム血症，高カリウム血症が引き起こされ，二次的に循環器症状，神経症状を生じることがある。
- 消化器：悪心，嘔吐，下痢，流涎，吐血，腹痛。
- 循環器：不整脈，血圧低下，心停止（いずれも低カルシウム血症，高カリウム血症による）。

6. 処置

● 家庭での応急手当
1) 経口：①除去：口の中に残っているものを吐き出す。小児や高齢者の場合は口の中を確認して取り除く，ふき取る。
②すすぎ：口をすすぐ，うがいする。うがいができない場合は濡れガーゼでふき取る。
③水分摂取：乳製品（牛乳やヨーグルト）を飲む。量は普段飲む程度（120～240mL，小児は体重 1kg あたり 15mL 以下，無理に飲ませて嘔吐を誘発しないように注意する）。理由：フッ素と結合するカルシウムを補充するため。
2) 眼　：・眼をこすらないように注意し，直ちに十分に水洗する。
- コンタクトレンズを装着している場合は，容易に外せるようであれば外す。

● 医療機関での処置
1) 経口：・フッ素含有歯磨きの場合，可溶性カルシウムの経口投与（牛乳，グルコン酸カルシウム，乳酸カルシウム，炭酸カルシウム等）。
2) 眼　：・受診前の洗眼が不十分な場合は，医療機関で十分に洗眼する。

7. 治療上の注意点

1) 吸着剤投与は有効ではないと思われる（フッ素イオンは活性炭に結合しにくいため）。
2) 下剤の投与は禁忌である（ソルビトールやグリセリンの瀉下作用を強めるため）。

8. 体内動態

1）ソルビトール
［吸収］ヒト経口の場合，90％が消化管からゆっくり吸収される。
［排泄］未変化体で，4％までが腎臓で，13％までが糞便中に排泄される。吸収されたソルビトールの77％がフルクトースに変換され，グルコースを経て二酸化炭素として排泄される。

2）フッ素
［吸収］可溶性フッ素は消化管よりすみやかに吸収される。
［排泄］摂取したフッ素の50％が未変化体で24時間以内に尿中に排泄される。糞便中に6〜10％，汗中に13〜23％が排泄され，残りは骨に沈着する。半減期は2〜9時間である。

4 洗口剤
液体歯みがき，洗口剤，口中清涼剤

概　要

製品：液体歯みがきや洗口剤は，むし歯や歯周病の予防，口臭防止などの目的に用いられる。エチルアルコールを 10 ～ 20％含有する製品が多いが，子ども用や低刺激をうたったノンアルコールタイプもある。口中清涼剤は，口臭や吐き気などの不快感の防止を目的とし，塩化セチルピリジニウムやトラネキサム酸などの薬用成分を配合した医薬部外品のほか，食品に該当するものもある。エチルアルコールを約 80％含有したマウススプレーもある。

問題となる成分と症状：アルコール含有製品を経口摂取した場合は，アルコールによる中枢神経の抑制作用が問題となる。必要に応じて，急性アルコール中毒に準じて治療する。なおフッ化ナトリウムを含有する医薬品もあるため，製品表示の確認が必要である。

JPIC 受信状況：年間 60 件程度の問い合わせがあり，小児の誤飲のほか，成人や高齢者が使用中に誤って飲み込む事故も発生している。

初期対応のための確認事項

1. **製品**
- 種類（液体歯みがき，洗口剤，口中清涼剤），形態（液体，スプレー，丸剤，トローチ等）。
- 液体の場合，アルコール含有タイプか，ノンアルコールタイプか。アルコールの含有率。
- 薬用成分を含有する医薬部外品か。フッ化ナトリウムを含有する医薬品ではないか。

2. **曝露状況・経路**
- 誤飲した場合，なめた程度か，容器から直接飲んだか。
- 容器から直接飲んだ場合，容器の容量。どのくらい減っているか。
- 希釈液の場合，希釈率，どのくらい飲んだか。
- マウススプレーの場合，気管に入った様子はないか。
- 眼に入った可能性はないか。

3. **患者の状態・症状**
- 嘔吐，顔面紅潮，興奮状態，ふらつきなど，酒に酔ったような症状はないか。
- 咳き込み，むせなど，気管に入った様子はないか。
- 眼の違和感，痛み，充血，流涙はないか。
- 皮膚の痛み，発赤，発疹などはないか。

初期対応のポイント

とくに小児はアルコールの感受性が高く，低血糖性の痙攣を起こす可能性もあり，注意が必要である。

1. **経口の場合**
- 口の中のものを取り除いて，口をすすぐ。

【直ちに受診】
- 嘔吐，顔面紅潮，興奮状態などがある場合，咳き込みなど誤嚥した可能性がある場合。
- 症状がなくても，フッ化ナトリウムを含有する医薬品をフッ素として体重 1kg あたり 5mg 以上（11％含有製品の場合，体重 1kg あたり 0.045g 以上）飲んだ場合。
- 症状がなくても，アルコールを含有するマウススプレーを 1 口以上飲んだ場合（体重 1kg あたり 1mL 以上），摂取量が不明の場合。

【念のため受診】
- 症状がなくても，その他のアルコール含有製品を体重 1kg あたり 2mL 以上飲んだ場合。

【経過観察】
- アルコール含有製品をなめたり，1 口飲み込んだ程度で，症状がない場合（数時間は注意する）。

- ノンアルコール製品の場合。

2. 吸入した場合
- アルコール含有率が高い製品では蒸気，スプレー製品ではミストを吸入する可能性がある。

【念のため受診】
- 喉の痛み，気分不良，咳などがあり，新鮮な空気を吸っても改善しない場合。

3. 眼に入った場合
- 眼をこすらないように注意して，直ちに洗眼する。

【直ちに受診】
- 開眼困難な場合，洗眼が難しい場合やコンタクトレンズが外れない場合。

【念のため受診】
- 洗眼後も痛み，充血などがある場合。

4. 皮膚に付着した場合
- 製品の性質上，皮膚に付着して問題になるとは考えにくい。

【念のため受診】
- 水洗後も発赤，痛み，発疹などがある場合，酒に酔ったような症状がある場合。

解　説

1. 製品について

1) 液体歯みがき，洗口剤
- 液体歯みがきや洗口剤（デンタルリンス，マウスウォッシュ）は，むし歯や歯周病の予防，口臭防止などを目的に用いられる。原液もしくは希釈液を適量口に含み吐き出した後，液体歯みがきは歯ブラシでブラッシングする。
- 主成分は溶剤（エチルアルコール，プロピレングリコール，水等），可溶化剤（界面活性剤等），湿潤剤（グリセリン等），香味剤（メントール，キシリトール等）で，ほかに着色剤，保存剤などを含む。研磨剤，粘結剤は配合せず，溶剤の含有率が高い。
- エチルアルコールを10～20％含有している製品が多いが，子ども用や低刺激をうたった製品では，エチルアルコールを用いないノンアルコールタイプもある。
- 医薬部外品には，塩化セチルピリジニウム，トラネキサム酸などの薬用成分が配合される。
- 医薬部外品の液体歯みがきや洗口剤にはフッ素化合物を配合できない（薬用歯みがき類製造販売承認基準）。ただし，医薬品ではう蝕予防のための有効成分としてフッ化ナトリウムを含有する洗口剤がある。フッ化ナトリウムの含有量は，一般用医薬品（要指導医薬品）の洗口剤では0.05％，歯科で処方される医療用医薬品では液剤（洗口液）で0.1％，溶解して使用する顆粒は11％である。なお，う蝕予防フッ化物歯面塗布剤はフッ化ナトリウムを2％，象牙質知覚過敏鈍麻剤では5％含み，塗布後，保持する。

2) 口中清涼剤
- 口臭や吐き気などの不快感の防止を目的とする医薬部外品のほか，食品に該当するものもある。液体，丸剤，トローチ，カプセルなどさまざまな形態がある。
- 液体タイプ（マウススプレー）は，ポンプ式容器で口中に噴霧して使用する。成分は洗口剤とほぼ同様で，エチルアルコールや水などの溶剤が大半を占め，エチルアルコールが80％程度配合されている製品もある。
- 液体タイプ以外は，生薬成分（ケイヒ，チョウジ，ウイキョウ等），殺菌剤（塩化セチルピリジニウム等），L-メントールなどを含み，噛み砕くか口中で溶かして使用する。

2. 事故の発生状況

● **JPIC 受信状況**

年間件数　：60件程度。一般88％，医療機関7％，その他5％。
患者年齢層：1歳未満3％，1～5歳46％，20～64歳20％，65歳以上22％，その他・不明9％。
事故状況　：小児や認知症のある高齢者の誤飲など63％，誤使用34％（使用中に誤って飲み込んだ，眼に入った，コップの希釈液を気づかずに飲んだ等），その他・不明3％。
症状出現率：19％。悪心，嘔吐，傾眠，眼の痛みなど。

● JPICで把握した医療機関受診例

【1986～2009年の24年間に把握した小児（12歳以下）の不慮の事例】
- 洗口剤による事例は3例で，重篤な例はなかった。

【1986～2010年の25年間に把握した高齢者（65歳以上）の不慮の事例】
- 洗口剤による事例は1例で，重篤な例はなかった。

● 文献報告例
- 海外では，エチルアルコールを30～40％含有する洗口剤を，3歳前後の小児が大量に誤飲して，昏睡に至った例が複数報告されている。(Wade T, et al：BMJ 1999；318：1078.)，(Weller-Fahy ER, et al：Pediatrics 1980；66：302-305.)

3．毒性

口腔に日常的に使用するものであり，毒性が高いとは考えにくいが，アルコール含有製品ではエチルアルコールの毒性を考慮する必要がある。

1）エチルアルコール
- 95～99％エチルアルコールとして，成人では体重1kgあたり約1mLの摂取で軽症～中等症の中毒が，小児では体重1kgあたり0.5mLで重篤な中毒症状が出現すると考えられている。ただし，個人差が大きく，中毒量としては確立していない。

2）フッ素（フッ化ナトリウムを含む医薬品の場合）
- 中毒量：体重1kgあたり約5～10mg，消化器症状は体重1kgあたり3～5mg。
  ＊参考：フッ素含有量の換算　フッ化ナトリウム1g中に452mgのフッ素を含有する。

4．中毒学的薬理作用

アルコール含有製品では，エチルアルコールによる作用が主と考えられる。

1）エチルアルコール
- 粘膜の刺激作用，中枢神経の抑制作用。

2）フッ素（フッ化ナトリウムを含む医薬品の場合）
- 粘膜の刺激作用。
- フッ素化合物は原形質毒である。フッ素イオンは血漿中のカルシウムイオンと結合してフッ化カルシウムとなり，血中のカルシウム濃度を低下させる。

5．症状

アルコール含有製品を摂取した場合は，中枢神経の抑制による中毒症状が出現する可能性がある。

1）経口：・小児はアルコールに感受性が高い。とくに乳児，小児は低血糖性の痙攣を生じる可能性があるため，血糖低下に注意が必要である。
- 血中エチルアルコール濃度
  - 0.01％前後：軽い酩酊，快い気分
  - 0.05％前後：軽い乱れ
  - 0.10％前後：反応が鈍くなる，知覚能力低下
  - 0.15％前後：感情が不安定
  - 0.20％前後：ちどり足，悪心，嘔吐，精神錯乱
  - 0.30％前後：会話不明瞭，知覚喪失，視覚の乱れ
  - 0.40％前後：低体温，低血糖，筋コントロール不全，痙攣，瞳孔散大
  - 0.70％前後：意識障害，反射減退，深昏睡，呼吸不全，死亡
- その他の症状として，皮膚紅潮，低血圧，頻脈，代謝性アシドーシス，ケトアシドーシスなど。
- 昏睡が12時間以上続くと，予後不良とされる。
- 薬用成分を含有する製品を大量に摂取した場合は，薬用成分による中毒症状が出現する可能性がある。
- アルコール非含有の製品の場合は，消化器症状を起こす程度である。
- 誤嚥すると化学性肺炎を起こす可能性がある。

- フッ化ナトリウムを含む医薬品の場合は，フッ素による中毒症状。消化器症状が一般的であるが，重篤な場合は低カルシウム血症，高カリウム血症が引き起こされ，二次的に循環器症状，神経症状を生じることがある。
2) 吸入：
- エチルアルコールの蒸気やスプレー製品のミストを吸入すると，上気道の刺激により咳，喉の痛みなどを生じる可能性がある。
3) 眼：
- アルコール含有製品の場合，エチルアルコールによる一過性の痛みや刺激感がある。
4) 皮膚：
- アルコール含有製品の場合，エチルアルコールによる刺激などが生じる可能性がある。

6. 処置

エチルアルコールの中枢神経の抑制による症状が出現した場合は，急性アルコール中毒に準じて治療する。

● 家庭での応急手当
1) 経口：①除去：口の中に残っているものを吐き出す。小児や高齢者の場合は口の中を確認して取り除く，ふき取る。
　　　　②すすぎ：口をすすぐ，うがいする。うがいができない場合は濡れガーゼでふき取る。
　　　　③水分摂取：とくに注意事項はない。普段どおりでよい。
2) 吸入：・新鮮な空気の場所へ移動する。
3) 眼：・眼をこすらないように注意し，直ちに十分に水洗する。
　　　　・コンタクトレンズを装着している場合は，容易に外せるようであれば外す。
4) 皮膚：①除去：皮膚に付着しているものを取り除く，ふき取る。付着した衣服を脱ぐ。
　　　　②水洗：十分に水洗する。

● 医療機関での処置
1) 経口：
- アルコール含有製品を大量に摂取し，摂取後1時間以内であれば胃洗浄を考慮する。必要に応じて，輸液，アシドーシスの補正，呼吸・循環管理，保温，血糖の確認を行う。重症例では血液透析が有効である。
- フッ化ナトリウムを含む医薬品の場合は，可溶性カルシウムの経口投与（牛乳，グルコン酸カルシウム，乳酸カルシウム，炭酸カルシウム等）。
2) 吸入：・症状に応じて，酸素投与，呼吸管理を行う。
3) 眼：・受診前の洗眼が不十分な場合は，医療機関で十分に洗眼する。

7. 治療上の注意点

1) 吸着剤としての活性炭には，エチルアルコールおよびフッ素イオンの吸収を阻止する効果はない。
2) 血液透析は，自然代謝の2〜4倍の速さで血中からエチルアルコールを除去する。
3) エチルアルコール中毒の入院基準
　　成人：中枢神経抑制が続いている場合，呼吸・循環管理が必要な場合，輸液などで急速に補正できないアルコール性ケトアシドーシスがある場合など。
　　小児：著明な中枢神経抑制，痙攣，酸塩基平衡異常，低血糖の場合など。
4) フッ化ナトリウムを含む医薬品の場合，フッ素による中毒を考慮する。

8. 体内動態

1) エチルアルコール
［吸収］胃，小腸からすみやかに吸収され，最高血中濃度到達時間は30分〜2時間である。吸入や経皮により吸収される。
［代謝］肝臓でアセトアルデヒドに，次いで，酢酸へ代謝され，さらに水と二酸化炭素に分解される。
［排泄］約5〜10％は未変化体で呼気，尿，汗，糞便中に排泄される。
2) フッ素（フッ化ナトリウムを含む医薬品の場合）
［吸収］可溶性フッ素は消化管よりすみやかに吸収される。
［排泄］摂取したフッ素の50％が未変化体で24時間以内に尿中に排泄される。糞便中に6〜10％，汗中に13〜23％が排泄され，残りは骨に沈着する。半減期は2〜9時間である。

5 化粧水類
化粧水，ローション，ジェル，美容液

概要

製品：身体を清潔にし，健やかに保つために皮膚に使用するスキンケア化粧品である。使用目的から，皮膚を引き締めて過剰な皮脂や汗の分泌を抑制する収れん化粧水，メーク落としや清拭に使用する洗浄化粧水，皮膚角質層に水分や保湿成分を補給する柔軟化粧水などに分類される。形態は一般的に液状であるが，ジェルや乳液状，シートに液体を含浸させた製品もある。

問題となる成分と症状：主成分のアルコール（主にエチルアルコール）による中枢神経の抑制作用が問題となる。必要に応じて，急性アルコール中毒に準じて治療する。

JPIC 受信状況：年間 200 件程度の問い合わせがあり，5 歳以下の誤飲が 9 割を占める。小児や認知症のある高齢者による誤飲で入院を要した事例もある。

初期対応のための確認事項

1. 製品
- 種類（さっぱりした使用感の収れん化粧水や洗浄化粧水か，しっとりとした使用感の柔軟化粧水か，シェービングローションか，自家製か等）。
- 形態（液体，ジェルや乳液状，シートに含浸させたタイプ等）。
- アルコール含有タイプか，ノンアルコールタイプか。
- アルコールの含有率，成分表示の記載順（含有量の多い順に記載されている，とくに男性用はアルコール含有率が高い製品が多い）。

2. 曝露状況・経路
- 誤飲した場合，なめた程度か，容器から直接飲んだか。
- 大量に飲んだ場合，容器の容量。どのくらい減っているか。
- 眼に入った可能性はないか。

3. 患者の状態・症状
- 嘔吐，顔面紅潮，興奮状態，ふらつきなど，酒に酔ったような症状はないか。
- 咳き込み，むせなど，気管に入った様子はないか。
- 眼の違和感，痛み，充血，流涙はないか。
- 皮膚の痛み，発赤，発疹などはないか。

初期対応のポイント

とくに小児はアルコールの感受性が高く，低血糖性の痙攣を起こす可能性もあり，注意が必要である。

1. 経口の場合
- 口の中のものを取り除いて，口をすすぐ。

【直ちに受診】
- 嘔吐，顔面紅潮，興奮状態などがある場合，咳き込みなど誤嚥した可能性がある場合。
- 症状がなくても，アルコール含有率が高いシェービングローションなどを 1 口以上飲んだ場合（体重 1kg あたり 1mL 以上），摂取量が不明の場合。

【念のため受診】
- 上記以外のアルコール含有タイプを数口以上飲んだ場合（体重 1kg あたり 2mL 以上），摂取量が不明の場合。

【経過観察】
- アルコール含有タイプをなめたり，1 口飲み込んだ程度で，症状がない場合（数時間は注意する）。
- ノンアルコールタイプの場合。

2. 吸入した場合
- アルコール含有率が高い製品では蒸気，スプレー製品ではミストを吸入する可能性がある。

【念のため受診】
- 喉の痛み，気分不良，咳などがあり，新鮮な空気を吸っても改善しない場合。

3. 眼に入った場合
- 眼をこすらないように注意して，直ちに洗眼する。

【直ちに受診】
- 開眼困難な場合，洗眼が難しい場合やコンタクトレンズが外れない場合。

【念のため受診】
- 洗眼後も痛み，充血などがある場合。

4. 皮膚に付着した場合
- 製品の性質上，皮膚に付着して問題になるとは考えにくい。

【念のため受診】
- 水洗後も発赤，痛み，発疹などがある場合，酒に酔ったような症状がある場合。

解　　説

1. 製品について

- 主成分として精製水，アルコール（主にエチルアルコール），保湿剤（グリセリン，プロピレングリコール，1,3-ブチレングリコール，ヒアルロン酸等），柔軟剤（植物油，エステル油）が組み合わせて使用され，そのほかに可溶化剤（界面活性剤），緩衝剤，増粘剤，香料，防腐剤，着色剤などを含む。ジェルはそのほかにゲル化剤（水溶性高分子），油分などを含む。
- さっぱりした使用感の収れん化粧水や洗浄化粧水はエチルアルコールを10％以上含有する。とくに男性用の夏用ローションや髭剃り時に使用するシェービングローションなどはエチルアルコールを50％以上含有する。
- しっとりとした使用感の柔軟化粧水や敏感肌用の製品は，保湿剤のグリセリンやプロピレングリコール類などが主剤として使用される。エチルアルコールの含有量は多くても10％程度であり，ノンアルコールをうたった製品やベビーローションなど，エチルアルコールを含まない製品も多い。
- 薬用と記載されている製品は，使用目的により，殺菌剤（ベンザルコニウム，イソプロピルメチルフェノール等）や抗炎症剤（グリチルリチン酸，アラントイン等），賦活剤（ビタミン・アミノ酸誘導体，動植物抽出物等），美白剤（アルブチン，コウジ酸，ビタミンC誘導体等），カンフル，メントールなどが少量配合され，医薬部外品に該当する。
- 日焼け止めをうたった製品では，パラメトキシケイヒ酸誘導体などの紫外線吸収剤や酸化亜鉛などの紫外線散乱剤を数％含有する。
- 油層／水層，水層／粉体のような2層式化粧水は使用時に振って用いる。代表的なものとして，酸化亜鉛やカオリン，カンフル，フェノールを含み，日焼け後に使用するカーマインローションがある。
- 美容液（エッセンス）は，保湿成分や美白成分などを濃縮して配合した製品で，化粧水タイプのほか，乳化タイプやオイルタイプもある。
- 化粧品の全成分表示では，含有される成分が配合量の多い順に記載されており，エタノール，変性アルコールの記載が前のほうにあれば，アルコール含有量が多い製品と推定できる。

2. 事故の発生状況

● JPIC 受信状況

年間件数　：200件程度。一般93％，医療機関5％，その他2％。
患者年齢層：1歳未満33％，1～5歳58％，20～64歳3％，65歳以上5％，その他・不明1％。
事故状況　：小児や認知症のある高齢者の誤飲など94％（ベビーローションや日焼け止め，親の化粧水をなめた，飲んだ等），誤使用5％（自家製の化粧水をペットボトルで保管して誤って飲んだ等），その他・不明1％。

症状出現率：9％。悪心，嘔吐，顔面紅潮，不機嫌，傾眠など。
● **JPICで把握した医療機関受診例**
【1986～2009年の24年間に把握した小児（12歳以下）の不慮の事例】
- 化粧水による事例は79例で，重篤な例は1例であった。
  事例：1歳11ヵ月，エチルアルコール含有化粧水を誤飲し，意識障害，低血糖，低カリウム血症をみとめた。

【1986～2010年の25年間に把握した高齢者（65歳以上）の不慮の事例】
- 化粧水による事例は17例で，重篤な例は2例であった。
  事例：81歳，認知症があり，エチルアルコールを含む化粧水と固形石けんを誤飲した。意識障害，低血圧をみとめた。

3．毒性

ベビーローションは無毒もしくは毒性が低い物質に分類され，少量～中等量の摂取では，事実上，無毒である。ただし，製品の味や感触によって軽度の腹部不快感が起こる可能性がある。またボディローションは，弱い消化器刺激物に分類され，少量摂取では通常は影響がないか，あったとしてもごくわずかである。ただし，アルコール含有製品では，濃度や摂取量によってはエチルアルコールの毒性を考慮する必要がある。

エチルアルコール
- 95～99％エチルアルコールとして，成人では体重1kgあたり約1mLの摂取で軽症～中等症の中毒が，小児では体重1kgあたり0.5mLで重篤な中毒症状が出現すると考えられている。ただし，個人差が大きく，中毒量としては確立していない。

4．中毒学的薬理作用

アルコール含有製品では，エチルアルコールによる作用が主と考えられる。

エチルアルコール
- 粘膜の刺激作用，中枢神経の抑制作用。

5．症状

アルコール含有製品を摂取した場合，中枢神経の抑制による中毒症状が出現する可能性がある。

1）**経口**：
- 小児はアルコールに感受性が高い。とくに乳児，小児は低血糖性の痙攣を生じる可能性があるため，血糖低下に注意が必要である。
- 血中エチルアルコール濃度
  - 0.01％前後：軽い酩酊，快い気分
  - 0.05％前後：軽い乱れ
  - 0.10％前後：反応が鈍くなる，知覚能力低下
  - 0.15％前後：感情が不安定
  - 0.20％前後：ちどり足，悪心，嘔吐，精神錯乱
  - 0.30％前後：会話不明瞭，知覚喪失，視覚の乱れ
  - 0.40％前後：低体温，低血糖，筋コントロール不全，痙攣，瞳孔散大
  - 0.70％前後：意識障害，反射減退，深昏睡，呼吸不全，死亡
- その他の症状として，皮膚紅潮，低血圧，頻脈，代謝性アシドーシス，ケトアシドーシスなど。
- 昏睡が12時間以上続くと，予後不良とされる。
- 薬用成分を含有する製品を大量に摂取した場合は，薬用成分による中毒症状が出現する可能性がある。
- アルコール非含有の製品の場合は，保湿成分などによる消化器症状を起こす程度である。
- 誤嚥すると化学性肺炎を起こす可能性がある。

2）**吸入**：
- エチルアルコールの蒸気やスプレー製品のミストを吸入すると，上気道の刺激により咳，喉の痛みなどを生じる可能性がある。

3）**眼**：
- アルコール含有製品の場合，エチルアルコールによる一過性の痛みや刺激感がある。

4）**皮膚**：
- アルコール含有製品の場合，エチルアルコールによる刺激などが生じる可能性がある。

6. 処置

エチルアルコールの中枢神経の抑制による症状が出現した場合は，急性アルコール中毒に準じて治療する。

● 家庭での応急手当
1) 経口：①除去：口の中に残っているものを吐き出す。小児や高齢者の場合は口の中を確認して取り除く，ふき取る。
②すすぎ：口をすすぐ，うがいする。うがいができない場合は濡れガーゼでふき取る。
③水分摂取：とくに注意事項はない。普段どおりでよい。
2) 吸入：・新鮮な空気の場所へ移動する。
3) 眼　：・眼をこすらないように注意し，直ちに十分に水洗する。
・コンタクトレンズを装着している場合は，容易に外せるようであれば外す。
4) 皮膚：①除去：皮膚に付着しているものを取り除く，ふき取る。付着した衣服を脱ぐ。
②水洗：十分に水洗する。

● 医療機関での処置
1) 経口：・アルコール含有製品を大量に摂取し，摂取後1時間以内であれば胃洗浄を考慮する。必要に応じて，輸液，アシドーシスの補正，呼吸・循環管理，保温，血糖の確認を行う。重症例では血液透析が有効である。
2) 吸入：・症状に応じて，酸素投与，呼吸管理を行う。
3) 眼　：・受診前の洗眼が不十分な場合は，医療機関で十分に洗眼する。

7. 治療上の注意点

1) 吸着剤としての活性炭には，エチルアルコールの吸収を阻止する効果はない。
2) 血液透析は，自然代謝の2〜4倍の速さで血中からエチルアルコールを除去する。
3) エチルアルコール中毒の入院基準
成人：中枢神経抑制が続いている場合，呼吸・循環管理が必要な場合，輸液などで急速に補正できないアルコール性ケトアシドーシスがある場合など。
小児：著明な中枢神経抑制，痙攣，酸塩基平衡異常，低血糖の場合など。

8. 体内動態

エチルアルコール
［吸収］胃，小腸からすみやかに吸収され，最高血中濃度到達時間は30分〜2時間である。吸入や経皮により吸収される。
［代謝］肝臓でアセトアルデヒドに，次いで，酢酸へ代謝され，さらに水と二酸化炭素に分解される。
［排泄］約5〜10％は未変化体で呼気，尿，汗，糞便中に排泄される。

6 クリーム類
乳液，クリーム，オイル

概　要

製品：皮膚に水分，保湿成分，油分を補給するスキンケア化粧品である。乳液とクリームは水と油分を基剤とし，界面活性剤，保湿剤，防腐剤などを加えたもので，乳液はクリームに比べて油分量が少なく，流動性が高い。ベビーオイルや美容オイルなどは，ミネラルオイルやオリーブ油などの油分が大半を占める。日焼け止めをうたった製品では，紫外線吸収剤や紫外線散乱剤を含有する。薬用と記載されている製品は医薬部外品に該当し，抗炎症剤，賦活剤，美白剤，角質溶解剤（尿素等），カンフルなどが配合されている。またカンフルやその他の薬効成分を含有し，一般用医薬品に分類されるクリームもあり，製品表示の確認が必要である。

問題となる成分と症状：少量摂取では通常は症状が出現しないか，あったとしてもごく軽度であるが，大量摂取した場合は，油分による悪心，嘔吐，下痢などの消化器症状が起こる可能性がある。また，カンフルやその他の薬効成分を含有する一般用医薬品や薬用クリームを摂取した場合は注意が必要である。

JPIC 受信状況：年間 600 件程度の問い合わせがあり，小児や認知症のある高齢者の誤飲がほとんどを占める。

初期対応のための確認事項

1. 製品
- 種類・形態（乳液，クリーム，オイル，ベビーオイル，日焼け止め製品等）。一般用医薬品や医薬部外品ではないか。
- 製品表示の成分，とくにカンフルの有無。
- 容器（ボトル，チューブ，ジャー等）。
2. 曝露状況・経路
- 誤飲した場合，なめた程度か，容器から飲んだか。
- 大量に摂取した場合，容器の容量。どのくらい減っているか。
- 眼に入った可能性はないか。
3. 患者の状態・症状
- 嘔吐や下痢などの消化器症状はないか。
- 咳き込み，むせなど，気管に入った様子はないか。
- 眼の違和感，痛み，充血，流涙はないか。

初期対応のポイント

1. 経口の場合
- 吐かせずに，口の中のものを取り除いて，口をすすぐ。

【直ちに受診】
- 痙攣などの全身症状がある場合，咳き込みなど誤嚥した可能性がある場合。
- 症状がなくても，一般用医薬品を飲み込んだ場合，カンフルを含有する薬用クリームを何口か食べた可能性がある場合。

【念のため受診】
- 嘔吐，下痢，腹痛などの消化器症状がある場合。

【経過観察】
- 一般用医薬品をなめただけで，症状がない場合。
- カンフルを含有する薬用クリームをなめたり，1 口飲み込んだ程度で，症状がない場合。
- カンフルを含有しない薬用クリーム，化粧品に分類されるクリーム，オイル，乳液を誤飲し，症状がない場合。

2. 吸入した場合
- 製品の性質上，吸入して問題になるとは考えにくい。

3. 眼に入った場合
- 眼をこすらないように注意して，直ちに洗眼する。

【直ちに受診】
- 開眼困難な場合，洗眼が難しい場合やコンタクトレンズが外れない場合。

【念のため受診】
- 洗眼後も痛み，充血などがある場合。

4. 皮膚に付着した場合
- 製品の性質上，皮膚に付着して問題になるとは考えにくい。

解　説

1. 製品について

- 保湿や柔軟を目的とし，皮膚に水分，保湿成分，油分を補給するスキンケア化粧品である。顔や手以外に全身に使用する製品もある。
- 乳液とクリームは油分，水性成分，界面活性剤，キレート剤，防腐剤，香料などを含有するエマルジョンで，乳液はクリームに比べて油分量は少なく，流動性が高い。
- 油分としてはワセリン，スクワラン，流動パラフィン，オリーブ油，ホホバ油，ラノリン，脂肪酸，高級アルコール，シリコーンオイルなどが，水性成分では保湿剤（グリセリン，プロピレングリコール，ポリエチレングリコール等），アルコール，水が使用される。
- ベビーオイルや美容オイルなどは，ミネラルオイルやオリーブ油などの油分が大半を占める。
- 日焼け止めをうたった製品では，メトキシケイヒ酸誘導体などの紫外線吸収剤や酸化亜鉛，酸化チタンなどの紫外線散乱剤を10%前後含有する。
- 薬用と記載されている製品には，使用目的によって，抗炎症剤（グリチルリチン酸，アラントイン等），賦活剤（ビタミン・アミノ酸誘導体，動植物抽出物等），美白剤（アルブチン，コウジ酸，ビタミンC誘導体等），角質溶解剤（尿素等），カンフルなどが配合され，医薬部外品に該当する。
- カンフルの配合量は，医薬部外品のクリーム類では1%以下と考えられるが，カンフルを有効成分の主体とする場合（ひび・あかぎれ用剤，塗るかぜ薬等）は5%以上含有する製品もある。また一般用医薬品の塗り薬では25%程度含有する製品もあるので，包装や添付文書の記載を確認する必要がある。

2. 事故の発生状況

● JPIC 受信状況
年間件数　：600件程度。一般95%，医療機関3%，その他2%。
患者年齢層：1歳未満39%，1～5歳57%，65歳以上3%，その他・不明1%。
事故状況　：小児や認知症のある高齢者の誤飲などが99%，その他・不明1%。認知症のある高齢者が大量に食べた事例も散見される。
症状出現率：6%。嘔吐，咳き込み，悪心，下痢など。

● JPIC で把握した医療機関受診例
【1986～2009年の24年間に把握した小児（12歳以下）の不慮の事例】
- 化粧水以外の基礎化粧品と日焼け止め，日焼け用化粧品の計172例のうち，重篤な例は2例で，いずれもオイル（ベビーオイル，サンオイル）を誤嚥したことによる事例であった。

【1986～2010年の25年間に把握した高齢者（65歳以上）の不慮の事例】
- 基礎化粧品のクリーム18例，乳液11例，その他の基礎化粧品3例，日焼け止め，日焼け用化粧品1例のうち，重篤な例はクリームの誤食により消化器症状，傾眠をみとめた1例であった。
- カンフルを有効成分の主体とする一般用医薬品の外用薬（クリーム）では，15例中6例が重篤な例で，痙攣や不整脈，呼吸停止などをみとめ，入院加療が必要であった。
  事例：87歳，認知症のある高齢者がカンフルを含有するしもやけ・あかぎれ用薬をジャー容器から指ですくい，20～30g誤食した。2時間半後に痙攣が出現した。

● 文献報告例
- カンフルを含有する軟膏を4歳児が大量に誤食し，5時間後に嘔吐した後，症状なく回復したようにみえたが，その4時間後に突然，強直性痙攣をみとめたとの報告がある。(Ruha AM, et al：Acad Emerg Med 2003；10：691.)

3. 毒性

クリームは，弱い消化器刺激物に分類され，少量摂取では通常は影響がないか，あったとしてもごくわずかである。大量摂取した場合，油分による一過性の悪心，嘔吐，下痢などの消化器症状が起こる可能性がある。カンフル含有製品を大量に摂取した場合は，カンフルの毒性を考慮する必要がある。

カンフル
- 中毒量，致死量は確立していないが，体重1kgあたり30mg以上の摂取で重症の中毒が起こる可能性がある。

4. 中毒学的薬理作用

1）油分
- 消化管粘膜の刺激作用，緩下作用。

2）カンフル
- 皮膚・粘膜に対する局所刺激作用，中枢神経刺激作用。

5. 症状

カンフル含有製品を大量に摂取した場合は，カンフルによる中毒を考慮する。
1）経口：1）カンフル非含有クリーム，乳液，オイル
- 少量摂取では通常は症状が出現しないか，あったとしてもごく軽度である。
- 大量摂取した場合は，一過性の悪心，嘔吐，下痢などの消化器症状が起こる可能性がある。
- 誤嚥すると，化学性肺炎を起こす可能性がある。とくにオイルの場合は注意が必要である。

　　　　2）カンフル含有製品
- なめたり，少量飲み込んだ程度では消化器刺激症状（口腔～上部消化管の灼熱感，悪心，嘔吐）。
- 摂取量によっては，消化器刺激症状に加えて中枢刺激症状（興奮，痙攣等），進行すると中枢抑制による呼吸不全，昏睡が出現する。
- カンフルとしては，通常摂取後5～15分で症状が発現し，ピークは90分以内であるが，クリームでは油分に溶解した状態であるため吸収がよく，症状が早く出現する可能性がある。

2）眼　　：• 刺激はあるが，重篤な障害は報告されていない。

6. 処置

通常は処置不要であるが，カンフル含有製品を大量に摂取した場合はカンフルによる中毒を考慮する。
● 家庭での応急手当
1）経口：禁忌：吐かせてはいけない。理由：オイルの場合，誤嚥すると化学性肺炎を起こしやすいため。カンフル含有製品の場合，痙攣を誘発する可能性があるため。
　　　　①除去：口の中に残っているものを吐き出す。小児や高齢者の場合は口の中を確認して取り除く，ふき取る。
　　　　②すすぎ：口をすすぐ，うがいする。うがいができない場合は濡れガーゼでふき取る。
　　　　③水分摂取：オイルの場合は，積極的に水分をとることは避けたほうがよい（無理に飲ませて嘔吐を誘発しないように注意する）。その他の製品は，とくに注意事項はない。普段どおりでよい。
2）眼　　：• 眼をこすらないように注意し，直ちに十分に水洗する。
　　　　　• コンタクトレンズを装着している場合は，容易に外せるようであれば外す。
● 医療機関での処置
1）経口：• 特別な治療法はない。対症療法を行う。
　　　　• カンフル含有製品を大量に誤飲した場合は，カンフルによる中毒を考慮して痙攣対策などを行う。

　　　　　　　　　禁忌：催吐（カンフルでは痙攣を誘発する可能性がある）。
2) 眼　：・受診前の洗眼が不十分な場合は，医療機関で十分に洗眼する。

7. 治療上の注意点

1) カンフル含有製品を誤飲した場合
- 痙攣対策と呼吸管理が直ちに実施できる態勢での経過観察が必要である。一般には6～8時間観察して症状が出なければ経過観察を中止してもよいとされる。

2) オイルを誤飲した場合
- 誤嚥させないことが重要であり，催吐は禁忌である。

8. 体内動態

カンフル
［吸収］消化管からよく吸収される。
［排泄］肺からも排泄される（呼気の臭いによって診断が可能）。

7 パウダー類
ファンデーション，アイシャドウ，チーク，ベビーパウダー

概　要

製品：ファンデーションは，しみやそばかすなどを隠して肌を美しく見せ，紫外線や乾燥などから肌を守る化粧品である。また，アイシャドウやチーク（ほお紅）は，色によって陰影をつけ立体的に見せるポイントメイクアップ用品である。パウダー（粉），粉を固めたプレスド（固形），スティック，クリーム，リキッド（液体）などさまざまな形態があり，使用部位に合わせて多様な製品が販売されている。ベビーパウダーはタルクを主成分とし，かぶれ予防などの目的で酸化亜鉛などの殺菌剤が配合されている製品のほか，タルク非含有でトウモロコシでんぷんなどを使用したものもある。

問題となる成分と症状：ベビーパウダーなどのパウダー製品を吸入した場合は，呼吸器症状に注意を要する。

JPIC受信状況：年間120件程度の問い合わせがあり，小児の誤食のほか，ベビーパウダーを吸入した，眼用メイクアップパウダーが眼に入ったなどの事故がほとんどである。

初期対応のための確認事項

製品によって成分が異なるので，製品表示，形態，使用方法などをできるだけ正確に確認する。

1. 製品
- 種類（ファンデーション，アイシャドウ，チーク，ベビーパウダー等）。
- 形態（パウダー，プレスド，スティック，クリーム，リキッド等）。
- 成分（油分を含む製品か，パウダーであればタルク非含有のノンタルク製品か等）。

2. 曝露状況・経路
- 誤飲・誤食の場合，なめた程度か，容器から直接食べたか。
- 吸入した可能性はないか。頭からかぶって吸い込んだり，眼に入ったりしていないか。

3. 患者の状態・症状
- 悪心，嘔吐，腹痛などの消化器症状はないか。
- 咳き込み，呼吸困難などはないか。喘息などの基礎疾患はないか。
- 眼の違和感，痛み，充血，流涙はないか。

初期対応のポイント

ベビーパウダーなどを吸入した場合は注意を要する。

1. 経口の場合
- 口の中のものを取り除いて，口をすすぐ。

【念のため受診】
- 悪心，嘔吐，腹痛などがある場合。

2. 吸入した場合

【直ちに受診】
- 粉末を吸入し，咳や喘鳴などがある場合。

3. 眼に入った場合
- 眼をこすらないように注意して，直ちに洗眼する。

【直ちに受診】
- 開眼困難な場合，異物感がある場合，洗眼が難しい場合やコンタクトレンズが外れない場合。

【念のため受診】
- 洗眼後も痛み，充血などがある場合。

4. 皮膚に付着した場合
- 製品の性質上，皮膚に付着して問題になるとは考えにくい。

解　説

1. 製品について

- ファンデーションは，しみやそばかすなどを隠して肌を美しく見せ，紫外線や乾燥などから肌を守るベースメイクアップ用品，アイシャドウやチークは，色によって陰影をつけ立体的に見せるポイントメイクアップ用品である。
- パウダー（粉），粉を固めたプレスド（固形），スティック，クリーム，リキッド（液体）とさまざまな形態があり，使用部位に合わせて多様な色や容器の製品が販売されている。パウダーやプレスドは粉体が80～90％を占め，スティックやクリーム，リキッドは粉体を種々の基剤に分散させたものである。
- 粉体としては主にタルク，マイカ，カオリン，炭酸カルシウムが用いられ，そのほか酸化鉄，カーボンブラック，酸化チタンなどの顔料のほか，ポリエチレン末，アルミニウム末などが添加される。
- 基剤は流動パラフィン，ワセリン，ロウ，スクワラン，炭化水素系ワックスなどの油分，グリセリンやプロピレングリコールなどの保湿剤，界面活性剤，炭化水素などで構成される。スティックやクリームなど油性タイプは基剤が50％以上を占める。液体や乳化タイプのクリーム製品は，基剤として油分のほか樹脂エマルジョンや精製水が配合され，80～90％を占める。
- 日焼け止め効果をうたった製品では，紫外線吸収剤（メトキシケイヒ酸誘導体等）や紫外線散乱剤（酸化亜鉛，酸化チタン等）を10％前後配合する。
- ベビーパウダーはタルクを主成分とし，かぶれ予防などの目的で酸化亜鉛などの殺菌剤が適量配合されている製品もある。タルク非含有でトウモロコシでんぷんなどを使用したものもある。

2. 事故の発生状況

● JPIC 受信状況
年間件数　：120件程度。一般97％，医療機関2％，その他1％。
患者年齢層：1歳未満41％，1～5歳57％，20～64歳1％，65歳以上1％。
事故状況　：小児や認知症のある高齢者の誤飲など99％（舞い上がったベビーパウダーを吸入した，眼に入った等），その他・不明1％。
症状出現率：6％。喉の違和感，咳き込み，悪心，嘔吐，眼の充血など。

● JPIC で把握した医療機関受診例
【1986～2009年の24年間に把握した小児（12歳以下）の不慮の事例】
- パウダー類による事例は7例で，重篤な例は1例であった。
  事例：乳児がタルク含有のベビーパウダーを吸入し，咳嗽，呼吸困難，誤嚥性肺炎をみとめた。

【1986～2010年の25年間に把握した高齢者（65歳以上）の不慮の事例】
- パウダー類による事例は1例で，重篤な例はなかった。

3. 毒性

ベビーパウダーやメイクアップ用品は，無毒もしくは毒性が低い物質に分類され，少量～中等量の摂取では事実上，無毒である。ただし，製品の味や感触によって軽度の腹部不快感が起こる可能性がある。ベビーパウダーなどの粉体を吸入した場合は入院を要することがある。

1）タルク
吸入した場合，ごく少量でも入院を必要とするような呼吸器症状を引き起こすことがある。致死的な呼吸不全に至ることもある。

2）油分
油分を含む製品を大量摂取した場合，油分による一過性の悪心，嘔吐，下痢などの消化器症状が起こる可能性がある。

4. 中毒学的薬理作用

1) タルク
- 比較的不活性な水不溶性の結晶粉末で刺激作用はないが，吸入により気道粘膜に沈着したタルク粒子の物理的刺激で強い炎症を引き起こす。マイカ，カオリンも同様の作用があると考えられる。

2) 油分
- 消化管粘膜の刺激作用，緩下作用。

5. 症状

1) 経口：
- 少量摂取では通常は症状が出現しないか，あったとしてもごく軽度である。
- 油分を含む製品を大量摂取した場合，一過性の悪心，嘔吐，下痢などの消化器症状が起こる可能性がある。

2) 吸入：
- 咳，呼吸困難，くしゃみ，嘔吐など。
- とくにタルクでは，頻脈，頻呼吸，チアノーゼ，数時間遅れて肺水腫を引き起こす。大量吸入時には窒息の可能性がある。

3) 眼：
- タルクでは充血，疼痛が起こる可能性がある。

6. 処置

ベビーパウダーなどを吸入した場合は注意を要する。

● 家庭での応急手当

1) 経口：①除去：口の中に残っているものを吐き出す。小児や高齢者の場合は口の中を確認して取り除く，ふき取る。
②すすぎ：口をすすぐ，うがいする。うがいができない場合は濡れガーゼでふき取る。
③水分摂取：とくに注意事項はない。普段どおりでよい。

2) 吸入：
- 新鮮な空気の場所へ移動する。

3) 眼：
- 眼をこすらないように注意し，直ちに十分に水洗する。
- コンタクトレンズを装着している場合は，容易に外せるようであれば外す。

● 医療機関での処置

1) 経口：
- 特別な治療法はない。対症療法を行う。

2) 吸入：
- 口腔を観察し，呼吸器刺激症状がないかを確認する。
- 症状に応じて，酸素投与，呼吸管理を行う。

3) 眼：
- 受診前の洗眼が不十分な場合は，医療機関で十分に洗眼する。

7. 治療上の注意点

吸入したことが確実であれば，診療時に症状がみとめられなくても，呼吸器症状が遅発することも考慮して対応する。

8 口紅類
口紅, リップクリーム

概 要

製品：口唇に色を付け，輝きやつや感を与えるほか，リップケアの機能を併せ持つ製品が多い。形態はスティック状のものが主流であるが，クリーム状，ジェル状のものもある。成分は，油性基剤に顔料，着色料，香料を適量加えたものである。

問題となる成分と症状：少量摂取では通常は症状が出現しないか，あったとしてもごく軽度であるが，大量摂取した場合は，油分による悪心，嘔吐，下痢などの消化器症状が起こる可能性がある。医薬部外品の薬用リップクリームにはカンフルを1％程度含有しているものがあるので注意を要する。

JPIC 受信状況：年間 200 件程度の問い合わせがあり，小児の誤食がほとんどである。

初期対応のための確認事項

1. 製品
   - 種類（口紅，リップクリーム，薬用リップクリーム等）。
   - 形態（スティック状，クリーム状，ジェル状，ペンシル等）。
   - 成分（薬用リップクリームの場合，カンフル含有かどうか）。
2. 曝露状況・経路
   - 誤食した場合，なめたりかけらを飲み込んだ程度か，何本も食べたか。
3. 患者の状態・症状
   - 嘔吐，下痢などの消化器症状はないか。
   - 咳き込み，むせなど，気管に入った様子はないか。

初期対応のポイント

1. 経口の場合
   - 吐かせずに，口の中のものを取り除いて，口をすすぐ。
   【直ちに受診】
   - 痙攣などの全身症状がある場合，咳き込みなど，誤嚥した可能性がある場合。
   - 症状がなくても，カンフル含有薬用リップクリームを何本も食べた可能性がある場合。
   【念のため受診】
   - 嘔吐，下痢，腹痛などの消化器症状がある場合。
   【経過観察】
   - カンフル含有薬用リップクリームを少量誤食し，症状がない場合。
   - 口紅，カンフル非含有リップクリームを食べ，症状がない場合。
2. 吸入した場合
   - 製品の性質上，吸入して問題になるとは考えにくい。
3. 眼に入った場合
   - 製品の性質上，眼に入って問題になるとは考えにくい。
4. 皮膚に付着した場合
   - 製品の性質上，皮膚に付着して問題になるとは考えにくい。

解説

1. 製品について

- 口紅やリップグロスは口唇に色をのせるだけではなく，リップケアの機能を併せ持つ製品が多い。
- 1本5g前後のスティック状が主流であるが，指やチップで塗るクリーム状やジェル状の製品もある。
- 成分は油性基剤（80～95％含有）と着色剤で，着色剤が配合されていないリップクリームもある。
- 油性基剤としては，常温で固体状のワックス類（カルナバロウ，ミツロウ，キャンデリラロウ，木ロウ，固形パラフィン等）や，ヒマシ油，オリーブ油，ホホバ油，ラノリンなどの油脂，ワセリン，流動パラフィンなどの炭化水素類が使用される。
- 着色剤としては，厚生労働省令で定められた化粧用法定色素（タール色素）が使用され，明るさを調整するために二酸化チタンや酸化亜鉛などの顔料も配合されている。
- 薬用をうたっているリップクリームには，カンフル（1％以下）を含有している製品がある。
- 口唇を紫外線から守るために，メトキシケイヒ酸誘導体などの紫外線吸収剤（数％）を配合している製品もある。

2. 事故の発生状況

● JPIC受信状況
年間件数　：200件程度。一般98％，医療機関1％，その他1％。
患者年齢層：5歳以下99％，その他・不明1％。
事故状況　：小児の誤食など100％。
症状出現率：5％。嘔吐，咳き込み，悪心，下痢など。

● JPICで把握した医療機関受診例
【1986～2009年の24年間に把握した小児（12歳以下）の不慮の事例】
- 口紅類による事例は5例で，重篤な例はなかった。

【1986～2010年の25年間に把握した高齢者（65歳以上）の不慮の事例】
- 口紅類による事例はなかった。

3. 毒性

カンフル非含有の口紅，リップクリームは，無毒もしくは毒性が低い物質に分類され，少量～中等量の摂取では，事実上，無毒である。ただし，製品の味や感触によって軽度の腹部不快感が起こる可能性がある。
カンフル含有製品を大量に誤食した場合は，カンフルの毒性を考慮する必要がある。

カンフル
- 中毒量，致死量は確立していないが，体重1kgあたり30mg以上の摂取で重症の中毒が起こる可能性がある（体重10kgの場合，1本5g，カンフル1％含有の製品を6本以上）。

4. 中毒学的薬理作用

1) 油分
- 消化管粘膜の刺激作用，緩下作用。

2) カンフル
- 皮膚・粘膜に対する局所刺激作用，中枢神経刺激作用。

5. 症状

カンフル含有製品を何本も摂取した場合は，カンフルによる中毒を考慮する。
　　経口：1) 口紅，カンフル非含有リップクリーム
- 少量摂取では通常は症状が出現しないか，あったとしてもごく軽度である。
- 大量に摂取した場合は，一過性の悪心，嘔吐，下痢などの消化器症状が起こる可能性がある。

2）カンフル含有リップクリーム
- なめたり，少量飲み込んだ程度では消化器刺激症状（口腔～上部消化管の灼熱感，悪心，嘔吐）。
- 何本も摂取した場合は，消化器刺激症状に加えて中枢刺激症状（興奮，痙攣等），進行すると中枢抑制による呼吸不全，昏睡が出現する。
- カンフルとしては通常摂取後5～15分で症状が出現し，ピークは90分以内であるが，リップクリームでは油分に溶解した状態であるため吸収がよく，症状が早く出現する可能性がある。

6. 処置

通常は処置不要であるが，カンフル含有製品を大量に摂取した場合はカンフルによる中毒を考慮する。

● **家庭での応急手当**
　経口：禁忌：吐かせてはいけない。理由：カンフル含有製品の場合は，痙攣を誘発する可能性があるため。
　　　　①除去：口の中に残っているものを吐き出す。小児や高齢者の場合は口の中を確認して取り除く，ふき取る。
　　　　②すすぎ：口をすすぐ，うがいする。うがいができない場合は濡れガーゼでふき取る。
　　　　③水分摂取：とくに注意事項はない。普段どおりでよい。

● **医療機関での処置**
　経口：・特別な治療法はない。対症療法を行う。
　　　　・カンフル含有製品を大量に誤食した場合は，カンフルによる中毒を考慮して痙攣対策など。
　　　　　禁忌：催吐（カンフルでは痙攣を誘発する可能性がある）。

7. 治療上の注意点

カンフル含有製品を大量に誤食した場合
- 痙攣対策と呼吸管理が直ちに実施できる態勢での経過観察が必要である。一般には6～8時間観察して症状が出なければ経過観察を中止してもよいとされる。

8. 体内動態

カンフル
［吸収］消化管からよく吸収される。
［排泄］肺からも排泄される（呼気の臭いによって診断が可能）。

9 マニキュア類
マニキュア液，除光液，マニキュアうすめ液

概　要

製品：マニキュア液は，爪を保護し，指先を美しくするための化粧品である。着色成分とアクリル樹脂やニトロセルロースをアセトン，酢酸エチル，酢酸ブチルなどの溶剤に溶解したもので，適度の粘性と溶剤特有の臭いがある。マニキュアを除去する除光液やマニキュアうすめ液は，マニキュア液と同様の溶剤が大半を占めるが，エチルアルコールなどを主成分とした，アセトンフリーと記載された除光液もある。

問題となる成分と症状：経口摂取や長時間吸入，広範囲の経皮曝露では，溶剤のアセトンなどによる皮膚・粘膜の刺激作用と中枢神経の抑制作用が問題となる。また，吐かせると溶剤を誤嚥して化学性肺炎を起こすことがある。

JPIC受信状況：年間400件程度の問い合わせがあり，5歳以下の誤飲が9割を占める。小児や認知症のある高齢者が誤飲し入院した事例がある。

初期対応のための確認事項

1. **製品**
- 種類（マニキュア液，ベースコート，トップコート，除光液，うすめ液，玩具用等）。
- 形態（液体，シート，クリーム，ジェル等）。
- 製品表示の成分（アセトン含有か，アセトンフリーか），含有率（成分表示の表示順）。

2. **曝露状況・経路**
- 誤飲した場合，刷毛やボトルの口をなめた程度か，容器から直接飲んだか。
- 大量に飲んだ場合，容器の容量。どのくらい減っているか。
- 吸い込んだ可能性はないか。吸い込んだ時間はどのくらいか。換気の状態。
- 眼に入った可能性はないか。

3. **患者の状態・症状**
- 口から臭いがするか。口腔・咽頭の発赤・刺激感，悪心，嘔吐，ふらつき，意識障害などはないか。
- 咳き込み，呼吸困難などはないか。気管に入った様子はないか。
- 眼の違和感，痛み，充血，流涙はないか。
- 皮膚の痛み，発赤，発疹，水疱などはないか。

初期対応のポイント

1. **経口の場合**
- 吐かせずに，口の中のものを取り除いて，口をすすぐ。

【直ちに受診】
- 意識障害などの全身症状がある場合，咳き込みなど誤嚥した可能性がある場合。
- 症状がなくても，アルコール含有率が高い製品を1口以上飲んだ場合（量として体重1kgあたり1mL以上），摂取量が不明の場合。

【念のため受診】
- 口腔・咽頭の発赤，刺激，悪心，嘔吐などがある場合。
- 症状がなくても，マニキュア液や除光液を飲み込んだことが確実な場合。

【経過観察】
- なめた程度で症状がない場合。

2. **吸入した場合**

【念のため受診】
- 喉の痛み，気分不良，頭痛，咳などが出現し，新鮮な空気を吸っても改善しない場合。

3. 眼に入った場合
- 眼をこすらないように注意して，直ちに洗眼する。

【直ちに受診】
- 開眼困難な場合，洗眼が難しい場合やコンタクトレンズが外れない場合。

【念のため受診】
- 洗眼後も痛み，充血などがある場合。

4. 皮膚に付着した場合
- 付着した衣服を脱ぎ，十分に水洗する。

【念のため受診】
- 水洗後も発赤，痛み，発疹などがある場合。

解　説

1. 製品について

1) マニキュア液，ベースコート，トップコート，玩具用マニキュア液
- マニキュア液は，染料やパール剤などの着色成分とアクリル樹脂やニトロセルロース（10〜20％含有）を溶剤に溶解したもので，適度の粘性と，溶剤特有の臭いがある。
- 15〜20mL程度と小容量のびん入り製品が多く，キャップの内側の刷毛で爪に塗った後，溶剤を乾燥させ，爪に塗膜を形成させる。
- 溶剤として，アセトン，酢酸エステル類（酢酸エチル，酢酸ブチル），メチルイソブチルケトン，セロソルブなどを混合したものが使用され，多いもので80％前後含有している。また，樹脂の溶解補助（助溶剤）としてエチルアルコール，ブチルアルコールなどのアルコール類（10〜20％程度），可塑剤（カンフルやクエン酸アセチルトリブチル等）を少量含む。
- マニキュア液の接着性を上げるベースコートやマニキュアの持ちをよくするトップコートの成分もマニキュア液とほぼ同様である。
- 玩具用マニキュア液として販売されている製品は，水性タイプで溶剤としてエチルアルコール（40％以下）を含有する製品が多い。

2) 除光液，マニキュアうすめ液
- マニキュアを除去する除光液（エナメルリムーバー）および粘度が高くなりすぎた場合に使用するマニキュアうすめ液は，マニキュア液と同様の有機溶剤の混合物が大半を占める。
- アセトンを含まず，エチルアルコールや炭酸プロピレンを主成分にした，アセトンフリーと記載のある除光液もある。
- マニキュア液と異なり粘性が低く，1びんが数百mLの製品もある。1回分の除光液を不織布などに含浸させたシートタイプの製品もある。
- ベントナイトなどを配合し，溶剤で浮かせた樹脂を吸着して落とすクリームタイプの製品も販売されている。

3) ジェルネイル
- 爪に塗ったジェル状のアクリル系樹脂にUVライトを照射して硬化させるもので，マニキュアに比べて持ちがよい。ソークオフジェル（ソフトジェル）で使用するリムーバーはアセトンを含む。

2. 事故の発生状況

● JPIC 受信状況
年間件数　：400件程度。一般94％，医療機関6％。
患者年齢層：1歳未満20％，1〜5歳74％，20〜64歳3％，その他・不明3％。
事故状況　：小児や認知症のある高齢者の誤飲など96％（刷毛をなめた，ボトルに口を付けた，手に付いた等），誤使用3％（使用時に誤って顔に付いた，眼に入った等），その他・不明1％。
症状出現率：15％。口腔違和感，咳き込み，悪心，嘔吐，傾眠，眼の痛み・充血，皮膚発赤・紅斑など。

● JPICで把握した医療機関受診例

【1986〜2009年の24年間に把握した小児（12歳以下）の不慮の事例】
- マニキュアによる事例は69例で，重篤な例はなかった。
- 除光液による事例は86例で，うち重篤な例が2例あった。
  事例：1歳4カ月，除光液を誤飲し，摂取7時間後より発熱，頻脈，呼吸困難，喘鳴が出現した。
  事例：1歳11カ月，除光液を誤飲し，無症状であったが，代謝性アシドーシス，血中ケトン体の上昇がみとめられた。

【1986〜2010年の25年間に把握した高齢者（65歳以上）の不慮の事例】
- マニキュアおよび除光液による事例は4例で，重篤な例は1例であった。
  事例：78歳，糖尿病による視力障害があり，マニキュアを誤って点眼した。結膜の充血，角膜のびらんなどをみとめた。

● 文献報告例
- 経口：2歳6カ月児が除光液（65％アセトン，10％イソプロピルアルコール）を180mL摂取して，重篤な中毒症状（痙攣，中枢・呼吸抑制，低体温，高血糖，ケトン血症，アシドーシス）が出現したとの報告がある。(Gamis AS, et al：Pediatr Emerg Care 1988；4：24-26.)
- 吸入：母親が100mL入りの除光液のびんを開けたまま15分ほど放置して，手足に除光液を使用した。そのそばで換気しないまま，使用中から使用後にかけて12時間寝かされていた2カ月児に，悪心，嘔吐，傾眠がみられたとの報告がある。（日本小児科学会こどもの生活環境改善委員会：日小児会誌 2012；116：1192-1193.）

3. 毒性

乾いたマニキュアは，無毒もしくは毒性が低い物質に分類され，事実上，無毒である。ただし，製品の味や感触によって軽度の腹部不快感が起こる可能性がある。
乾く前のマニキュアや除光液では，溶剤が問題となる。

1) アセトン
- 経口：成人で200mL（体重1kgあたり2〜3mL）服用して，昏睡，高血糖，アセトン尿をみとめたとの報告がある。(Gitelson S, et al：Diabetes 1966；15：810-811.)
- 吸入：曝露量（濃度×曝露時間）に応じて呼吸器粘膜の刺激症状，中枢神経の抑制症状が生じると考えられる。

2) 酢酸エステル類（酢酸エチル，酢酸ブチル）
- 経口毒性は低い。粘膜刺激があり，大量摂取により中枢神経の抑制を起こしうる。

3) エチルアルコール
- 95〜99％エチルアルコールとして，成人では体重1kgあたり約1mLの摂取で軽症〜中等症の中毒が，小児では体重1kgあたり0.5mLで重篤な中毒症状が出現すると考えられている。ただし，個人差が大きく，中毒量としては確立していない。

4. 中毒学的薬理作用

アセトン，酢酸エステル類
- 皮膚・粘膜の刺激作用，脱脂作用。
- 中枢神経の抑制作用。
- 誤嚥による化学性肺炎。

5. 症状

溶剤の皮膚・粘膜刺激作用や中枢神経抑制作用による症状が出現する可能性がある。
1) 経口：
- 摂取量にかかわらず，誤嚥した場合は化学性肺炎を発症することがある。
- 小児の誤飲程度の場合は，口腔・咽頭の違和感・疼痛，悪心，嘔吐などの消化器症状。
- 大量摂取の場合は，中枢神経の抑制作用により頭痛，めまい，運動失調，意識障害，昏睡など。重症の場合は，頻脈，血圧低下，呼吸抑制が出現する可能性もある。アセトンによる高血糖，ケ

トーシス（アセトンやアセト酢酸），軽度の代謝性アシドーシスが出現する可能性もある。
- 水性マニキュアでは，エチルアルコールの中枢神経の抑制により，酩酊状態，悪心，嘔吐，意識障害などの症状が出現する可能性がある。小児はアルコールに感受性が高く，低血糖性の痙攣を生じる可能性があるため，血糖低下に注意が必要である。

2) 吸入：
- 高濃度蒸気の吸入により呼吸器系の刺激症状が出現することがある。吸入により消化器症状や中枢神経抑制作用による全身症状が出現する可能性もある。

3) 眼：
- 眼に入った場合，痛みや刺激感がある。軽度の角膜上皮の傷害。
- 蒸気にも弱い刺激作用がある。

4) 皮膚：
- 接触すると皮膚を脱脂，乾燥させ，紅斑，落屑，水疱など。広範囲の経皮曝露で全身症状が出現する可能性がある。

6. 処置

● 家庭での応急手当

1) 経口：禁忌：吐かせてはいけない。理由：溶剤を誤嚥すると化学性肺炎を起こしやすいため。
　①除去：口の中に残っているものを吐き出す。小児や高齢者の場合は口の中を確認して取り除く，ふき取る。
　②すすぎ：口をすすぐ，うがいする。うがいができない場合は濡れガーゼでふき取る。
　③水分摂取：積極的に水分をとることは避けたほうがよい（無理に飲ませて嘔吐を誘発しないように注意する）。

2) 吸入：
- 新鮮な空気の場所へ移動する。室内を換気する。

3) 眼：
- 眼をこすらないように注意し，直ちに十分に水洗する。
- コンタクトレンズを装着している場合は，容易に外せるようであれば外す。

4) 皮膚：①除去：皮膚に付着しているものを取り除く，ふき取る。付着した衣服を脱ぐ。
　②水洗：石けんを用いて十分に水洗する。

● 医療機関での処置

アセトンとして，全身症状が出現した場合は，排泄半減期が長いため30時間程度は医師の監視下に置き，呼吸・循環管理を十分行い，対症的に治療する。

1) 経口：
- 特異的な治療法はなく，対症療法を行う。
- 誤嚥した場合は，化学性肺炎に対する治療を行う。
- 検査：血糖，血清アセトン，尿中アセトンの測定。

2) 吸入：
- 症状に応じて，酸素投与，呼吸管理を行う。

3) 眼：
- 受診前の洗眼が不十分な場合は，医療機関で十分に洗眼する。
- 症状が残る場合は眼科的診察が必要である。

4) 皮膚：
- 付着部位を十分に洗浄する。症状があれば，対症療法を行う。

7. 治療上の注意点

1) 誤嚥させないことが重要であり，催吐は禁忌である。
2) 胃洗浄は誤嚥の危険があるため，大量摂取などで実施する場合は，誤嚥を防止する対策をとった上で実施する。
3) 血液吸着はアセトンの排泄に有効ではない。
4) アセトンは肺から排出されるので，呼気にアセトン臭がみとめられる。

8. 体内動態

1) アセトン

［吸収］経口および吸入によりすみやかに吸収される。経皮吸収も起こりうるが，限られた部分の短時間曝露では中毒に至ることはない。

［代謝］$1 \sim 3$ mg/kg/hr の速度で酢酸およびギ酸に代謝される。

［排泄］大部分が未変化体として呼気および尿中に排泄される。呼気からは吸収されたアセトンの14〜18％

が未変化体で排泄される。半減期は，経口 19～31 時間（平均 28 時間），吸入 25～30 時間である。

2）酢酸エチル
［吸収］経口，吸入により吸収される。消化管からの吸収はすみやかである。
［代謝］すみやかに酢酸とエチルアルコールに加水分解される。
［排泄］代謝産物であるエチルアルコールの一部は呼気および尿中に排泄され，一部はさらに代謝されて尿中に排泄される。

3）エチルアルコール
［吸収］胃，小腸からすみやかに吸収され，最高血中濃度到達時間は 30 分～2 時間である。吸入により吸収される。
［代謝］肝臓でアセトアルデヒドに，次いで，酢酸へ代謝され，さらに水と二酸化炭素に分解される。
［排泄］約 5～10％は未変化体で呼気，尿，汗，糞便中に排泄される。

10 ヘアシャンプー
シャンプー，ドライシャンプー

概　要

製品：頭皮，頭髪を清潔に保つために使用する清浄用頭髪化粧品である。主成分として一般的に界面活性剤を10〜35％程度含有している製品が多い。ドライシャンプーの主成分は脱脂を目的としたエチルアルコール（多い製品では約50％含有）であり，界面活性剤（数％）などを含む。

問題となる成分と症状：界面活性剤の刺激作用により，なめた程度であれば口腔の違和感や炎症，飲み込んだ場合には悪心や嘔吐などの消化器症状がみられることが多い。一方，大量に摂取した場合や誤嚥した場合は重症化することがあり，注意が必要である。ドライシャンプーの場合はエチルアルコールによる中毒を考慮する。

JPIC受信状況：年間140件程度の問い合わせがある。小児が入浴中になめたり誤飲したりする事故が多いが，洗髪中に誤って口や眼に入る事故や認知症の高齢者が大量に誤飲する事故もある。

初期対応のための確認事項

1. 製品
- 種類（ヘアシャンプー，ふけ取り用シャンプー，リンスインシャンプー，トニックシャンプー，ベビーシャンプー，ドライシャンプー等）。
- 製品表示の成分（界面活性剤，エチルアルコール等）。
- 容器（ボトル，ポンプ式ボトル，詰め替え用等）。

2. 曝露状況・経路
- 誤飲した場合，なめた程度か，容器から直接飲んだか。
- 大量に飲んだ場合，容器の容量。どのくらい減っているか。
- 付着した手で眼を触っていないか。
- 使用中に口に入ったり，眼に入ったりした場合，原液か，希釈液か。泡を吸い込んでいないか。

3. 患者の状態・症状
- 悪心，嘔吐，腹痛などの消化器症状はないか。
- 咳き込み，むせなど，気管に入った様子はないか。
- 眼の違和感，痛み，充血，流涙はないか。
- 皮膚の痛み，発赤，発疹などはないか。

初期対応のポイント

1. 経口の場合
- 口の中のものを取り除いて，口をすすぎ，乳製品または水を飲ませる。
- 顔や手足，衣服にも付着している可能性があれば，シャワーなどで全身を洗浄して着替える。

【直ちに受診】
- 頻回の嘔吐がみられる場合や咳き込みなどの呼吸器症状がある場合。
- 症状がなくても，大量に摂取した可能性がある場合（とくに高齢者の場合）。ドライシャンプーを1口以上飲んだ場合（体重1kgあたり1mL以上），摂取量が不明の場合。

【経過観察】
- なめたり，1口飲み込んだ程度で，喉の痛み，悪心，口腔の違和感など軽度の消化器症状程度の場合。

2. 吸入した場合
- 製品の性質上，吸入して問題になるとは考えにくい。

3. 眼に入った場合
- 眼をこすらないように注意して，直ちに洗眼する。

【直ちに受診】
- 開眼困難な場合，洗眼が難しい場合やコンタクトレンズが外れない場合。

【念のため受診】
- 洗眼後も痛み，充血などがある場合。

4. 皮膚に付着した場合

【念のため受診】
- 水洗後も発赤，痛み，発疹などがある場合。

解　説

1. 製品について

- 頭皮，頭髪に付着した汚れを除去し，ふけ，かゆみを抑え，清潔に保つために使用する清浄用頭髪化粧品である。主成分の洗浄剤として一般的に陰イオン界面活性剤が，洗浄補助剤として非イオン界面活性剤が用いられ，界面活性剤として10～35％程度含有している製品が多い。
- 付加機能を持ったシャンプーも販売されており，リンス効果を付与したリンス一体型，ふけ，かゆみを防ぐ効果の高いふけ取り用シャンプーなどがある。
- リンス一体型（リンスインシャンプー）：コンディショニング剤として陽イオン界面活性剤やシリコーンが使用されている。
- ふけ取り用シャンプー：薬用成分としてジンクピリチオン，ピロクトンオラミン，グリチルリチン酸ジカリウムなどの殺菌剤や抗炎症剤が1％前後配合され，医薬部外品に該当する。
- トニックシャンプー：メントールやエチルアルコールなどを配合し，清涼感を付加した製品である。
- ベビーシャンプー：比較的刺激性の低い両性界面活性剤が用いられている。
- ドライシャンプー：病気や災害などで洗髪ができないときに使用するもので，髪になじませたあと，水ですすがずにタオルなどで汚れをふき取る。形態は液体，ムースとさまざまであるが，主成分は脱脂を目的としたエチルアルコール（多い製品では約50％含有）であり，界面活性剤（数％）などを含む。

2. 事故の発生状況

● JPIC受信状況

年間件数　：140件程度。一般89％，医療機関9％，その他2％。
患者年齢層：1歳未満17％，1～5歳66％，20～64歳10％，65歳以上5％，その他・不明2％。
事故状況　：小児や認知症のある高齢者の誤飲など87％（入浴中に口に入れた等），誤使用7％（洗髪中に誤って口や眼に入った等），その他・不明6％。
症状出現率：32％。口腔・咽頭の違和感，悪心，嘔吐，下痢，咳き込み，眼の痛み・充血など。

● JPICで把握した医療機関受診例

【1986～2009年の24年間に把握した小児（12歳以下）の不慮の事例】
- シャンプーによる事例18例で，重篤な例はなかった。

【1986～2010年の25年間に把握した高齢者（65歳以上）の不慮の事例】
- シャンプーによる事例22例のうち，重篤な例は4例で，いずれも認知症のある高齢者の誤飲であった。
  事例：認知症のある高齢者がベッドサイドのシャンプーを誤飲した。下痢，嘔吐，血圧低下が出現した。
  事例：認知症のある高齢者がシャンプーを誤飲した。嘔吐，発熱をみとめ，誤嚥性肺炎を疑った。

3. 毒性

シャンプーは，弱い消化器刺激物に分類され，少量摂取では通常は影響がないか，あったとしてもごくわずかである。経路や量によっては界面活性剤，ドライシャンプーではエチルアルコールの毒性を考慮する必要がある。

1）界面活性剤
- 界面活性剤の作用，とくに局所作用は濃度に依存し，低濃度では症状はほとんどみられないが，高濃度では重症化する。したがって，毒性値が低くても高濃度のものは危険と考える必要がある。

2）エチルアルコール
- 95〜99％エチルアルコールとして，成人では体重1kgあたり約1mLの摂取で軽症〜中等症の中毒が，小児では体重1kgあたり0.5mLで重篤な中毒症状が出現すると考えられている．ただし，個人差が大きく，中毒量としては確立していない．

4．中毒学的薬理作用

1）界面活性剤
- 皮膚・粘膜の刺激作用．
- 体循環に入った場合の全身作用として，血管透過性亢進・細胞膨化作用．

2）エチルアルコール
- 粘膜の刺激作用，中枢神経の抑制作用．

5．症状

なめた程度や少量の摂取では重篤な中毒は起こらないが，大量に摂取した場合や誤嚥した場合は全身症状が出現し重症化することがある．

1）経口： 1）誤飲した場合（とくに小児の事故の場合）
- 口腔・咽頭の炎症，悪心，嘔吐，下痢，腹痛など．嘔吐は1時間以内に起こることが多い．

　　　　 2）大量摂取の場合（とくに高齢者の場合）
- 界面活性剤の粘膜に対する作用による消化管出血，麻痺性イレウス，血管透過性亢進・細胞膨化に起因する肺水腫を伴う全身性浮腫，循環血液量減少性ショックを起こす可能性がある．
- 誤嚥すると，化学性肺炎を起こす可能性がある．

　　　　 3）ドライシャンプーの場合
- エチルアルコールの中枢神経の抑制により，酩酊状態，悪心，嘔吐，意識障害などが出現する可能性がある．小児はアルコールに感受性が高く，低血糖性の痙攣を生じる可能性があるため，血糖低下に注意が必要である．

2）吸入： ・製品の性質上，吸入して問題になるとは考えにくい．
3）眼　： ・結膜充血，眼の痛み，流涙がみられる可能性がある．
4）皮膚： ・発疹，紅斑，かぶれ，水疱などがみられる可能性がある．

6．処置

● 家庭での応急手当
1）経口：①除去：口の中に残っているものを吐き出す．小児や高齢者の場合は口の中を確認して取り除く，ふき取る．
　　　　②すすぎ：口をすすぐ，うがいする．うがいができない場合は濡れガーゼでふき取る．
　　　　③水分摂取：乳製品（牛乳やヨーグルト）または水を飲む．量は普段飲む程度（120〜240mL，小児は体重1kgあたり15mL以下，無理に飲ませて嘔吐を誘発しないように注意する）．理由：蛋白質による粘膜保護や希釈により，刺激の緩和が期待できる．
2）眼　： ・眼をこすらないように注意し，直ちに十分に水洗する．
　　　　 ・コンタクトレンズを装着している場合は，容易に外せるようであれば外す．
3）皮膚：①除去：皮膚に付着しているものを取り除く，ふき取る．付着した衣服を脱ぐ．
　　　　②水洗：十分に水洗する．

● 医療機関での処置
1）経口： ・特異的な治療法はなく，牛乳または水での希釈のほか，対症療法が中心となる．
　　　　 ・大量に摂取した場合は，呼吸状態，循環動態を十分に確認する．
　　　　 ・アルコールを含有するドライシャンプーを大量に摂取した場合は，摂取後1時間以内であれば胃洗浄を考慮する．必要に応じて，輸液，アシドーシスの補正，呼吸・循環管理，保温，血糖の確認を行う．重症例では血液透析が有効である．
2）眼　： ・受診前の洗眼が不十分な場合は，医療機関で十分に洗眼する．

- 症状が残る場合は眼科的診察が必要である。
3) **皮膚**：• 付着部位を十分に洗浄する。症状があれば，対症療法を行う。

7. 体内動態

1) **界面活性剤**
［吸収］分子構造により違いはあるが，基本的に消化管から吸収される。
［代謝・排泄］肝臓で代謝された後，尿中あるいは糞便中に排泄される。

2) **エチルアルコール**
［吸収］胃，小腸からすみやかに吸収され，最高血中濃度到達時間は30分〜2時間である。吸入や経皮により吸収される。
［代謝］肝臓でアセトアルデヒドに，次いで，酢酸へ代謝され，さらに水と二酸化炭素に分解される。
［排泄］約5〜10％は未変化体で呼気，尿，汗，糞便中に排泄される。

11 ヘアコンディショナー
ヘアコンディショナー，ヘアリンス，洗い流すヘアトリートメント

概　要

製品：ヘアコンディショナー（ヘアリンス）は，頭髪につやと柔軟性を与え，整髪を容易にするためのもので，頭髪の保護効果をより高めた製品はヘアトリートメント，ヘアパックと呼ばれる。主成分として，四級アンモニウム塩や三級アミンおよびその塩などの陽イオン界面活性剤（5％前後）を含有する製品が多い。そのほかに，乳化剤，油分，保湿剤，エチルアルコールを含有している製品や，ふけ，かゆみの防止目的でジンクピリチオンなどの殺菌剤を少量配合する製品もある。

＊洗い流さないヘアトリートメント（ヘアクリーム，ブローローション等）は「ヘアスタイリング剤」(47ページ) 参照。

問題となる成分と症状：界面活性剤の刺激作用により，なめた程度であれば口腔の違和感や炎症，飲み込んだ場合には悪心や嘔吐などの消化器症状がみられる。大量に摂取した場合や誤嚥した場合は重症化することがある。

JPIC受信状況：年間60件程度の問い合わせがあり，小児が入浴中に誤飲するなどの事故が多いが，洗髪中に誤って口や眼に入る事故もある。

初期対応のための確認事項

1. **製品**
- 種類（ヘアコンディショナー，ヘアリンス，ヘアトリートメント，ヘアパック等）。
- 製品表示の成分（界面活性剤，その他）。
- 容器（ボトルか，ポンプ式ボトルか，詰め替え用か）。
2. **曝露状況・経路**
- 誤飲した場合，なめた程度か，容器から直接飲んだか。
- 大量に飲んだ場合，容器の容量。どのくらい減っているか。
- 付着した手で眼を触っていないか。
- 使用中に口に入ったり，眼に入ったりした場合，原液か，希釈液か。
3. **患者の状態・症状**
- 口腔・咽頭の違和感，悪心，嘔吐，腹痛などの消化器症状はないか。
- 咳き込み，むせなど，気管に入った様子はないか。
- 眼の違和感，痛み，充血，流涙はないか。
- 皮膚の痛み，発赤，発疹などはないか。

初期対応のポイント

1. **経口の場合**
- 口の中のものを取り除いて，口をすすぎ，乳製品または水を飲ませる。
- 顔や手足，衣服にも付着している可能性があれば，シャワーなどで全身を洗浄して着替える。

【直ちに受診】
- 頻回の嘔吐がみられる場合や咳き込みなど誤嚥した可能性がある場合。
- 症状がなくても，大量に摂取した可能性がある場合（とくに高齢者の場合）。

【経過観察】
- なめたり，1口飲み込んだ程度で，喉の痛み，悪心，口腔の違和感など軽度の消化器症状程度の場合。

2. **吸入した場合**
- 製品の性質上，吸入して問題になるとは考えにくい。

3. **眼に入った場合**
- 眼をこすらないように注意して，直ちに洗眼する。

【直ちに受診】
- 開眼困難な場合，洗眼が難しい場合やコンタクトレンズが外れない場合。

【念のため受診】
- 洗眼後も痛み，充血などがある場合。

4. 皮膚に付着した場合

【念のため受診】
- 水洗後も発赤，痛み，発疹などがある場合。

解 説

1. 製品について

- ヘアコンディショナー（ヘアリンス）は，頭髪につやと柔軟性を与え，整髪を容易にするためのもので，シャンプー後の頭髪に塗布した後，洗い流す。頭髪の保護効果をより高めた製品はヘアトリートメント，ヘアパックと呼ばれる。
- 主成分として，頭髪によく吸着し頭髪の表面を滑らかにする作用を持つ，四級アンモニウム塩や三級アミンおよびその塩などの陽イオン界面活性剤（5％前後）を含有している製品が多い。その他，乳化剤（非イオンもしくは陰イオン界面活性剤），油分（高級アルコールやシリコーン油等），保湿剤（グリセリン等）が数％配合され，水に溶けない成分を溶解する溶剤としてエチルアルコール（10〜20％程度）を含有している製品もある。
- ふけ，かゆみの防止目的でジンクピリチオンなどの殺菌剤を，また頭皮の炎症を抑える目的でグリチルリチン酸ジカリウムなどを少量配合している製品もあり，医薬部外品に該当する。

2. 事故の発生状況

● JPIC 受信状況
年間件数　：60 件程度。一般 91％，医療機関 7％，その他 2％。
患者年齢層：1 歳未満 21％，1〜5 歳 65％，20〜64 歳 7％，65 歳以上 4％，その他・不明 3％。
事故状況　：小児や認知症のある高齢者の誤飲など 91％（入浴中に口に入れた等），誤使用 4％（洗髪中に誤って口や眼に入った等），その他・不明 5％。
症状出現率：17％。口腔・咽頭の違和感，悪心，嘔吐，下痢，咳き込み，眼の痛み・充血など。

● JPIC で把握した医療機関受診例
【1986〜2009 年の 24 年間に把握した小児（12 歳以下）の不慮の事例】
- ヘアコンディショナーによる事例は 18 例で，重篤な例はなかった。

【1986〜2010 年の 25 年間に把握した高齢者（65 歳以上）の不慮の事例】
- ヘアコンディショナーによる事例は 2 例で，重篤な例はなかった。

3. 毒性

なめた程度や少量の摂取では重篤な中毒は起こらないが，経路や量によっては陽イオン界面活性剤の毒性を考慮する必要がある。

陽イオン界面活性剤
- 界面活性剤の作用，とくに局所作用は濃度に依存し，低濃度では症状はほとんどみられないが，高濃度では重症化する。ヘアコンディショナー，ヘアトリートメントは，含有する陽イオン界面活性剤の濃度が低く（5％前後），重症化の可能性は低いと考えられる。
- 眼刺激性があり，高濃度では角膜混濁，結膜浮腫などの損傷が起こりうる。

4. 中毒学的薬理作用

界面活性剤
- 皮膚・粘膜の刺激作用。
- 体循環に入った場合の全身作用として，血管透過性亢進・細胞膨化作用。
- 陽イオン界面活性剤は，蛋白を変性させる作用が強く，皮膚・粘膜の刺激あるいは腐食作用が陰・非イオン界面活性剤より強い。

5. 症状

なめた程度や少量の摂取では重篤な中毒は起こらないが，大量に摂取した場合や誤嚥した場合は全身症状が出現し重症化することがある。
1) 経口：・誤飲した場合，界面活性剤による口腔・咽頭の炎症，悪心，嘔吐，下痢，腹痛など。嘔吐は1時間以内に起こることが多い。
 ・大量摂取の場合は，界面活性剤の粘膜に対する作用による消化管出血，麻痺性イレウス，血管透過性亢進・細胞膨化に起因する肺水腫を伴う全身性浮腫，循環血液量減少性ショックを起こす可能性がある。
 ・誤嚥すると，化学性肺炎を起こす可能性がある。
2) 吸入：・製品の性質上，吸入して問題になるとは考えにくい。
3) 眼　：・結膜充血，眼の痛み，流涙などが起こりうる。
4) 皮膚：・発疹，紅斑，かぶれ，水疱などがみられる可能性がある。

6. 処置

● 家庭での応急手当
1) 経口：①除去：口の中に残っているものを吐き出す。小児や高齢者の場合は口の中を確認して取り除く，ふき取る。
 ②すすぎ：口をすすぐ，うがいする。うがいができない場合は濡れガーゼでふき取る。
 ③水分摂取：乳製品（牛乳やヨーグルト）または水を飲む。量は普段飲む程度（120〜240mL，小児は体重1kgあたり15mL以下，無理に飲ませて嘔吐を誘発しないように注意する）。理由：蛋白質による粘膜保護や希釈により，刺激の緩和が期待できる。
2) 眼　：・眼をこすらないように注意し，直ちに十分に水洗する。
 ・コンタクトレンズを装着している場合は，容易に外せるようであれば外す。
3) 皮膚：①除去：皮膚に付着しているものを取り除く，ふき取る。付着した衣服を脱ぐ。
 ②水洗：十分に水洗する。

● 医療機関での処置
1) 経口：・特異的な治療法はなく，牛乳または水での希釈のほか，対症療法が中心となる。
 ・大量に摂取した場合は，呼吸状態，循環動態を十分に確認する。
2) 眼　：・受診前の洗眼が不十分な場合は，医療機関で十分に洗眼する。
 ・症状が残る場合は眼科的診察が必要である。
3) 皮膚：・付着部位を十分に洗浄する。症状があれば，対症療法を行う。

7. 体内動態

陽イオン界面活性剤
［吸収］消化管からすみやかに吸収される。ただし，消化管内容物および消化管壁の蛋白質との反応で活性が失われるため，吸収により全身症状をきたすのは大量摂取時に限られると考えられる。創傷面または炎症部位から吸収されることがある。

12 育毛剤
ヘアトニック, 育毛剤

概要

製品：ヘアトニックは頭皮や頭髪を健やかな状態にする化粧品である。育毛剤は，発毛促進，脱毛予防，育毛・養毛を目的とした医薬部外品で，薬効成分として血管拡張剤，殺菌剤，頭皮賦活剤，消炎剤などを含む。そのほか，一般用医薬品として発毛促進薬や発毛剤，医療用医薬品として円形脱毛などの治療薬があり，カルプロニウムやミノキシジルを含有する製品もあるので，製品表示の確認が必要である。いずれもエチルアルコールを 40～70％ 含有する製品が多く，90％ 近く配合されている製品もある。

問題となる成分と症状：経口摂取した場合は，エチルアルコールによる中枢神経の抑制が問題となり，必要に応じて，急性アルコール中毒に準じて治療する。大量に摂取した場合は薬用成分の影響も考慮する。

JPIC 受信状況：年間 10 件程度の問い合わせがあり，小児の誤飲のほか，成人や高齢者がドリンクと間違えて飲んだなどの誤使用もある。

初期対応のための確認事項

1. 製品
- 種類（ヘアトニック，育毛剤等の医薬部外品，一般用医薬品，医療用医薬品）。
- 形態（液体，エアゾール等）。
- アルコールの含有率，成分表示の記載順（化粧品では含有量の多い順に記載されている）。
- 医薬部外品，医薬品では薬用成分の種類。

2. 曝露状況・経路
- 誤飲した場合，なめた程度か，容器から直接飲んだか。口臭はあるか。
- 大量に飲んだ場合，容器の容量。どのくらい減っているか。
- 吸い込んだ可能性はないか。
- 眼に入った可能性はないか。

3. 患者の状態・症状
- 嘔吐，顔面紅潮，興奮状態，ふらつきなど，酒に酔ったような症状はないか。
- 咳き込み，むせなど，気管に入った様子はないか。
- 眼の違和感，痛み，充血，流涙はないか。
- 皮膚の痛み，発赤，発疹などはないか。

初期対応のポイント

とくに小児はアルコールの感受性が高く低血糖により痙攣を起こす可能性もあり，注意が必要である。

1. 経口の場合
- 口の中のものを取り除いて，口をすすぐ。

【直ちに受診】
- 嘔吐，顔面紅潮，興奮状態などがある場合，咳き込みなど誤嚥した可能性がある場合（高齢者で飲酒歴がある場合も，症状があれば受診する）。
- 症状がなくても，飲み込んだ場合（体重 1kg あたり 0.5mL 以上），摂取量が不明の場合。
- カルプロニウムまたはミノキシジルを含有する医薬品の場合。

【経過観察】
- なめた程度で，症状がない場合（数時間は注意する）。

2. 吸入した場合
- アルコール蒸気，スプレー製品ではミストを吸入する可能性がある。

【念のため受診】
- 喉の痛み，気分不良，咳などがあり，新鮮な空気を吸っても改善しない場合。

3. 眼に入った場合
- 眼をこすらないように注意して，直ちに洗眼する。

【直ちに受診】
- 開眼困難な場合，洗眼が難しい場合やコンタクトレンズが外れない場合。

【念のため受診】
- 洗眼後も痛み，充血などがある場合。

4. 皮膚に付着した場合
【念のため受診】
- 水洗後も発赤，痛み，発疹などがある場合，酒に酔ったような症状がある場合。

解　説

1. 製品について

- ヘアトニックは頭皮や頭髪を健やかな状態にする化粧品（養毛料）である。エチルアルコールのほか，ビタミン，殺菌剤，消炎剤，清涼剤などを含有し，頭皮の皮脂を取り除き，頭皮，毛根の血行を促進し，ふけ，かゆみを防止する。
- 薬用と記載されている発毛促進，脱毛予防，育毛・養毛を目的とした医薬部外品（育毛剤）では，薬効成分として，血管拡張剤（ニコチン酸ベンジル，トウガラシチンキ，センブリエキス，ショウキョウチンキ，ビタミンE），殺菌剤（サリチル酸，ヒノキチオール，塩化ベンザルコニウム），頭皮賦活剤（ニコチン酸，ビオチン，セリン，スレオニン，パントテン酸カルシウム），消炎剤（グリチルリチン酸，サリチル酸メチル，L-メントール）などを含む。液剤のほか，エアゾール剤もある。
- 一般用医薬品の発毛促進薬や発毛剤として，カルプロニウム塩化物（1〜2％）と生薬，ビタミンなどを配合する製品，ミノキシジル（1〜5％）を含有する製品，エストラジオール（0.001％）を含有する製品などがある。
- 医療用医薬品として，円形脱毛症などの治療に使用されるカルプロニウム塩化物を5％含む外用剤がある。
- いずれもエチルアルコールを40〜70％含有する製品が多いが，90％近く配合されている製品もある。

2. 事故の発生状況

● JPIC 受信状況
年間件数　：10件程度。一般81％，医療機関14％，その他5％。
患者年齢層：1歳未満12％，1〜5歳60％，20〜64歳8％，65歳以上20％。
事故状況　：小児や認知症のある高齢者の誤飲など79％，誤使用17％（ドリンクと間違えて飲んだ，目薬と取り違えて点眼した等），その他・不明4％。
症状出現率：24％。悪心，嘔吐，顔面紅潮，傾眠など。

● JPIC で把握した医療機関受診例
【1986〜2009年の24年間に把握した小児（12歳以下）の不慮の事例】
- ヘアトニック，育毛剤による事例は6例で，重篤な例はなかった。

【1986〜2010年の25年間に把握した高齢者（65歳以上）の不慮の事例】
- ヘアトニック，育毛剤による事例は3例で，重篤な例はなかった。
- 一般用医薬品の発毛促進薬では，3例中2例で入院加療が必要であった。

3. 毒性

エチルアルコールの含有率が高く，飲み込んだ場合はアルコールの毒性を考慮する必要がある。

エチルアルコール
- 95〜99％エチルアルコールとして，成人では体重1kgあたり約1mLの摂取で軽症〜中等症の中毒が，小児では体重1kgあたり0.5mLで重篤な中毒症状が出現すると考えられている。ただし，個人差が大きく，中毒量としては確立していない。

(参考) カルプロニウム塩化物
- 経口：カルプロニウム塩化物による中毒症状として，発汗，流涎，唾液分泌過多，下痢，腹痛，胸やけ，悪心がある。

(参考) ミノキシジル
- 2歳：ミノキシジル 100mg を摂取し，洞性頻脈が出現した例が報告されている。(Isles C, et al：Lancet 1981；1：97.)
- 52歳：ミノキシジル 2％製剤 60mL (1,200mg) をコニャック 12 オンス (約 355mL) に混ぜて経口摂取し，見当識障害，低血圧，頻脈，非 Q 波心筋梗塞 が出現した例が報告されている。(MacMillan AR, et al：Chest 1993；103：1290-1291.)
- 26歳：ミノキシジル 5％製剤 120mL (6,000mg) を経口摂取して，嘔吐，低血圧，頻脈が出現した例が報告されている。(高橋哲也，他：中毒研究 2014：208-212.)

4．中毒学的薬理作用

エチルアルコール
- 粘膜の刺激作用，中枢神経の抑制作用。

5．症状

1) 経口：
- 中枢神経の抑制による中毒症状が出現する可能性がある。
    - 小児はアルコールに感受性が高い。とくに乳児，小児は低血糖性の痙攣を生じる可能性があるため，血糖低下に注意が必要である。
    - 血中エチルアルコール濃度
        0.01％前後：軽い酩酊，快い気分
        0.05％前後：軽い乱れ
        0.10％前後：反応が鈍くなる，知覚能力低下
        0.15％前後：感情が不安定
        0.20％前後：ちどり足，悪心，嘔吐，精神錯乱
        0.30％前後：会話不明瞭，知覚喪失，視覚の乱れ
        0.40％前後：低体温，低血糖，筋コントロール不全，痙攣，瞳孔散大
        0.70％前後：意識障害，反射減退，深昏睡，呼吸不全，死亡
    - その他の症状として，皮膚紅潮，低血圧，頻脈，代謝性アシドーシス，ケトアシドーシスなど。
    - 昏睡が 12 時間以上続くと，予後不良とされる。
    - 誤嚥すると化学性肺炎を起こす可能性がある。
    - 薬用成分を含有する製品を大量に摂取した場合は，薬用成分による中毒症状が出現する可能性がある。
2) 吸入：
- エチルアルコールの蒸気やスプレー製品のミストを吸入すると，上気道の刺激により咳，喉の痛みなどを生じる可能性がある。
3) 眼　：
- エチルアルコールが眼に入った場合は，一過性の痛みや刺激感がある。
4) 皮膚：
- エチルアルコールによる刺激などが生じる可能性がある。

6．処置

エチルアルコールの中枢神経の抑制による症状が出現した場合は，急性アルコール中毒に準じて治療する。

● 家庭での応急手当
1) 経口：①除去：口の中に残っているものを吐き出す。小児や高齢者の場合は口の中を確認して取り除く，ふき取る。
②すすぎ：口をすすぐ，うがいする。うがいができない場合は濡れガーゼでふき取る。
③水分摂取：とくに注意事項はない。普段どおりでよい。
2) 吸入：
- 新鮮な空気の場所へ移動する。
3) 眼　：
- 眼をこすらないように注意し，直ちに十分に水洗する。

- • コンタクトレンズを装着している場合は，容易に外せるようであれば外す。
4) **皮膚**：①除去：皮膚に付着しているものを取り除く，ふき取る。付着した衣服を脱ぐ。
　　　　　②水洗：十分に水洗する。

● **医療機関での処置**
1) **経口**：• アルコール含有製品を大量に摂取し，摂取後1時間以内であれば胃洗浄を考慮する。必要に応じて，輸液，アシドーシスの補正，呼吸・循環管理，保温，血糖の確認を行う。重症例では血液透析が有効である。
2) **吸入**：• 症状に応じて，酸素投与，呼吸管理を行う。
3) **眼**：• 受診前の洗眼が不十分な場合は，医療機関で十分に洗眼する。
4) **皮膚**：• 付着部位を十分に洗浄する。症状があれば，対症療法を行う。

7．治療上の注意点

1) 吸着剤としての活性炭には，エチルアルコールの吸収を阻止する効果はない。
2) 血液透析は，自然代謝の2～4倍の速さで血中からエチルアルコールを除去する。
3) エチルアルコール中毒の入院基準
　　成人：中枢神経抑制が続いている場合，呼吸・循環管理が必要な場合，輸液などで急速に補正できないアルコール性ケトアシドーシスがある場合など。
　　小児：著明な中枢神経抑制，痙攣，酸塩基平衡異常，低血糖の場合など。

8．体内動態

エチルアルコール

［吸収］胃，小腸からすみやかに吸収され，最高血中濃度到達時間は30分～2時間である。吸入や経皮により吸収される。
［代謝］肝臓でアセトアルデヒドに，次いで，酢酸へ代謝され，さらに水と二酸化炭素に分解される。
［排泄］約5～10%は未変化体で呼気，尿，汗，糞便中に排泄される。

13 ヘアスタイリング剤
ヘアクリーム，ヘアワックス，ヘアリキッド，ヘアスプレー，
洗い流さないヘアトリートメント

概要

製品：毛髪の固定やセットを重視した整髪料タイプと，毛髪の質感や扱いやすさなどを改善するヘアトリートメントタイプに大別される。形態は液体，ジェル，クリーム，固形などさまざまである。ヘアクリーム，ヘアソリッド，ヘアワックス，ヘアオイルなどは油分が主成分である。ヘアムース，ヘアジェル，ヘアリキッド，ヘアスプレー，ヘアミストなどは溶剤としてエチルアルコールを含み，とくにヘアリキッド，ヘアスプレー，ヘアミストはアルコール含有量の高い製品が多い。

＊洗い流すヘアトリートメントは「ヘアコンディショナー」（40ページ）参照。

問題となる成分と症状：溶剤としてエチルアルコールを含む製品では，エチルアルコールによる中枢神経の抑制が問題となる。必要に応じて，急性アルコール中毒に準じて治療する。

JPIC受信状況：年間90件程度の問い合わせがあり，誤飲などの不慮の事故が9割を占めるが，チューブ入り製品を歯みがきと間違えて使用した，ヘアスプレーを廃棄する際に誤って吸入したなどの誤使用も発生している。

初期対応のための確認事項

製品によって成分が異なるので，製品表示，形態，使用方法などをできるだけ正確に確認する。

1. 製品
- 種類（ヘアクリーム，ヘアソリッド，ヘアワックス，ヘアオイル，ヘアムース，ヘアジェル，ヘアリキッド，ヘアスプレー，ヘアミスト等）。
- 形態（エアゾール，ハンドスプレー，クリーム，固形等）。
- 製品表示の成分（エチルアルコールの記載があるか，油分が主成分か）。

2. 曝露状況・経路
- 誤飲した場合，なめた程度か，容器から直接飲んだか。
- 大量に飲んだ場合，容器の容量。どのくらい減っているか。
- エアゾールやハンドスプレーの場合，吸い込んだ可能性はないか。
- 眼に入った可能性はないか。

3. 患者の状態・症状
- ヘアムース，ヘアジェル，ヘアリキッド，ヘアスプレー，ヘアミストなど，アルコール含有製品の場合，嘔吐，顔面紅潮，興奮状態，ふらつきなど，酒に酔ったような症状はないか。
- ヘアクリーム，ヘアソリッド，ヘアワックス，ヘアオイルなど，油分が主成分の製品の場合，嘔吐や下痢などの消化器症状はないか。
- 咳き込み，むせなど，気管に入った様子はないか。
- 眼の違和感，痛み，充血，流涙はないか。
- 皮膚の痛み，発赤，発疹などはないか。

初期対応のポイント

アルコール含有製品の場合は，とくに小児はアルコールの感受性が高く，低血糖性の痙攣を起こす可能性もあり，注意が必要である。

1. 経口の場合
- 口の中のものを取り除いて，口をすすぐ。

【直ちに受診】
- 嘔吐，下痢，顔面紅潮，興奮状態などがある場合，咳き込みなど誤嚥した可能性がある場合。
- 症状がなくても，アルコール含有率が高いヘアリキッド，ヘアスプレー，ヘアミストなどを飲み込んだ

場合（体重 1kg あたり 0.5mL 以上），摂取量が不明の場合。
【経過観察】
- アルコール含有製品をなめたり，1 口飲み込んだ程度で，症状がない場合（数時間は注意する）。
- 油分が主成分の製品で，症状がない場合。

2. 吸入した場合
- アルコール含有率が高い製品では蒸気，スプレー製品ではミストを吸入する可能性がある。

【念のため受診】
- 喉の痛み，気分不良，咳などがあり，新鮮な空気を吸っても改善しない場合。

3. 眼に入った場合
- 眼をこすらないように注意して，直ちに洗眼する。

【直ちに受診】
- 開眼困難な場合，洗眼が難しい場合やコンタクトレンズが外れない場合。

【念のため受診】
- 洗眼後も痛み，充血などがある場合。

4. 皮膚に付着した場合
【念のため受診】
- 水洗後も発赤，痛み，発疹などがある場合。

解　説

1. 製品について

- 毛髪仕上げ用化粧品で，毛髪の固定やセットを重視した整髪料タイプと，毛髪の質感や扱いやすさなどを改善するヘアトリートメントタイプに大別される。液体，ジェル，クリーム，固形とさまざまな形態があり，毛髪に塗布や噴霧して使用する。
- 整髪料タイプは，毛髪を物理的に密着，固定することにより整髪する。粘性のある油脂類を用いたポマードやチック，ヘアワックス，ヘアリキッド，樹脂の固化を利用したヘアスプレー，ヘアミスト，ヘアムース，ヘアジェルなどがある。
- ヘアトリートメントタイプの製品には，頭髪につや，潤い，滑らかさや柔軟性を付与するヘアクリームやヘアオイル，ブローやブラッシング時の髪の保護を目的とするブローローション，枝毛予防を目的にした枝毛コートなどがある。
- 油脂類にはミツロウ，ヒマシ油，モクロウ，ワセリン，流動パラフィン，オリーブ油などが使用される。樹脂としてはアクリル樹脂アルカノールアミン，ポリビニルピロリドンなどの高分子が主に使用され，高分子シリコーン，カルボキシビニルポリマーなどの水溶性高分子も配合される。
- ヘアリキッド，ヘアスプレー，ヘアミスト，ヘアムース，ヘアジェル，ブローローションなどには，溶剤としてエチルアルコールが使用される。ヘアリキッド，ヘアスプレー，ヘアミストはアルコール含有率が高い製品が多く，とくにエアゾール製品では 90％以上含有するものもある。

2. 事故の発生状況

● JPIC 受信状況
年間件数　：90 件程度。一般 89％，医療機関 8％，その他 3％。
患者年齢層：1 歳未満 23％，1～5 歳 62％，20～64 歳 7％，65 歳以上 6％，その他・不明 2％。
事故状況　：小児や認知症のある高齢者の誤飲など 92％，誤使用 6％（チューブ入り製品を歯みがきと間違えて使用した，ヘアスプレーを廃棄する際に眼に入った等），その他・不明 2％。
症状出現率：14％。悪心，嘔吐，咳き込み，眼の痛み・違和感など。

● JPIC で把握した医療機関受診例
【1986～2009 年の 24 年間に把握した小児（12 歳以下）の不慮の事例】
- ヘアスプレーによる事例は 7 例で，重篤な例は 1 例であった。
  事例：2 歳児がヘアスプレーを吸入し，咳嗽，嘔吐，発熱，間質性肺炎をみとめた。

【1986～2010 年の 25 年間に把握した高齢者（65 歳以上）の不慮の事例】
- 毛髪用化粧品（その他）による事例は 7 例で，重篤な例は 1 例であった。
  事例：認知症のある高齢者がヘアクリームを誤飲した。呼吸困難，誤嚥性肺炎などをみとめた。

3. 毒性

1）アルコール含有製品
エチルアルコールの毒性を考慮する必要がある。
- 95～99％エチルアルコールとして，成人では体重 1kg あたり約 1mL の摂取で軽症～中等症の中毒が，小児では体重 1kg あたり 0.5mL で重篤な中毒症状が出現すると考えられている。ただし，個人差が大きく，中毒量としては確立していない。

2）油分が主成分の製品
- 少量摂取では通常は影響はないか，あったとしてもごくわずかである。大量摂取した場合は，油分による一過性の悪心，嘔吐，下痢などの消化器症状が起こる可能性がある。

4. 中毒学的薬理作用

1）エチルアルコール
- 粘膜の刺激作用，中枢神経の抑制作用。

2）油分
- 消化管粘膜の刺激作用，緩下作用。

5. 症状

アルコール含有製品の場合は，中枢神経の抑制による中毒症状が出現する可能性がある。
1) **経口**：1）アルコール含有製品
   - 小児はアルコールに感受性が高い。とくに乳児，小児は低血糖性の痙攣を生じる可能性があるため，血糖低下に注意が必要である。
   - 血中エチルアルコール濃度
     0.01％前後：軽い酩酊，快い気分
     0.05％前後：軽い乱れ
     0.10％前後：反応が鈍くなる，知覚能力低下
     0.15％前後：感情が不安定
     0.20％前後：ちどり足，悪心，嘔吐，精神錯乱
     0.30％前後：会話不明瞭，知覚喪失，視覚の乱れ
     0.40％前後：低体温，低血糖，筋コントロール不全，痙攣，瞳孔散大
     0.70％前後：意識障害，反射減退，深昏睡，呼吸不全，死亡
   - その他の症状として，皮膚紅潮，低血圧，頻脈，代謝性アシドーシス，ケトアシドーシスなど。
   - 昏睡が 12 時間以上続くと，予後不良とされる。
   2）油分が主成分の製品
   - 少量摂取では通常は症状は出現しないか，あったとしてもごく軽度である。
   - 大量摂取した場合，一過性の悪心，嘔吐，下痢などの消化器症状が起こる可能性がある。
   - アルコール含有製品，油分が主成分の製品とも，誤嚥すると，化学性肺炎を起こす可能性がある。
2) **吸入**：・エチルアルコールの蒸気やスプレー製品のミストを吸入すると，上気道の刺激により咳，喉の痛みなどを生じる可能性がある。
3) **眼**：・アルコール含有製品の場合は，エチルアルコールによる一過性の痛みや刺激感がある。
4) **皮膚**：・アルコール含有製品の場合は，エチルアルコールによる刺激などが生じる可能性がある。

6. 処置

エチルアルコールの中枢神経の抑制による症状が出現した場合は，急性アルコール中毒に準じて治療する。

● 家庭での応急手当
1) 経口：禁忌：ヘアオイルの場合は，誤嚥する可能性があるため，催吐してはいけない。
　　　　①除去：口の中に残っているものを吐き出す。小児や高齢者の場合は口の中を確認して取り除く，ふき取る。
　　　　②すすぎ：口をすすぐ，うがいする。うがいができない場合は濡れガーゼでふき取る。
　　　　③水分摂取：ヘアオイルの場合は，積極的に水分をとることは避けたほうがよい（無理に飲ませて嘔吐を誘発しないように注意する）。その他の製品は，とくに注意事項はない。普段どおりでよい。
2) 吸入：・新鮮な空気の場所へ移動する。
3) 眼　：・眼をこすらないように注意し，直ちに十分に水洗する。
　　　　・コンタクトレンズを装着している場合は，容易に外せるようであれば外す。
4) 皮膚：①除去：皮膚に付着しているものを取り除く，ふき取る。付着した衣服を脱ぐ。
　　　　②水洗：必要に応じて，石けんを用いて十分に水洗する。

● 医療機関での処置
1) 経口：1) アルコール含有製品
　　　　　　・大量に摂取し，摂取後1時間以内であれば胃洗浄を考慮する。必要に応じて，輸液，アシドーシスの補正，呼吸・循環管理，保温，血糖の確認を行う。重症例では血液透析が有効である。
　　　　2) 油分が主成分の製品
　　　　　　・特異的な治療法はない。中毒に対する基本的な処置および対症療法を行う。
2) 吸入：・症状に応じて，酸素投与，呼吸管理を行う。
3) 眼　：・受診前の洗眼が不十分な場合は，医療機関で十分に洗眼する。
4) 皮膚：・付着部位を十分に洗浄する。症状があれば，対症療法を行う。

7. 治療上の注意点

1) 吸着剤としての活性炭には，エチルアルコールの吸収を阻止する効果はない。
2) 血液透析は，自然代謝の2〜4倍の速さで血中からエチルアルコールを除去する。
3) エチルアルコール中毒の入院基準
　　成人：中枢神経抑制が続いている場合，呼吸・循環管理が必要な場合，輸液などで急速に補正できないアルコール性ケトアシドーシスがある場合など。
　　小児：著明な中枢神経抑制，痙攣，酸塩基平衡異常，低血糖の場合など。
4) ヘアオイルを誤飲した場合は，誤嚥させないことが重要であり，催吐は禁忌である。

8. 体内動態

エチルアルコール
［吸収］胃，小腸からすみやかに吸収され，最高血中濃度到達時間は30分〜2時間である。吸入や経皮により吸収される。
［代謝］肝臓でアセトアルデヒドに，次いで，酢酸へ代謝され，さらに水と二酸化炭素に分解される。
［排泄］約5〜10％は未変化体で呼気，尿，汗，糞便中に排泄される。

14 ヘアカラーリング剤（家庭用）
ヘアカラー，ヘアブリーチ，ヘアマニキュア，カラートリートメント

概　要

製品：白髪を目立たなくするほか，髪色にバリエーションを付ける手段として使用され，医薬部外品の永久染毛剤（ヘアカラー，ヘアダイ），脱色剤（ヘアブリーチ），化粧品の半永久染毛料（ヘアマニキュア，カラートリートメント等），一時染毛料（ヘアマスカラ，ヘアカラースプレー等）がある。医薬部外品のヘアカラーのうち酸化染毛剤は，第1剤（酸化染料，アルカリ剤，界面活性剤等）と第2剤（過酸化水素水）を混合して毛髪に塗布する。ヘアブリーチも第1剤（アルカリ剤，アンモニア水等）と第2剤（過酸化水素水）を混合する2液製品が多い。化粧品のヘアマニキュア，カラートリートメントなどは，溶剤としてベンジルアルコールやエチルアルコール，イソプロピルアルコールなどを含む。

問題となる成分と症状：酸化染料による嘔吐，浮腫（顔面，頸部，咽頭），呼吸困難，メトヘモグロビン血症など，アルカリによる粘膜刺激や化学損傷，過酸化水素による粘膜刺激に注意する必要がある。

JPIC 受信状況：年間100件程度の問い合わせがあり，小児の誤飲事故が大半であるが，髪を染める際に誤って眼や口に入ったなどの事故も発生している。

初期対応のための確認事項

製品によって成分が異なるので，製品表示，形態，使用方法などをできるだけ正確に確認する。

1. 製品
- 種類（医薬部外品のヘアカラー，ヘアブリーチ，化粧品のヘアマニキュア，カラートリートメント，ヘアマスカラ等）。
- 医薬部外品（ヘアカラー，ヘアブリーチ）の場合，第1剤か，第2剤か，第1剤と第2剤を混合したものか。
- 形態（液体，クリーム，ジェル，ムース，粉末等），容器（ボトル，チューブ，エアゾール等）。
- 製品表示の成分。
- ヘアサロンなどで使用する業務用ではないか。

2. 曝露状況・経路
- 誤飲した場合，なめた程度か，容器から直接飲んだか。
- 吸入した可能性はないか。
- 眼に入った可能性はないか。
- 皮膚に付いた可能性はないか。

3. 患者の状態・症状
- 嘔吐，腹痛などの消化器症状はないか。顔色不良，チアノーゼはないか。
- 咳き込み，むせなど，気管に入った様子はないか。
- 眼の違和感，痛み，充血，流涙はないか。
- 皮膚の痛み，発赤，発疹などはないか。

初期対応のポイント

医薬部外品（ヘアカラー，ヘアブリーチ）の第1剤と第2剤を混合したものは，第1剤に準じて対応する。

1. 経口の場合
- 吐かせずに，口の中のものを取り除いて，口をすすぎ，乳製品または水を飲ませる。
- 顔や手足，衣服にも付着している可能性があれば，シャワーなどで全身を洗浄して着替える。

【直ちに受診】
- 嘔吐，口腔粘膜腫脹など，症状がある場合。
- 症状がなくても，医薬部外品（ヘアカラー，ヘアブリーチ）の第1剤を少量でも飲み込んだ場合。

【経過観察】
- 医薬部外品（ヘアカラー，ヘアブリーチ）の第 1 剤をなめた程度，第 2 剤をなめたり，1 口飲み込んだ程度で，症状がない場合．
- 化粧品（ヘアマニキュア，カラートリートメント，ヘアマスカラ等）の少量摂取で，症状がない場合．

2. 吸入した場合
【直ちに受診】
- 咳き込みなどがあり，新鮮な空気を吸っても改善しない場合．

3. 眼に入った場合
- 眼をこすらないように注意して，直ちに洗眼する．

【直ちに受診】
- 開眼困難な場合，洗眼後も痛み，充血などがある場合．
- 洗眼が難しい場合やコンタクトレンズが外れない場合．

4. 皮膚に付着した場合
【念のため受診】
- 水洗後も発赤，痛み，発疹などがある場合．

解　説

1. 製品について

- 白髪を目立たなくするほか，髪色にバリエーションを付ける手段として使用され，液体，クリーム，ジェル，ムース，粉末などさまざまな形態の製品がある．医薬部外品には永久染毛剤や脱色剤が，化粧品の染毛料には半永久染毛料や一時染毛料がある．

1) 永久染毛剤（医薬部外品：ヘアカラー，ヘアダイ）

- 酸化染毛剤は，酸化染料を毛髪内に浸透させ，酸化剤を作用させて酸化重合させることで色素を沈着させる．粉末，液体，クリームなどがあり，液体やクリームは使用時に第 1 剤と第 2 剤を混合して毛髪に塗布し，一定時間を置いてから洗い流す．1 剤と 2 剤が混合されたムースがノズルから出るエアゾールもある．
- 酸化染毛剤の第 1 剤には，酸化染料，アルカリ剤，界面活性剤などが配合される．酸化染料には染料前駆体（p-フェニレンジアミン，o-, p-アミノフェノール），カップラー（m-フェニレンジアミン，m-アミノフェノール，レゾルシン）があり，組み合わせや含有量，重合度により色調が異なる．アルカリ性製品は酸化剤の活性剤としてアンモニア水（10％前後）やモノエタノールアミンを含有するが，アルカリ剤を配合せず中性〜弱酸性で反応が進行する製品も多い．第 2 剤は酸化剤として過酸化水素水（過酸化水素として製品中濃度 6.0％以下）を，安定剤としてキレート剤，pH 調整剤などを含有する．
- 非酸化染毛剤として，ヘンナ（ヘナ）の葉（2-ヒドロキシ-1, 4-ナフトキノン），カミツレの花（4', 5, 7-トリヒドロキシフラボン）などを原料とした植物性染毛剤，鉛，鉄，銅，ビスマス，ニッケル，コバルトなどの金属酸化物を利用する鉱物性染毛剤がある．

2) 脱色剤・脱染剤（医薬部外品：ヘアブリーチ）

- 毛髪中のメラニン色素を酸化分解することにより脱色する．第 1 剤（アルカリ剤，アンモニア水含有）と第 2 剤（過酸化水素水，過酸化水素として 6.0％以下）を混合して使用する製品が多く，ブースター（促進剤）として過硫酸アンモニウムなどを添加する製品もある．

3) 半永久染毛料（化粧品：ヘアマニキュア，カラートリートメント，カラーリンス等）

- アゾ系の酸性染料を髪の一部まで浸透させ，酸性条件下で毛髪とイオン結合させて染色する．クエン酸などで pH は酸性に調整されており，溶剤としてベンジルアルコールやエチルアルコール，イソプロピルアルコールなどを含む．

4) 一時染毛料・毛髪着色料（化粧品：ヘアマスカラ，ヘアカラースプレー，カラースティック等）

- カーボンブラック，ベンガラなどの着色剤を油脂（ミツロウやヒマシ油等）や樹脂で毛髪表面に固定することにより染毛する．塗布後にすすぎはせず，色を取りたいときにシャンプーで洗い落とす．

2. 事故の発生状況

● JPIC 受信状況

年間件数　：100 件程度。一般 87％，医療機関 13％。
患者年齢層：1 歳未満 18％，1 〜 5 歳 55％，20 〜 64 歳 14％，65 歳以上 7％，その他・不明 6％。
事故状況　：小児や認知症のある高齢者の誤飲など 81％，誤使用 17％（髪を染める際に誤って眼や口に入った等），その他・不明 2％。
症状出現率：27％。
　　　　　　　　ヘアカラー 1 剤単剤：悪心，嘔吐，口腔粘膜腫脹・びらんなど。
　　　　　　　　ヘアカラー 1 剤と 2 剤の混合：口腔・咽頭の違和感，嘔吐，下痢，眼の違和感・痛み・充血，皮膚の痛み・発赤など。
　　　　　　　　脱色剤：口腔・咽頭の違和感，嘔吐，眼の痛み・充血，皮膚発赤など。

● JPIC で把握した医療機関受診例

【1986 〜 2009 年の 24 年間に把握した小児（12 歳以下）の不慮の事例】
- 染毛剤の事例 37 例のうち，重篤な例は 2 例であった。
  事例：1 歳 2 カ月児が染毛剤 1 剤を誤飲し，嘔吐，口唇腫脹，口腔の軽度びらんをみとめた。

【1986 〜 2010 年の 25 年間に把握した高齢者（65 歳以上）の不慮の事例】
- 染毛剤の事例 10 例のうち，重篤な例は 3 例で，いずれも眼に入った事例であった。
  事例：毛染め中に液が眼に入った。水洗後，翌日になって受診し，眼痛，視力障害，角膜上皮剥離などをみとめた。

3. 毒性

問題となる成分は，ヘアカラーの酸化染料（フェニレンジアミン，アミノフェノール等），ヘアカラーとヘアブリーチのアルカリ剤（アンモニア水等），過酸化水素である。

1）酸化染料
- p-フェニレンジアミン 4％を含有するヘアカラー 40mL（p-フェニレンジアミン 1,600mg 相当）を経口摂取した成人で，メトヘモグロビン血症，頸部などの浮腫，急性腎不全をきたし，回復した例がある。（Chugh KS, et al：J Med 1982；13：131-137.）

2）アルカリ剤
- アルカリの主たる作用である組織の腐食の程度は，曝露量よりも濃度や粘度，pH，接触時間に大きく左右される。
- アンモニア水（5 〜 10％液）で組織の化学損傷を生じることはまれであるが，喉頭や喉頭蓋の浮腫を伴う食道の化学損傷が報告されている。

3）過酸化水素（3％）
- 少量摂取では通常は影響がないか，あったとしてもごくわずかである。

4. 中毒学的薬理作用

1）酸化染料
- 粘膜刺激作用，溶血，メトヘモグロビン血症。
- フェニレンジアミンでは即時型アレルギー反応，遅延型過敏反応。

2）アルカリ剤（アンモニア水等）
- アルカリによる腐食作用（化学損傷），高濃度の曝露では，放置すると接触部位からより深部に傷害が進行する。

3）過酸化水素
- 酸化作用による皮膚・粘膜の刺激，組織に触れて発生した酸素による作用。

5. 症状

1）経口：1）医薬部外品（ヘアカラー，ヘアブリーチ）

酸化染料（ヘアカラーの第1剤）
- 摂取後すぐに上腹部痛と繰り返し嘔吐を生じ、続いて顔面、頸部、咽頭に痛みを伴う進行性の浮腫を生じる可能性がある。
- 重症の場合は、気道浮腫が進行して呼吸困難、チアノーゼ、呼吸不全となる。全身症状として横紋筋融解症、低カルシウム血症、急性尿細管壊死、肝障害、メトヘモグロビン血症などを生じる。

アルカリ剤（ヘアカラー、ヘアブリーチの第1剤）
- 軽症では咽頭・食道・胃の刺激や発赤、浮腫。重症の場合は消化管粘膜の化学損傷。

過酸化水素（ヘアカラー、ヘアブリーチの第2剤）
- 低濃度（10%未満）の場合は悪心、嘔吐、口腔・咽頭の痛み、発生した酸素による腹部膨満。まれに消化管粘膜びらん。
- 大量摂取の場合は、発生した酸素による動脈・静脈ガス塞栓の可能性がある。

2) 化粧品（ヘアマニキュア、カラートリートメント、カラーリンス）
- 酸や溶剤による消化管の刺激症状 悪心、嘔吐、下痢、腹痛など。

2) 吸入：医薬部外品（ヘアカラー、ヘアブリーチ）
- 過酸化水素：低濃度（10%未満）の場合は、鼻・喉の刺激感、咳き込み、悪心、めまいなど。

3) 眼　：1) 医薬部外品（ヘアカラー、ヘアブリーチ）
- 酸化染料、アルカリ剤、過酸化水素による、眼の痛み、充血、結膜炎、結膜浮腫、角膜上皮欠損などがみられる可能性がある。

2) 化粧品（ヘアマニキュア、カラートリートメント、カラーリンス）
- 酸や溶剤の刺激による充血、痛みなど。

4) 皮膚：1) 医薬部外品（ヘアカラー、ヘアブリーチ）
- 酸化染料による接触皮膚炎や多形性紅斑、アルカリ剤、過酸化水素による皮膚の発赤、痛み、化学損傷などがみられる可能性がある。

2) 化粧品（ヘアマニキュア、カラートリートメント、カラーリンス）
- 酸や溶剤の刺激による発赤など。

6. 処置

アルカリを含有する場合、重要なのは薬剤との接触時間を短縮するために直ちに洗浄を開始し、希釈することである。

● 家庭での応急手当
1) 経口：禁忌：アルカリを含有するヘアカラーおよびヘアブリーチの第1剤は吐かせてはいけない。理由：腐食性物質が再び食道を通過することにより、炎症が悪化するため。
①除去：口の中に残っているものを吐き出す。小児や高齢者の場合は口の中を確認して取り除く、ふき取る。
②すすぎ：口をすすぐ、うがいする。うがいができない場合は濡れガーゼでふき取る。
③水分摂取：乳製品（牛乳やヨーグルト）または水を飲む。量は普段飲む程度（120〜240mL、小児は体重1kgあたり15mL以下、無理に飲ませて嘔吐を誘発しないよう注意する）。理由：蛋白質による粘膜保護や希釈により、刺激の緩和が期待できる。

2) 吸入：
- 新鮮な空気の場所へ移動する。

3) 眼　：
- 眼をこすらないように注意し、直ちに十分に水洗する。ヘアカラー、ヘアブリーチの場合は少なくとも30分は大量のぬるま湯（室温程度）で洗浄する。
- コンタクトレンズを装着している場合は、容易に外せるようであれば外す。

4) 皮膚：①除去：皮膚に付着しているものを取り除く、ふき取る。付着した衣服を脱ぐ。
②水洗：十分に水洗する。ヘアカラー、ヘアブリーチの場合は、少なくとも15分間は水洗する。

● 医療機関での処置
1) 経口：ヘアカラー・ヘアブリーチ第1剤
- 特異的な治療法はなく、牛乳または水での希釈のほか、対症療法が中心となる。
- 禁忌：催吐、酸による中和、活性炭および下剤の投与。
- 酸化染料によるメトヘモグロビン血症に対しては、必要に応じて、メチレンブルーの投与を行う。

ヘアカラー・ヘアブリーチ第2剤
- 大量摂取の場合は，経鼻胃管を挿入して過酸化水素による胃の膨満を軽減させる。ガス塞栓を注意深く検査する。
2) 吸入： - 症状に応じて，酸素投与，呼吸管理を行う。
3) 眼　： - 受診前の洗眼が不十分な場合は，医療機関で十分に水洗する。
- 症状が残る場合は眼科的診察が必要である。
4) 皮膚： - 付着部位を十分に洗浄する。症状があれば，対症療法を行う。

7. 治療上の注意点

アルカリ剤
1) 催吐は禁忌（腐食性物質が再び食道を通過することにより，炎症が悪化するため）。
2) 中和は禁忌（酢やジュースを飲ませて中和しようとすると，発生する熱により熱傷を起こす）。
3) 胃洗浄を行う場合はできるだけ早く，穿孔に気をつけて注意深く行う。
4) 内視鏡検査は，摂取後12時間以内に穿孔に注意して実施する(24時間を超えると穿孔のリスクが高くなる)。

8. 体内動態

1) 過酸化水素
［吸収］皮膚・粘膜からある程度吸収されるが，吸収量は不明である。
［代謝］吸収された過酸化水素は代謝酵素により急速に分解されて，酸素と水になる。

2) p-フェニレンジアミン
［吸収］消化管粘膜，皮膚および肺からすみやかに吸収される。頭皮に体重1kgあたり20mg使用後，0.14％が吸収された。
［代謝］生体内で酸化されて毒性の強いキノンジイミンになる。グルクロン酸抱合，硫酸抱合あるいはアセチル化により毒性の低いN-アセチル-パラフェニレンジアミンに代謝されると推定される。

15 パーマ液（家庭用）

概　要

製品：毛髪にウェーブをつけたりストレートにしたりするのに使用され，主流は，毛髪中のシステイン結合を切断する第1剤と再結合させる第2剤からなる2剤タイプの製品である。第1剤はチオグリコール酸やその塩，またはシステイン類で，助剤としてアルカリ剤（アンモニア水，モノエタノールアミン，炭酸水素アンモニウム等）を含有する。第2剤は臭素酸ナトリウム，過酸化水素水などを主成分とする。そのほかに，第1剤，第2剤とも，界面活性剤，安定化剤などを含有する。

問題となる成分と症状：第1剤ではアルカリ剤による粘膜刺激や化学損傷，第2剤で臭素酸塩を含有する場合は粘膜刺激作用のほか，腎障害，聴力障害などに注意が必要である。

JPIC受信状況：年間10件程度の問い合わせがあり，小児の誤飲などのほか，パーマ中に誤って口に入ったなどの事故もある。

初期対応のための確認事項

1. 製品
- 形態（液体，粉末等）。
- 第1剤か，第2剤か，第1剤と第2剤を混合したものか。
- 製品表示の成分（第1剤：チオグリコール酸やその塩，システイン類。第2剤：臭素酸塩，過酸化水素等）。液性（pH）。
- ヘアサロンなどで使用する業務用ではないか。

2. 曝露状況・経路
- 誤飲した場合，なめた程度か，容器から直接飲んだか。
- 吸入した可能性はないか。
- 眼に入った可能性はないか。
- 皮膚に付着した可能性はないか。

3. 患者の状態・症状
- 悪心，嘔吐などの消化器症状はないか。
- 咳き込み，むせなど，気管に入った様子はないか。
- 眼の違和感，痛み，充血，流涙はないか。
- 皮膚の痛み，発赤，発疹などはないか。

初期対応のポイント

1. 経口の場合
- 吐かせずに，口の中のものを取り除いて，口をすすぎ，乳製品または水を飲ませる。
- 顔や手足，衣服にも付着している可能性があれば，シャワーなどで全身を洗浄して着替える。

【直ちに受診】
- 嘔吐，口腔・咽頭の腫脹など，症状がある場合。
- 症状がなくても，第1剤や臭素酸塩含有の第2剤を少量でも飲み込んだ可能性がある場合。

【経過観察】
- 過酸化水素含有の第2剤をなめたり，1口飲み込んだ程度で，症状がない場合。

2. 吸入した場合

【念のため受診】
- 喉の痛み，咳などがあり，新鮮な空気を吸っても改善しない場合。

3. 眼に入った場合
- 眼をこすらないように注意して，直ちに洗眼する。

【直ちに受診】
- 開眼困難な場合，洗眼後も痛み，充血などがある場合。
- 洗眼が難しい場合やコンタクトレンズが外れない場合。

4. 皮膚に付着した場合
【念のため受診】
- 水洗後も発赤，痛み，発疹などがある場合。

解　説

1. 製品について

- 毛髪にウェーブをつけたり，ストレートにしたりと，おしゃれを表現するアイテムで，医薬部外品に該当する。
- 現在主流のタイプは，毛髪中のシステイン結合を切断する還元剤の第1剤と，再結合させる酸化剤の第2剤からなる2剤タイプの製品である。
- 使用方法は，第1剤を毛髪に塗布し，希望するスタイルになるようにロッドを巻くなどして放置後水洗する。次いで第2剤を塗布し，再度放置後ロッドなどを外し水洗する。

1）第1剤（還元剤）

- チオグリコール酸やその塩（アンモニウム塩，モノエタノールアミン塩）か，システイン類（L-システイン，N-アセチル-L-システイン等）かで大別できる。いずれも，助剤としてアンモニア水，モノエタノールアミンや炭酸水素アンモニウムなどのアルカリ剤，その他の成分として界面活性剤，安定化剤などが配合される。
- パーマネント・ウェーブ用剤製造販売承認基準では，チオグリコール酸またはその塩はチオグリコール酸として上限が11.0％（用時調製タイプは19.0％），システイン類はシステインとして7.5％以下との規定がある。
- 液性はpH4.5～9.6の範囲で，製品によって弱酸性～中性～弱アルカリ性とさまざまである。

2）第2剤（酸化剤）

- 臭素酸ナトリウム（液体製品），臭素酸カリウム（粉末製品），過酸化水素水，過ホウ酸ナトリウムの4タイプがあるが，近年では臭素酸カリウム（粉末製品），過ホウ酸ナトリウムはほとんど使用されていない。そのほかは第1剤とほぼ同様の成分が配合されている。
- パーマネント・ウェーブ用剤製造販売承認基準では，過酸化水素として上限が2.5％との規定がある。
- 臭素酸塩タイプは中性付近（pH5.0～7.5），過酸化水素水タイプは酸性（pH2.5～3.5）に調整されている。

2. 事故の発生状況

● JPIC受信状況
年間件数　：10件程度。一般81％，医療機関19％。
患者年齢層：1歳未満13％，1～5歳34％，20～64歳42％，65歳以上9％，その他・不明2％。
事故状況　：小児や認知症のある高齢者の誤飲など66％，誤使用28％（使用時に誤って眼や口に入った等），その他・不明6％。
症状出現率：40％。嘔吐，口腔・咽頭の違和感，悪心，下痢，聴力障害，腎機能異常など。

● JPICで把握した医療機関受診例
【1986～2009年の24年間に把握した小児（12歳以下）の不慮の事例】
- パーマ液による事例は11例で，重篤な例は2例であった。
  事例：小児が業務用のパーマ液第2剤を誤飲し，腹痛，血性嘔吐，腎障害をみとめた。

【1986～2010年の25年間に把握した高齢者（65歳以上）の不慮の事例】
- パーマ液による事例は1例で，重篤な例はなかった。

3. 毒性

第1剤ではアルカリ剤（アンモニア，モノエタノールアミン），第2剤では臭素酸塩や過酸化水素の毒性を考慮する必要がある。

1) アルカリ剤（アンモニア，モノエタノールアミン）
- アルカリの主たる作用である組織の腐食の程度は，曝露量よりも濃度や粘度，pH，接触時間に大きく左右される。
- アンモニア水（5～10％液）で組織の化学損傷を生じることはまれであるが，喉頭や喉頭蓋の浮腫を伴う食道の化学損傷が報告されている。

2) 臭素酸塩（臭素酸ナトリウム，臭素酸カリウム）
- パーマ液第2剤を3歳児が誤飲し（臭素酸ナトリウムとして0.2g），腹痛と血性嘔吐，軽度の急性腎不全をきたした例（渡辺徹，他：腎と透析 1991；31：477-481.）や，自殺企図で飲用して（臭素酸ナトリウムとして約20g）急性腎不全と難聴をみとめた成人例（北元健，他：中毒研究 2014；27：348-350.）などがある。

3) 過酸化水素（3％）
- 少量摂取では通常は影響がないか，あったとしてもごくわずかである。

4．中毒学的薬理作用

1) アルカリ剤（アンモニア，モノエタノールアミン）
- アルカリによる腐食作用（化学損傷）。高濃度の曝露では，放置すると接触部位からより深部に傷害が進行する。

2) 臭素酸塩（臭素酸ナトリウム，臭素酸カリウム）
- 消化管刺激作用：胃内で臭素酸塩が臭化水素酸となり，消化管を刺激する。
- 酸化作用による腎障害（不可逆的）。
- 聴力障害（不可逆的）。

3) 過酸化水素
- 酸化作用による皮膚・粘膜の刺激，組織に触れて発生した酸素による作用。

5．症状

1) 経口：1) 第1剤
- アルカリ剤による粘膜刺激性・腐食性。
- 軽症では咽頭・食道・胃の刺激や発赤，浮腫。重症の場合は消化管粘膜の化学損傷。

2) 第2剤
臭素酸塩
- 軽症～中等症では摂取後1～2時間以内に悪心，嘔吐，下痢，重度の腹痛。
- 不可逆性の聴力障害（耳鳴りを伴う難聴）も一般的にみられる。
- 重症の場合は，2～3日後に乏尿性の急性腎不全（不可逆的）。低血圧，呼吸抑制，昏睡も一般的にみられる。

過酸化水素
- 悪心，嘔吐，口腔・咽頭の痛み，発生した酸素による腹部膨満。まれに消化管粘膜びらん。
- 大量摂取の場合は，発生した酸素による動脈・静脈のガス塞栓の可能性がある。

2) 吸入：第2剤
- 過酸化水素：鼻・喉の刺激感，咳き込み，悪心，めまいなど。

3) 眼：1) 第1剤
- アルカリ剤による眼傷害。
- アンモニア：重度の結膜刺激，結膜浮腫，角膜上皮欠損など。

2) 第2剤
- 臭素酸塩・過酸化水素：充血，痛み。

4) 皮膚：1) 第1剤
- 皮膚炎（一次性およびアレルギー性）。

2) 第2剤
- 過酸化水素：皮膚の発赤・痛み。

6. 処置

アルカリを含有する場合，重要なのは薬剤との接触時間を短縮するために直ちに洗浄を開始し，希釈することである。

● 家庭での応急手当
1) 経口：禁忌：第1剤は吐かせてはいけない。理由：腐食性物質が再び食道を通過することにより，炎症が悪化するため。
　　　　①除去：口の中に残っているものを吐き出す。小児や高齢者の場合は口の中を確認して取り除く，ふき取る。
　　　　②すすぎ：口をすすぐ，うがいする。うがいができない場合は濡れガーゼでふき取る。
　　　　③水分摂取：乳製品（牛乳やヨーグルト）または水を飲む。量は普段飲む程度（120〜240mL，小児は体重1kgあたり15mL以下，無理に飲ませて嘔吐を誘発しないよう注意する）。理由：蛋白質による粘膜保護や希釈により，刺激の緩和が期待できる。
2) 吸入：・新鮮な空気の場所へ移動する。
3) 眼　：・眼をこすらないように注意し，直ちに大量のぬるま湯（室温程度）で少なくとも30分は洗浄する。
　　　　・コンタクトレンズを装着している場合は，容易に外せるようであれば外す。
4) 皮膚：①除去：皮膚に付着しているものを取り除く，ふき取る。付着した衣服を脱ぐ。
　　　　②水洗：十分に水洗する。第1剤の場合は，少なくとも15分間は十分に水洗する。

● 医療機関での処置
1) 経口：1) 第1剤
　　　　　・禁忌：催吐。
　　　　　・特異的な治療法はなく，牛乳または水での希釈のほか，対症療法が中心となる。
　　　　　2) 第2剤
　　　　　臭素酸塩
　　　　　・対症療法が中心となる。腎機能の確認，必要に応じて，聴力検査などを行う。
　　　　　過酸化水素
　　　　　・大量摂取の場合は，経鼻胃管を挿入して胃の膨満を軽減させる。ガス塞栓を注意深く検査する。
2) 吸入：・症状に応じて，酸素投与，呼吸管理を行う。
3) 眼　：・受診前の洗眼が不十分な場合は，医療機関で十分に水洗する。
　　　　・症状が残る場合は眼科的診察が必要である。
4) 皮膚：・付着部位を十分に洗浄する。症状があれば，対症療法を行う。

7. 治療上の注意点

1) アルカリ剤
- 催吐は禁忌（腐食性物質が再び食道を通過することにより，炎症が悪化するため）。
- 中和は禁忌（酢やジュースを飲ませて中和しようとすると，発生する熱により熱傷を起こす）。
- 胃洗浄を行う場合はできるだけ早く，穿孔に気をつけて注意深く行う。
- 内視鏡検査は，摂取後12時間以内に穿孔に注意して実施する(24時間を超えると穿孔のリスクが高くなる)。

2) 臭素酸塩
- 特異的な治療法として，チオ硫酸ナトリウムの静注（臭素酸イオンを不活性化する）があるが，有効性および安全性は確立していない。

8. 体内動態

1) 臭素酸塩
［代謝］臭素酸塩は体内で非常に安定である。
［排泄］ほとんど未変化体のまま尿中に排泄される。

2) 過酸化水素
［吸収］皮膚・粘膜からある程度吸収されるが，吸収量は不明である。
［代謝］吸収された過酸化水素は代謝酵素により急速に分解されて，酸素と水になる。

16 フレグランス
香水，オードトワレ，オーデコロン

概　要

製品：身体に付けた香りを楽しむ化粧品で，調合香料を一定の割合（賦香率）でエチルアルコールに溶かした液体である。賦香率により，15～30％含有する香水（パフューム，パルファム），7～15％含有するオードパルファム，5～10％含有するオードトワレ，2～5％含有するオーデコロンの大きく4種類に分けられる。芳香パウダー，練香，ジェルコロンなど，液体以外の製品もある。
問題となる成分と症状：液体製品を経口摂取した場合は，溶剤のエチルアルコールによる中枢神経の抑制が問題となる。必要に応じて，急性アルコール中毒に準じて治療する。
JPIC受信状況：年間60件程度の問い合わせがあり，5歳以下の誤飲事故が99％を占める。

初期対応のための確認事項

1. 製品
 - 種類（香水，オードパルファム，オードトワレ，オーデコロン等）。
 - 形態（液体，スプレー，ジェル，乳液状，シートに含浸させたタイプ等）。
 - アルコールの含有率，成分表示の記載順（含有量の多い順に記載されている）。
2. 曝露状況・経路
 - 誤飲した場合，なめた程度か，容器から直接飲んだか。口から香水の臭いがするか。
 - 大量に飲んだ場合，容器の容量。どのくらい減っているか。
 - 気化したものやスプレーを吸い込んだ可能性はないか。
 - 眼に入った可能性はないか。
3. 患者の状態・症状
 - 嘔吐，顔面紅潮，興奮状態，ふらつきなど，酒に酔ったような症状はないか。
 - 咳き込み，むせなど，気管に入った様子はないか。
 - 眼の違和感，痛み，充血，流涙はないか。
 - 皮膚の痛み，発赤，発疹などはないか。

初期対応のポイント

とくに小児はアルコールの感受性が高く，低血糖性の痙攣を起こす可能性もあり，注意が必要である。
1. 経口の場合
 - 口の中のものを取り除いて，口をすすぐ。
 【直ちに受診】
 - 嘔吐，顔面紅潮，興奮状態などがある場合，咳き込みなど誤嚥した可能性がある場合（高齢者で飲酒歴がある場合も，症状があれば受診する）。
 - 症状がなくても，飲み込んだ場合（体重1kgあたり0.5mL以上），摂取量が不明の場合。
 【経過観察】
 - なめた程度で，症状がない場合（数時間は注意する）。
2. 吸入した場合
 - アルコール蒸気，スプレー製品ではミストを吸入する可能性がある。
 - 香りによる気分不良などがみられることがある。
 【念のため受診】
 - 喉の痛み，咳，気分不良などがあり，新鮮な空気を吸っても改善しない場合。
3. 眼に入った場合
 - 眼をこすらないように注意して，直ちに洗眼する。

【直ちに受診】
- 開眼困難な場合，洗眼が難しい場合やコンタクトレンズが外れない場合。

【念のため受診】
- 洗眼後も痛み，充血などがある場合。

4. 皮膚に付着した場合

【念のため受診】
- 水洗後も発赤，痛み，発疹などがある場合，酒に酔ったような症状がある場合。

解　説

1. 製品について

- 天然香料や合成香料などをエチルアルコールに溶かした液体で，香料の割合（賦香率）により，15～30%含有する香水（パフューム，パルファム），7～15%含有するオードパルファム，5～10%含有するオードトワレ，2～5%含有するオーデコロンの大きく4種類に分けられる。香料の割合（賦香率）は法律で定められてはいないため，メーカーによって割合が異なり，シャワーの後に使用するシャワーコロンや男性用コロンなどでは，水を含み，エチルアルコール含有率が50%程度の製品もある。
- 香水など小びんに入っている製品は，少量の液体を指先で耳の後ろなどに直接塗布する。オードトワレなどのスプレータイプは身体もしくは衣類に噴霧する。また，シャワーコロンなどボトル入り製品は，液を手に取って身体に直接塗布する。
- 芳香化粧品は主として肌に使用されるが，頭髪に噴霧するヘアコロンもある。
- 芳香パウダー，練香，ジェルコロンなど液体以外の製品もある。

2. 事故の発生状況

● JPIC 受信状況
年間件数　：60件程度。一般98%，医療機関2%。
患者年齢層：1歳未満20%，1～5歳79%，20～64歳1%。
事故状況　：小児や認知症のある高齢者の誤飲など98%（なめた，1回スプレーした等），誤使用2%（眼に入った等）。
症状出現率：11%。口腔の違和感，咳き込み，悪心，嘔吐，顔面紅潮，不機嫌，傾眠，眼の痛み・充血など。

● JPIC で把握した医療機関受診例
【1986～2009年の24年間に把握した小児（12歳以下）の不慮の事例】
- 香水・オーデコロンによる事例は46例で，重篤な例はなかった。

【1986～2010年の25年間に把握した高齢者（65歳以上）の不慮の事例】
- 香水・オーデコロンによる事例はなかった。

3. 毒性

エチルアルコールの含有率が高く，飲み込んだ場合はエチルアルコールの毒性を考慮する必要がある。

エチルアルコール
- 95～99%エチルアルコールとして，成人では体重1kgあたり約1mLの摂取で軽症～中等症の中毒が，小児では体重1kgあたり0.5mLで重篤な中毒症状が出現すると考えられている。ただし，個人差が大きく，中毒量としては確立していない。

4. 中毒学的薬理作用

エチルアルコール
- 粘膜の刺激作用，中枢神経の抑制作用。

5. 症状

1) 経口： ・エチルアルコールの中枢神経の抑制による中毒症状が出現する可能性がある。
- 小児はアルコールに感受性が高い。とくに乳児，小児は低血糖性の痙攣を生じる可能性があるため，血糖低下に注意が必要である。
- 血中エチルアルコール濃度
  - 0.01％前後：軽い酩酊，快い気分
  - 0.05％前後：軽い乱れ
  - 0.10％前後：反応が鈍くなる，知覚能力低下
  - 0.15％前後：感情が不安定
  - 0.20％前後：ちどり足，悪心，嘔吐，精神錯乱
  - 0.30％前後：会話不明瞭，知覚喪失，視覚の乱れ
  - 0.40％前後：低体温，低血糖，筋コントロール不全，痙攣，瞳孔散大
  - 0.70％前後：意識障害，反射減退，深昏睡，呼吸不全，死亡
- その他の症状として，皮膚紅潮，低血圧，頻脈，代謝性アシドーシス，ケトアシドーシスなど。
- 昏睡が12時間以上続くと，予後不良とされる。
- 誤嚥すると化学性肺炎を起こす可能性がある。
2) 吸入： ・エチルアルコールの蒸気やスプレー製品のミストを吸入すると，上気道の刺激により咳，喉の痛みなどを生じる可能性がある。
- 香りにより，気分不良などの症状が出現する可能性がある。
3) 眼： ・エチルアルコールによる一過性の痛みや刺激感がある。
4) 皮膚： ・エチルアルコールによる刺激などが生じる可能性がある。

6. 処置

エチルアルコールの中枢神経の抑制による症状が出現した場合は，急性アルコール中毒に準じて治療する。

● 家庭での応急手当
1) 経口：①除去：口の中に残っているものを吐き出す。小児や高齢者の場合は口の中を確認して取り除く，ふき取る。
②すすぎ：口をすすぐ，うがいする。うがいができない場合は濡れガーゼでふき取る。
③水分摂取：とくに注意事項はない。普段どおりでよい。
2) 吸入： ・新鮮な空気の場所へ移動する。
3) 眼： ・眼をこすらないように注意し，直ちに十分に水洗する。
- コンタクトレンズを装着している場合は，容易に外せるようであれば外す。
4) 皮膚：①除去：皮膚に付着しているものを取り除く，ふき取る。付着した衣服を脱ぐ。
②水洗：十分に水洗する。

● 医療機関での処置
1) 経口： ・大量に摂取し，摂取後1時間以内であれば胃洗浄を考慮する。必要に応じて，輸液，アシドーシスの補正，呼吸・循環管理，保温，血糖の確認を行う。重症例では血液透析が有効である。
2) 吸入： ・症状に応じて，酸素投与，呼吸管理を行う。
3) 眼： ・受診前の洗眼が不十分な場合は，医療機関で十分に洗眼する。
4) 皮膚： ・付着部位を十分に洗浄する。症状があれば，対症療法を行う。

7. 治療上の注意点

1) 吸着剤としての活性炭には，エチルアルコールの吸収を阻止する効果はない。
2) 血液透析は，自然代謝の2～4倍の速さで血中からエチルアルコールを除去する。
3) エチルアルコール中毒の入院基準
   成人：中枢神経抑制が続いている場合，呼吸・循環管理が必要な場合，輸液などで急速に補正できないアルコール性ケトアシドーシスがある場合など。
   小児：著明な中枢神経抑制，痙攣，酸塩基平衡異常，低血糖の場合など。

8. 体内動態

エチルアルコール
［吸収］胃，小腸からすみやかに吸収され，最高血中濃度到達時間は 30 分～ 2 時間である。吸入や経皮により吸収される。
［代謝］肝臓でアセトアルデヒドに，次いで，酢酸へ代謝され，さらに水と二酸化炭素に分解される。
［排泄］約 5 ～ 10％は未変化体で呼気，尿，汗，糞便中に排泄される。

17 デオドラント
制汗剤, デオドラント

概　要

製品：体臭を抑える目的で使われる防臭化粧品のひとつで，医薬部外品に該当する。腋窩用は抗菌成分や制汗成分，全身用は抗菌成分を有効成分とし，エアゾール剤，液剤，クリーム，固形，粉末などがある。液剤はエチルアルコールを含み，含有率が90％以上の製品もある。

問題となる成分と症状：液剤を摂取した場合は，エチルアルコールによる中枢神経の抑制が問題となり，必要に応じて，急性アルコール中毒に準じて治療する。パウダースプレーを吸入した場合は，粉末による咳などの呼吸器症状や，噴射剤（LPG等）による中枢神経の抑制に注意が必要である。

JPIC受信状況：年間70件程度の問い合わせがあり，小児の誤飲や吸入が多いが，エアゾール缶の廃棄時に誤って吸い込んだなどの誤使用や乱用による吸入もある。

初期対応のための確認事項

製品によって成分が異なるので，製品表示，形態，使用方法などをできるだけ正確に確認する。

1. 製品
- 使用目的（腋窩用，足用，全身用）。
- 形態：エアゾール剤（パウダースプレー），液剤（ミスト，ロールオン，ローション，ジェル，シート），クリーム，固形（スティック），粉末など。
- 製品表示の成分：薬用成分の名称。

2. 曝露状況・経路
- 誤飲した場合，なめた程度か，容器から直接飲んだか。
- 容器から直接飲んだ場合，容器の容量。どのくらい減っているか。
- エアゾールやミストの場合，吸い込んだ可能性はないか。
- 眼に入った可能性はないか。

3. 患者の状態・症状
- 嘔吐，顔面紅潮，興奮状態，ふらつきなど，酒に酔ったような症状はないか。
- 咳き込み，むせなど，気管に入った様子はないか。
- 眼の違和感，痛み，充血，流涙はないか。
- 皮膚の刺激感，発赤，疼痛はないか。

初期対応のポイント

1. 経口の場合
- 口の中のものを取り除いて，口をすすぐ。

【直ちに受診】
- 嘔吐，顔面紅潮，興奮状態などがある場合，咳き込みなど誤嚥した可能性がある場合。
- 症状がなくても，ローション，ジェルなど液剤を飲み込んだ場合（体重1kgあたり0.5mL以上），摂取量が不明の場合。

【経過観察】
- なめたり，1口飲み込んだ程度で，症状がない場合（数時間は注意する）。

2. 吸入した場合
- アルコール含有率が高い製品では蒸気，スプレー製品ではミストを吸入する可能性があるほか，エアゾールの噴射剤を吸入する可能性もある。

【直ちに受診】
- エアゾールを逆さにしてスプレーするなど，噴射剤（ガス）を大量に吸った可能性がある場合。

【念のため受診】
- エアゾール剤のパウダーやミストを吸入して，喉の痛み，咳，気分不良などがあり，新鮮な空気を吸っても改善しない場合。

3. 眼に入った場合
- 眼をこすらないように注意して，直ちに洗眼する。

【直ちに受診】
- 開眼困難な場合，洗眼が難しい場合やコンタクトレンズが外れない場合。

【念のため受診】
- 洗眼後も痛み，充血などがある場合。

4. 皮膚に付着した場合
【念のため受診】
- 水洗後も発赤，痛み，発疹などがある場合。

解　説

1. 製品について

- 制汗剤は，分泌された汗が皮膚表面の皮膚常在菌によって臭気物質に変化して発生する，体臭を抑える目的で使われる防臭化粧品のひとつで，医薬部外品に該当する。
- 防臭化粧品には，汗の分泌を抑制する制汗機能，皮膚の常在菌の増殖を抑制する抗菌機能，発生した体臭を抑える消臭機能，香りによるマスキング機能があるが，多くは制汗と抗菌機能を中心に目的によって組み合わせた製品である。腋窩用は抗菌成分や制汗成分，全身用は抗菌成分を有効成分とし，基剤に溶解または分散させたものである。
- 主な形態としてエアゾール剤，液剤，クリーム，固形，粉末がある。腋窩用は粉末を含有するエアゾール剤（パウダースプレー），ハンドスプレータイプの液剤（ミスト），回転ボールで塗布する液剤（ロールオン），固形（スティック）が一般的である。そのほかに足用のスプレーや，全身用の製品として手に取って塗るローションやジェル，液体を含浸させたシートタイプなどもある。
- 制汗成分として，収れん作用を有するパラフェノールスルホン酸亜鉛やアルミニウムヒドロキシクロライドなどの薬剤が使用される。アルミニウムヒドロキシクロライドは粉末のまま使用したパウダースプレー，基剤に溶解させた液剤，油性基剤中に分散させたスティックなどいろいろな形態に使用され，パウダースプレーには50%含有する製品もある。
- 抗菌成分として，トリクロサン，塩化ベンザルコニウム，塩化ベンゼトニウム，塩酸クロルヘキシジン，イソプロピルメチルフェノールなどが用いられる。
- パウダースプレーは基剤としてミリスチン酸イソプロピル，パウダーとしてタルクが配合されている。噴射剤には，LPG（プロパン，ブタン等），イソペンタンなどの炭化水素の高圧ガスが使用されている。
- ロールオンやミスト，ローション，ジェルなどの液剤はエチルアルコールを含み，含有率が90%以上の製品もある。
- スティックタイプは基剤としてシリコーン（環状デカメチルポリシロキサン）や流動パラフィンなどの油分を配合し，固めたものである。クリームタイプの基剤は油分，水性成分，界面活性剤などである。

2. 事故の発生状況

● JPIC 受信状況

年間件数　：70件程度。一般91%，医療機関7%，その他2%。
患者年齢層：1歳未満21%，1〜5歳66%，6〜19歳5%，20〜64歳6%，その他・不明2%。
事故状況　：小児や認知症のある高齢者の誤飲など91%，誤使用5%（使用中やエアゾール缶の廃棄時に誤って吸入した等），自殺企図や乱用による吸入2%，その他・不明2%。経口が多いが，吸入や眼に入った事例もある。
症状出現率：23%。呼吸器の刺激感，咳，悪心，嘔吐，流涙，眼の痛み・充血など。

● JPICで把握した医療機関受診例

【1986〜2009年の24年間に把握した小児（12歳以下）の不慮の事例】
- 制汗剤，デオドラントによる事例は13例で，重篤な例はなかった。

【1986〜2010年の25年間に把握した高齢者（65歳以上）の不慮の事例】
- 制汗剤，デオドラントによる事例はなかった。

3. 毒性

制汗剤全般として，無毒もしくは毒性が低い物質に分類され，少量〜中等量の摂取では，事実上，無毒であるが，製品の味や感触によって軽度の腹部不快感が起こる可能性がある。
ただし，液剤はエチルアルコールの含有率が高く，エチルアルコールの毒性を考慮する必要がある。またエアゾール剤の吸入では，噴射剤である炭化水素による中枢神経抑制作用を考慮する。

エチルアルコール
- 95〜99％エチルアルコールとして，成人では体重1kgあたり約1mLの摂取で軽症〜中等症の中毒が，小児では体重1kgあたり0.5mLで重篤な中毒症状が出現すると考えられている。ただし，個人差が大きく，中毒量としては確立していない。

4. 中毒学的薬理作用

1) 液剤
- エチルアルコールによる粘膜の刺激作用，中枢神経の抑制作用。

2) エアゾール剤（パウダースプレー）
- 粉末（アルミニウムヒドロキシクロライド，タルク）による呼吸器の刺激作用。
- 噴射剤（LPG等の炭化水素）による中枢神経の抑制作用（麻酔作用），内因性カテコールアミンの催不整脈作用に対する心筋の感受性を増大させる。

5. 症状

1) 経口：
   - クリームや固形，粉末の製品の少量摂取では，通常は症状が出現しないか，あったとしてもごく軽度である。
   - 液剤では，エチルアルコールの中枢神経の抑制による中毒症状が出現する可能性がある。
   - 小児はアルコールに感受性が高い。とくに乳児，小児は低血糖性の痙攣を生じる可能性があるため，血糖低下に注意が必要である。
   - 血中エチルアルコール濃度
        0.01％前後：軽い酩酊，快い気分
        0.05％前後：軽い乱れ
        0.10％前後：反応が鈍くなる，知覚能力低下
        0.15％前後：感情が不安定
        0.20％前後：ちどり足，悪心，嘔吐，精神錯乱
        0.30％前後：会話不明瞭，知覚喪失，視覚の乱れ
        0.40％前後：低体温，低血糖，筋コントロール不全，痙攣，瞳孔散大
        0.70％前後：意識障害，反射減退，深昏睡，呼吸不全，死亡
   - その他の症状として，皮膚紅潮，低血圧，頻脈，代謝性アシドーシス，ケトアシドーシスなど。
   - 昏睡が12時間以上続くと，予後不良とされる。
   - 誤嚥すると化学性肺炎を起こす可能性がある。

2) 吸入：
   - エチルアルコールの蒸気やスプレー製品のミストを吸入すると，上気道の刺激により咳，喉の痛みなどを生じる可能性がある。
   - エアゾール剤を吸入した場合，刺激による咳などの呼吸器症状がみられる可能性がある。乱用など，高濃度で吸入した場合は，致死的不整脈を生じ，突然死することがある。

3) 眼：
   - エチルアルコールによる一過性の痛みや刺激感がある。

4) 皮膚：
   - エチルアルコールによる刺激などが生じる可能性がある。

6. 処置

液剤でエチルアルコールの中枢神経の抑制による症状が出現した場合は，急性アルコール中毒に準じて治療する。

● 家庭での応急手当
1) 経口：①除去：口の中に残っているものを吐き出す。小児や高齢者の場合は口の中を確認して取り除く，ふき取る。
　　　　②すすぎ：口をすすぐ，うがいする。うがいができない場合は濡れガーゼでふき取る。
　　　　③水分摂取：とくに注意事項はない。普段どおりでよい。
2) 吸入：・新鮮な空気の場所へ移動する。
3) 眼　：・眼をこすらないように注意し，直ちに十分に水洗する。
　　　　・コンタクトレンズを装着している場合は，容易に外せるようであれば外す。
4) 皮膚：①除去：皮膚に付着しているものを取り除く，ふき取る。付着した衣服を脱ぐ。
　　　　②水洗：十分に水洗する。

● 医療機関での処置
1) 経口：・液剤を大量に摂取し，摂取後1時間以内であれば胃洗浄を考慮する。必要に応じて，輸液，アシドーシスの補正，呼吸・循環管理，保温，血糖の確認を行う。重症例では血液透析が有効である。
2) 吸入：・症状に応じて，酸素投与，呼吸管理を行う。
3) 眼　：・受診前の洗眼が不十分な場合は，医療機関で十分に洗眼する。
4) 皮膚：・付着部位を十分に洗浄する。症状があれば，対症療法を行う。

7. 治療上の注意点

1) 吸着剤としての活性炭には，エチルアルコールの吸収を阻止する効果はない。
2) 血液透析は，自然代謝の2～4倍の速さで血中からエチルアルコールを除去する。
3) エチルアルコール中毒の入院基準
　成人：中枢神経抑制が続いている場合，呼吸・循環管理が必要な場合，輸液などで急速に補正できないアルコール性ケトアシドーシスがある場合など。
　小児：著明な中枢神経抑制，痙攣，酸塩基平衡異常，低血糖の場合など。

8. 体内動態

エチルアルコール
［吸収］胃，小腸からすみやかに吸収され，最高血中濃度到達時間は30分～2時間である。吸入や経皮により吸収される。
［代謝］肝臓でアセトアルデヒドに，次いで，酢酸へ代謝され，さらに水と二酸化炭素に分解される。
［排泄］約5～10％は未変化体で呼気，尿，汗，糞便中に排泄される。

18 入浴剤
温泉の素，バスソルト，発泡入浴剤，バスオイル，バブルバス，沐浴剤

概　要

製品：入浴による保温・血行促進・疲労回復・美肌効果や皮膚の清浄，入浴時の爽快感の付与を目的とした製品である。成分や使用法により，硫黄含有製品，無機塩類系（バスソルト），炭酸ガス系（発泡入浴剤），バスオイル，バブルバス（泡入浴剤），沐浴剤などがある。粉末，顆粒，錠剤，液体，カプセルなど，種々の形態の製品が販売されている。

問題となる成分と症状：硫黄含有製品である固形の硫黄華（硫黄泉の湯の花）や多硫化カルシウムを含有するアルカリ性の液体を嚥下すると，胃や腸内で硫化水素ガスが発生し，硫化水素中毒が起こる。硫黄含有製品以外は，少量の誤食であれば，口腔の違和感，咳き込み，悪心，嘔吐，下痢など，粘膜刺激による軽度の消化器症状程度であることが多い。

JPIC受信状況：年間130件程度の問い合わせがあり，小児や認知症のある高齢者が，入浴剤が入った浴槽の湯やバスソルトなどを誤飲する事故が多いが，発泡入浴剤やバスカプセルを飴や菓子と間違えて食べたなどの事故も発生している。

初期対応のための確認事項

製品によって成分が異なるので，製品表示，形態，使用方法などをできるだけ正確に確認する。

1. 製品
- 種類（湯の花や温泉の素，バスソルト，発泡入浴剤，バスオイル，バブルバス，沐浴剤等）。
- 形態（粉末，顆粒，錠剤，液体，カプセルなど，食品に似ていないか），1個の重量。
- 製品表示の成分（硫黄含有製品か，炭酸塩，硫酸塩，界面活性剤等）。

2. 曝露状況・経路
- 誤飲・誤食の場合，入浴剤そのものか，入浴剤を入れた浴槽の湯か。
- 入浴剤そのものの場合，なめた程度か，大量に飲んでいないか。粉末を吸入した可能性はないか。
- 硫黄含有製品を酸性製品と混ぜてガスが発生していないか。硫黄特有の臭気（腐卵臭）はないか。
- 硫黄含有製品では，原液が皮膚に付着した可能性はないか。
- 発泡入浴剤を溶解させたときに発生するガスを吸っていないか。

3. 患者の状態・症状
- 意識状態の変化，顔色不良などがないか。
- 嘔吐や下痢などの消化器症状はないか。
- 咳き込み，呼吸困難などはないか。気管に入った様子はないか。
- 眼の違和感，痛み，充血，流涙はないか。
- 皮膚の痛み，発赤，発疹などはないか。硫黄含有製品の場合，固形物の付着などはないか。

初期対応のポイント

1. 経口の場合
- 吐かせずに，口の中のものを取り除いて，口をすすぎ，乳製品または水を飲ませる。

【直ちに受診】
- 咳き込みなど，誤嚥した可能性がある場合。
- 症状がなくても，硫黄含有製品を原液や高濃度の状態で口に入れた場合（初期に症状がなくても重篤化が予想される）。
- 錠剤を飲み込んで咽頭や食道で引っかかった様子がある場合。

【念のため受診】
- 嘔吐，下痢，腹痛などの消化器症状がある場合。
- 症状がなくても，硫黄含有製品以外を大量に食べたり，飲んだりした場合。

【経過観察】
- 硫黄含有製品の低濃度の希釈液をなめたり，1口飲み込んだ程度で，症状がない場合。
- 硫黄含有製品以外をなめたり，1口飲み込んだ程度で，症状がない場合。

2. 吸入した場合
【直ちに受診】
- 硫黄含有製品で酸との反応により発生したガス（硫化水素）を吸入した場合。
- 発泡入浴剤を溶解させたときに発生するガス（二酸化炭素）を吸入して，意識障害，顔色不良などをみとめた場合。

【念のため受診】
- 喉の痛み，気分不良，咳などがあり，新鮮な空気を吸っても改善しない場合。

3. 眼に入った場合
- 眼をこすらないように注意して，直ちに洗眼する。

【直ちに受診】
- 開眼困難な場合，洗眼が難しい場合やコンタクトレンズが外れない場合。

【念のため受診】
- 洗眼後も痛み，充血などがある場合。

4. 皮膚に付着した場合
【直ちに受診】
- 硫黄含有製品で水洗後も発赤，痛み，発疹などがある場合。固形物が付着して取れない場合。

【念のため受診】
- 硫黄含有製品以外で，水洗後も発赤，痛み，発疹などがある場合。

解　説

1. 製品について

- 入浴による保温・血行促進・疲労回復・美肌効果や皮膚の清浄，入浴時の爽快感の付与を目的とした製品である。粉末，顆粒，錠剤，液体，カプセルなど，種々の形態が市販されている。
- 成分や使用法により，硫黄含有製品，無機塩類系（バスソルト），炭酸ガス系（発泡入浴剤），バスオイル，バブルバス（泡入浴剤），沐浴剤などがある。
- 医薬品医療機器等法（旧薬事法）により，医薬品，医薬部外品，化粧品に分けられ，効能効果，成分，製品表示などが規制されている。

1）硫黄含有製品
- 湯に溶かすことで硫黄泉同様の効果があるとされ，固形の硫黄華（硫黄泉の湯の花）や多硫化カルシウムを含有するアルカリ性の液体製品がある。
- いずれも酸との反応で硫化水素を発生する可能性がある。

2）無機塩類系（バスソルト），炭酸ガス系（発泡入浴剤）
- 粉末，顆粒，錠剤などがある。血行促進作用のある塩化ナトリウム（ほぼ100％の製品もある），硫酸ナトリウム，皮膚の清浄効果のある炭酸水素ナトリウム，セスキ炭酸ナトリウムなどが配合されている。
- 炭酸ガス系の発泡入浴剤は，炭酸水素ナトリウムにコハク酸などの有機酸を30〜40％組み合わせ，湯の中で二酸化炭素を発生させる。
- トウキやチンピなどの生薬のエキスを配合した製品，パパインなどの酵素を組み合わせた製品，L-メントールで清涼感を付与した製品，スクワラン，ホホバ油などを添加しスキンケアを期待した製品などもある。

3）バスオイル，バスカプセル
- 美容の目的で使用される。油分（流動パラフィン，植物油等）に界面活性剤が配合された液体で，湯に入れると白濁する。バスカプセルはゼラチン皮膜の軟カプセルに充填したもので，湯に入れると溶解する。

4）バブルバス（泡入浴剤）
- 皮膚の清浄を目的とし，湯の中に溶かし泡立てて入浴する。主成分は界面活性剤で，ボディシャンプーとして使用できる製品もある。

5）沐浴剤
- 新生児の沐浴時に湯に溶かして使用する。主成分は陰・非イオン界面活性剤や保湿剤（プロピレングリコール，グリセリンや油分等）である。

2. 事故の発生状況

● JPIC 受信状況
年間件数　：130 件程度。一般 90％，医療機関 6％，その他 4％。
患者年齢層：1 歳未満 19％，1 ～ 5 歳 62％，20 ～ 64 歳 5％，65 歳以上 10％，その他・不明 4％。
事故状況　：小児や認知症のある高齢者の誤飲・誤食 89％（入浴剤の入った浴槽の湯を飲んだ，バスソルトをラムネのように誤食した等），誤使用 10％（発泡入浴剤やバスカプセルを飴や菓子と誤認して食べた等），その他・不明 1％。
症状出現率：24％。口腔の違和感，咳き込み，悪心，嘔吐，下痢など。

● JPIC で把握した医療機関受診例
【1986 ～ 2009 年の 24 年間に把握した小児（12 歳以下）の不慮の事例】
- 浴用剤による 51 例のうち，重篤な例が 1 例あった。
  事例：発泡入浴剤を手に持って入浴し，発生した二酸化炭素を吸入して，チアノーゼ，悪心をみとめた。浴室から出てしばらくすると症状は改善した。

【1986 ～ 2010 年の 25 年間に把握した高齢者（65 歳以上）の不慮の事例】
- 浴用剤による 48 例（うち硫黄含有製品 23 例）のうち，重篤な例は 8 例で，いずれも認知症のある高齢者の誤飲であった。7 例は硫黄含有製品で，ショック，肺炎などをみとめた。

3. 毒性

1）硫黄含有製品
- 硫黄の経口中毒量は成人で 10 ～ 15g と推定される。
- 硫化水素は 0.05ppm で特有の腐卵臭，0.1ppm で刺激，知覚喪失の可能性がある。

2）無機塩類系（バスソルト），炭酸ガス系（発泡入浴剤）
- バスソルトの毒性は一般的に高くないが，大量摂取時には，塩類下剤として作用する。
- 塩化ナトリウムの含有率が高い製品では，塩化ナトリウムの経口の中毒量として体重 1kg あたり 0.5 ～ 1g である。

3）バスオイル，バスカプセル
- 弱い消化器刺激物に分類され，少量摂取では通常は影響がないか，あったとしてもごくわずかである。
- 大量摂取時には，油分による消化管粘膜刺激作用がある。

4）バブルバス（泡入浴剤），沐浴剤
- 弱い消化器刺激物に分類され，少量摂取では通常は影響がないか，あったとしてもごくわずかである。
- 大量摂取時には，界面活性剤の影響を考慮する。

4. 中毒学的薬理作用

1）硫黄，多硫化カルシウム
- 硫黄化合物の多くは皮膚・粘膜の刺激作用がある。
- 嚥下すると胃や腸内で硫化水素を発生する。硫化水素はシアンと同様，ミトコンドリア内のチトクロムオキシダーゼの Fe^{3+} と結合し，酵素を阻害，細胞呼吸を障害し，低酸素症，中枢神経系細胞の障害を引き起こす。

2）塩化ナトリウム
- 粘膜の刺激作用。
- 細胞内脱水による組織障害。

3）炭酸水素ナトリウム
- 胃酸で中和され二酸化炭素を発生し，鼓腸，腹部膨満を生じる可能性がある。大量の場合，体液電解質，酸塩基平衡に異常をきたす。

4) 硫酸ナトリウム
- 塩類下剤として，浸透圧による瀉下作用。

5) ミネラルオイル，ヒマシ油
- 消化管粘膜の刺激による瀉下作用。

6) 界面活性剤
- 皮膚・粘膜の刺激作用。
- 体循環に入った場合の全身作用として，血管透過性亢進・細胞膨化作用。

5. 症状

製品に含有される成分によって，起こりうる症状は異なる。

1) 硫黄含有製品
- 少量摂取の場合は，口腔・咽頭の発赤，悪心，嘔吐など。消化管粘膜に付着すると，びらん，潰瘍。
- 大量摂取の場合は，代謝性アシドーシス，頭痛，めまい，痙攣など。
- 消化管内で硫化水素が高濃度に発生した場合，酸との反応で発生した硫化水素を吸入した場合，チアノーゼ，意識障害，呼吸抑制，血圧低下，痙攣，頻脈，肺水腫など。
- 眼に入った場合，刺激作用による眼の刺激感，充血，痛みなど。原液や高濃度液では，腐食作用による角膜や結膜の損傷，視力障害を起こす可能性がある。
- 皮膚に付着した場合，原液や高濃度液では腐食作用による重篤な皮膚刺激，化学損傷，肥厚。皮膚への固着。

2) 無機塩類系（バスソルト），炭酸ガス系（発泡入浴剤）
- 小児の誤飲程度であれば，悪心，嘔吐，腹痛，下痢などの消化器症状程度である。
- 大量摂取の場合は，塩化ナトリウム，炭酸水素ナトリウムによる体液・電解質バランス異常を生じる可能性がある。
- 発泡入浴剤が溶解する際のガス（二酸化炭素）を吸入した場合，酸素欠乏による頭痛，悪心など。

3) バスオイル，バスカプセル
- 大量摂取においても，悪心，嘔吐，腹痛，下痢などの消化器症状程度である。
- 気管内に吸引すると化学性肺炎を生じる可能性がある。

4) バブルバス（泡入浴剤）
- 界面活性剤による口腔・咽頭の炎症，悪心，嘔吐，下痢，腹痛など。嘔吐は1時間以内に起こることが多い。
- 大量摂取の場合は，界面活性剤の粘膜に対する作用による消化管出血，麻痺性イレウス，血管透過性亢進・細胞膨化に起因する肺水腫を伴う全身性浮腫，循環血液量減少性ショックを起こす可能性がある。

5) 沐浴剤
- 大量摂取においても，悪心，嘔吐，腹痛，下痢などの消化器症状程度である。

6. 処置

● 家庭での応急手当
1) 経口：禁忌：硫黄含有製品，バスオイルは，吐かせてはいけない。理由：硫黄含有製品は腐食性物質が再び食道を通過することにより，炎症が悪化するため。バスオイルは誤嚥すると化学性肺炎を起こしやすいため。
　　　　①除去：口の中に残っているものを吐き出す。小児や高齢者の場合は口の中を確認して取り除く，ふき取る。
　　　　②すすぎ：口をすすぐ，うがいする。うがいができない場合は濡れガーゼでふき取る。
　　　　③水分摂取：乳製品（牛乳やヨーグルト）または水を飲む。量は普段飲む程度（120〜240mL，小児は体重1kgあたり15mL以下，無理に飲ませて嘔吐を誘発しないように注意する）。理由：蛋白質による粘膜保護や希釈により，刺激の緩和が期待できる。
2) 吸入：・新鮮な空気の場所へ移動する。
3) 眼　：・眼をこすらないように注意し，直ちに十分に水洗する。
　　　　・コンタクトレンズを装着している場合は，容易に外せるようであれば外す。
4) 皮膚：①除去：皮膚に付着しているものを取り除く，ふき取る。付着した衣服を脱ぐ。
　　　　②水洗：十分に水洗する。

● 医療機関での処置
1) 経口：1) 硫黄含有製品
- 体内で発生する可能性がある硫化水素に注意して対応する必要がある。症状に応じて，酸素投与，呼吸管理を行う。

2) 無機塩類系（バスソルト），炭酸ガス系（発泡入浴剤）
- 体液・電解質バランスを確認し，対症的に治療する。

3) バスオイル，バスカプセル
- 激しい下痢，化学性肺炎などがあれば，対症的に治療する。

4) バブルバス（泡入浴剤）
- 牛乳または水での希釈のほか，対症療法を行う。

5) 沐浴剤
- 牛乳または水での希釈のほか，対症療法を行う。

2) 吸入：硫黄含有製品
- 酸との反応により発生した硫化水素を吸入した場合は，症状に応じて，酸素投与，呼吸管理を行う。

3) 眼　：
- 受診前の洗眼が不十分な場合は，医療機関で十分に洗眼する。

4) 皮膚：
- 付着部分を十分に洗浄する。症状があれば，対症療法を行う。
- 硫黄含有製品の場合は，アルカリによる皮膚損傷に対する治療を行う。

7. 治療上の注意点

1) 硫黄含有製品
- 粘膜面に固着していないかを十分に確認して固着物を除去する。
- 口腔粘膜の腐食や強い消化器症状があれば内視鏡検査を行う。
- 硫化水素中毒に対する特異的治療法として亜硝酸塩療法があるが，有効性は確立していない。実施する場合は，亜硝酸塩の過量投与によりメトヘモグロビン血症を起こす点に注意する。
- 硫化水素発生時には，医療関係者などの二次曝露にも注意する。

2) バスオイル
- ミネラルオイルや各種油分による緩下作用があるため，下剤は投与しない。

8. 体内動態

1) 硫黄
［代謝］腸内細菌により硫化物に，次いで硫酸塩に代謝されると考えられている。
［排泄］硫酸塩として尿中に排泄される。

2) 塩化ナトリウム
［吸収］経口，直腸投与，皮下注射でも吸収される。
［排泄］尿中に排泄される。

3) 炭酸水素ナトリウム
［吸収］消化管からよく吸収される。
［代謝］胃酸と反応して二酸化炭素を発生する。

4) ミネラルオイル
［吸収］消化管からの吸収はごくわずかである。

5) 界面活性剤
［吸収］分子構造により違いはあるが，基本的に消化管から吸収される。
［代謝・排泄］肝臓で代謝された後，尿中あるいは糞便中に排泄される。

19 速乾性手指消毒剤

概　要

製品：手指や皮膚の消毒を目的とした製品で，医療施設や高齢者施設で使用されてきたが，2009年の新型インフルエンザの流行などにより，乳幼児がいる家庭などでも広く使われるようになった。医薬品医療機器等法（旧薬事法）上，医薬品もしくは医薬部外品に該当し，有効成分としてエチルアルコール，もしくはイソプロピルアルコールを配合した製品が多い。また，医薬品医療機器等法で化粧品に該当する製品，あるいは医薬品医療機器等法には該当しない除菌をうたった類似の製品も市販されており，なかには高濃度のエチルアルコールを含有する製品もある。

問題となる成分と症状：臭いや刺激性を有するため小児が大量に摂取することはまれであるが，1口以上摂取した場合はアルコールによる中枢神経の抑制作用が問題となり，必要に応じて，急性アルコール中毒に準じて治療する。とくに小児では低血糖による痙攣の可能性もあり，医療機関を受診する必要がある。

JPIC受信状況：年間150件程度の問い合わせがあり，5歳以下の誤飲が9割を占める。

初期対応のための確認事項

1. **製品**
- 成分組成（アルコールの含有量）。
- 成分組成が不明の場合，包装に「火気厳禁」「火気注意」「火気に近づけない」などの記載があるかどうか（記載があれば，エチルアルコール，もしくはイソプロピルアルコールを60vol%以上含有する）。

2. **曝露状況・経路**
- 誤飲した場合，なめた程度か，容器から直接飲んだか，薬液が含浸されたシートを食べたか。口からアルコールの臭いがするか。
- 気化したものやスプレーを吸い込んだ可能性はないか。
- 眼に入った可能性はないか。付いた手で眼をこすったりしていないか。
- 皮膚に付着した可能性はないか。身体に大量にスプレーしたり塗ったりしていないか。

3. **患者の状態・症状**
- 嘔吐，顔面紅潮，興奮状態，ふらつきなど，酒に酔ったような症状はないか。
- 咳き込み，呼吸困難などはないか。気管に入った様子はないか。
- 眼の違和感，痛み，充血，流涙はないか。
- 皮膚の痛み，発赤，発疹などはないか。

初期対応のポイント

とくに小児はアルコールの感受性が高く，低血糖性の痙攣を起こす可能性もあり，注意が必要である。

1. **経口の場合**
- 口の中のものを取り除いて，口をすすぐ。

【直ちに受診】
- 嘔吐，顔面紅潮，興奮状態などがある場合，咳き込みなど誤嚥した可能性がある場合（高齢者で飲酒歴がある場合も，症状があれば受診する）。
- 症状がなくても，ポンプやスプレーを何度も押した，ノズルを吸ったなどで，飲み込んだ場合（体重1kgあたり0.5mL以上），摂取量が不明の場合。

【経過観察】
- 消毒剤が付いた手をなめた程度で，症状がない場合（数時間は注意する）。

2. **吸入した場合**
- アルコール蒸気，スプレー製品ではミストを吸入する可能性がある。

【念のため受診】
- 喉の痛み，咳，気分不良などがあり，新鮮な空気を吸っても改善しない場合。

3. 眼に入った場合
- 眼をこすらないように注意して，直ちに洗眼する。

【直ちに受診】
- 開眼困難な場合，洗眼が難しい場合やコンタクトレンズが外れない場合。

【念のため受診】
- 洗眼後も痛み，充血などがある場合。

4. 皮膚に付着した場合

【念のため受診】
- 水洗後も発赤，痛み，発疹などがある場合，酒に酔ったような症状がある場合。

解　説

1. 製品について

- 液体やジェル，フォーム状の製品で，適量を直接手に取って擦り込むタイプ，脱脂綿などに浸して清拭するタイプ，脱脂綿や不織布に薬液を含浸したシート状製品でそのまま塗擦するタイプなどがある。
- さまざまな容器や容量があり，専用器具へ移し替えて使用する大容量の製品，200〜500mL 程度のポンプ式ボトルやスプレー，チューブ，携帯用の数十 mL 入りのボトルやチューブ，使いきりタイプの数 mL の袋入り製品などが販売されている。
- 医薬品，医薬部外品とも有効成分として，日本薬局方消毒用エタノールに準じ，エチルアルコールを 80vol％程度含有している製品が大半を占める。
- 塩化ベンザルコニウムやグルコン酸クロルヘキシジンを有効成分とする場合も，添加物としてエチルアルコールを配合している製品がほとんどである。80vol％程度を含有している製品もあり，包装に記載がなくてもエチルアルコールを含有すると考えるべきである。
- 有効成分としてイソプロピルアルコールを 70vol％程度含有する一般用医薬品もある。
- 包装の「火気厳禁」「火気注意」や，保管および取り扱いの注意として「火気に近づけない」などの記載は消防法の規定によるもので，この記載がある製品はエチルアルコール，もしくはイソプロピルアルコールを 60vol％以上含有していると判断できる。
- 除菌をうたった類似の製品として，化粧品に該当する製品，あるいは医薬品医療機器等法には該当しない製品にも，70vol％程度のエチルアルコールを含有する製品がある。
- ノロウイルス対策として，リン酸などの酸を添加物として少量配合した製品もある。

2. 事故の発生状況

● JPIC 受信状況
年間件数　：150 件程度。一般 91％，医療機関 4％，その他（高齢者施設等）5％。
患者年齢層：1 歳未満 22％，1〜5 歳 66％，6〜19 歳 3％，20〜64 歳 2％，65 歳以上 6％，その他・不明 1％。
事故状況　：小児や認知症のある高齢者の誤飲など 94％，誤使用 4％（使用時に飛び散って眼に入った，顔の近くでスプレーして吸った，他の容器へ小分けしたものを間違えて飲んだ等），その他・不明 2％。
症状出現率：18％。口腔や咽頭の違和感，嘔吐，顔面紅潮，眼の痛みなど。

● JPIC で把握した医療機関受診例
【1986〜2009 年の 24 年間に把握した小児（12 歳以下）の不慮の事例】
- 重篤な例はなかった。

【1986〜2010 年の 25 年間に把握した高齢者（65 歳以上）の不慮の事例】
- 重篤な例はなかった。

● 文献報告例
- 米国のピッツバーグ中毒センターが 2009 年に報告した，エチルアルコール含有手指消毒剤の事故（ほとんどの製品がエチルアルコール 60〜65％を含有）に関する 6 歳未満の小児 647 例における後方視的検討では，

「症状なし」と「症状が出現する可能性なし」62％，「軽度の症状出現」と「軽度の症状出現の可能性あり」は36％であった．症状は皮膚紅斑4例，口腔の刺激感2例，嘔吐5例，眼の刺激9例，流涙1例，結膜炎1例，咳嗽4例，その他2例であった．(Mrvos R, et al：Pediatr Emerg Care 2009；25：665-666.)

3．毒性

アルコールの含有率が高く，飲み込んだ場合はアルコールの毒性を考慮する必要がある．
1) エチルアルコール
- 95〜99％エチルアルコールとして，成人では体重1kgあたり約1mLの摂取で軽症〜中等症の中毒が，小児では体重1kgあたり0.5mLで重篤な中毒症状が出現すると考えられている．ただし，個人差が大きく，中毒量としては確立していない．

2) イソプロピルアルコール
- 70％イソプロピルアルコールとして体重1kgあたり0.5〜1mLの摂取で中毒症状が出現すると考えられている．ただし，個人差が大きく，中毒量としては確立していない．

4．中毒学的薬理作用

1) エチルアルコール
- 粘膜の刺激作用，中枢神経の抑制作用．

2) イソプロピルアルコール
- 皮膚・粘膜の刺激作用．
- 中枢神経の抑制作用：エチルアルコールの2.7倍強い．
- ケトン血症，ケトン尿症：代謝物のアセトンによるもので，通常はアシドーシスを伴わない．

5．症状

1) 経口：
- エチルアルコール，イソプロピルアルコールの中枢神経の抑制による症状が出現する可能性がある．
- 小児はアルコールに感受性が高い．とくに乳児，小児は低血糖性の痙攣を生じる可能性があるため，血糖低下に注意が必要である．
- 血中エチルアルコール濃度
    0.01％前後：軽い酩酊，快い気分
    0.05％前後：軽い乱れ
    0.10％前後：反応が鈍くなる，知覚能力低下
    0.15％前後：感情が不安定
    0.20％前後：ちどり足，悪心，嘔吐，精神錯乱
    0.30％前後：会話不明瞭，知覚喪失，視覚の乱れ
    0.40％前後：低体温，低血糖，筋コントロール不全，痙攣，瞳孔散大
    0.70％前後：意識障害，反射減退，深昏睡，呼吸不全，死亡
- その他の症状として，皮膚紅潮，低血圧，頻脈，代謝性アシドーシス，ケトアシドーシスなど．
- 昏睡が12時間以上続くと，予後不良とされる．
- 誤嚥すると化学性肺炎を起こす可能性がある．

2) 吸入：
- エチルアルコールの蒸気やスプレー製品のミストを吸入すると，上気道の刺激により咳，喉の痛みなどを生じる可能性がある．

3) 眼：
- エチルアルコール，イソプロピルアルコールによる一過性の痛みや刺激感がある．

4) 皮膚：
- エチルアルコール，イソプロピルアルコールによる刺激などが生じる可能性がある．

6．処置

アルコールの中枢神経の抑制による症状が出現した場合は，急性アルコール中毒に準じて治療する．
● 家庭での応急手当
1) 経口：①除去：口の中に残っているものを吐き出す．小児や高齢者の場合は口の中を確認して取り除く，

　　　　　　　　　ふき取る。
　　　　　　　②すすぎ：口をすすぐ，うがいする。うがいができない場合は濡れガーゼでふき取る。
　　　　　　　③水分摂取：とくに注意事項はない。普段どおりでよい。
2) 吸入：・新鮮な空気の場所へ移動する。
3) 眼　：・眼をこすらないように注意し，直ちに十分に水洗する。
　　　　　・コンタクトレンズを装着している場合は，容易に外せるようであれば外す。
4) 皮膚：①除去：皮膚に付着しているものを取り除く，ふき取る。付着した衣服を脱ぐ。
　　　　　②水洗：十分に水洗する。

● 医療機関での処置
1) 経口：・大量に摂取し，摂取後1時間以内であれば胃洗浄を考慮する。必要に応じて，輸液，アシドーシスの補正，呼吸・循環管理，保温，血糖の確認を行う。重症例では血液透析が有効である。
2) 吸入：・症状に応じて，酸素投与，呼吸管理を行う。
3) 眼　：・受診前の洗眼が不十分な場合は，医療機関で十分に洗眼する。
4) 皮膚：・付着部位を十分に洗浄する。症状があれば，対症療法を行う。

7. 治療上の注意点

1) 吸着剤としての活性炭には，エチルアルコールの吸収を阻止する効果はない。
2) 血液透析は，自然代謝の2〜4倍の速さで血中からエチルアルコールを除去する。
3) エチルアルコール中毒の入院基準
　　成人：中枢神経抑制が続いている場合，呼吸・循環管理が必要な場合，輸液などで急速に補正できないアルコール性ケトアシドーシスがある場合など。
　　小児：著明な中枢神経抑制，痙攣，酸塩基平衡異常，低血糖の場合など。

8. 体内動態

1) エチルアルコール
[吸収] 胃，小腸からすみやかに吸収され，最高血中濃度到達時間は30分〜2時間である。吸入や経皮により吸収される。
[代謝] 肝臓でアセトアルデヒドに，次いで，酢酸へ代謝され，さらに水と二酸化炭素に分解される。
[排泄] 約5〜10％は未変化体で呼気，尿，汗，糞便中に排泄される。

2) イソプロピルアルコール
[吸収] 消化管からすみやかに吸収される。
[代謝] ヒトでは，エチルアルコールよりも非常にゆっくりと代謝される。肝臓でアルコール脱水素酵素により酸化され，ゆっくりとアセトンに代謝される。アセトンはさらに酢酸，ギ酸，二酸化炭素へと代謝される。
[排泄] 一部は未変化体で，残りは代謝物として，尿中や呼気に排泄される。

20 虫よけ剤

概　要

製品：蚊やマダニなどの忌避を目的とし，主に肌に直接使用する製品で，忌避成分としてディートを含有する製品が主流である。エアゾール，ハンドスプレー，シート含浸タイプなどがあり，溶剤としてエチルアルコールを含有する製品が多い。そのほかに虫よけをうたった製品として，植物精油含有の製品があり，身に付けるリングタイプ，衣類などの身の回りに使用するシールタイプやハンドスプレータイプなどがある。植物精油としてはシトロネラやレモンユーカリ精油が使用され，スプレータイプでは溶剤としてエチルアルコールを含有する。

問題となる成分と症状：小児の誤飲では摂取量が少ないため重篤な症状が出現する可能性は低いが，ディート含有製品を大量摂取した場合はディートおよびエチルアルコールによる消化器症状や中枢神経系の症状に注意が必要である。眼に入った場合は痛みや充血，吸い込んだ場合は咳などの呼吸器症状がみられる。

JPIC 受信状況：年間 250 件程度の問い合わせがあり，小児の誤飲・誤食が多くを占めるが，スプレー製品では眼に入ったり，吸い込んだりする事故も散見される。

初期対応のための確認事項

製品によって成分が異なるので，製品表示，形態，使用方法などをできるだけ正確に確認する。

1. 製品
- 肌に使う製品か，衣類などの身の回りに使う製品か。
- 形態：エアゾール，ハンドスプレー，シート含浸，シール，リングなど。
- 成分：忌避成分はディートか，イカリジンか，植物精油か。エチルアルコール含有か，ノンアルコールタイプか。

2. 曝露状況・経路
- 誤飲した場合，なめた程度か，ハンドスプレーを外して大量に飲んでいないか。
- スプレーした場合，口に向けてスプレーしたか。吸入したり，眼に入ったりしていないか。

3. 患者の状態・症状
- 悪心，嘔吐，腹痛などの消化器症状や顔面紅潮などはないか。
- 咳き込み，呼吸困難などはないか。
- 眼の違和感，痛み，充血，流涙はないか。
- 皮膚の痛み，発赤，発疹などはないか。
- シールタイプの場合，喉に詰まった様子はないか。

初期対応のポイント

1. 経口の場合
- 吐かせずに，口の中のものを取り除いて，口をすすぐ。

【直ちに受診】
- 悪心，嘔吐，顔面紅潮などの症状がある場合。痙攣などの全身症状がある場合。
- 症状がなくても，アルコールを含有するスプレー製品を 1 口以上飲んだ場合（体重 1kg あたり 1mL 以上），摂取量が不明の場合。
- シールを喉に詰まらせた場合。

【経過観察】
- なめたり，1 口飲み込んだ程度で，症状がない場合。
- 植物精油含有のシールやリング製品をなめたり，噛んだりした場合。

2. 吸入した場合
【念のため受診】
- 喉の痛み，気分不良，咳などがあり，新鮮な空気を吸っても改善しない場合．

3. 眼に入った場合
- 眼をこすらないように注意して，直ちに洗眼する．

【直ちに受診】
- 開眼困難な場合，洗眼が難しい場合やコンタクトレンズが外れない場合．

【念のため受診】
- 洗眼後も痛み，充血などがある場合．

4. 皮膚に付着した場合
- 肌に使用する製品であるが，小児が大量にスプレーした場合は直ちに水洗する．

【直ちに受診】
- 痙攣などの全身症状がある場合．

【念のため受診】
- 水洗後も発赤，痛み，発疹などがある場合．

解　説

1. 製品について

- 蚊やマダニなどの忌避を目的とし，主に肌に直接使用する製品で，忌避成分としてディートを含有する製品が主流である．そのほかに虫よけをうたった製品として，植物精油を含有し，主に衣類などの身の回りに使用する製品が販売されている．
- デング熱やジカ熱などの感染症を媒介する蚊やダニの対策のため，2016年に，ディートは最大30％，イカリジンは最大15％まで含有することができるようになった．

1）ディート含有製品
- 肌に使用する製品と身の回りに使用する製品がある．
- 肌に使用する製品は，蚊，ブユ，サシバエ，ノミ，マダニなどの害虫の忌避を目的とし，医薬品または医薬部外品に該当する．エアゾール，ハンドスプレー，ジェルタイプ，シート含浸タイプがあり，肌の露出部分にスプレーあるいは塗布する．12歳未満の小児は使用回数の制限があり，2歳以上12歳未満は1日1～3回，6カ月以上2歳未満は1日1回，6カ月未満の乳児には使用してはいけない．
- 衣類などの身の回りに使用する製品は，ユスリカやチョウバエなどの忌避を目的とし，上着やズボンにスプレーする．
- ディート含有量は数％～12％で，溶剤としてエチルアルコールを50％以上含有する製品が多いが，エチルアルコール非含有の低刺激性の製品もある．

2）イカリジン含有製品
- 肌に使用する製品で，ディートよりも安全性が高いとされるイカリジンを5％含有するエアゾールが2016年に発売された．蚊，ブユ，アブ，マダニなどの忌避を目的とし，医薬部外品に該当する．

3）植物精油含有製品
- 不快害虫の忌避を目的とした製品で，ディートが使用できない乳幼児向けの製品も多い．
- 不織布に薬液を含浸させたシールタイプ，シリコーン樹脂などに薬液を含浸させたリングタイプ，ハンドスプレータイプなどがある．シールタイプは衣類やベビーカーなどに貼って，リングタイプは手首に通すなど身に付けて使用する．肌に使用でき，化粧品に該当する製品もある．
- 植物精油として，シトロネラールを含有するシトロネラやレモンユーカリ精油が使用されている．
- ハンドスプレータイプは，溶剤としてエチルアルコールを含有し，身の回りにスプレーする．化粧品で皮膚に直接スプレーできる製品もある．

4）その他
- 身の回りに使用するハンドスプレータイプの製品で，忌避成分としてブチルアセチルアミノプロピオン酸エチルを使用した製品もある．

2. 事故の発生状況

● **JPIC 受信状況**
年間件数　：250 件程度（ディート含有製品 130 件，植物精油含有製品 120 件）。一般 96％，医療機関 3％，その他 1％。
患者年齢層：1 歳未満 39％，1 〜 5 歳 54％，6 〜 12 歳 3％，20 〜 64 歳 3％，その他・不明 1％。
事故状況　：小児や認知症のある高齢者の誤飲など 94％（顔に向けてスプレーした，シールを誤食した等），誤使用 6％（使用中に風向きが変わって吸入した等）。
症状出現率：23％。悪心，嘔吐，眼の痛み・充血，咳き込み，鼻・喉などの刺激。

● **JPIC で把握した医療機関受診例**
【1986 〜 2009 年の 24 年間に把握した小児（12 歳以下）の不慮の事例】
・重篤な例はなかった。
【1986 〜 2010 年の 25 年間に把握した高齢者（65 歳以上）の不慮の事例】
・重篤な例はなかった。

3. 毒性

忌避成分であるディート，溶剤のエチルアルコールが問題となる。
1）ディート
・経口：ディート 50％の製品 25mL を 1 歳の小児が誤飲して，無反応，強直性発作，短い痙攣，中枢神経の抑制がみられた例がある。（Tenenbein M：JAMA 1987；258：1509-1511.）
・経皮：ディート含有製品を全身に 2 回塗布された 5 歳の少年が，突然全身性痙攣を起こし，脳波異常を呈した例がある。（Lipscomb JW, et al：Ann Emerg Med 1992；21：315-317.）
2）イカリジン
・毒性は低いが，軽度の眼刺激性をみとめる。
3）エチルアルコール
・95 〜 99％エチルアルコールとして，成人では体重 1kg あたり約 1mL の摂取で軽症〜中等症の中毒が，小児では体重 1kg あたり 0.5mL で重篤な中毒症状が出現すると考えられている。ただし，個人差が大きく，中毒量としては確立していない。
4）シトロネラール
・経口毒性は低い。
・軽度の皮膚刺激性があり，感作性を示すこともある。

4. 中毒学的薬理作用

1）ディート
・作用機序は不明であるが，主に中枢神経系に作用する。
2）エチルアルコール
・粘膜の刺激作用，中枢神経の抑制作用。

5. 症状

・主にディートとエチルアルコールによる症状が問題となる。
1）経口：1）ディート
　　　　　・少量摂取では悪心，嘔吐，腹痛などの消化器症状。
　　　　　・大量摂取では，血圧低下や運動失調，痙攣などをきたす可能性がある。
　　　　　・吸収が非常に速いため，30 分以内に症状が出現する。
　　　　2）イカリジン
　　　　　・重篤な中毒の報告はない。
　　　　3）植物精油
　　　　　・悪心，嘔吐などの消化器症状。

- アレルギー症状が出現する可能性がある。
4) エチルアルコール
- エチルアルコールの中枢神経の抑制による症状が出現する可能性がある。
- 小児はアルコールに感受性が高い。とくに乳児，小児は低血糖性の痙攣を生じる可能性があるため，血糖低下に注意が必要である。
- 血中エチルアルコール濃度
  - 0.01％前後：軽い酩酊，快い気分
  - 0.05％前後：軽い乱れ
  - 0.10％前後：反応が鈍くなる，知覚能力低下
  - 0.15％前後：感情が不安定
  - 0.20％前後：ちどり足，悪心，嘔吐，精神錯乱
  - 0.30％前後：会話不明瞭，知覚喪失，視覚の乱れ
  - 0.40％前後：低体温，低血糖，筋コントロール不全，痙攣，瞳孔散大
  - 0.70％前後：意識障害，反射減退，深昏睡，呼吸不全，死亡
- その他の症状として，皮膚紅潮，低血圧，頻脈，代謝性アシドーシス，ケトアシドーシスなど。
- 昏睡が12時間以上続くと，予後不良とされる。
- 成分にかかわらず，誤嚥すると化学性肺炎を起こす可能性がある。

2) 吸入：・咳き込み，口腔の違和感，呼吸困難，頭痛，悪心など。
3) 眼　：・刺激感，痛み，充血，流涙など。
4) 皮膚：・刺激感，発疹など。
- ディート含有製品を皮膚に大量に使用した場合は，血圧低下，運動失調，痙攣などの可能性がある。

6. 処置

● 家庭での応急手当
1) 経口：禁忌：吐かせてはいけない。理由：ディートでは痙攣を誘発する可能性があるため。
　①除去：口の中に残っているものを吐き出す。小児や高齢者の場合は口の中を確認して取り除く，ふき取る。
　②すすぎ：口をすすぐ，うがいする。うがいができない場合は濡れガーゼでふき取る。
　③水分摂取：とくに注意事項はない。普段どおりでよい。
2) 吸入：・新鮮な空気の場所へ移動する。
3) 眼　：・眼をこすらないように注意し，直ちに十分に水洗する。
　　　　・コンタクトレンズを装着している場合は，容易に外せるようであれば外す。
4) 皮膚：①除去：皮膚に付着しているものを取り除く，ふき取る。付着した衣服を脱ぐ。
　　　　②水洗：十分に水洗する。

● 医療機関での処置
1) 経口：・ディートでは，必要に応じて，痙攣対策を行う。
　　　　・アルコール含有製品を大量に摂取し，摂取後1時間以内であれば胃洗浄を考慮する。必要に応じて，輸液，アシドーシスの補正，呼吸・循環管理，保温，血糖の確認を行う。重症例では血液透析が有効である。
2) 吸入：・症状に応じて，酸素投与，呼吸管理を行う。
3) 眼　：・受診前の洗眼が不十分な場合は，医療機関で十分に洗眼する。
4) 皮膚：・付着部位を十分に洗浄する。症状があれば，対症療法を行う。

7. 治療上の注意点

1) 胃洗浄を行う場合は，ディート含有製品では痙攣が誘発されることがあるため注意が必要である。
2) エチルアルコール中毒の入院基準
　成人：中枢神経抑制が続いている場合，呼吸・循環管理が必要な場合，輸液などで急速に補正できないアルコール性ケトアシドーシスがある場合など。

小児：著明な中枢神経抑制，痙攣，酸塩基平衡異常，低血糖の場合など。

8. 体内動態

1) ディート
[吸収] 消化管からの吸収は速い。皮膚からも吸収される。
[代謝] 肝臓で代謝される。
[排泄] 24 時間以内に 70％が代謝物として尿中に排泄される。

2) エチルアルコール
[吸収] 胃，小腸からすみやかに吸収され，最高血中濃度到達時間は 30 分～ 2 時間である。吸入や経皮により吸収される。
[代謝] 肝臓でアセトアルデヒドに，次いで，酢酸へ代謝され，さらに水と二酸化炭素に分解される。
[排泄] 約 5 ～ 10％は未変化体で呼気，尿，汗，糞便中に排泄される。

21 コンタクトレンズケア用品
コンタクトレンズ洗浄液，洗浄保存液，蛋白除去剤，使い捨てコンタクトレンズの保存液

概　要

製品：コンタクトレンズのケア用品には，毎日のケアとして使用する洗浄・すすぎ・消毒・保存液，週1回～月1回程度使用する蛋白除去剤などがあり，製品により成分はさまざまである。洗浄液の主成分は界面活性剤で，すすぎ液，保存液は塩化ナトリウムとホウ酸類を含有する液体製品が多い。ソフト用の消毒剤は過酸化水素を含有し中和が必要である。希釈・溶解して使用する製品は，そのまま使用できる製品に比べ，各成分の濃度が高い。
問題となる成分と症状：洗浄液，ソフト用の消毒剤，希釈・溶解して使用する製品そのものを誤飲・誤食した場合は，粘膜刺激作用により悪心，嘔吐などの消化器症状が出現する可能性がある。その他の製品は，中毒としてはほとんど問題にならないと考えられる。
JPIC受信状況：年間120件程度の問い合わせがあり，小児の誤飲・誤食などが9割を占めるが，洗浄液と保存液を間違えた，中和剤を使用せずにコンタクトレンズを装着したなどの誤使用による事故も発生している。

初期対応のための確認事項

製品によって成分が異なるので，製品表示，形態，使用方法などをできるだけ正確に確認する。
1. 製品
- 種類（洗浄液，すすぎ液，保存液，洗浄保存液，消毒剤，マルチパーパスソリューション，蛋白除去剤，使い捨てコンタクトレンズの保存液等）。
- 成分，形態（錠剤や顆粒か，液体か，液体の希釈液か，顆粒や錠剤の溶解液か）。
2. 曝露状況・経路
- 誤飲・誤食の場合，なめた程度か。洗浄液や消毒剤，希釈して使用する液体の原液を大量に飲んだ可能性はないか。
- 眼に入った可能性はないか。
3. 患者の状態・症状
- 悪心，嘔吐，下痢などの消化器症状はないか。
- 咳き込み，むせなど，気管に入った様子はないか。
- 眼の違和感，痛み，充血，流涙はないか。
- 皮膚の痛み，発赤，発疹などはないか（ホウ酸による皮膚症状は，数日遅れて口唇，口腔粘膜，手掌，足底，殿部などに出現することがある）。

初期対応のポイント

1. 経口の場合
- 吐かせずに，口の中のものを取り除いて，口をすすぐ。
【直ちに受診】
- 咳き込み，呼吸困難などがあり，誤嚥や気道異物の可能性がある場合。
- 悪心，嘔吐などの消化器症状がある場合。
【経過観察】
- なめた程度や少量摂取した程度で症状がない場合。
2. 吸入した場合
- 製品の性質上，吸入して問題になるとは考えにくい。
3. 眼に入った場合
- 眼をこすらないように注意して，直ちに洗眼する。
【直ちに受診】
- 開眼困難な場合，洗眼が難しい場合やコンタクトレンズが外れない場合。

【念のため受診】
- 洗眼後も痛み，充血などがある場合。

4. 皮膚に付着した場合
【念のため受診】
- 水洗後も発赤，痛み，発疹などがある場合。

解　説

1. 製品について

- コンタクトレンズの汚れには化粧品，手指の汚れ，涙腺などの分泌物に含まれる蛋白質，脂質などがあり，汚れていると快適に装用できなくなるだけでなく，重篤な眼の障害を起こすこともある。
- 毎日のケアとして洗浄，すすぎ，消毒，保存が，また週1回～月1回程度の蛋白質除去が必要である。レンズの種類別に汚れの程度や種類などに応じたケア製品が販売されている。

1) 洗浄液（ハード用，ソフト用）
- こすり洗い用の洗浄液の主成分は非イオン界面活性剤（数％）で，研磨剤として微粒子高分子ポリマーなどが入っている製品もある。使用後はよくすすぐ。
- つけ置き洗浄は酵素により汚れを分解する洗浄方法で，蛋白分解酵素を主成分とした液体1，2滴を保存液や洗浄保存液に滴下して数時間浸漬する。装着前によくすすぐ。

2) すすぎ液・保存液・洗浄保存液（ハード用，ソフト用）
- 塩化ナトリウム液（用時1％以下），防腐剤としてホウ酸類（用時1％以下）が添加され，そのまま使える液体が多い。過去に販売されていた精製水に溶解して使用する顆粒タイプは塩化ナトリウムを主成分とし，ホウ酸を30％前後含有する製品が多かった。
- ハードコンタクトレンズで主流の洗浄保存液や酵素入り洗浄保存液は洗浄成分として界面活性剤を含むが，洗浄剤に比べて濃度が低い。

3) 消毒剤（ソフト用）
- 過酸化水素タイプは3％程度の過酸化水素水を含む。中和が必要であり，中和用の白金ディスクや白金を含む錠剤を入れた消毒液に浸漬する方法，消毒液に浸漬後に中和液を入れる方法がある。

4) マルチパーパスソリューション（ソフト用）
- 1液で洗浄から消毒まで行う製品で，こすり洗い，すすぎ，保存（消毒）の際にそのまま使用する。消毒成分として塩酸ポリヘキサニドや塩化ポリドロニウムを微量含有し，界面活性剤，蛋白分解酵素，緩衝剤としてホウ酸（1％以下）などが配合されている。

5) 蛋白除去剤（ハード用，ソフト用）
- 錠剤や顆粒の酵素洗浄剤（蛋白分解酵素含有）を保存液やマルチパーパスソリューションに溶かした液を使用する方法と，塩素系洗浄剤（次亜塩素酸ナトリウム含有）を使用する方法がある。いずれも浸漬した後，すすいでから装着する。

6) 使い捨てコンタクトレンズ
- 1日交換，終日装用，ケア不要のソフトコンタクトレンズとして販売されている。水を含んだ完全な膨潤状態を保つためにレンズが保存液に浸漬されており，生理食塩液（約0.9％の塩化ナトリウム水溶液）に緩衝剤としてホウ酸（1％以下）などが配合されている。

2. 事故の発生状況

● JPIC受信状況
年間件数　：120件程度。一般95％，医療機関5％。
患者年齢層：1歳未満17％，1～5歳73％，20～64歳8％，その他・不明2％。
事故状況　：小児や認知症のある高齢者の誤飲・誤食など90％，誤使用9％（洗浄液を保存液と間違えた，中和剤を使用しないままコンタクトレンズを装着した等），その他・不明1％。
症状出現率：9％。誤飲では悪心，嘔吐，誤使用によるコンタクトの装着では眼の痛み・充血。

● **JPIC で把握した医療機関受診例**

【1986 ～ 2009 年の 24 年間に把握した小児（12 歳以下）の不慮の事例】
- コンタクトレンズ用品の事例 68 例のうち，重篤な例はなかった。

【1986 ～ 2010 年の 25 年間に把握した高齢者（65 歳以上）の不慮の事例】
- コンタクトレンズ用品による事例はなかった。

3. 毒性

大量に摂取した場合に問題となる成分は，界面活性剤，ホウ酸，過酸化水素，塩化ナトリウムである。

1）界面活性剤
- 界面活性剤の作用とくに局所作用は濃度に依存し，低濃度では症状はほとんどみられないが，高濃度では重症化する。したがって，毒性値が低くても高濃度のものは危険と考える。

2）ホウ酸
- 個人差が大きく，最大耐量，最小致死量は確立していない。
- Litovitz らによると，ホウ酸の急性の経口摂取の大半は無症状である。（Litovitz TL, et al：Am J Emerg Med 1988；6：209-213.）
- 中毒量として，ヒト：体重 1kg あたり 0.1 ～ 0.5g，成人：1 ～ 3g，と記載した資料もある。
- 医薬品として，結膜嚢の洗浄・消毒に 2％以下の濃度で用いる。

3）過酸化水素（3％）
- 少量摂取では通常は影響がないか，あったとしてもごくわずかである。

4）塩化ナトリウム
- ヒト経口中毒量：塩化ナトリウムとして体重 1kg あたり 0.5 ～ 1g（8.6 ～ 17.2mEq）。

4. 中毒学的薬理作用

1）界面活性剤
- 皮膚・粘膜の刺激作用。
- 体循環に入った場合の全身作用として，血管透過性亢進・細胞膨化作用。

2）ホウ酸
- 全身毒性を引き起こすメカニズムは不明であるが，細胞毒として作用している可能性がある。
- 脱水作用，粘膜刺激作用。

3）過酸化水素
- 酸化作用による皮膚・粘膜の刺激，組織に触れて発生した酸素による作用。

4）塩化ナトリウム
- 粘膜刺激作用。
- 細胞内脱水による組織障害。

5. 症状

1）経口：
- 洗浄液やソフト用の消毒剤，希釈・溶解して使用する製品の原液や顆粒の場合，摂取量によっては含有成分による症状が出現する可能性がある。
- 蛋白分解酵素を含有する製品，希釈せずにそのまま使用できるすすぎ液，保存液，洗浄保存液，マルチパーパスソリューション，使い捨てコンタクトレンズの保存液の誤飲・誤食では，症状はほとんど出現しないと考えられる。

  1）界面活性剤
  - 誤飲した場合（とくに小児の事故の場合）は口腔・咽頭の炎症，悪心，嘔吐，下痢，腹痛など。嘔吐は 1 時間以内に起こることが多い。

  2）ホウ酸
  - 主な症状は，消化器症状（悪心，嘔吐，下痢），皮膚症状（紅斑，落屑）である。通常，消化器症状は数時間程度で出現し，皮膚症状は 3 ～ 5 日後にもっとも顕著となる。大量摂取の場合は，神経系，肝臓，腎臓，呼吸器，循環器症状がみられることがある。

3）過酸化水素
　　　　・悪心，嘔吐，口腔・咽頭の痛み，発生した酸素による腹部膨満。
　　　　・大量摂取の場合は，発生した酸素による動脈・静脈のガス塞栓の可能性がある。
　　　4）塩化ナトリウム
　　　　・悪心，嘔吐，下痢，腹部不快感，口渇など。
2）眼　　：・直接眼に入った場合，誤った使用方法で手入れをしたコンタクトレンズを装着した場合は，眼の痛み，充血などの症状が出現する可能性がある。
3）皮膚：・界面活性剤や過酸化水素による，発赤，痛み，発疹，かぶれ。

6．処置

● 家庭での応急手当
1）経口：①除去：口の中に残っているものを吐き出す。小児や高齢者の場合は口の中を確認して取り除く，ふき取る。
　　　　②すすぎ：口をすすぐ，うがいする。うがいができない場合は濡れガーゼでふき取る。
　　　　③水分摂取：製品により異なる。
　　　　　界面活性剤，過酸化水素，ホウ酸を含有する製品：乳製品（牛乳やヨーグルト）または水を飲む。量は普段飲む程度（120〜240mL，小児は体重1kgあたり15mL以下，無理に飲ませて嘔吐を誘発しないように注意する）。理由：蛋白質による粘膜保護や希釈により，刺激の緩和が期待できる。
　　　　　その他の製品は，とくに注意事項はない。普段どおりでよい。
2）眼　　：・眼をこすらないように注意し，直ちに流水で十分に水洗する。
　　　　・コンタクトレンズを装着している場合は，容易に外せるようであれば外す。
3）皮膚：①除去：皮膚に付着しているものを取り除く，ふき取る。付着した衣服を脱ぐ。
　　　　②水洗：十分に水洗する。
● 医療機関での処置
1）経口：・特異的な治療法はなく，対症療法を行う。
　　　　・過酸化水素を含有する製品を大量摂取した場合，経鼻胃管を挿入して胃の膨満を軽減させる。ガス塞栓を注意深く検査する。
2）眼　　：・受診前の洗眼が不十分な場合は，医療機関で十分に洗眼する。
3）皮膚：・付着部位を十分に洗浄する。症状があれば，対症療法を行う。

7．治療上の注意点

ホウ酸含有の製品で，悪心，嘔吐などの消化器症状をみとめた場合は，遅れて出現する可能性のある皮膚症状や腎障害（乏尿，無尿等）に十分注意して経過観察する。

8．体内動態

1）界面活性剤
［吸収］分子構造により違いはあるが，基本的に消化管から吸収される。
［代謝・排泄］肝臓で代謝された後，尿中あるいは糞便中に排泄される。
2）ホウ酸，ホウ酸塩
［吸収］消化管，粘膜，傷のある皮膚からとくによく吸収される。脳，肝臓，腎臓に分布する。
［排泄］主に未変化体で腎臓から排泄される。ホウ酸の経口摂取では12時間以内に50％が尿中へ排泄されるが，85〜100％が排泄されるのに5〜7日以上かかる。血中半減期は4〜28時間である。
3）過酸化水素
［吸収］皮膚・粘膜からある程度吸収されるが，吸収量は不明である。
［代謝］吸収された過酸化水素は代謝酵素により急速に分解されて，酸素と水になる。
4）塩化ナトリウム
［吸収］経口，直腸投与，皮下注射でも吸収される。
［排泄］尿中に排泄される。

22 義歯洗浄剤

概　要

製品：入れ歯の洗浄や除菌の目的で使用される製品で，水に溶かしてつけ置きする錠剤や顆粒が一般的である。漂白成分（過炭酸塩，過ホウ酸塩等），発泡成分（炭酸塩等），界面活性剤のほか，溶解液がアルカリ性の製品はリン酸三ナトリウムなどのアルカリ化剤，中性〜弱アルカリ性の製品は緩衝剤としてクエン酸など，酸性製品はスルファミン酸を含有する。

問題となる成分と症状：アルカリ性の製品を誤食した場合は重篤な粘膜傷害が出現する可能性がある。アルカリ性以外の製品では，少量の誤食であれば粘膜刺激による軽度の消化器症状程度であることが多いが，何錠かまとめて食べた場合は，過ホウ酸ナトリウムによる全身症状を考慮する必要がある。また丸ごと飲み込んだ錠剤が咽頭や食道に停留して傷害をきたした事例があるほか，高齢者では誤嚥が問題になることもある。

JPIC受信状況：年間180件程度の問い合わせがあり，65歳以上の高齢者が8割以上を占める。認知症のある高齢者が多く，常用している薬や飴と間違えて誤食するなどの事故も発生している。

初期対応のための確認事項

1. **製品**
- 形態（錠剤，粉末等）。
- 製品表示の成分，溶解液の液性（中性か，アルカリ性か，酸性か）。

2. **曝露状況・経路**
- 誤飲・誤食の場合，なめた程度か，1錠程度の摂取か，何錠かまとめて食べていないか。
- 錠剤や粉末を丸ごと飲み込んだか，飴のように長時間なめていたか。溶解液を飲んだか。
- 皮膚に付着した可能性はないか。

3. **患者の状態・症状**
- 錠剤や粉末をそのまま飲み込んだ場合，口腔に付着していないか。錠剤が咽頭や食道に引っかかっている様子はないか。
- 口腔の違和感や浮腫，悪心，嘔吐，腹痛などの消化器症状はないか。
- 咳き込み，呼吸困難などはないか。気管に入った様子はないか。
- 眼の違和感，痛み，充血，流涙はないか。
- 皮膚の痛み，発赤，発疹などはないか。

初期対応のポイント

1. **経口の場合**
- 口の中のものを取り除いて，口をすすぎ，乳製品または水を飲ませる。

【直ちに受診】
- 呼吸器症状がある場合や誤嚥した可能性がある場合。
- 錠剤を丸ごと飲み込んで，咽頭や食道に引っかかっている様子がある場合。
- 症状がなくても，アルカリ性の製品の場合（重篤な粘膜傷害を生じる可能性がある）。アルカリ性以外の製品で，錠剤そのものを何錠も食べた可能性がある場合。

【念のため受診】
- アルカリ性以外の製品で，悪心，嘔吐など軽微な消化器症状がある場合。

【経過観察】
- アルカリ性以外の錠剤や顆粒をなめたり，1回分を飲み込んだり，溶解液を誤飲した程度で，症状がない場合。
  - ＊高齢者の場合は症状を訴えにくいこともあるので，十分に注意する。

2．吸入した場合
- 製品の性質上，吸入して問題になるとは考えにくい。

3．眼に入った場合
- 眼をこすらないように注意して，直ちに洗眼する。

【直ちに受診】
- 開眼困難な場合，洗眼が難しい場合やコンタクトレンズが外れない場合。
- アルカリ性の製品の場合。

【念のため受診】
- アルカリ性以外の製品で，洗眼後も痛み，充血などがある場合。

4．皮膚に付着した場合
【念のため受診】
- 水洗後も発赤，痛み，発疹などがある場合。

解　説

1．製品について

- 錠剤や顆粒を 150mL 程度の水に溶かした中に義歯を入れ，一定時間放置したあと水洗する。
- 1錠が 3g 前後の製品が多い。また顆粒は，使いきりの場合は 1 袋 2 ～ 4g 程度，計量して使用する製品はボトル入りで 200g 程度と容量が多い製品もある。
- 溶解時に発泡するものが多い。洗浄が終了した時点で義歯を浸漬した液がピンク色に変色する製品もある。
- 溶解液の液性は現在国内で販売されているものでは中性～弱アルカリ性（pH7 ～ 10）の製品が多いが，一部，酸性やアルカリ性（pH11 以上）のものもある。
- 中性～弱アルカリ性の製品は，漂白成分（過炭酸ナトリウム，過ホウ酸ナトリウム，過硫酸カリウム等，25 ～ 50％），発泡成分（炭酸水素ナトリウム，炭酸ナトリウム等，25 ～ 50％），緩衝剤（クエン酸等，2 ～ 20％），界面活性剤（1 ～ 6％）を含有する。
- アルカリ性の製品はクエン酸などを含まず，リン酸三ナトリウムなどのアルカリ化剤を 10 ～ 50％含有する。
- 酸性製品の主成分はスルファミン酸である。

2．事故の発生状況

● JPIC 受信状況
年間件数　：180 件程度。一般 44％，医療機関 29％，その他（高齢者施設等）27％。
患者年齢層：5 歳以下 7％，20 ～ 64 歳 7％，65 歳以上 83％，その他・不明 3％。
事故状況　：小児や認知症のある高齢者の誤飲など 71％，誤使用 18％（溶解液を誤って飲んだ等），その他・不明 11％。
症状出現率：21％。口腔違和感，悪心，嘔吐，腹痛，下痢など。

● JPIC で把握した医療機関受診例
【2003 ～ 2005 年に把握した 127 例】
- 溶解液が中性～弱アルカリ性の製品による事例 125 例では，6 割以上が無症状で，症状は軽度の口腔粘膜異常や悪心・嘔吐であり，重篤な例はなかった。溶解液がアルカリ性の製品を摂取した事例は 2 例で，うち 1 例は胃に広範囲のびらんを生じた。

【1986 ～ 2009 年の 24 年間に把握した小児（12 歳以下）の不慮の事例】
- 義歯洗浄剤による事例は 6 例で，重篤な例はなかった。

【1986 ～ 2010 年の 25 年間に把握した高齢者（65 歳以上）の不慮の事例】
- 義歯洗浄剤による事例 300 例のうち，重篤な例は 11 例で，錠剤のまま誤食した事例であった。認知症による事故が多いが，薬と間違えて服用した事例もあった。誤嚥性肺炎や呼吸困難など，呼吸器症状をみとめ，全例が入院加療を受けた。

● 文献報告例
- 高齢者が義歯洗浄剤を誤飲し，咽頭浮腫を生じて気管切開を必要とした 1 例がある。（徳丸岳志，他：日耳

鼻会報 2001；104：906.)
- アルカリ性の製品を高齢者が内服薬と間違えて摂取した2例では，いずれも早期に口腔刺激症状が生じ，数日後には重篤な咽頭狭窄が内視鏡にて確認された。(Barclay GR, et al：Postgrad Med J 1985；61：335-336.)（MacKenzie I J：Br Dent J 1982 Jul 6；153 (1)：6-7.)

3. 毒性

漂白成分や発泡成分などによる粘膜刺激性が問題となり，とくにアルカリ性の製品は重篤な粘膜傷害を生じる可能性がある。過ホウ酸ナトリウムを含有する製品を大量に摂取した場合（何錠かまとめて食べた場合）は，ホウ酸の毒性を考慮する必要がある。

ホウ酸
- 個人差が大きく，最大耐量，最小致死量は確立していない。
- Litovitz らによると，ホウ酸の急性の経口摂取の大半は無症状である。(Litovitz TL, et al：Am J Emerg Med 1988；6：209-213.)
- 中毒量として，ヒト：体重1kgあたり0.1～0.5g，成人：1～3g，と記載した資料もある。
- 医薬品として，結膜嚢の洗浄・消毒に2%以下の濃度で用いる。

4. 中毒学的薬理作用

1) **アルカリ性の製品（リン酸三ナトリウム）**
   - アルカリによる腐食作用（化学損傷）。高濃度の曝露では，放置すると接触部位からより深部に傷害が進行する。
2) **スルファミン酸，クエン酸，過硫酸カリウム，炭酸ナトリウム，炭酸水素ナトリウム**
   - 濃度，接触時間などにより重篤な粘膜の損傷を生じる可能性がある。
3) **過ホウ酸ナトリウム**
   - 水溶液はホウ酸ナトリウムと過酸化水素になり，弱アルカリの作用と酸化による粘膜刺激作用がある。
   - 大量に摂取した場合は，ホウ酸の細胞毒による全身症状が生じる可能性がある。

5. 症状

液性によって経口摂取した場合の重篤度が異なる。
1) 経口：
   - アルカリ性の製品：重篤な粘膜傷害，錠剤が食道で停滞した場合には狭窄を起こす可能性がある。
   - アルカリ性以外の製品：口腔の違和感や浮腫，悪心，嘔吐，腹部不快感などの消化器症状。
   - 錠剤を丸ごと飲み込んだ場合，咽頭や食道などに停留すると接触時間が長くなり，遅れて咽頭浮腫，局所のびらん，潰瘍など。重篤化することもある。
   - 過ホウ酸ナトリウムを含有する製品を大量に摂取した場合（何錠かまとめて食べた場合），ホウ酸による全身症状を生じる可能性がある。主な症状は，消化器症状（悪心，嘔吐，下痢），皮膚症状（紅斑，落屑）である。通常，消化器症状は数時間程度で出現し，皮膚症状は3～5日後にもっとも顕著となる。大量摂取の場合は，神経系，肝臓，腎臓，呼吸器，循環器症状がみられることがある。
2) 眼　：・結膜充血，眼の痛み，流涙，眼瞼周囲の浮腫，角膜損傷。
3) 皮膚：・アルカリ性の製品では重篤な化学損傷の可能性がある。
   - アルカリ性以外の製品では発赤，痛み，発疹など。

6. 処置

● **家庭での応急手当**
1) 経口：①除去：口の中に残っているものを吐き出す。小児や高齢者の場合は口の中を確認して取り除く，ふき取る。
   ②すすぎ：口をすすぐ，うがいする。うがいができない場合は濡れガーゼでふき取る。
   ③水分摂取：乳製品（牛乳やヨーグルト）または水を飲む。量は普段飲む程度（120～240mL，小

児は体重1kgあたり15mL以下，無理に飲ませて嘔吐を誘発しないように注意する）。理由：蛋白質による粘膜保護や希釈により，刺激の緩和が期待できる。
2) 眼　：・眼をこすらないように注意し，直ちに十分に水洗する。
　　　　・コンタクトレンズを装着している場合は，容易に外せるようであれば外す。
3) 皮膚：①除去：皮膚に付着しているものを取り除く，ふき取る。付着した衣服を脱ぐ。
　　　　②水洗：十分に水洗する。
● 医療機関での処置
1) 経口：・特異的な治療法はなく，牛乳または水での希釈のほか，対症療法が中心となる。
2) 眼　：・受診前の洗眼が不十分な場合は，医療機関で十分に洗眼する。
3) 皮膚：・付着部位を十分に洗浄する。症状があれば，対症療法を行う。

7. 治療上の注意点

咽頭や食道に停留している可能性があれば，内視鏡などで確認の上，除去する必要がある。

8. 体内動態

ホウ酸，ホウ酸塩（過ホウ酸ナトリウム）
［吸収］消化管，粘膜，傷のある皮膚からとくによく吸収される。脳，肝臓，腎臓に分布する。
［排泄］主に未変化体で腎臓から排泄される。ホウ酸の経口摂取では12時間以内に50％が尿中へ排泄されるが，85〜100％が排泄されるのに5〜7日以上かかる。血中半減期は4〜28時間である。

23 紙おむつ類
紙おむつ，母乳パッド，生理用ナプキン，ペットシーツ，携帯トイレ

概　要

製品：尿や汚物，母乳，経血を吸収するための使い捨て製品で，水分を吸収する吸収材として高吸水性樹脂，綿状パルプ，吸収紙が使われている。肌に触れる表面材はポリエステルなどの不織布である。用途によって大きさや形態に違いはあるが，素材は基本的に同じである。

問題となる成分と症状：吸収材の高吸水性樹脂やパルプは消化管から吸収されず，毒性は低いが，大量に誤食した場合は，気道や消化管などの物理的な閉塞が問題となる。とくに高吸水性樹脂は，体内で水分を吸収し膨張するため，誤食後時間が経過してから，物理的閉塞が出現する可能性がある。

JPIC 受信状況：年間100件程度の問い合わせがあり，小児や認知症のある高齢者の誤食事故が9割程度を占める。

初期対応のための確認事項

1. **製品**
   - 種類（紙おむつ，尿とりパッド，母乳パッド，生理用ナプキン，ペットシーツ，携帯トイレ，汚物処理キット等）。
   - 使用前の乾燥した状態か，使用後の水分を吸った状態か。
2. **曝露状況・経路**
   - 誤食した場合，大量に食べた可能性はないか。
   - 使用前の高吸水性樹脂の粉末を吸入した可能性はないか。
3. **患者の状態・症状**
   - 嘔吐，腹痛，便秘，食欲不振などの消化器症状はないか。
   - 窒息はないか。咳き込み，むせなど，気管に入った様子はないか。
   - 眼の違和感，痛み，充血，流涙はないか。

初期対応のポイント

1. **経口の場合**
   - 口の中のものを取り除いて，口をすすぎ，牛乳かイオン飲料を飲ませる。

   【直ちに受診】
   - 嘔吐，腹痛，便秘，食欲不振などがある場合。喉に詰まったり，気道に入った可能性がある場合。
   - 症状がなくても，使用前の製品を大量に摂取した場合。

   【経過観察】
   - 使用後で水分を吸った状態の製品を誤食して症状がない場合（通常は便とともに排泄されるが，数日間は注意する）。

2. **吸入した場合**

   【直ちに受診】
   - 高吸水性樹脂の粉末を吸入し，咳や喘鳴などがある場合。

3. **眼に入った場合**
   - 眼をこすらないように注意して，直ちに洗眼する。

   【直ちに受診】
   - 開眼困難な場合，異物感がある場合，洗眼が難しい場合やコンタクトレンズが外れない場合。

   【念のため受診】
   - 洗眼後も痛み，充血などがある場合。

4. **皮膚に付着した場合**
   - 製品の性質上，皮膚に付着して問題になるとは考えにくい。

解　説

1. 製品について

- 尿や汚物，母乳，経血を吸収し，衣類や寝具などの汚れを防ぐための使い捨て製品で，紙おむつ，母乳パッドのほか，紙パンツ，尿とりパッド，生理用ナプキン，ペットシーツなど，さまざまな形態がある。
- 水分を素早く吸収し，吸収したものを逆戻りさせず，外に漏れないようにする機能を有する。用途によって大きさや形態に違いはあるが，素材は基本的には同じである。
- 基本構造は大きく分けて，表面材，吸収材，防水材（防漏材）の多層構造になっている。肌に触れる表面材は，ポリエステルなどの不織布である。吸収材は吸収紙と粉末の高分子吸水材（高吸水性樹脂）を混ぜた綿状パルプからなり，吸収するとゼリー状になり逆戻りを防止する。吸収したものを外に漏らさないための防水材はポリエチレンフィルムなどである。
- 高分子吸水材（高吸水性樹脂）は浸透圧差により多量の水を吸い込む。純水なら自重の 100 ～ 1,000 倍，尿や血液などの体液の場合は自重の 50 ～ 100 倍の水分を吸収してふくらみ保持する。
- 自動車の渋滞時や登山などのレジャー，病気やけがなどでトイレまで行けないときに使用する携帯トイレや汚物処理キットにも，尿や汚物の凝固材として高分子吸水材（高吸水性樹脂）が使用される。凝固材があらかじめ袋の中に入っている製品，排泄場所に投入したり排泄物に直接ふりかける製品，シート状に成形された製品がある。

2. 事故の発生状況

● JPIC 受信状況
年間件数　：100 件程度。一般 67％，医療機関 11％，その他 22％。
患者年齢層：1 歳未満 47％，1 ～ 5 歳 16％，20 ～ 64 歳 4％，65 歳以上 30％，その他・不明 3％。
事故状況　：小児や認知症のある高齢者の誤食など 91％，誤使用 9％（母乳パッドが破れて吸収材が出ているのに気づかずに授乳した等）。
症状出現率：11％。悪心，嘔吐，食欲不振，腹部膨満感，咳き込みなど。

● JPIC で把握した医療機関受診例
【1986 ～ 2009 年の 24 年間に把握した小児（12 歳以下）の不慮の事例】
- 紙おむつなどによる事例 17 例のうち，重篤な例はなかった。

【1986 ～ 2010 年の 25 年間に把握した高齢者（65 歳以上）の不慮の事例】
- 紙おむつなどによる事例 65 例のうち，重篤な例は 5 例であった。
  事例：認知症のある高齢者が尿とりパッドを誤食した。腸閉塞をみとめた。
  事例：認知症のある高齢者が紙おむつやティッシュペーパーを誤食し，内視鏡により異物を除去した。食道粘膜のびらんをみとめた。

● 文献報告例
- 紙おむつの誤食により食道閉塞をきたした認知症のある高齢者の症例報告がある。（西村宏，他：精神誌 1999；101：523.）（三木秀生，他：山口医会誌 2001；3：12-14.）

3. 毒性

- 紙おむつは，無毒もしくは毒性が低い物質に分類され，少量～中等量の摂取では，事実上，無毒である。ただし，製品の味や感触によって軽度の腹部不快感が起こる可能性がある。
- 高吸水性樹脂は水分を吸収して膨潤し，消化管の物理的な閉塞をきたす可能性がある。また，喉に詰まった場合や気管に吸い込んだ場合には窒息の危険が生じる。

4. 中毒学的薬理作用

- 気道閉塞や消化管閉塞などの物理的な閉塞が問題となる。

5. 症状

体内で膨張して物理的閉塞を起こすことがあるため，時間がたってから症状が出現する可能性がある。
1) 経口： ・消化管閉塞を起こした場合，嘔吐，腹痛，腹部膨満感，便秘などの消化器症状。気道閉塞を起こした場合，窒息。
2) 吸入： ・使用前の吸収材の粉末を吸入した場合は咳き込みなど。
3) 眼　： ・使用前の吸収材の粉末が眼に入った場合，物理的な刺激による眼の痛み・違和感など。

6. 処置

● 家庭での応急手当
1) 経口：①除去：口の中に残っているものを吐き出す。小児や高齢者の場合は口の中を確認して取り除く，ふき取る。
　　　　②すすぎ：口をすすぐ，うがいする。うがいができない場合は濡れガーゼでふき取る。
　　　　③水分摂取：牛乳あるいはイオン飲料を飲ませる。理由：牛乳やイオン飲料は，1）水より浸透圧が高く，ポリアクリル酸の構造に水が入りにくい，2）2価の金属イオン（カルシウムイオン，マグネシウムイオン）はポリアクリル酸の構造に架橋を形成する，という特徴があり，水と比較して樹脂が膨潤しにくい。
2) 吸入： ・新鮮な空気の場所へ移動する。
3) 眼　： ・眼をこすらないように注意し，直ちに十分に水洗する。
　　　　・コンタクトレンズを装着している場合は，容易に外せるようであれば外す。

● 医療機関での処置
1) 経口： ・少量であれば積極的な処置は不要である。
　　　　・大量に誤食して気道や消化管の閉塞がある場合は，内視鏡を用いるか，外科的に摘出する。
　　　　・閉塞が確認されなくても，大量に誤食し，CT，超音波検査などにより消化管内に残存していることが確認できた場合は，できるだけ摘出する。
2) 吸入： ・気道の閉塞がある場合は内視鏡を用いるか，外科的に摘出する。
　　　　・胸部X線撮影，血液ガスをはじめとする一般的な評価を行う。
3) 眼　： ・受診前の洗眼が不十分な場合は，医療機関で十分に洗眼する。

7. 治療上の注意点

高吸水性樹脂は単純X線撮影での確認は難しい。CTや超音波検査では，消化管内の高吸水性樹脂が確認できた症例がある。

8. 体内動態

高吸水性樹脂
［吸収］消化管から吸収されない。
［排泄］通常は便とともに1〜2日で体外に排泄され，蓄積性はない。

24 洗濯用粉末洗剤
洗濯用粉末洗剤，洗濯用粉石けん

概　要

製品：一般衣類用（綿・麻・合成繊維用）のほか，作業着用，運動靴用などがある。家庭用品品質表示法では合成洗剤と石けんに分けられるが，いずれも界面活性剤を主成分とし，アルカリ剤や水軟化剤などの洗浄補助剤（ビルダー）や添加剤を含有する。

問題となる成分と症状：粉末そのものを大量に食べることは起こりにくいが，なめたり少量食べたりした程度では，重篤な中毒は起こらないと考えられる。誤嚥した場合や吸入した場合，眼に入った場合には，界面活性剤やアルカリ剤（炭酸塩・ケイ酸塩等）による粘膜への刺激が問題となる。

JPIC 受信状況：年間 100 件程度の問い合わせがある。小児がなめた程度の事故が多いが，箱型容器が落下して粉末洗剤を頭からかぶり，眼に入ったり，吸い込んで呼吸困難を生じたりした例がある。

初期対応のための確認事項

粉末洗剤を頭からかぶった場合は，吸い込んだり眼に入ったりした可能性を考慮して，患者の状態をよく確認する。

1. 製品
- 製品表示の成分（界面活性剤の含有量等），液性。

2. 曝露状況・経路
- 誤食した場合，なめた程度か，大量に食べた可能性はないか。
- 小児の誤飲の場合，詳細な状況（溶解液を飲んだか，洗剤が付着した計量スプーンをなめたか，乾いた洗濯物に付着した溶け残りの洗剤を口に入れたか）。
- 洗剤の箱の落下などで頭からかぶった場合，吸い込んだり，眼に入ったりしていないか。
- 皮膚に付着していないか。付着した手で眼を触っていないか。

3. 患者の状態・症状
- 悪心，嘔吐，腹痛などの消化器症状はないか。
- 咳き込み，呼吸困難などはないか。気管に入った様子はないか。
- 眼の痛み，充血，流涙はないか。眼をこするなど，違和感がある様子はないか。
- 皮膚の痛み，発赤，発疹などはないか。

初期対応のポイント

1. 経口の場合
- 口の中のものを取り除いて，口をすすぎ，乳製品または水を飲ませる。
- 顔や手足，衣服にも付着している可能性があれば，シャワーなどで全身を洗浄して着替える。

【直ちに受診】
- 頻回の嘔吐がみられる場合や咳き込みなどの呼吸器症状がある場合。
- 症状がなくても，大量に摂取した可能性がある場合（とくに高齢者の場合）。

【経過観察】
- なめたり，1 口飲み込んだ程度で，喉の痛み，悪心，口腔の違和感など軽度の消化器症状程度の場合。

2. 吸入した場合

【直ちに受診】
- 粉末を吸い込んで，咳や喘鳴などがある場合。

3. 眼に入った場合
- 眼をこすらないように注意して，直ちに洗眼する。

【直ちに受診】
- 開眼困難な場合，異物感がある場合，洗眼が難しい場合やコンタクトレンズが外れない場合。

【念のため受診】
- 洗眼後も痛み，充血などがある場合。

4. 皮膚に付着した場合
【念のため受診】
- 水洗後も発赤，痛み，発疹などがある場合。

解　説

1. 製品について

- 主に一般衣類用（綿・麻・合成繊維用）として販売されている。規定量を計量スプーンなどで計量し，水やぬるま湯に溶解して使用する。洗濯機に投入するほか，手洗いやつけ置き洗いを想定した製品もある。
- 家庭用品品質表示法では合成洗剤と石けんに分けられるが，いずれも界面活性剤を主成分とし，アルカリ剤や水軟化剤などの洗浄補助剤（ビルダー）や添加剤を含有する。
- 合成洗剤は，1980年代後半から工程剤（硫酸ナトリウム）の配合量を減らし洗剤粒子を圧密化することでコンパクト化が進み，現在はコンパクト洗剤が主流となっている。洗浄成分として陰・非イオン界面活性剤10〜30％程度，アルカリ剤として炭酸塩・ケイ酸塩など10〜50％程度，水軟化剤としてアルミノケイ酸塩（ゼオライト）など10〜35％程度，工程剤として硫酸塩5〜35％程度，そのほかに酵素，蛍光増白剤，色素，香料などを含有する。
- 粉石けんは，界面活性剤として純石けん分（主に脂肪酸ナトリウム）を60〜100％含有し，炭酸塩などのアルカリ剤を添加したものと無添加のものがある。

2. 事故の発生状況

● JPIC 受信状況
年間件数　：100件程度。一般89％，医療機関10％，その他1％。
患者年齢層：1歳未満27％，1〜5歳59％，20〜64歳9％，65歳以上3％，その他・不明2％。
事故状況　：小児や認知症のある高齢者の誤食など87％（計量スプーンをなめた，溶解液に手を入れてなめた，溶け残りの洗剤を口に入れた，洗剤の箱が落下して頭からかぶった等），誤使用6％，その他・不明7％。
症状出現率：24％。嘔吐や咳き込み，眼の充血。

● JPICで把握した医療機関受診例
【1986〜2009年の24年間に把握した小児（12歳以下）の不慮の事例】
- 粉末の洗濯用洗剤による事例76例のうち，重篤な例は6例で，いずれも5歳以下の乳幼児が頭からかぶって吸い込んだり眼に入ったりした事例であった。5例で呼吸困難，喘息様発作などをみとめた。眼の症状として角膜や結膜に異常をみとめたのは4例であった。

【1986〜2010年の25年間に把握した高齢者（65歳以上）の不慮の事例】
- 粉末の洗濯用洗剤による事例22例のうち，重篤な例は3例で，いずれも認知症のある高齢者が誤食した事例であった。呼吸停止，誤嚥性肺炎，嚥下困難，咽頭・喉頭浮腫などをみとめた。

● 文献報告例
- 15カ月児が粉末洗剤を誤食し，悪心，嘔吐，流涎，口周囲の浮腫，内視鏡検査にて胃の紅斑，潰瘍をみとめた。（Herrington LF, et al：Clin Toxicol 1998；36：449-450.）

3. 毒性

経路や量によっては界面活性剤やアルカリ剤（炭酸ナトリウム，ケイ酸ナトリウム等）による皮膚および粘膜の刺激が問題となる。

1）界面活性剤
- 界面活性剤の作用，とくに局所作用は濃度に依存し，低濃度では症状はほとんどみられないが，高濃度では重症化する。したがって，毒性値が低くても高濃度のものは危険と考える必要がある。

2) アルカリ剤（炭酸ナトリウム，ケイ酸ナトリウム等）
- アルカリの主たる作用である組織の腐食の程度は，曝露量よりも濃度や粘度，pH，接触時間に大きく左右される。

4. 中毒学的薬理作用

1) 界面活性剤
- 皮膚・粘膜の刺激作用。
- 体循環に入った場合の全身作用として，血管透過性亢進・細胞膨化作用。

2) アルカリ剤（炭酸ナトリウム，ケイ酸ナトリウム等）
- アルカリによる腐食作用（化学損傷）。高濃度の曝露では，放置すると接触部位からより深部に傷害が進行する。

5. 症状

なめた程度や少量の摂取では重篤な中毒は起こらないが，誤嚥した場合や吸入した場合には重症化することがある。

1) 経口：
- 口腔・咽頭の炎症，悪心，嘔吐，下痢，腹痛，しゃっくり，鼓腸など。嘔吐は1時間以内に起こることが多い。
- 誤嚥すると，化学性肺炎を起こす可能性がある。

2) 吸入：
- 咳嗽，喘鳴，嗄声，上気道浮腫，頻呼吸，呼吸困難，発熱。

3) 眼：
- 充血，角膜びらん，結膜浮腫。

4) 皮膚：
- かゆみや痛み，紅斑，発疹，水疱などがみられる可能性がある（刺激性接触皮膚炎）。

6. 処置

● 家庭での応急手当

1) 経口：①除去：口の中に残っているものを吐き出す。小児や高齢者の場合は口の中を確認して取り除く，ふき取る。
②すすぎ：口をすすぐ，うがいする。うがいができない場合は濡れガーゼでふき取る。
③水分摂取：乳製品（牛乳やヨーグルト）または水を飲む。量は普段飲む程度（120～240mL，小児は体重1kgあたり15mL以下，無理に飲ませて嘔吐を誘発しないように注意する）。理由：蛋白質による粘膜保護や希釈により，刺激の緩和が期待できる。

2) 吸入：
- 新鮮な空気の場所へ移動する。

3) 眼：
- 眼をこすらないように注意し，直ちに十分に水洗する。
- コンタクトレンズを装着している場合は，容易に外せるようであれば外す。

4) 皮膚：①除去：皮膚に付着しているものを取り除く，ふき取る。付着した衣服を脱ぐ。
②水洗：十分に水洗する。

● 医療機関での処置

1) 経口：
- 特異的な治療法はなく，牛乳または水での希釈のほか，対症療法が中心となる。

2) 吸入：
- 症状に応じて，酸素投与，呼吸管理を行う。
- 著明な呼吸困難，喘鳴，上気道浮腫をみとめる場合は積極的な治療を要する。

3) 眼：
- 受診前の洗眼が不十分な場合は，医療機関で十分に洗眼する。
- 症状が残る場合は眼科的診察が必要である。

4) 皮膚：
- 付着部位を十分に洗浄する。症状があれば，対症療法を行う。

7. 体内動態

界面活性剤

［吸収］分子構造により違いはあるが，基本的に消化管から吸収される。
［代謝・排泄］肝臓で代謝された後，尿中あるいは糞便中に排泄される。

25 洗濯用液体洗剤
洗濯用液体洗剤，洗濯用パック型液体洗剤，洗濯用液体石けん，ドライマーク用洗剤

概　要

製品：一般衣類用（綿・麻・合成繊維用），ウール・絹などのおしゃれ着用，ドライマーク衣類用，部分洗い用などがある。計量キャップ付きのボトル入りが一般的であるが，1回分を水溶性フィルムに包んだパック型洗剤も販売されている。いずれも主成分は陰・非イオン界面活性剤で，含有量は用途・濃縮化の程度によって大きく異なる。

　＊部分洗い用洗剤については「部分洗い用洗剤・しみ抜き剤」（100 ページ）参照。

問題となる成分と症状：界面活性剤の刺激作用により，なめたり少量飲み込んだ場合は口腔の違和感や悪心，嘔吐などの消化器症状がみられる程度であるが，大量に摂取した場合や誤嚥した場合は重症化することがある。また眼に入った場合は角膜を傷害することがあるので，注意が必要である。

JPIC 受信状況：年間 300 件程度の問い合わせがある。ボトル入りでは小児がなめたり触ったりする事故が多いが，高齢者が大量に誤飲する事例もある。パック型洗剤では，小児の誤飲例が多数報告されており，眼や皮膚の曝露例もある。

初期対応のための確認事項

とくにパック型洗剤の小児の誤飲では症状が出現する可能性が高く，眼に入ったり皮膚に付着したりする事例も多いので，患者の状態をよく確認する。

1. 製品
- 形態・容器：ボトル入りか，詰め替え用か，パック型洗剤か。
- 製品表示の成分（界面活性剤の含有量等），液性。

2. 曝露状況・経路
- 誤飲した場合，原液か，希釈液か。なめた程度か，大量に飲んだ可能性はないか。
- 眼に入った可能性はないか。付着した手で眼を触っていないか。
- 皮膚に付着していないか。

＊パック型洗剤の場合
- 口に入れたり，嚙んだりして破れたのか，手で握って破れたのか（パック型洗剤のフィルムは水溶性のため，口に入れたり濡れた手で触ったりするとフィルムが破れる）。
- フィルムが破れた際に飛び散った洗剤が眼に入っていないか，皮膚に付着していないか。

3. 患者の状態・症状
- 悪心，嘔吐，腹痛などの消化器症状はないか。
- 咳き込み，呼吸困難などはないか。気管に入った様子はないか。
- 眼の違和感，痛み，充血，流涙はないか。
- 皮膚の痛み，発赤，発疹などはないか。

初期対応のポイント

1. 経口の場合
- 口の中のものを取り除いて，口をすすぎ，乳製品または水を飲ませる。
- 顔や手足，衣服にも付着している可能性があれば，シャワーなどで全身を洗浄して着替える。

【直ちに受診】
- 頻回の嘔吐がみられる場合や咳き込みなどの呼吸器症状がある場合（とくにパック型洗剤の場合）。
- 症状がなくても，大量に摂取した可能性がある場合（とくに高齢者の場合）。

【経過観察】
- なめたり，1 口飲み込んだ程度で，喉の痛み，悪心，口腔の違和感など軽度の消化器症状程度の場合。

2. 吸入した場合
- 製品の性質上，吸入して問題になるとは考えにくいが，香りによる気分不良などがみられることがある。

【念のため受診】
- 気分不良や頭痛などがあり，新鮮な空気を吸っても改善しない場合。

3. 眼に入った場合
- 眼をこすらないように注意して，直ちに洗眼する。

【直ちに受診】
- 開眼困難な場合，洗眼が難しい場合やコンタクトレンズが外れない場合。

【念のため受診】
- 洗眼後も痛み，充血などがある場合。

4. 皮膚に付着した場合
【念のため受診】
- 水洗後も発赤，痛み，発疹などがある場合。

解　説

1. 製品について

- 一般衣類用（綿・麻・合成繊維用），おしゃれ着用，ドライマーク衣類用，部分洗い用などさまざまな用途や使い方の製品がある。
- 計量キャップ付きボトル入りの製品は，規定量をキャップなどで計量し洗濯機に投入するか，水やぬるま湯に溶解して手洗いやつけ置き洗いに使用する。1回分を水溶性フィルムに包んだパック型（1個の容量15〜25g程度）や，詰め替え用製品として袋入り（スタンディングパウチ）や紙パック入りもある。
- 家庭用品品質表示法では合成洗剤と石けんに分けられ，いずれも界面活性剤を主成分とするが，含有量は用途や濃縮化の程度によって大きく異なる。
- 合成洗剤は，陰・非イオン界面活性剤20〜75％程度（濃縮タイプでは50〜75％程度），安定化剤としてエチルアルコール，プロピレングリコール，グリコールエーテル類などを数％〜20％程度，アルカリ剤・pH調整剤としてエタノールアミン類などを数％，そのほか水軟化剤・分散剤・酵素・蛍光増白剤・香料などを含有する。柔軟・抗菌成分として陽イオン界面活性剤（数％）を含有する製品や，漂白剤として過酸化水素（数％）を含有する製品もある。ドライマーク衣類用洗剤では，オレンジオイルやノルマルパラフィンを数％含有する製品がある。
- 液体石けんは，純石けん分（主に脂肪酸カリウム）を主成分とし，陰・非イオン界面活性剤の含有量は30〜40％程度である。
- 原液の液性は弱アルカリ性〜中性の製品が多いが，弱酸性の製品もある。
  - ＊ボトル先端のノズルやスポンジ，ハンドスプレーを用いて，汚れに直接塗布する部分洗い用洗剤については「部分洗い用洗剤・しみ抜き剤」（100ページ）参照。

2. 事故の発生状況

● **JPIC 受信状況**

年間件数　：300件程度。一般85％，医療機関14％，その他1％。
患者年齢層：1歳未満26％，1〜5歳54％，20〜64歳11％，65歳以上5％，その他・不明4％。
事故状況　：小児や認知症のある高齢者の誤飲など83％（ボトルをなめた，パック型洗剤をかじった，手に持っていて破れた等），誤使用12％，その他・不明5％。眼に入った，皮膚に付着したといった事故も散見される。
症状出現率：33％。嘔吐，口腔の違和感，咳き込みなど。
　　　　　　［洗濯用パック型洗剤］
　　　　　　2014年に受信した小児の事故125件（0〜2歳84件，3〜7歳40件，不明1件）では，経口116件のうち75件（65％）で症状をみとめ，嘔吐46件，咳・咳き込み19件，口腔・咽頭の刺激症状19件で，喘鳴や低酸素血症をみとめた事例もあった。眼に入った20件では全例で眼の充

血・痛みなどをみとめ，角膜損傷などで1週間以上通院した事例もあった。
● JPICで把握した医療機関受診例
【1986～2009年の24年間に把握した小児（12歳以下）の不慮の事例】
- 液体の洗濯用洗剤による事例53例では重篤な例はなかった。
 （注：この調査期間においてはパック型洗剤は日本国内未発売であった。）

【1986～2010年の25年間に把握した高齢者（65歳以上）の不慮の事例】
- 液体の洗濯用洗剤による事例28例のうち，重篤な例は12例であった。
- 誤飲11例では，認知症のある高齢者の誤飲のほか，紙パック入りの洗剤を酒と取り違えた事例やペットボトルで保管した洗剤を誤飲した事例があった。誤嚥性肺炎をみとめた例が多く，ショックをみとめた例，脱水や酸塩基平衡の異常をみとめた例もあった。
- 飛び散った洗剤が眼に入った1例では角膜損傷をみとめた。

3．毒性

経路や量によっては界面活性剤の毒性を考慮する。
界面活性剤
- 界面活性剤の作用，とくに局所作用は濃度に依存し，低濃度では症状はほとんどみられないが，高濃度では重症化する。したがって，毒性値が低くても高濃度のものは危険と考える必要がある。

4．中毒学的薬理作用

界面活性剤
- 皮膚・粘膜の刺激作用。
- 体循環に入った場合の全身作用として，血管透過性亢進・細胞膨化作用。

5．症状

なめた程度や少量の摂取では重篤な中毒は起こらないが，大量に摂取した場合や誤嚥した場合は重症化することがある。とくにパック型洗剤が口の中で破れた場合は，誤嚥の危険性がある。
1）経口：1）なめた程度や少量の誤飲の場合
- 口腔・咽頭の炎症，悪心，嘔吐，下痢，腹痛など。嘔吐は1時間以内に起こることが多い。
- パック型洗剤で多くみとめられた症状：咽頭・食道の炎症，流涎，悪心，嘔吐，下痢，腹痛，咳嗽，喘鳴，呼吸障害，傾眠などの意識障害。アシドーシスをみとめた事例もある。

2）大量摂取の場合（とくに高齢者の場合）
- 界面活性剤の粘膜の刺激作用による消化管出血，麻痺性イレウス，血管透過性亢進・細胞膨化に起因する肺水腫を伴う全身性浮腫，循環血液量減少性ショックを起こす可能性がある。
- 誤嚥すると，化学性肺炎を起こす可能性がある。

2）吸入：
- 洗濯用洗剤の香りにより，気分不良や頭痛などがみられる可能性がある。

3）眼：
- 結膜充血，痛み，流涙，眼窩周囲浮腫，角膜上皮欠損。

4）皮膚：
- かゆみや痛み，紅斑，発疹，水疱などがみられる可能性がある（刺激性接触皮膚炎）。

6．処置

● 家庭での応急手当
1）経口：①除去：口の中に残っているものを吐き出す。小児や高齢者の場合は口の中を確認して取り除く，ふき取る。
②すすぎ：口をすすぐ，うがいする。うがいができない場合は濡れガーゼでふき取る。
③水分摂取：乳製品（牛乳やヨーグルト）または水を飲む。量は普段飲む程度（120～240mL，小児は体重1kgあたり15mL以下，無理に飲ませて嘔吐を誘発しないように注意する）。理由：蛋白質による粘膜保護や希釈により，刺激の緩和が期待できる。

2）眼：
- 眼をこすらないように注意し，直ちに十分に水洗する。

 　　　　　・コンタクトレンズを装着している場合は，容易に外せるようであれば外す。
3）**皮膚**：①除去：皮膚に付着しているものを取り除く，ふき取る。付着した衣服を脱ぐ。
　　　　　②水洗：十分に水洗する。
● 医療機関での処置
1）**経口**：・特異的な治療法はなく，牛乳または水での希釈のほか，対症療法が中心となる。
　　　　　・パック型洗剤が口の中で破れた場合，誤嚥の危険性があるので，必要に応じて，胸部 X 線などで確認する。
2）**眼**　：・受診前の洗眼が不十分な場合は，医療機関で十分に洗眼する。
　　　　　・症状が残る場合は眼科的診察が必要である。
3）**皮膚**：・付着部位を十分に洗浄する。症状があれば，対症療法を行う。

7. 体内動態

界面活性剤
［吸収］分子構造により違いはあるが，基本的に消化管から吸収される。
［代謝・排泄］肝臓で代謝された後，尿中あるいは糞便中に排泄される。

26 部分洗い用洗剤・しみ抜き剤

概 要

製品：部分洗い用は，洗濯の前処理として布製品の一部分に直接塗布したりスプレーしたりして使用するもので，陰・非イオン界面活性剤を主成分とする洗剤と過酸化水素を主成分とする漂白剤がある。しみ抜き剤は，洗濯せずに部分的な汚れを除去する製品で，繊維の素材やしみの種類により成分が異なる。和服などの水を使えない繊維製品にはベンジン，リグロインと呼ばれる揮発性の石油系炭化水素が使われ，応急処置用として販売されている製品には，界面活性剤（数％）のほか，アルコールなどの溶剤を含むものもある。

問題となる成分と症状：部分洗い用洗剤では，陰・非イオン界面活性剤あるいは過酸化水素の粘膜刺激による症状が主で，とくに眼に入ったり吸い込んだりした場合は注意が必要である。しみ抜き剤のうち揮発性の石油系炭化水素は誤嚥すると化学性肺炎を起こすことがあり，スプレー製品を口に向けて噴射した場合にも呼吸器症状が出現する可能性がある。

JPIC 受信状況：年間10件程度の問い合わせがあり，小児の誤飲が大半であるが，使用時に吸い込んだり眼に入ったりする事故，認知症のある高齢者が大量に誤飲する事故などもある。

初期対応のための確認事項

製品によって成分が異なるので，製品表示などをできるだけ正確に把握する。

1. 製品
- 形態（ボトル入り，ハンドスプレー，エアゾール，シート含浸等）。
- 製品表示の品名（洗濯用合成洗剤等）。成分（界面活性剤，過酸化水素，石油系炭化水素等）。
- クリーニング店などで使用する業務用しみ抜き剤（フッ化物含有）ではないか。

2. 曝露状況・経路
- 誤飲した場合，なめた程度か，大量摂取していないか。
- スプレー製品の場合，顔や口に向けてスプレーし，眼に入ったり吸い込んだりしていないか。
- 使用時の事故の場合，吸入したか，眼に入ったか，皮膚に付着したか。

3. 患者の状態・症状
- 悪心，嘔吐，腹痛などの消化器症状はないか。
- 咳き込み，呼吸困難などはないか。気管に入った様子はないか。
- 眼の違和感，痛み，充血，流涙はないか。
- 皮膚の痛み，発赤，発疹などはないか。

初期対応のポイント

1. 経口の場合
- 吐かせずに，口の中のものを取り除いて，口をすすぐ。界面活性剤，過酸化水素を含む製品では乳製品または水を飲ませる。
- 顔や手足，衣服にも付着している可能性があれば，シャワーなどで全身を洗浄して着替える。

【直ちに受診】
- 頻回の嘔吐や咳き込みなどの呼吸器症状がある場合。
- 症状がなくても，大量に摂取した可能性がある場合（とくに高齢者の場合）。

【経過観察】
- なめたり，1口飲み込んだ程度で，喉の痛み，悪心，口腔の違和感など軽度の消化器症状程度の場合。

2. 吸入した場合

【直ちに受診】
- 喉の痛み，咳，呼吸困難などがあり，新鮮な空気を吸っても改善しない場合。

【念のため受診】
- 悪心，頭痛，めまいなどがある場合。

3. 眼に入った場合
- 眼をこすらないように注意して，直ちに洗眼する。

【直ちに受診】
- 開眼困難な場合，洗眼が難しい場合やコンタクトレンズが外れない場合。

【念のため受診】
- 洗眼後も痛み，充血などがある場合。

4. 皮膚に付着した場合

【念のため受診】
- 水洗後も発赤，痛み，発疹などがある場合。

解　説

1. 製品について

- 衣類などに部分的に付着した汚れを落とすための製品で，汚れの種類，経時変化の有無，繊維の性質や加工・色などにより選択される。

1）部分洗い用
- 洗濯の前処理としてしみや汚れに直接塗布やスプレーしたあと，手洗いするか洗濯機で洗濯する。スポンジやノズルが付いた塗布用ボトル，ハンドスプレー，エアゾールなどが販売されている。
- 成分別には，界面活性剤を主体とする洗濯用洗剤と漂白成分を主体とする酸素系漂白剤があり，汚れの種類により使い分ける。
- 部分洗い用の洗濯用洗剤は界面活性剤（20〜50％程度）のほか，アルカリ剤（エタノールアミン等）と溶剤（アルコール類）を含む弱アルカリ性の製品，溶剤（炭化水素類）を含むエアゾール製品などがある。
- 部分洗い用の酸素系漂白剤は過酸化水素（5％程度）と界面活性剤を含む，酸性〜弱酸性の液体である。

2）しみ抜き剤
- 洗濯が難しい衣類やカーペットなどに付いたしみをふき取る，もしくは裏側に当てた布などにしみを移すように使用する。
- 主に和服などに使用されるベンジン，リグロインと呼ばれる揮発油は，石油系炭化水素（工業ガソリン，ミネラルスピリット，n-ヘキサン等）である。
- 衣類のしみ抜き用，応急処置用として販売されている製品は，界面活性剤（数％）と水を含み，そのほかに溶剤として，油性汚れ用は酢酸エステル類やアルコールなどを，万能タイプはグリコールエーテル類を含む。外出先などでも使用可能な滴下容器やペンタイプ，ウェットティッシュタイプなどがある。
- カーペット用の製品は，界面活性剤，溶剤（アルコール類，グリコールエーテル類等）を含み，中性〜弱アルカリ性のスプレー製品が多い。
  - ＊参考：クリーニング店などで使用する業務用のしみ抜き剤には，フッ化物やフッ化水素を含有し，毒物に該当するものもある。

2. 事故の発生状況

● JPIC 受信状況
年間件数　：10件程度。一般81％，医療機関17％，その他2％。
患者年齢層：1歳未満12％，1〜5歳43％，20〜64歳29％，65歳以上14％，その他・不明2％。
事故状況　：小児や認知症のある高齢者の誤飲など56％（蓋を開けてなめた，スプレーを口に向けて噴射した等），誤使用33％（気化したベンジンを吸入した，ペットボトルに移し替えたものを間違えて飲んだ，液がはねて眼に入った等），労災8％，その他・不明3％。
症状出現率：小児は27％，20歳以上では79％。消化器症状，頭痛，めまい，眼や皮膚の痛みなど。

● JPIC で把握した医療機関受診例

【1986 〜 2009 年の 24 年間に把握した小児（12 歳以下）の不慮の事例】
- しみ抜き剤，予洗い剤 10 例のうち，重篤な例は 1 例であった。
 事例：しみ抜きスプレーを口に噴射し，咳嗽，喘鳴，呼吸困難，咽頭・声門浮腫をみとめた。

【1986 〜 2010 年の 25 年間に把握した高齢者（65 歳以上）の不慮の事例】
- しみ抜き剤，予洗い剤 5 例のうち，重篤な例は 1 例であった。
 事例：認知症のある高齢者がベンジンを誤飲した。肺炎をみとめ，肝障害を併発した。

3．毒性

経路や量によっては含有成分である界面活性剤，過酸化水素，溶剤（石油系炭化水素，酢酸エステル，アルコール，グリコールエーテル類）の中毒を考慮する。

1）界面活性剤
- 界面活性剤の作用，とくに局所作用は濃度に依存し，低濃度では症状はほとんどみられないが，高濃度では重症化する。したがって，毒性値が低くても高濃度のものは危険と考える必要がある。

2）過酸化水素（3％）
- 少量摂取では通常は影響がないか，あったとしてもごくわずかである。大量摂取では体内で発生した酸素による影響を考慮する必要がある。

3）石油系炭化水素，酢酸エステル，アルコール，グリコールエーテル類
- 粘膜刺激があり，大量摂取により中枢神経の抑制を起こしうる。
- 誤嚥すると，化学性肺炎を起こす可能性がある。

4．中毒学的薬理作用

1）界面活性剤
- 皮膚・粘膜の刺激作用。
- 体循環に入った場合の全身作用として，血管透過性亢進・細胞膨化作用。

2）過酸化水素
- 酸化作用による皮膚・粘膜の刺激（3％程度の低濃度では主に粘膜の刺激），組織に触れて発生した酸素による作用。

3）石油系炭化水素，酢酸エステル，アルコール，グリコールエーテル類
- 皮膚・粘膜の刺激作用，脱脂作用。中枢神経の抑制作用。
- 石油系炭化水素では，内因性カテコールアミンの催不整脈作用に対する心筋の感受性を増大させる。
- 誤嚥による化学性肺炎。

5．症状

なめた程度や少量の摂取では重篤な中毒は起こらないが，大量摂取や誤嚥した場合，吸入した場合，眼に入った場合は重篤になる可能性がある。

1）経口：
- なめた程度や少量の摂取では，粘膜の刺激による，悪心，嘔吐，口腔・咽頭の痛み，下痢など。
- 大量に摂取した場合は，成分により異なる。
 界面活性剤を含有する製品では，粘膜の刺激作用による消化管出血，麻痺性イレウス，血管透過性亢進・細胞膨化に起因する肺水腫を伴う全身性浮腫，循環血液量減少性ショックを起こす可能性がある。
 過酸化水素を含有する製品では，発生した酸素による動脈・静脈のガス塞栓を起こす可能性がある。
 溶剤（石油系炭化水素，酢酸エステル，アルコール，グリコールエーテル類）を含有する製品では，頭痛，めまい，傾眠，興奮などの中枢神経症状が出現する可能性がある。
- 誤嚥すると，化学性肺炎を起こす可能性がある。

2）吸入：
- スプレー製品を吸入した場合，喉の痛み，咳，喘鳴，呼吸困難などをきたす可能性がある。
- 石油系炭化水素を含有する製品では，気化したガスを吸入すると，頭痛，めまい，傾眠など。大量に吸入した場合は不整脈が起こる可能性がある。

3) 眼　：・眼の刺激感，充血，疼痛。成分により刺激の程度は異なる。
4) 皮膚：・かゆみや痛み，紅斑，発疹，水疱などがみられる可能性がある（刺激性接触皮膚炎）。

6．処置

● 家庭での応急手当
1) 経口：禁忌：石油系炭化水素や酢酸エステルを含有する場合は，吐かせてはいけない。理由：誤嚥すると化学性肺炎を起こしやすいため。
　　　　①除去：口の中に残っているものを吐き出す。小児や高齢者の場合は口の中を確認して取り除く，ふき取る。
　　　　②すすぎ：口をすすぐ，うがいする。うがいができない場合は濡れガーゼでふき取る。
　　　　③水分摂取：製品により異なる。
　　　　　石油系炭化水素や酢酸エステルを含む製品：積極的に水分をとることは避けたほうがよい（無理に飲ませて嘔吐を誘発しないように注意する）。
　　　　　その他の製品：乳製品（牛乳やヨーグルト）または水を飲む。量は普段飲む程度（120～240mL，小児は体重1kgあたり15mL以下，無理に飲ませて嘔吐を誘発しないように注意する）。理由：蛋白質による粘膜保護や希釈により，刺激の緩和が期待できる。
2) 吸入：・新鮮な空気の場所へ移動する。室内を換気する。
3) 眼　：・眼をこすらないように注意し，直ちに十分に洗眼する。
　　　　・コンタクトレンズを装着している場合は，容易に外せるようであれば外す。
4) 皮膚：①除去：皮膚に付着しているものを取り除く，ふき取る。付着した衣服を脱ぐ。
　　　　②水洗：必要に応じて，石けんを用いて十分に水洗する。

● 医療機関での処置
1) 経口：・特異的な治療法はなく，対症療法を行う。
　　　　・誤嚥した場合は，化学性肺炎に対する治療を行う。
2) 吸入：・症状に応じて，酸素投与，呼吸管理を行う。
3) 眼　：・受診前の洗眼が不十分な場合は，医療機関で十分に洗眼する。
　　　　・症状が残る場合は眼科的診察が必要である。
4) 皮膚：・付着部位を十分に洗浄する。症状があれば，対症療法を行う。

7．治療上の注意点

石油系炭化水素（工業ガソリン，ミネラルスピリット，n-ヘキサン等）
- 誤嚥させないことが重要であり，催吐は禁忌である。胃洗浄は誤嚥の危険があるため禁忌とする文献も多い。大量摂取などで実施する場合は，誤嚥を防止する対策をとった上で実施する。

8．体内動態

1) 界面活性剤
［吸収］分子構造により違いはあるが，基本的に消化管から吸収される。
［代謝・排泄］肝臓で代謝された後，尿中あるいは糞便中に排泄される。
2) 過酸化水素
［吸収］皮膚・粘膜からある程度吸収される。
［代謝・排泄］吸収された過酸化水素は，代謝酵素により急速に分解されて，酸素と水になる。
3) 石油系炭化水素
［吸収］ガソリンは消化管からほとんど吸収されないことが示唆されている。
4) 酢酸エステル，アルコール，グリコールエーテル類
［吸収］グリコールエーテル類は，一般に全身毒性を生じるほど経皮吸収されない。
［代謝・排泄］アルコールは肝代謝され（エチルアルコールはアセトアルデヒド，イソプロピルアルコールはアセトンに代謝），一部は未変化体で呼気，尿，汗，糞便中に排泄される。酢酸エステルは代謝され（酢酸エチルは酢酸とエチルアルコールに代謝），一部は未変化体で呼気，尿中に排泄される。

27 塩素系漂白剤

概　要

製品：衣類や食器，台所用品，住居などの漂白，除菌，脱臭目的で，広く使用されている。次亜塩素酸ナトリウムおよび水酸化ナトリウムを含むアルカリ溶液である。

問題となる成分と症状：アルカリとして組織の腐食作用があり，濃度に依存して付着部位の化学損傷を起こす。原液を大量摂取すると口腔・咽頭，食道，胃の漂白剤と接触した部位に化学損傷を起こす可能性があるが，希釈液の摂取あるいは原液の誤飲では，口腔・咽頭の痛みや悪心，嘔吐などの軽い消化器症状程度である。吸入した場合には呼吸器症状をきたす可能性があり，とくに酸との反応で発生した塩素ガスを吸入すると，呼吸管理が必要となることもある。眼に入った場合には，角膜や結膜の損傷を生じる可能性がある。

JPIC 受信状況：年間 800 件程度の問い合わせがあり，誤使用による事故が 6 割を占める。漂白中のコップや湯飲みの希釈液を誤って飲んだ事故が多く，酸性の洗剤などと併用して塩素ガスが発生したなど，吸入による事故もある。

初期対応のための確認事項

1. 製品
- 形態（ボトル入りか，ハンドスプレーか）。
- 製品表示の成分，液性，「まぜるな危険」表示の有無（塩素系であるかどうかの確認）。

2. 曝露状況・経路
1）誤飲した場合
- 濃度（原液か希釈液か，希釈率）。
- 摂取量（ボトルやスプレーの先をなめた程度か，大量に飲んだ可能性はないか）。
- 漂白中の誤飲の場合，具体的な状況（漂白対象，容器等），ほかにも飲んだ人はいないか。
- スプレー製品の場合，顔や口に向けてスプレーし，眼に入ったり吸い込んだりしていないか。

2）使用時の事故の場合
- 薬剤のミストや発生したガスを吸入したか，眼に入ったか。
- 使用量（使いすぎていないか）。
- 他の薬剤との混合や併用の有無（他の薬剤に「まぜるな危険」「酸性タイプ」表示があるか）。
- 換気の状態，保護具の使用状況（手袋・マスク・めがね等）。
- 眼に入った場合，濃度（原液か希釈液か）。

3. 患者の状態・症状
- 口の中，付着部位に塩素臭はないか。
- 悪心，嘔吐，腹痛などの消化器症状はないか。
- 咳き込み，呼吸困難などはないか。喘息などの基礎疾患はないか。
- 眼の違和感，痛み，充血，流涙はないか。
- 皮膚の痛み，発赤，発疹，水疱などはないか。

初期対応のポイント

1. 経口の場合
- 吐かせずに，口の中のものを取り除いて，口をすすぎ，乳製品または水を飲ませる。
- 顔や手足，衣服にも付着している可能性があれば，シャワーなどで全身を洗浄して着替える。

【直ちに受診】
- 頻回の嘔吐がみられる場合や咳き込みなどの呼吸器症状がある場合。
- 症状がなくても，原液を大量に摂取した可能性がある場合。

【経過観察】
- 希釈液の誤飲，原液をなめたり1口飲み込んだ程度で，喉の痛み，悪心など軽度の消化器症状程度の場合。

2. 吸入した場合

【直ちに受診】
- 酸との反応により発生した塩素ガスを吸入した場合。とくに喘息などの基礎疾患がある場合（発作につながる可能性がある）。
- 喉の痛み，咳，呼吸困難などが出現し，新鮮な空気を吸っても改善しない場合。

3. 眼に入った場合
- 眼をこすらないように注意して，直ちに洗眼する。

【直ちに受診】
- 開眼困難な場合，洗眼後も痛み，充血などがある場合。
- 洗眼が難しい場合やコンタクトレンズが外れない場合。

4. 皮膚に付着した場合

【念のため受診】
- 水洗後も発赤，痛み，発疹などがある場合。

解　説

1. 製品について

- 衣類や食器，台所用品，住居などの漂白，除菌，脱臭に用いられ，白物衣料や台所用として，ボトルやハンドスプレーに入った液体製品が市販されている。
- 次亜塩素酸ナトリウムを主成分とするアルカリ性の液体である。次亜塩素酸ナトリウムはpH5以下になると分解して塩素ガスを発生するため，アルカリ剤（水酸化ナトリウム等）を配合し，pH11以上になるように調製されている。
- 希釈して使用するボトル入りの製品は，次亜塩素酸ナトリウム4〜6％，アルカリ剤（水酸化ナトリウム等）1〜2％を含有し，界面活性剤（数％程度）を含有する製品もある。水で100〜500倍に希釈し，除菌の場合は2分程度，漂白の場合は30分程度，つけ置きしたあと水洗する。洗濯機で洗濯用洗剤と併用することも想定されている。また製品本来の用途とは異なるが，家庭でのノロウイルス感染予防対策として，200〜1,000ppmの次亜塩素酸（5％の製品で250〜50倍希釈液）を吐物や便などの処理に使用することがある。
- ハンドスプレーの製品は，次亜塩素酸ナトリウム3％以下，アルカリ剤（水酸化ナトリウム等）1％以下のほか，界面活性剤を含み，泡で出る製品が多い。対象物に直接スプレーした後，5分程度置いて洗い流す。
- 酸性タイプの製品と混合すると塩素ガスを発生するため，家庭用品品質表示法（漂白剤）で，「塩素系」「まぜるな危険」などの表示を行うことが義務づけられている。
- 事故防止の観点から詰め替え用の製品はなく，ハンドスプレーでは付け替え用が販売されている。

2. 事故の発生状況

● JPIC受信状況

年間件数　：800件程度。一般81％，医療機関16％，その他3％。
患者年齢層：1歳未満5％，1〜5歳34％，6〜19歳10％，20〜64歳34％，65歳以上14％，その他・不明3％。
事故状況　：小児や認知症のある高齢者の誤飲など34％，誤使用61％（漂白中のコップや湯飲みの液を誤って飲んだ，漂白中の調理器具を使用した，酸性洗剤類との併用や熱湯の使用により塩素ガスが発生した等），その他・不明5％。飲食店や高齢者施設，医療施設で発生した事故もある。
症状出現率：41％。口腔・咽頭の違和感や痛み，悪心，嘔吐，咳き込みや息苦しさ，呼吸困難，眼の痛み・充血，皮膚の発赤など。

● JPICで把握した医療機関受診例

【2003〜2005年にJPICで把握した308例】
- 経口摂取292例においては，希釈液を誤飲した事例では無症状，もしくは軽微な消化器刺激による症状（咽

頭から上腹部にかけての疼痛，悪心，嘔吐）がみられる程度で重篤な例はなく，原液を摂取した事例であってもびらんや少量の出血をきたした程度であった。
- 重い症状が出現した事例として以下の例を把握している。
  経口：認知症のある高齢者が塩素系漂白剤を誤飲した。誤嚥性肺炎，気道浮腫による呼吸の悪化をみとめた。
  吸入：塩素系漂白剤と塩酸含有トイレ用洗浄剤を併用し，発生したガスを吸入した。呼吸困難，喘息様発作などをみとめた。
  経皮：小児が床にあった塩素系漂白剤のボトルを倒し，こぼれた液体が衣類にしみ込んだまま受診し，体表面積の10％に及ぶ化学損傷をみとめた。

【1986〜2009年の24年間に把握した小児（12歳以下）の不慮の事例】
- 塩素系漂白剤による293例のうち，重篤な例は1例であった。

【1986〜2010年の25年間に把握した高齢者（65歳以上）の不慮の事例】
- 塩素系漂白剤による219例のうち，重篤な例は5例であった。

3. 毒性

塩素系漂白剤は，弱い消化器刺激物に分類され，少量摂取では通常は影響がないか，あったとしてもごくわずかである。経路や量によっては，アルカリや塩素ガスの影響を考慮する必要がある。

1）次亜塩素酸含有製品
- アルカリの主たる作用である組織の腐食の程度は，曝露量よりも濃度や粘度，pH，接触時間に大きく左右される。原液で体重1kgあたり5mL以上の大量摂取は腐食性傷害につながる可能性がある。

2）塩素ガス
- 症状発現濃度3〜5ppm（粘膜が侵され，鼻炎，流涙，流涎，咳嗽を生じる）。

4. 中毒学的薬理作用

- 次亜塩素酸による皮膚・粘膜の刺激作用。
- アルカリによる腐食作用（化学損傷），高濃度の曝露では，放置すると接触部位からより深部に傷害が進行する。
- 大量摂取の場合は，吸収された次亜塩素酸やナトリウムによる作用。
- 次亜塩素酸が他の薬剤と反応することにより生成したガスによる作用。酸との混合や火中で分解することにより塩素ガスが発生し，粘膜の刺激・腐食作用を示す。

5. 症状

摂取量によっては腐食作用を有するアルカリで報告されている症状を生じる可能性があるほか，発生した塩素ガスを吸入した場合には呼吸器症状をきたす可能性がある。

1）経口：1）希釈液の摂取あるいは原液の誤飲の場合
- 軽微な消化管刺激による症状（咽頭から上腹部にかけての疼痛，悪心，嘔吐）がみられる程度である。

2）原液の大量摂取（体重1kgあたり5mL以上）の場合
- 口腔・咽頭，食道，胃の直接接触した部位にアルカリによる化学損傷を起こす可能性がある。
- 内視鏡検査で食道炎，胃炎，十二指腸炎などがみられることがある。
- 重篤な場合は，消化管出血・穿孔，狭窄をきたした報告もあるが，統計的にはまれである。
- 誤嚥による化学性肺炎が疑われる場合は重症化する可能性がある。

2）吸入：
- 粘膜の刺激による咽頭痛，咳嗽，呼吸困難，喘鳴などの呼吸器症状が一般的であり，重症の場合は，上気道浮腫，気管支痙攣，肺炎が起こりうる。
- 気分不良，悪心，嘔吐，頭痛，めまい，動悸などを訴えることがある。
- 喘息などの基礎疾患がある場合，吸入により発作が誘発される可能性がある。

3）眼：
- 眼の刺激感，充血，疼痛，流涙，眼瞼の腫脹など。
- 重篤な場合は，アルカリによる角膜や結膜の損傷，視力障害。

4）皮膚：
- アルカリによる重篤な皮膚刺激，化学損傷，肥厚。

- 付着部位のヌルヌル感（アルカリにより蛋白質が分解されることによる）。

6. 処置

重要なのは薬剤との接触時間を短縮するために直ちに洗浄を開始し，希釈することである。

● 家庭での応急手当
1) 経口：禁忌：吐かせてはいけない。理由：腐食性物質が再び食道を通過することにより，炎症が悪化するため。
　　　①除去：口の中に残っているものを吐き出す。小児や高齢者の場合は口の中を確認して取り除く，ふき取る。
　　　②すすぎ：口をすすぐ，うがいする。うがいができない場合は濡れガーゼでふき取る。
　　　③水分摂取：乳製品（牛乳やヨーグルト）または水を飲む。量は普段飲む程度（120〜240mL，小児は体重1kgあたり15mL以下，無理に飲ませて嘔吐を誘発しないように注意する）。理由：蛋白質による粘膜保護や希釈により，刺激の緩和が期待できる。
2) 吸入：・新鮮な空気の場所へ移動する。室内を換気する。
3) 眼　：・眼をこすらないように注意し，直ちに十分に水洗する。腐食作用を有するアルカリに準じて，少なくとも30分間は水洗するべきである。
　　　　・コンタクトレンズを装着している場合は，容易に外せるようであれば外す。
4) 皮膚：①除去：皮膚に付着しているものを取り除く，ふき取る。付着した衣服を脱ぐ。
　　　　②水洗：十分に水洗する。腐食作用を有するアルカリの曝露に準じて，少なくとも15分間は水洗するべきである。

● 医療機関での処置
1) 経口：・禁忌：催吐，酸による中和，活性炭および下剤の投与。
　　　　・特異的な治療法はなく，牛乳または水での希釈のほか，対症療法が中心となる。
2) 吸入：・症状に応じて，酸素投与，呼吸管理を行う。
　　　　・著明な呼吸困難，喘鳴，上気道浮腫をみとめる場合は積極的な治療を要する。
3) 眼　：・涙液のpHが中性付近であることを確認するまで洗浄する。
　　　　・症状が残る場合は眼科的診察が必要である。
4) 皮膚：・付着部位を十分に洗浄する。症状があれば，熱傷に準じて治療する。

7. 治療上の注意点

1) 催吐は禁忌（腐食性物質が再び食道を通過することにより，炎症が悪化するため）。
2) 中和は禁忌（酢やジュースを飲ませて中和しようとすると，発生する熱により熱傷を起こす）。
3) 重曹，炭酸飲料の経口投与は禁忌（胃内で二酸化炭素を発生させ，ときに胃破裂の危険がある）。
4) 原液の大量摂取で胃洗浄を行う場合は，できるだけ早く，穿孔に気をつけて注意深く行う。
5) 内視鏡検査は，摂取後12時間以内に穿孔に注意して実施する（24時間を超えると穿孔のリスクが高くなる）。

8. 体内動態

1) 次亜塩素酸ナトリウム
［吸収］胃液などの酸性液中では，塩素と非イオン型の次亜塩素酸として存在するため，粘膜透過性が高く胃粘膜より吸収されやすい。ただし，蛋白質やその他の組織成分により急速に不活化されるため，吸収されて体循環に達することは少なく，大量摂取時以外は問題にならない。

2) アルカリ
［吸収］通常，皮膚・粘膜からの吸収毒性は問題にならない。

28 酸素系漂白剤

概　要

製品：過酸化水素の酸化作用を利用した漂白剤で，色柄物の繊維製品にも使用できることから，衣類を中心にしみ抜き，黄ばみの漂白，除菌，脱臭に広く使用されている。家庭で使用される酸素系漂白剤には，過酸化水素を主成分とする液体の製品と過炭酸ナトリウムを主成分とする粉末の製品がある。

問題となる成分と症状：誤飲程度であれば，口腔の違和感や悪心，嘔吐などの消化器症状がみられる程度であるが，大量に摂取した場合には，消化管粘膜のびらんや発生した酸素による腹部膨満がみられることがあり，酸素が血管に取り込まれるとガス塞栓の可能性もある。

JPIC 受信状況：年間170件程度の問い合わせがあり，小児の誤飲が大半である。スプレー製品を顔や口に向けてスプレーしたり，つけ置き中の希釈液をかぶったりする事故もある。成人では，ペットボトルに移し替えたものを誤飲する事故などがある。

初期対応のための確認事項

1. **製品**
   - 形態（液体，粉末），容器（ボトル，ハンドスプレー，詰め替え用パウチ等）。
   - 製品表示の成分（過酸化水素，過炭酸ナトリウム），液性（酸性，弱アルカリ性）。
2. **曝露状況・経路**
   - 誤飲した場合，原液か，希釈液か。なめた程度か，大量に摂取した可能性はないか。
   - スプレー製品の場合，顔や口に向けてスプレーし，眼に入ったり吸い込んだりしていないか。
   - 使用時の事故の場合，他の薬剤（塩素系漂白剤等）との混合や併用の有無。
3. **患者の状態・症状**
   - 悪心，嘔吐，腹部膨満，腹痛などの消化器症状はないか。
   - 咳き込み，呼吸困難などはないか。気管に入った様子はないか。
   - 眼の違和感，痛み，充血，流涙はないか。
   - 皮膚の痛み，発赤，発疹などはないか。

初期対応のポイント

1. **経口の場合**
   - 口の中のものを取り除いて，口をすすぎ，乳製品または水を飲ませる。
   - 顔や手足，衣服にも付着している可能性があれば，シャワーなどで全身を洗浄して着替える。

   【直ちに受診】
   - 頻回の嘔吐がみられる場合や咳き込みなどの呼吸器症状がある場合。
   - 症状がなくても，大量に摂取した可能性がある場合（動脈・静脈のガス塞栓を生じる可能性がある）。

   【経過観察】
   - 希釈液の誤飲，原液をなめたり1口飲み込んだ程度で，悪心，腹部膨満などの軽い消化器症状程度の場合。

2. **吸入した場合**
   - 他の製品との混合により発生するガスは酸素であり，吸入しても無害とされる。

   【念のため受診】
   - 粉末やスプレーを吸入して喉の痛み，気分不良，咳などが出現し，新鮮な空気を吸っても改善しない場合。

3. **眼に入った場合**
   - 眼をこすらないように注意して，直ちに洗眼する。

【直ちに受診】
- 開眼困難な場合，洗眼が難しい場合やコンタクトレンズが外れない場合。

【念のため受診】
- 洗眼後も痛み，充血などがある場合。

4. 皮膚に付着した場合
【念のため受診】
- 水洗後も発赤，痛み，発疹などがある場合。

解　説

1. 製品について

- 過酸化水素の酸化作用を利用し，衣類や台所用品，住居などのしみ抜き，黄ばみの漂白，除菌，除臭を目的とした製品である。塩素系漂白剤と比較して，漂白効果がおだやかで色柄物の繊維製品にも使用でき，刺激臭がないことから，衣類を中心に広く利用されている。
- 液体や粉末の製品があり，洗剤とともに洗濯機に投入して洗濯する，衣類のしみなどに直接塗布したあと洗濯する，溶解・希釈してつけ置くなどの使用方法がある。
- 液体の製品は，過酸化水素（1〜6%），陰・非イオン界面活性剤（15%以下）などを含有し，過酸化水素の分解を抑制するためにpH2〜6の酸性〜弱酸性に調整されている。ボトル入りや詰め替え用の袋入り（スタンディングパウチ），衣類のしみに直接塗布できるノズル付きやハンドスプレー製品もある。
- 粉末の製品はボトルや袋入りで，主成分は過炭酸ナトリウム（50%以上）であり，水に溶解すると炭酸ナトリウムと過酸化水素に解離して効果を発揮する。水溶液は弱アルカリ性で，過炭酸ナトリウム100%で排水口や洗濯槽の洗浄，水周りの掃除にも使用できる製品や，炭酸塩（炭酸ナトリウムなど，50%以下），界面活性剤（5%以下）などを含有する製品もある。
- 過酸化水素は分解すると水と酸素を発生し，アルカリや熱，光，重金属などによって分解が加速される。

2. 事故の発生状況

● JPIC受信状況
年間件数　：170件程度。一般87%，医療機関12%，その他1%。
患者年齢層：1歳未満24%，1〜5歳51%，20〜64歳15%，65歳以上5%，その他・不明5%。
事故状況　：小児や認知症のある高齢者の誤飲など75%（小児がボトルや詰め替え用の袋をなめた，スプレー製品を顔や口に向けてスプレーした，つけ置き中の希釈液を頭からかぶった，認知症のある高齢者が大量摂取した等），誤使用21%（塩素系漂白剤と併用した，ペットボトルに移し替えたものを飲んだ等），その他・不明4%。
症状出現率：29%。悪心，嘔吐，口腔・咽頭の痛み，咳き込み，めまい，眼の痛み，皮膚の発赤など。

● JPICで把握した医療機関受診例
【1986〜2009年の24年間に把握した小児（12歳以下）の不慮の事例】
- 酸素系漂白剤による事例54例では，重篤な例はなかった。

【1986〜2010年の25年間に把握した高齢者（65歳以上）の不慮の事例】
- 酸素系漂白剤の事例13例のうち，重篤な例は2例で，いずれも認知症のある高齢者の誤飲であった。
  事例：71歳，酸素系漂白剤を50〜100mL誤飲し，大量に嘔吐した。受診時には昏睡，ショックなどをみとめた。
  事例：93歳，視力障害と認知症があり，酸素系漂白剤を誤飲し，家族が催吐させた。呼吸困難，誤嚥性肺炎などをみとめた。

● 文献報告例
- 77歳男性，過炭酸ナトリウム約20gと水120mLを経口摂取し，食道・胃・十二指腸の粘膜びらんや潰瘍，血圧低下，尿量減少が出現し，わずかに門脈ガスをみとめた例がある。（池田果林，他：日救急医会関東誌 2014；35：349-352.）

3. 毒性

量によっては，過酸化水素のほか，界面活性剤の影響を考慮する必要がある。

1) 過酸化水素（3％）
- 少量摂取では通常は影響がないか，あったとしてもごくわずかである。大量摂取では体内で発生した酸素による影響を考慮する必要がある。

2) 界面活性剤
- 界面活性剤の作用，とくに局所作用は濃度に依存し，低濃度では症状はほとんどみられないが，高濃度では重症化する。したがって，毒性値が低くても高濃度のものは危険と考える必要がある。

4. 中毒学的薬理作用

1) 過酸化水素
- 酸化作用による皮膚・粘膜の刺激，組織に触れて発生した酸素による作用。

2) 過炭酸ナトリウム
- 皮膚・粘膜の刺激，分解によって発生する過酸化水素による作用。

3) 界面活性剤
- 皮膚・粘膜の刺激作用。
- 体循環に入った場合の全身作用として，血管透過性亢進・細胞膨化作用。

5. 症状

1) 経口： ・悪心，嘔吐，口腔・咽頭の痛み，発生した酸素による腹部膨満。まれに消化管の粘膜びらん。
- 大量摂取の場合は，発生した酸素による動脈・静脈のガス塞栓を起こす可能性がある。
- 誤嚥すると，化学性肺炎を起こす可能性がある。

2) 吸入： ・鼻・喉の刺激感，咳き込み，悪心など。

3) 眼： ・結膜の充血，眼の痛みなど。

4) 皮膚： ・かゆみや痛み，紅斑，発疹，水疱などがみられる可能性がある（刺激性接触皮膚炎）。

6. 処置

● 家庭での応急手当

1) 経口：①除去：口の中に残っているものを吐き出す。小児や高齢者の場合は口の中を確認して取り除く，ふき取る。
②すすぎ：口をすすぐ，うがいする。うがいができない場合は濡れガーゼでふき取る。
③水分摂取：乳製品（牛乳やヨーグルト）または水を飲む。量は普段飲む程度（120〜240mL，小児は体重1kgあたり15mL以下，無理に飲ませて嘔吐を誘発しないように注意する）。理由：蛋白質による粘膜保護や希釈により，刺激の緩和が期待できる。

2) 吸入： ・新鮮な空気の場所へ移動する。

3) 眼： ・眼をこすらないように注意し，直ちに十分に水洗する。
- コンタクトレンズを装着している場合は，容易に外せるようであれば外す。

4) 皮膚：①除去：皮膚に付着しているものを取り除く，ふき取る。付着した衣服を脱ぐ。
②水洗：十分に水洗する。

● 医療機関での処置

1) 経口： ・特異的な治療法はなく，対症療法を行う。
- 誤嚥した場合は，化学性肺炎に対する治療を行う。

2) 吸入： ・症状に応じて，酸素投与，呼吸管理を行う。

3) 眼： ・受診前の洗眼が不十分な場合は，医療機関で十分に洗眼する。
- 症状が残る場合は眼科的診察が必要である。

4) 皮膚： ・付着部位を十分に洗浄する。症状があれば，対症療法を行う。

7. 治療上の注意点

1) 経口摂取の場合は，吸着剤（活性炭）の投与は効果が期待できないため，不要である。
2) 大量摂取の場合は，経鼻胃管を挿入して胃の膨満を軽減させる。あわせて，ガス塞栓をきたしていないか，注意深く観察する。

8. 体内動態

1) 過酸化水素
［吸収］皮膚・粘膜からある程度吸収される。
［代謝］吸収された過酸化水素は代謝酵素により急速に分解されて，酸素と水になる。

2) 過炭酸ナトリウム
［吸収］水溶液中で分解により炭酸ナトリウムと過酸化水素を生じ，粘膜からある程度吸収される。
［代謝］過酸化水素は代謝酵素により急速に分解されて，酸素と水になる。

3) 界面活性剤
［吸収］分子構造により違いはあるが，基本的に消化管から吸収される。
［代謝・排泄］肝臓で代謝された後，尿中あるいは糞便中に排泄される。

29 柔軟仕上げ剤

概　要

製品：洗濯後の衣類を柔らかく仕上げ，繊維の風合いの劣化や静電気を防止するもので，液体やシートタイプの製品がある。主成分は陽イオン界面活性剤（30%以下）であり，溶剤（エチルアルコール，エチレングリコール等）を数%程度含有する。

問題となる成分と症状：界面活性剤の刺激作用により，なめたり少量飲み込んだ場合は，口腔・咽頭の違和感や悪心，嘔吐などの消化器症状程度であるが，大量に飲んだ場合や誤嚥した場合には重症化することがある。眼に入った場合は角膜を傷害することがあるので，注意が必要である。

JPIC 受信状況：年間 100 件程度の問い合わせがあり，小児の誤飲のほか，ペットボトルへの移し替えによる誤飲などもある。

初期対応のための確認事項

1. 製品
- 形態：液体かシートタイプか。
- 製品表示の成分（界面活性剤，安定化剤等）。
2. 曝露状況・経路
- 誤飲した場合，なめた程度か，大量に飲んだ可能性はないか。
- 眼に入っていないか，付着した手で眼を触っていないか。
- 皮膚に付着していないか。かぶったりしていないか。
3. 患者の状態・症状
- 口腔・咽頭の違和感，悪心，嘔吐，腹痛などの消化器症状はないか。
- 咳き込み，呼吸困難などはないか。気管に入った様子はないか。
- 柔軟仕上げ剤の香りにより，気分不良や頭痛などはないか。
- 眼の違和感，痛み，充血，流涙はないか。
- 皮膚の痛み，発赤，発疹などはないか。

初期対応のポイント

1. 経口の場合
- 口の中のものを取り除いて，口をすすぎ，乳製品または水を飲ませる。
- 顔や手足，衣服にも付着している可能性があれば，シャワーなどで全身を洗浄して着替える。

【直ちに受診】
- 頻回の嘔吐がみられる場合や咳き込みなどの呼吸器症状がある場合。
- 症状がなくても，大量に摂取した可能性がある場合（とくに高齢者の場合）。

【経過観察】
- なめたり，1 口飲み込んだ程度で，口腔・咽頭の違和感や悪心などの軽度の消化器症状程度の場合。

2. 吸入した場合
- 製品の性質上，吸入して問題になるとは考えにくいが，香りによる気分不良などがみられることがある。

【念のため受診】
- 気分不良や頭痛などがあり，新鮮な空気を吸っても改善しない場合。

3. 眼に入った場合
- 眼をこすらないように注意して，直ちに洗眼する。

【直ちに受診】
- 開眼困難な場合，洗眼が難しい場合やコンタクトレンズが外れない場合。

【念のため受診】
- 洗眼後も痛み，充血などがある場合。

4. 皮膚に付着した場合

【念のため受診】
- 水洗後も発赤，痛み，発疹などがある場合。

解　説

1. 製品について

- 洗濯後の衣類を柔らかく仕上げ，繊維の風合いの劣化や静電気を防止するもので，液体やシートタイプの製品がある。抗菌，消臭・防臭，しわ予防，紫外線カット，衣類の香りづけなどの付加機能を持たせた製品もある。
- 液体の製品は，計量キャップ付きのプラスチックボトル入りが多く，袋入り（スタンディングパウチ）などの詰め替え用も販売されている。すすぎの最終段階で洗濯槽に投入する。
- 主成分は陽イオン界面活性剤（30％以下）であり，脂肪族の四級アンモニウム塩，ジアルキルアンモニウム塩，ジアルキルイミダゾリニウム塩などが使用される。そのほかに分散安定化剤として非イオン界面活性剤（数％），溶剤（エチルアルコール，エチレングリコール等，数％），濃度調整剤として塩化ナトリウムや塩化カルシウムなどの電解質，防腐剤，香料などを含有する。
- シートタイプの製品は，不織布に陽イオン界面活性剤と香料などを含浸させたもので，乾燥機を使用する際に衣類と一緒に投入する。
- 柔軟仕上げ剤は家庭用品品質表示法に該当しないため，表示については日本石鹸洗剤工業会の自主基準が設けられている。

2. 事故の発生状況

● **JPIC 受信状況**
年間件数　：100 件程度。一般 86％，医療機関 13％，その他 1％。
患者年齢層：1 歳未満 28％，1～5 歳 56％，20～64 歳 8％，65 歳以上 6％，その他・不明 2％。
事故状況　：小児や認知症のある高齢者の誤飲など 87％，誤使用 7％（ペットボトルに移し替えたものを飲料と間違えて飲む等），その他・不明 6％。
症状出現率：20％。口腔・咽頭の違和感，悪心，嘔吐，下痢，咳き込み，眼の痛み・充血など。

● **JPIC で把握した医療機関受診例**
【1986～2009 年の 24 年間に把握した小児（12 歳以下）の不慮の事例】
- 柔軟仕上げ剤による事例は 48 例で，重篤な例はなかった。

【1986～2010 年の 25 年間に把握した高齢者（65 歳以上）の不慮の事例】
- 柔軟仕上げ剤による事例は 13 例で，重篤な例はなかった。

● **文献報告例**
- 高齢者が柔軟仕上げ剤を誤飲後に呼吸困難で搬送され，急性呼吸促迫症候群（ARDS）を発症した 1 例の報告がある。（大畠孝則，他：気管支学 2014；36：S212.）

3. 毒性

柔軟仕上げ剤は，弱い消化器刺激物に分類され，少量摂取では通常は影響がないか，あったとしてもごくわずかである。摂取量によっては，陽イオン界面活性剤や溶剤として含まれるエチレングリコールやエチルアルコールなどの毒性を考慮する必要がある。

1) 陽イオン界面活性剤

- 界面活性剤の作用，とくに局所作用は濃度に依存し，低濃度では症状はほとんどみられないが，高濃度では重症化する。したがって，毒性値が低くても高濃度のものは危険と考える必要がある。
- 陽イオン界面活性剤のなかでも，消毒剤に使用される塩化ベンザルコニウムなどは高濃度（7.5％以上）で

腐食性傷害を起こす可能性があるとされるが，柔軟仕上げ剤に使用される脂肪族の陽イオン界面活性剤では腐食性傷害について記載した資料は見当たらない。

2) エチレングリコール
- 100％エチレングリコールとして，体重1kgあたり0.2mLの摂取で中毒を起こす可能性がある。
- 蒸気圧が低く，粘膜刺激もあるため，全身症状を起こすほどの吸入や経皮曝露は起こりにくい。

3) エチルアルコール
- 経口：95～99％エチルアルコールとして，成人では体重1kgあたり約1mLの摂取で軽症～中等症の中毒が，小児では体重1kgあたり0.5mLで重篤な中毒症状が出現すると考えられている。ただし，個人差が大きく，中毒量としては確立していない。

4．中毒学的薬理作用

1) 界面活性剤
- 皮膚・粘膜の刺激作用。
- 体循環に入った場合の全身作用として，血管透過性亢進・細胞膨化作用。
- 陽イオン界面活性剤は蛋白を変性させる作用が強く，皮膚・粘膜の刺激あるいは腐食作用が陰・非イオン界面活性剤より強い。

2) エチレングリコール
- エチレングリコールによる粘膜の刺激作用，中枢神経の抑制作用。
- 代謝物（グリコールアルデヒド，グリコール酸，グリオキシル酸，シュウ酸）に起因する代謝性アシドーシス（アニオンギャップ上昇）や析出したシュウ酸カルシウムの沈着（主に腎臓）。

3) エチルアルコール
- 粘膜の刺激作用，中枢神経の抑制作用。

5．症状

1) 経口：1) 誤飲した場合
- 口腔・咽頭の違和感，悪心，嘔吐，下痢，腹痛など。

　　　　2) 大量摂取の場合
- 界面活性剤の粘膜刺激作用による消化管出血，麻痺性イレウス，血管透過性亢進・細胞膨化に起因する肺水腫を伴う全身性浮腫，循環血液量減少性ショックを起こす可能性がある。
- エチレングリコールを含む製品では，初期には飲酒時に類似する一過性の興奮，悪心，嘔吐が出現し，その後，代謝物によるアニオンギャップ上昇を伴うアシドーシス，腎不全，一過性の痙攣。
- エチルアルコールを含む製品では，エチルアルコールの中枢神経の抑制により，酪酊状態，悪心，嘔吐，意識障害などの症状が出現する可能性がある。小児はアルコールに感受性が高く，低血糖性の痙攣を生じる可能性があるため，血糖低下に注意が必要である。
- 誤嚥すると，化学性肺炎を起こす可能性がある。

2) 吸入：
- 柔軟仕上げ剤の香りにより，気分不良や頭痛などを起こす可能性がある。

3) 眼：
- 眼の刺激感，結膜充血，眼の痛み，流涙，角膜損傷。
- 陽イオン界面活性剤として，0.1％溶液で軽度の不快感，10％溶液で重篤な角膜損傷を起こす可能性がある。

4) 皮膚：
- かゆみや痛み，紅斑，発疹，水疱などがみられる可能性がある（刺激性接触皮膚炎）。

6．処置

● 家庭での応急手当

1) 経口：①除去：口の中に残っているものを吐き出す。小児や高齢者の場合は口の中を確認して取り除く，ふき取る。
　　　　②すすぎ：口をすすぐ，うがいする。うがいができない場合は濡れガーゼでふき取る。
　　　　③水分摂取：乳製品（牛乳やヨーグルト）または水を飲む。量は普段飲む程度（120～240mL，小児は体重1kgあたり15mL以下，無理に飲ませて嘔吐を誘発しないように注意する）。理由：蛋

白質による粘膜保護や希釈により，刺激の緩和が期待できる。
2) 吸入： ・新鮮な空気の場所へ移動する。室内を換気する。
3) 眼　： ・眼をこすらないように注意し，直ちに十分に水洗する。
　　　　 ・コンタクトレンズを装着している場合は，容易に外せるようであれば外す。
4) 皮膚： ①除去：皮膚に付着しているものを取り除く，ふき取る。付着した衣服を脱ぐ。
　　　　 ②水洗：十分に水洗する。
● 医療機関での処置
1) 経口： ・特異的な治療法はなく，牛乳または水での希釈のほか，対症療法が中心となる。
　　　　 ・エチレングリコール中毒が予想される場合は，摂取後1時間以内であれば消化管除染を実施する。必要に応じて，解毒剤（ホメピゾール）を投与する。重症例には血液透析が有効である。
2) 眼　： ・受診前の洗眼が不十分な場合は，医療機関で十分に洗眼する。
　　　　 ・症状が残る場合は眼科的診察が必要である。
3) 皮膚： ・付着部位を十分に洗浄する。症状があれば，対症療法を行う。

7. 治療上の注意点

1) 活性炭・下剤投与は通常不要である。
2) 内視鏡検査：高濃度液を摂取し，喘鳴，嚥下時の痛み，持続性嘔吐がある場合は，摂取後12時間以内に穿孔に注意して実施する（24時間を超えると穿孔のリスクが高くなる）。

8. 体内動態

1) 陽イオン界面活性剤

［吸収］消化管からすみやかに吸収される。ただし，消化管内容物および消化管壁の蛋白質との反応で活性が失われるため，吸収により全身症状をきたすのは大量摂取時に限られると考えられる。創傷面または炎症部位から吸収されることがある。

2) エチレングリコール

［吸収］経口によりすみやかに吸収される。最高血中濃度到達時間は30〜60分である。
［代謝］吸収量の80％が肝臓で代謝される。代謝物はグリコールアルデヒド，グリコール酸，グリオキシル酸，シュウ酸，グリオキサール，ギ酸，グリシンなどである。
［排泄］腎臓より排泄される。血中濃度半減期は約3〜5時間，代謝物の半減期は12時間以上である。

3) エチルアルコール

［吸収］胃，小腸からすみやかに吸収され，最高血中濃度到達時間は30分〜2時間である。吸入や経皮により吸収される。
［代謝］肝臓でアセトアルデヒドに，次いで，酢酸へ代謝され，さらに水と二酸化炭素に分解される。
［排泄］約5〜10％は未変化体で呼気，尿，汗，糞便中に排泄される。

30 食器用洗剤

概要

製品：食器や調理器具、野菜や果物の手洗いに使用する製品で、液体が主流である。主成分は陰・非イオン界面活性剤（5〜50%）で、果物の香りを付けた製品や、色や容器が飲料と似た製品もある。

問題となる成分と症状：界面活性剤の刺激作用により、なめたり少量飲み込んだ場合は口腔の違和感や炎症、悪心、嘔吐などの消化器症状がみられる程度であるが、大量に摂取した場合や誤嚥した場合は重症化することがある。また眼に入った場合は角膜を傷害することがあるので、注意が必要である。

JPIC 受信状況：年間 300 件程度の問い合わせがあり、小児では容器から誤飲する事故のほか、食器用洗剤を希釈して作ったシャボン玉液を誤飲することがある。成人ではすすぎ不足の食器を使った、食器に入れた洗剤を間違えて飲んだ、詰め替え用のボトルをジュースと間違えて誤飲したなどの事故がある。

初期対応のための確認事項

1. 製品
- 製品表示の成分（界面活性剤の含有量等）。液性（中性か、弱酸性・弱アルカリ性か）。
2. 曝露状況・経路
- 誤飲した場合、原液か、希釈液か。なめた程度か、大量に飲んだ可能性はないか。
- 希釈して作ったシャボン玉液の場合、容器から直接飲んだか、ストローで飲んだか。
- 眼に入った可能性はないか。付着した手で眼を触っていないか。
- 皮膚に付着していないか。
3. 患者の状態・症状
- 悪心、嘔吐、腹痛などの消化器症状はないか。
- 咳き込み、呼吸困難などはないか。気管に入った様子はないか。
- 眼の違和感、痛み、充血、流涙はないか。
- 皮膚の痛み、発赤、発疹などはないか。

初期対応のポイント

1. 経口の場合
- 口の中のものを取り除いて、口をすすぎ、乳製品または水を飲ませる。
- 顔や手足、衣服にも付着している可能性があれば、シャワーなどで全身を洗浄して着替える。

【直ちに受診】
- 頻回の嘔吐がみられる場合や咳き込みなどの呼吸器症状がある場合。
- 症状がなくても、大量に摂取した可能性がある場合（とくに高齢者の場合）。

【経過観察】
- なめたり、1 口飲み込んだ程度で、口腔の違和感、喉の痛み、悪心など軽度の消化器症状程度の場合。

2. 吸入した場合
- 製品の性質上、吸入して問題になるとは考えにくい。

3. 眼に入った場合
- 眼をこすらないように注意して、直ちに洗眼する。

【直ちに受診】
- 開眼困難な場合、洗眼が難しい場合やコンタクトレンズが外れない場合。

【念のため受診】
- 洗眼後も痛み、充血などがある場合。

4. 皮膚に付着した場合
【念のため受診】
- 水洗後も発赤，痛み，発疹などがある場合。

解　説

1. 製品について

- 食器や調理器具，野菜や果物の手洗いに使用する製品で，液体が主流である。洗浄には希釈して使用するが，スポンジやまな板の除菌には原液を使用する。
- 主成分は陰・非イオン界面活性剤（5～50％）である。その他，エチルアルコールやクエン酸塩などの補助成分を含むが，いずれも数％以下である。
- 用途に野菜・果物洗いの記載がある製品は，食品衛生法により成分・使用基準が規定され，液性は中性である。
- 食品衛生法に該当しない製品では，手あれ防止や洗浄力強化の点から，弱酸性や弱アルカリ性の製品もある。
- プッシュプルキャップタイプのボトル入りやポンプ式ボトルの製品が多く，詰め替え用はボトルや袋入り（スタンディングパウチ），紙パック入りで，スクリューキャップが付いた大容量のものもある。
- 果物の香りを付けた製品，色や容器が飲料と似た製品がある。
- 業務用では，液体濃縮タイプで陰・非イオン界面活性剤を 90％以上含有する製品や，粉末の製品も販売されている。

2. 事故の発生状況

● JPIC 受信状況
年間件数　：300件程度。一般 80％，医療機関 14％，その他 6％。
患者年齢層：1歳未満 8％，1～5歳 51％，20～64歳 17％，65歳以上 16％，その他・不明 8％。
事故状況　：小児や認知症のある高齢者の誤飲など 53％（容器をなめた，容器から直接飲んだ等），誤使用 42％（シャボン玉用に希釈した液を飲んだ，コップに入れておいた洗剤を飲んだ，すすぎ不足の食器を使った，詰め替え用の製品をジュースと間違えて誤飲した等），その他・不明 5％。
症状出現率：42％。口腔・咽頭の違和感や悪心，嘔吐，下痢，咳き込み，眼の痛み・充血，皮膚の発赤など。

● JPIC で把握した医療機関受診例
【2003～2007年に把握した 186例】
- 5歳以下の 63例では 6割以上が無症状であった。出現した症状は悪心，嘔吐，口腔・咽頭の違和感などであり，重篤な例はなかった。
- 6歳以上の 122例のうち，51例は認知症などによる誤飲，24例は意図的摂取であった。7割以上に悪心，嘔吐，咽頭痛，下痢などが出現し，重篤な例では粘膜びらん，声門浮腫のほか，呼吸困難，低酸素血症，血圧低下などがみられた例もあった。

【1986～2009年の 24年間に把握した小児（12歳以下）の不慮の事例】
- 食器用洗剤による 101例で，重篤な例はなかった。

【1986～2010年の 25年間に把握した高齢者（65歳以上）の不慮の事例】
- 食器用洗剤による 118例のうち，重篤な例は 13例で，うち 10例が認知症であった。

3. 毒性

食器用洗剤は，弱い消化器刺激物に分類され，少量摂取では通常は影響がないか，あったとしてもごくわずかである。摂取量や経路によっては界面活性剤の毒性を考慮する必要がある。

界面活性剤
- 界面活性剤の作用とくに局所作用は濃度に依存し，低濃度では症状はほとんどみられないが，高濃度では重症化する。したがって，毒性値が低くても高濃度のものは危険と考える必要がある。

4. 中毒学的薬理作用

界面活性剤
- 皮膚・粘膜の刺激作用。
- 体循環に入った場合の全身作用として，血管透過性亢進・細胞膨化作用。

5. 症状

なめた程度や少量の摂取では重篤な中毒は起こらないが，大量に摂取した場合や誤嚥した場合は重症化することがある。

1) 経口：1）なめた程度や少量摂取の場合
- 口腔・咽頭の炎症，悪心，嘔吐，下痢，腹痛など。嘔吐は1時間以内に起こることが多い。

2）大量摂取の場合
- 界面活性剤の粘膜刺激作用による消化管出血，麻痺性イレウス，血管透過性亢進・細胞膨化に起因する肺水腫を伴う全身性浮腫，循環血液量減少性ショックを起こす可能性がある。
- 誤嚥すると，化学性肺炎を起こす可能性がある。

2) 吸入：・製品の性質上，吸入して問題になるとは考えにくい。
3) 眼　：・結膜充血，眼の痛み，流涙，眼窩周囲浮腫，角膜びらん，角膜上皮欠損。
4) 皮膚：・かゆみや痛み，紅斑，発疹，水疱などがみられる可能性がある（刺激性接触皮膚炎）。

6. 処置

● **家庭での応急手当**
1) 経口：①除去：口の中に残っているものを吐き出す。小児や高齢者の場合は口の中を確認して取り除く，ふき取る。
②すすぎ：口をすすぐ，うがいする。うがいができない場合は濡れガーゼでふき取る。
③水分摂取：乳製品（牛乳やヨーグルト）または水を飲む。量は普段飲む程度（120〜240mL，小児は体重1kgあたり15mL以下，無理に飲ませて嘔吐を誘発しないように注意する）。理由：蛋白質による粘膜保護や希釈により，刺激の緩和が期待できる。
2) 眼　：・眼をこすらないように注意し，直ちに十分に水洗する。
・コンタクトレンズを装着している場合は，容易に外せるようであれば外す。
3) 皮膚：①除去：皮膚に付着しているものを取り除く，ふき取る。付着した衣服を脱ぐ。
②水洗：十分に水洗する。

● **医療機関での処置**
1) 経口：・特異的な治療法はなく，牛乳または水での希釈のほか，対症療法が中心となる。
2) 眼　：・受診前の洗眼が不十分な場合は，医療機関で十分に洗眼する。
・症状が残る場合は眼科的診察が必要である。
3) 皮膚：・付着部位を十分に洗浄する。症状があれば，対症療法を行う。

7. 体内動態

界面活性剤
［吸収］分子構造により違いはあるが，基本的に消化管から吸収される。
［代謝・排泄］肝臓で代謝された後，尿中あるいは糞便中に排泄される。

31 食器洗い機専用洗剤（家庭用）

概　要

製品：食器洗い機は高温下で洗浄溶液を食器の表面に噴射して汚れを落とすため，使用する洗剤も手洗い用とは異なる。家庭用の食器洗い機専用洗剤として，固体（粉末やタブレット），液体（ジェル等）の製品が販売されている。いずれも界面活性剤（数％）のほか，水軟化剤を含み，その他，固体ではアルカリ剤，漂白剤，工程剤など，液体では安定化剤などを含有する。なお，業務用の食器洗浄機専用洗浄剤は水酸化ナトリウム，水酸化カリウムなどを含有するアルカリ性の製品が多く，対応が異なる。

問題となる成分と症状：なめた程度や少量摂取であれば，含有成分の刺激作用により，口腔の違和感や悪心，嘔吐などの軽度の消化器症状が出現する程度である。誤嚥した場合は重症化する可能性があり，注意が必要である。

JPIC 受信状況：年間 30 件程度の問い合わせがあり，小児の誤飲のほか，洗剤が付着した食器を使用したなどの事故がある。

初期対応のための確認事項

1. 製品
- 形態（粉末，ジェル，タブレット，パック型）。
- 製品表示の成分，液性（家庭用は中性〜弱アルカリ性）。
- 業務用の食器洗浄機用の洗浄剤ではないか。
2. 曝露状況・経路
- 誤飲・誤食の場合，なめた程度か，大量に飲んだ可能性はないか。
- 眼に入った可能性はないか。付着した手で眼を触っていないか。
- 皮膚に付着していないか。
*パック型洗剤の場合
- 口に入れたり，噛んだりして破れたのか，手で握って破れたのか（パック型洗剤のフィルムは水溶性のため，口に入れたり濡れた手で触ったりすると，フィルムが破れる）。
- フィルムが破れた際に，飛び散った洗剤が眼に入っていないか，皮膚に付着していないか。
3. 患者の状態・症状
- 悪心，嘔吐，腹痛などの消化器症状はないか。
- 咳き込み，呼吸困難などはないか。気管に入った様子はないか。
- 眼の違和感，痛み，充血，流涙はないか。
- 皮膚の痛み，発赤，発疹などはないか。

初期対応のポイント

1. 経口の場合
- 口の中のものを取り除いて，口をすすぎ，乳製品または水を飲ませる。
- 顔や手足，衣服にも付着している可能性があれば，シャワーなどで全身を洗浄して着替える。

【直ちに受診】
- 頻回の嘔吐がみられる場合や咳き込みなどの呼吸器症状がある場合。
- 症状がなくても，大量に摂取した可能性がある場合。
- 業務用製品の場合（腐食性の強いアルカリ性製品の可能性がある）。

【経過観察】
- なめたり，1 口飲み込んだ程度で，口腔の違和感，喉の痛み，悪心など軽度の消化器症状程度の場合。

2. 吸入した場合
【直ちに受診】
- 粉末を吸入し，咳や喘鳴などがある場合。

3. 眼に入った場合
- 眼をこすらないように注意して，直ちに洗眼する。

【直ちに受診】
- 開眼困難な場合，異物感がある場合，洗眼が難しい場合やコンタクトレンズが外れない場合。

【念のため受診】
- 洗眼後も痛み，充血などがある場合。

4. 皮膚に付着した場合
【念のため受診】
- 水洗後も発赤，痛み，発疹などがある場合。

解　説

1. 製品について

- 食器洗い機による洗浄では，高温下で洗浄溶液を食器の表面に噴射し，水圧，温度，酵素やアルカリ剤の相互作用によって付着している汚れを剥ぎ取る。使用する洗剤も界面活性剤によって汚れを落とす手洗い用の洗剤とは異なる。
- 家庭用の食器洗い機用の洗剤として，固体（粉末やタブレット），液体（ジェル）のほか，1回分を水溶性フィルムに包んだパック型洗剤が販売されている。
- 固体の製品は，アルカリ剤（炭酸ナトリウム，ケイ酸ナトリウム等），水軟化剤（クエン酸ナトリウム等），漂白剤（過炭酸ナトリウム）のほか，工程剤（硫酸ナトリウム），酵素（蛋白分解酵素，でんぷん分解酵素，脂質分解酵素等），界面活性剤，研磨剤（二酸化ケイ素等），分散剤（ポリアクリル酸ナトリウム等）を含有する。水溶液の液性は弱アルカリ性が多い。
- 液体の製品は，水軟化剤（クエン酸ナトリウム等），クエン酸，酵素，界面活性剤，安定化剤（プロピレングリコール，グリセリン等），分散剤（ポリアクリル酸ナトリウム等）などを含有する。液性は中性が多いが，弱アルカリ性の製品もある。
    - ＊参考：業務用の食器洗浄機専用洗浄剤は，水酸化ナトリウム，水酸化カリウムなどを含有するアルカリ性の製品が多く，家庭用とは異なる。

2. 事故の発生状況

● JPIC 受信状況
年間件数　：30件程度。一般93％，医療機関5％，その他2％。
患者年齢層：1歳未満13％，1～5歳62％，20～64歳13％，65歳以上5％，その他・不明7％。
事故状況　：小児や認知症のある高齢者の誤飲など66％，誤使用30％（すすぎが不十分で洗剤が付着した食器を使用した等），その他・不明4％。
症状出現率：25％。口腔・咽頭の違和感，悪心，嘔吐，下痢，眼の痛み・充血など。

● JPIC で把握した医療機関受診例
【1986～2009年の24年間に把握した小児（12歳以下）の不慮の事例】
- 家庭用の食器洗い機用洗剤による事例は8例で，重篤な例はなかった。ただし，業務用の食器洗浄機専用洗浄剤では重篤な例が1例あった。

【1986～2010年の25年間に把握した高齢者（65歳以上）の不慮の事例】
- 食器洗い機用洗剤による事例は2例で，重篤な例はなかった。

3. 毒性

経路や量によっては，固体ではアルカリ剤（炭酸ナトリウム，ケイ酸ナトリウム等）や過炭酸ナトリウムを考

食器洗い機専用洗剤（家庭用）　121

慮する必要がある。
アルカリ剤（炭酸ナトリウム，ケイ酸ナトリウム等）
- アルカリの主たる作用である組織の腐食の程度は，曝露量よりも濃度や粘度，pH，接触時間に大きく左右される。

4．中毒学的薬理作用

1）アルカリ剤（炭酸ナトリウム，ケイ酸ナトリウム等）
- アルカリによる腐食作用（化学損傷），高濃度の曝露では，放置すると接触部位からより深部に傷害が進行する。

2）過炭酸ナトリウム
- 皮膚・粘膜の刺激，分解によって発生する過酸化水素による作用。

5．症状

1) 経口： 1) 誤飲した場合
　　　　　- 口腔・咽頭の炎症，悪心，嘔吐，下痢，腹痛など。
　　　　2) 大量摂取の場合
　　　　　- 過炭酸ナトリウムを含有する場合，発生した酸素による腹部膨満や動脈・静脈のガス塞栓を起こす可能性がある。
　　　　　- 体液・電解質異常（高ナトリウム血症等）。
　　　　　- 誤嚥すると，化学性肺炎を起こす可能性がある。
2) 吸入： ・咳，喘鳴，嗄声，呼吸困難，気道浮腫。
3) 眼　： ・結膜充血，眼の痛み，流涙。
4) 皮膚： ・かゆみや痛み，紅斑，発疹，水疱などがみられる可能性がある（刺激性接触皮膚炎）。

6．処置

● 家庭での応急手当
1) 経口：①除去：口の中に残っているものを吐き出す。小児や高齢者の場合は口の中を確認して取り除く，ふき取る。
　　　　②すすぎ：口をすすぐ，うがいする。うがいができない場合は濡れガーゼでふき取る。
　　　　③水分摂取：乳製品（牛乳やヨーグルト）または水を飲む。量は普段飲む程度（120〜240mL，小児は体重1kgあたり15mL以下，無理に飲ませて嘔吐を誘発しないように注意する）。理由：蛋白質による粘膜保護や希釈により，刺激の緩和が期待できる。
2) 吸入：・新鮮な空気の場所へ移動する。
3) 眼　：・眼をこすらないように注意し，直ちに十分に水洗する。
　　　　・コンタクトレンズを装着している場合は，容易に外せるようであれば外す。
4) 皮膚：①除去：皮膚に付着しているものを取り除く，ふき取る。付着した衣服を脱ぐ。
　　　　②水洗：十分に水洗する。

● 医療機関での処置
1) 経口：・特異的な治療法はなく，牛乳または水での希釈のほか，対症療法が中心となる。
　　　　・誤嚥した場合は，化学性肺炎に対する治療を行う。
2) 吸入：・症状に応じて，酸素投与，呼吸管理を行う。
3) 眼　：・受診前の洗眼が不十分な場合は，医療機関で十分に洗眼する。
　　　　・症状が残る場合は眼科的診察が必要である。
4) 皮膚：・付着部位を十分に洗浄する。症状があれば，対症療法を行う。

7．治療上の注意点

過炭酸ナトリウムを含有する製品を大量摂取した場合は，経鼻胃管を挿入して胃の膨満を軽減させる。あわせ

て，ガス塞栓をきたしていないか，注意深く観察する。

8. 体内動態

過炭酸ナトリウム
［吸収］水溶液中で分解により炭酸ナトリウムと過酸化水素を生じ，粘膜からある程度吸収される。
［代謝］過酸化水素は代謝酵素により急速に分解されて，酸素と水になる。

32 クレンザー

概　要

製品：主として研磨による汚れ落としを目的とした洗浄剤で，粉末やクリーム状，練り状などがある。主成分は研磨材（20～95％），陰・非イオン界面活性剤（3～20％程度）である。
問題となる成分と症状：形態的に大量に食べることは起こりにくく，界面活性剤の刺激作用による口腔・咽頭の違和感や，悪心，嘔吐などの軽度の消化器症状がみられる程度であるが，誤嚥した場合は重症化する可能性があり，とくに粉末の製品を吸い込んだ場合には注意が必要である。眼に入った場合は，研磨材が異物として問題になる。
JPIC 受信状況：年間 30 件程度の問い合わせがあり，小児の誤飲のほか，調味料と間違えて調理に使用したなどの事故もある。

初期対応のための確認事項

1. 製品
- 形態：粉末かクリーム状か，練り状か。
- 製品表示の成分（研磨材や界面活性剤の含有量等），液性。

2. 曝露状況・経路
- 誤飲・誤食の場合，なめた程度か，大量に摂取した可能性はないか。
- 粉末の製品の場合，吸い込んだ可能性はないか。
- 眼に入った様子はないか。付着した手で眼を触っていないか。
- 皮膚に付着していないか。

3. 患者の状態・症状
- 口腔の違和感，悪心，嘔吐，腹痛などの消化器症状はないか。
- 咳き込み，呼吸困難などはないか。気管に入った様子はないか。
- 眼の痛み，充血，流涙はないか。異物感はないか。眼をこするなど，違和感がある様子はないか。
- 皮膚の痛み，発赤，発疹などはないか。

初期対応のポイント

1. 経口の場合
- 口の中のものを取り除いて，口をすすぎ，乳製品または水を飲ませる。
- 顔や手足，衣服に付着している可能性があれば，シャワーなどで全身を洗浄して着替える。
【直ちに受診】
- 頻回の嘔吐，咳き込みや喘鳴がある場合（誤嚥した可能性がある）。
【経過観察】
- 口腔の違和感や悪心など軽度の消化器症状程度の場合。

2. 吸入した場合
【直ちに受診】
- 粉末を吸入し，咳や喘鳴などがある場合。

3. 眼に入った場合
- 眼をこすらないように注意して，直ちに洗眼する。
【直ちに受診】
- 開眼困難な場合，異物感がある場合，洗眼が難しい場合やコンタクトレンズが外れない場合。
【念のため受診】
- 洗眼後も痛み，充血などがある場合。

4. 皮膚に付着した場合
【念のため受診】
- 水洗後も発赤，痛み，発疹などがある場合。

解　説

1. 製品について

- 研磨材を含有し，主として研磨による汚れ落としを目的とした洗浄剤で，台所用，浴室用，トイレ用，運動靴用などの製品がある。粉末やクリーム状（粘性液体），練り状のほか，液状成分をスポンジなどに含浸したものもある。
- 研磨材として，炭酸カルシウム，シリカ（二酸化ケイ素），ケイ酸アルミニウム系鉱物，アルミナ（酸化アルミニウム）が使用され，粒子径は数十μm程度である。
- 粉末の製品は，研磨材85～95％，陰・非イオン界面活性剤数％を含有し，懸濁液の液性は弱アルカリ性である。漂白剤として，ジクロロイソシアヌル酸塩（1％以下）を含有している製品もある。
- クリーム状の製品は，研磨材20～70％，陰・非イオン界面活性剤3～20％程度を含有し，液性は弱アルカリ性の製品が多い。
- ステンレス鍋専用に販売されているクリーム状の製品は，研磨材，界面活性剤のほか，クエン酸（10％以下）を含み，pH3前後の酸性である。

2. 事故の発生状況

● JPIC受信状況
年間件数　：30件程度。一般82％，医療機関12％，その他6％。
患者年齢層：1歳未満23％，1～5歳49％，20～64歳11％，65歳以上10％，その他・不明7％。
事故状況　：小児や認知症のある高齢者の誤飲など82％（容器から飲んだ，付着した掃除用ブラシをなめた等），誤使用14％（調味料と間違えて調理に使用した，付着したコップを使用した等），その他・不明4％。
症状出現率：17％。口腔・咽頭の違和感や悪心，嘔吐，下痢，眼の痛み・充血など。
● JPICで把握した医療機関受診例
【1986～2009年の24年間に把握した小児（12歳以下）の不慮の事例】
- クレンザーによる事例は16例で，重篤な例はなかった。

【1986～2010年の25年間に把握した高齢者（65歳以上）の不慮の事例】
- クレンザーによる事例は7例で，重篤な例はなかった。

3. 毒性

経路や量によっては，界面活性剤による皮膚および粘膜の刺激のほか，研磨材が異物として問題となる。
1) 研磨材
- 消化管からほとんど吸収されずに排泄されるため，毒性は低い。異物として物理的な傷害が考えられる。

2) 界面活性剤
- 界面活性剤の作用，とくに局所作用は濃度に依存し，低濃度では症状はほとんどみられないが，高濃度では重症化する。したがって，毒性値は低くても高濃度のものは危険と考える必要がある。

4. 中毒学的薬理作用

界面活性剤
- 皮膚・粘膜の刺激作用。
- 体循環に入った場合の全身作用として，血管透過性亢進・細胞膨化作用。

5. 症状

1) 経口： • 界面活性剤による口腔・咽頭の炎症，悪心，嘔吐，下痢，腹痛など。嘔吐は1時間以内に起こることが多い。
   • 誤嚥すると，化学性肺炎を起こす可能性がある。
2) 吸入： • 咳，喘鳴，嗄声，呼吸困難，気道浮腫。
3) 眼　： • 結膜充血，眼の痛み，流涙，研磨材による物理的な傷害。
4) 皮膚： • かゆみや痛み，紅斑，発疹，水疱などがみられる可能性がある（刺激性接触皮膚炎）。

6. 処置

● 家庭での応急手当
1) 経口：①除去：口の中に残っているものを吐き出す。小児や高齢者の場合は口の中を確認して取り除く，ふき取る。
   ②すすぎ：口をすすぐ，うがいする。うがいができない場合は濡れガーゼでふき取る。
   ③水分摂取：乳製品（牛乳やヨーグルト）または水を飲む。量は普段飲む程度（120～240mL，小児は体重1kgあたり15mL以下，無理に飲ませて嘔吐を誘発しないように注意する）。理由：蛋白質による粘膜保護や希釈により，刺激の緩和が期待できる。
2) 吸入： • 新鮮な空気の場所へ移動する。
3) 眼　： • 眼をこすらないように注意し，直ちに十分に水洗する。
   • コンタクトレンズを装着している場合は，容易に外せるようであれば外す。
   • 眼に入ったものが除去できない場合は眼科を受診する。
4) 皮膚：①除去：皮膚に付着しているものを取り除く，ふき取る。付着した衣服を脱ぐ。
   ②水洗：十分に水洗する。

● 医療機関での処置
1) 経口： • 特異的な治療法はなく，牛乳または水での希釈のほか，対症療法が中心となる。
2) 吸入： • 症状に応じて，酸素投与，呼吸管理を行う。
3) 眼　： • 受診前の洗眼が不十分な場合は，医療機関で十分に洗眼する。
   • 症状が残る場合は眼科的診察が必要である。
4) 皮膚： • 付着部位を十分に洗浄する。症状があれば，対症療法を行う。

7. 体内動態

界面活性剤
［吸収］分子構造により違いはあるが，基本的に消化管から吸収される。
［代謝・排泄］肝臓で代謝された後，尿中あるいは糞便中に排泄される。

33 換気扇・レンジ用洗浄剤

概　要

製品：換気扇やガスレンジなどに付着した油汚れを落とすための強力な洗剤で，アルカリ剤（エタノールアミン，メタケイ酸ナトリウム，水酸化ナトリウム等）を含有し，弱アルカリ性やアルカリ性の製品が多い。業務用では水酸化ナトリウム・水酸化カリウムをそれぞれ5％近く含有するアルカリ性の製品があり，注意が必要である。

問題となる成分と症状：アルカリとして組織の腐食作用があり，濃度に依存して付着部位の化学損傷を起こす。とくに眼に入った場合は重篤な化学損傷となることがあり，注意が必要である。

JPIC受信状況：年間40件程度の問い合わせがあり，小児の事故が半数を占める。成人では使用時に眼に入ったり皮膚に付着したりする事故が多い。飲料容器に移し替えた業務用製品を誤飲する事故もある。

初期対応のための確認事項

1. 製品
- 形態（ボトル入り，ハンドスプレー，エアゾール，シート含浸タイプ等）。
- 製品表示の成分，濃度，液性（アルカリ性か，弱アルカリ性か）。
- 厨房などで使用する業務用製品ではないか。

2. 曝露状況・経路
- 誤飲した場合，原液か，希釈液か。なめた程度か，大量に摂取した可能性はないか。
- 顔や口に向けてスプレーし，眼に入ったり吸い込んだりしていないか。
- 使用時の事故の場合，保護具の使用状況（めがね・マスク・手袋等），換気状態。目線より上にスプレーして，眼に入ったり，皮膚に付着したりしていないか。

3. 患者の状態・症状
- 口腔粘膜の発赤や腫脹，痛み，嘔吐，下痢などはないか。
- 咳き込み，呼吸困難などはないか。気管に入った様子はないか。
- 眼の違和感，痛み，充血，流涙はないか。
- 皮膚の痛み，発赤，発疹，水疱などはないか。

初期対応のポイント

1. 経口の場合
- 吐かせずに，口の中のものを取り除いて，口をすすぎ，乳製品または水を飲ませる。
- 顔や手足，衣服にも付着している可能性があれば，シャワーなどで全身を洗浄して着替える。

【直ちに受診】
- 口腔粘膜の発赤や腫脹，痛み，嘔吐などの症状がある場合。
- 咳き込みなどの呼吸器症状がある場合。
- 症状がなくても，大量に摂取した可能性がある場合。

【念のため受診】
- 症状がなくても，アルカリ性の製品をなめたり，少量飲んだりした場合。

【経過観察】
- 弱アルカリ性の製品をなめたり，1口飲み込んだ程度で，症状がない場合。

2. 吸入した場合
- スプレーの場合は，ミストを吸入する可能性がある。

【直ちに受診】
- 喉の痛み，気分不良，咳，呼吸困難などが出現し，新鮮な空気を吸っても改善しない場合。

3. 眼に入った場合
- 眼をこすらないように注意して，直ちに洗眼する。

【直ちに受診】
- 開眼困難な場合，洗眼後も痛み，充血などがある場合。
- 洗眼が難しい場合やコンタクトレンズが外れない場合。

4. 皮膚に付着した場合
【念のため受診】
- 水洗後も発赤，痛み，発疹などがある場合。

解　説

1. 製品について

- 換気扇やガスレンジなどに付着した油が変性し，樹脂化（高分子化）した油汚れを落とすための強力な洗剤である。樹脂化した汚れを溶剤で膨潤させ，浸透したアルカリ剤が脂肪酸をケン化分解して樹脂の網状構造の一部を破壊し，溶剤，界面活性剤の作用で乳化させる，というメカニズムで，変性した油汚れを落とすことができる。
- ボトル入り，ハンドスプレー，エアゾールなどがあり，原液もしくは希釈液を汚れに浸透させた後，こすり洗いなどを行い，水洗もしくは水ぶきする。不織布のシートに液体を含浸させたシート含浸タイプもある。
- 陰・非イオン界面活性剤（10％以下），アルカリ剤（エタノールアミン類やメタケイ酸ナトリウム，水酸化ナトリウム，水酸化カリウム等），溶剤（ブチルカルビトール等のグリコールエーテル類）を配合したアルカリ性の製品が大半である。オレンジオイルやリモネンを数％含有する製品もある。
- 業務用には，水酸化ナトリウムと水酸化カリウムをそれぞれ5％近く含有するアルカリ性の製品（劇物には該当しない）があり，大容量のボトルなどからスプレー容器に移し替えて使用されることがある。

2. 事故の発生状況

● JPIC 受信状況
年間件数　：40件程度。一般74％，医療機関24％，その他2％。
患者年齢層：1歳未満11％，1～5歳43％，20～64歳33％，65歳以上9％，その他・不明4％。
事故状況　：小児や認知症のある高齢者の誤飲など55％（容器をなめた，スプレーしたものが眼に入った，皮膚に付着した等），誤使用23％（使用時に眼に入った，皮膚にかかった，ペットボトルに移し替えたものを飲んだ等），その他・不明22％。
症状出現率：50％。口腔粘膜の発赤や腫脹，悪心，嘔吐，皮膚の痛み，発赤，水疱・ただれ，眼の痛み・充血など。

● JPIC で把握した医療機関受診例
【1986～2009年の24年間に把握した小児（12歳以下）の不慮の事例】
- 重篤な例はなかった。

【1986～2010年の25年間に把握した高齢者（65歳以上）の不慮の事例】
- 重篤な例はなかった。

3. 毒性

問題となるのは，アルカリ剤（エタノールアミン類，メタケイ酸ナトリウム，水酸化ナトリウム，水酸化カリウム等）と界面活性剤である。

1) アルカリ
- アルカリの主たる作用である組織の腐食の程度は，曝露量よりも濃度や粘度，pH，接触時間に大きく左右される。

2) 界面活性剤
- 界面活性剤の作用，とくに局所作用は濃度に依存し，低濃度では症状はほとんどみられないが，高濃度では

重症化する。したがって，毒性値が低くても高濃度のものは危険と考える必要がある。

4. 中毒学的薬理作用

1) アルカリ剤（エタノールアミン類，メタケイ酸ナトリウム，水酸化ナトリウム，水酸化カリウム）
   - アルカリによる腐食作用（化学損傷），放置すると接触部位からより深部に傷害が進行する。
2) 界面活性剤
   - 皮膚・粘膜の刺激作用。
   - 体循環に入った場合の全身作用として，血管透過性亢進・細胞膨化作用。

5. 症状

アルカリ性の製品では，腐食作用を有するアルカリによる症状を生じる可能性がある。
1) 経口：
   - 口腔・咽頭の痛み，発赤や腫脹，嘔吐などがみられ，食道，胃の直接接触した部位にアルカリによる化学損傷を起こす可能性がある。
   - 内視鏡検査で食道炎，胃炎，十二指腸炎などがみられることがある。
   - 重篤な場合には，消化管出血・穿孔，狭窄をきたす可能性がある。
   - 誤嚥による化学性肺炎が疑われる場合は重症化する可能性がある。
2) 吸入：
   - ミストの吸入により，息苦しさ，咳き込み，悪心，頭痛，めまいなどを訴える可能性がある。
3) 眼：
   - 眼の刺激感，充血，疼痛，流涙，眼瞼の腫脹など。
   - 重篤な場合は，アルカリによる角膜や結膜の損傷，視力障害。
4) 皮膚：
   - アルカリによる重篤な皮膚刺激，化学損傷，肥厚。
   - 付着部位のヌルヌル感（アルカリにより蛋白質が分解されることによる）。

6. 処置

重要なのは薬剤との接触時間を短縮するために直ちに洗浄を開始し，希釈することである。

● 家庭での応急手当
1) 経口：禁忌：吐かせてはいけない。理由：腐食性物質が再び食道を通過することにより，炎症が悪化するため。
   ①除去：口の中に残っているものを吐き出す。小児や高齢者の場合は口の中を確認して取り除く，ふき取る。
   ②すすぎ：口をすすぐ，うがいする。うがいができない場合は濡れガーゼでふき取る。
   ③水分摂取：乳製品（牛乳やヨーグルト）または水を飲む。量は普段飲む程度（120～240mL，小児は体重1kgあたり15mL以下，無理に飲ませて嘔吐を誘発しないように注意する）。理由：蛋白質による粘膜保護や希釈により，刺激の緩和が期待できる。
2) 吸入：
   - 新鮮な空気の場所へ移動する。
3) 眼：
   - 眼をこすらないように注意し，直ちに十分に水洗する。腐食作用を有するアルカリの曝露に準じて，少なくとも30分間は水洗するべきである。
   - コンタクトレンズを装着している場合は，容易に外せるようであれば外す。
4) 皮膚：①除去：皮膚に付着しているものを取り除く，ふき取る。付着した衣服を脱ぐ。
   ②水洗：十分に水洗する。腐食作用を有するアルカリの曝露に準じて，少なくとも15分間は水洗するべきである。

● 医療機関での処置
1) 経口：
   - 禁忌：催吐，酸による中和，活性炭および下剤の投与。
   - 特異的な治療法はなく，牛乳または水での希釈のほか，対症療法が中心となる。
2) 吸入：
   - 症状に応じて，酸素投与，呼吸管理を行う。
   - 著明な呼吸困難，喘鳴，上気道浮腫をみとめる場合は積極的な治療を要する。
3) 眼：
   - 涙液のpHが中性付近であることを確認するまで洗浄する。
   - 症状が残る場合は眼科の診察が必要である。
4) 皮膚：
   - 付着部位を十分に洗浄する。症状があれば，熱傷に準じて治療する。

7. 治療上の注意点

1) 催吐は禁忌（腐食性物質が再び食道を通過することにより，炎症が悪化するため）。
2) 中和は禁忌（酢やジュースを飲ませて中和しようとすると，発生する熱により熱傷を起こす）。
3) 重曹，炭酸飲料の経口投与は禁忌（胃内で二酸化炭素を発生させ，ときに胃破裂の危険がある）。
4) 胃洗浄を行う場合はできるだけ早く，穿孔に気をつけて注意深く行う。
5) 内視鏡検査は，摂取後12時間以内に穿孔に注意して実施する(24時間を超えると穿孔のリスクが高くなる)。

8. 体内動態

1) **アルカリ**
［吸収］通常，皮膚・粘膜からの吸収毒性は問題にならない。
2) **界面活性剤**
［吸収］分子構造により違いはあるが，基本的に消化管から吸収される。
［代謝・排泄］肝臓で代謝された後，尿中あるいは糞便中に排泄される。

34 ポット洗浄剤

概　要

製品：ポットや電気ケトル，コーヒーメーカー内部の水あかを除去するもので，水と洗浄剤を入れて一定時間放置後，洗浄液を捨て内部を水洗いする。主成分はクエン酸やスルファミン酸などの酸で，粉末や錠剤，液体の製品がある。

問題となる成分と症状：洗浄剤そのものをなめたりかじったりした場合や洗浄中の液を誤飲した場合は，口腔・咽頭の痛みや違和感，悪心，嘔吐などの軽度の消化器症状が出現する程度である。クエン酸を含有する製品を大量に摂取した場合は，全身症状が出現する可能性がある。

JPIC 受信状況：年間 70 件程度の問い合わせがあり，洗浄中のポットの湯を使って，調製したミルクを乳児に飲ませたり，インスタント食品を作って食べたりする事故がほとんどである。

初期対応のための確認事項

1. 製品
   - 形態（粉末か，錠剤か，液体か）。
   - 製品表示の成分，液性（酸性か，弱アルカリ性か）。「まぜるな危険」「酸性」表示の有無。
2. 曝露状況・経路
   - 誤飲・誤食の場合，洗浄剤そのものか，希釈・溶解した液か。摂取量。
   - 洗浄中の場合，状況（シールや張り紙で「洗浄中」と表示していたか，ほかに飲んだ人はいないか）。
   - 塩素系の洗浄剤や漂白剤と混ぜていないか。粉末製品で，舞った粉を吸い込んでいないか。
   - 眼に入っていないか。
   - 皮膚に付着していないか。
3. 患者の状態・症状
   - 錠剤や粉末をなめたりかじったりした場合，口腔に付着していないか。
   - 喉の違和感や痛み，悪心，嘔吐，腹痛などの消化器症状はないか。
   - 咳き込み，呼吸困難などはないか。気管に入った様子はないか。
   - 眼の違和感，痛み，充血，流涙はないか。
   - 皮膚の痛み，発赤，発疹などはないか。

初期対応のポイント

1. 経口の場合
   - 口の中のものを取り除いて，口をすすぎ，乳製品または水を飲ませる。

   【直ちに受診】
   - 頻回の嘔吐や腹痛がある場合，咳き込みなどの呼吸器症状がある場合。
   - 症状がなくても，洗浄剤を数錠（もしくは数袋）食べた可能性がある場合。

   【経過観察】
   - 洗浄剤をなめたりかじったりした，溶解液を誤飲したなどで，口腔の違和感や悪心など軽度の消化器症状程度の場合。
2. 吸入した場合

   【直ちに受診】
   - 塩素系の洗浄剤や漂白剤との混合により発生した塩素ガスを吸入した場合。とくに喘息などの基礎疾患がある場合（発作につながる可能性がある）。

   【念のため受診】
   - 粉末を吸い込んで，喉の痛みなどが続く場合。

3. **眼に入った場合**
- 眼をこすらないように注意して，直ちに洗眼する。

【直ちに受診】
- 開眼困難な場合，洗眼が難しい場合やコンタクトレンズが外れない場合。

【念のため受診】
- 洗眼後も痛み，充血などがある場合。

4. **皮膚に付着した場合**

【念のため受診】
- 水洗後も発赤，痛み，発疹などがある場合。

解　説

1. 製品について

- ポットや電気ケトル，コーヒーメーカー内部の水あか（炭酸カルシウム，ケイ酸カルシウム等）を酸（クエン酸，スルファミン酸等）で除去するものである。粉末，錠剤，液体の製品があり，1回分が個包装になっているものが多い。水を満水にして洗浄剤を入れ，一定時間放置後，洗浄液を捨て内部を水洗いする。
- クエン酸洗浄をうたった製品は，クエン酸を50〜95%程度含む。液性は酸性で，「酸性タイプ」「まぜるな危険」表示がある製品もある。クエン酸洗浄機能付きの電気ポットの場合は，洗浄剤を入れたあと通電する。微量の色素で着色し，洗浄中であることをわかりやすくした液体製品もある。
- 発泡する錠剤タイプの製品は，スルファミン酸もしくはクエン酸以外に発泡剤（炭酸ナトリウム等），界面活性剤を含有する。ぬるま湯の中に洗浄剤を入れ，発泡したあと，ポットの蓋を開けたまま一晩放置する。
- ステンレスボトル用の洗浄剤は着色汚れなどを対象とし，ぬるま湯と一緒にボトルに入れ，一定時間放置したあと水洗する。酸素系漂白剤（過ホウ酸ナトリウム，過硫酸水素カリウム等），発泡剤（炭酸塩，有機酸），界面活性剤などを含有し，液性は弱アルカリ性である。

2. 事故の発生状況

● JPIC 受信状況
年間件数　：70件程度。一般85%，医療機関9%，その他6%。
患者年齢層：1歳未満28%，1〜5歳13%，6〜19歳6%，20〜64歳29%，65歳以上22%，その他・不明2%。
事故状況　：小児や認知症のある高齢者の誤飲など14%，誤使用86%（洗浄中の液で調製したミルクを乳児に飲ませた，インスタント食品を作って食べた等。居住内以外に職場や高齢者施設でも発生している。その他，開封時や投入時に舞った粉を吸入した，溶解液が眼に入った等）。
症状出現率：24%。口腔・咽頭の違和感，悪心，嘔吐，鼻・喉の刺激感や咳き込み，眼の痛み・充血，皮膚の違和感など。

● JPIC で把握した医療機関受診例
【1986〜2009年の24年間に把握した小児（12歳以下）の不慮の事例】
- 洗剤，洗浄剤による1,047例のうち，ポット洗浄剤による重篤な例はなかった。

【1986〜2010年の25年間に把握した高齢者（65歳以上）の不慮の事例】
- 洗剤，洗浄剤による573例のうち，ポット洗浄剤による重篤な例はなかった。

3. 毒性

問題となる成分はクエン酸，スルファミン酸である。あわせて発泡タイプの製品では炭酸ナトリウムなどの刺激性が問題となることもある。

1) **クエン酸**
- 刺激作用がある。水溶液は中程度の強さの酸である。

2) **スルファミン酸**
- 腐食作用があると考えられる。皮膚刺激性。強い眼刺激性。

4. 中毒学的薬理作用

1) クエン酸
- 酸として皮膚・粘膜の刺激作用。
- 吸収されたクエン酸による,体液の pH の変化。
- クエン酸とカルシウムの結合による低カルシウム血症,高カリウム血症。

2) スルファミン酸
- 酸として皮膚・粘膜の刺激・腐食作用（低濃度の場合は刺激性,高濃度の場合は化学損傷）。

5. 症状

1) 経口： - 酸による消化管の刺激症状として,悪心,嘔吐,下痢,腹痛など。
- クエン酸を含有する製品を大量に摂取した場合は,代謝性アシドーシス,低カルシウム血症,高カリウム血症による血圧低下や洞性頻脈などの全身症状がみられる可能性がある。

2) 吸入： - 粉末の吸入は鼻や喉を刺激する可能性がある。
- 咳,息切れ,咽頭痛。
- 塩素系の洗浄剤や漂白剤と混合して発生した塩素ガスを吸入した場合,粘膜の刺激による咽頭痛,咳嗽,呼吸困難,喘鳴などの呼吸器症状が一般的である。喘息などの基礎疾患がある場合,吸入により発作が誘発される可能性がある。

3) 眼　： - 眼への刺激性による発赤,痛み。

4) 皮膚： - かゆみや痛み,紅斑,発疹,水疱などがみられる可能性がある（刺激性接触皮膚炎）。

6. 処置

● 家庭での応急手当
1) 経口：①除去：口の中に残っているものを吐き出す。小児や高齢者の場合は口の中を確認して取り除く,ふき取る。
②すすぎ：口をすすぐ,うがいする。うがいができない場合は濡れガーゼでふき取る。
③水分摂取：乳製品（牛乳やヨーグルト）または水を飲む。量は普段飲む程度（120～240mL,小児は体重 1kg あたり 15mL 以下,無理に飲ませて嘔吐を誘発しないように注意する）。理由：蛋白質による粘膜保護や希釈により,刺激の緩和が期待できる。
2) 吸入： - 新鮮な空気の場所へ移動する。ガスが発生した場合は,室内を換気する。
3) 眼　： - 眼をこすらないように注意し,直ちに十分に水洗する。
- コンタクトレンズを装着している場合は,容易に外せるようであれば外す。
4) 皮膚：①除去：皮膚に付着しているものを取り除く,ふき取る。付着した衣服を脱ぐ。
②水洗：十分に水洗する。

● 医療機関での処置
1) 経口： - 特異的な治療法はなく,牛乳または水での希釈のほか,対症療法が中心となる。
2) 吸入： - 症状に応じて,酸素投与,呼吸管理を行う。
3) 眼　： - 涙液の pH が中性付近であることを確認するまで洗浄する。
- 症状が残る場合は眼科的診察が必要である。
4) 皮膚： - 付着部位を十分に洗浄する。症状があれば,対症療法を行う。

7. 治療上の注意点

1) 錠剤が咽頭や食道に停留している可能性があれば,内視鏡などで確認の上,除去する必要がある。
2) クエン酸の大量摂取が疑われる場合は,カリウムやカルシウムなどの電解質,アシドーシスの有無を確認する。

8. 体内動態

クエン酸
［吸収］消化管からよく吸収される。
［代謝］クエン酸リアーゼにより，オキサロ酢酸と酢酸に分解される。

35 哺乳びんの消毒剤

概　要

製品：次亜塩素酸の殺菌作用により，哺乳びん，乳首，乳幼児の食器や玩具を消毒する製品で，液体，錠剤，顆粒がある。液体は次亜塩素酸ナトリウム，塩化ナトリウムを含有し，原液はアルカリ性である。錠剤，顆粒はジクロロイソシアヌル酸ナトリウムを主成分とし，溶解液は中性である。

問題となる成分と症状：消毒剤そのものをなめたりかじったりした場合や使用濃度に調製した消毒液の誤飲では，口腔・咽頭の痛みや違和感，悪心，嘔吐などの軽度の消化器症状が出現する程度であると考えられる。

JPIC 受信状況：年間 100 件程度の問い合わせがあり，小児の誤飲が半数以上を占める。誤使用では，錠剤を薬と間違えたり，消毒中の液を誤って飲む事故のほか，眼に入ったり，消毒液を捨てようとして食酢と混じってしまい，発生した塩素ガスを吸入する事故が発生している。

初期対応のための確認事項

1. 製品
- 形態（液体か，錠剤か，顆粒か）。
- 製品表示の成分，液性（アルカリ性か）。

2. 曝露状況・経路
- 消毒剤そのものの誤飲・誤食の場合，なめた程度か，大量摂取していないか。
- 希釈・溶解した液の場合，濃度と摂取量。
- 消毒時の吸入の場合，他の薬剤との併用や食酢との混合の有無。
- 眼に入っていないか。

3. 患者の状態・症状
- 口の中，付着部位に塩素臭はないか。錠剤や顆粒が口腔に付着していないか。錠剤が咽頭や食道に引っかかった様子はないか。
- 口腔の違和感や浮腫，悪心，嘔吐，腹痛などの消化器症状はないか。
- 咳き込み，呼吸困難などはないか。喘息などの基礎疾患はないか。
- 眼の違和感，痛み，充血，流涙はないか。
- 皮膚の痛み，発赤，発疹，水疱などはないか。

初期対応のポイント

1. 経口の場合
- 吐かせずに，口の中のものを取り除いて，口をすすぎ，乳製品または水を飲ませる。

【直ちに受診】
- 悪心，嘔吐，腹痛などがある場合，呼吸器症状がある場合。
- 症状がなくても，錠剤を何錠も食べたり，原液を飲んだ可能性がある場合。
- 錠剤を丸ごと飲み込んで，咽頭や食道に引っかかった様子がある場合。

【経過観察】
- 消毒剤そのものをなめたりかじったりした，溶解液を誤飲したなどで，症状がない場合。

2. 吸入した場合
【直ちに受診】
- 酸との反応により発生した塩素ガスを吸入した場合。とくに喘息などの基礎疾患がある場合（発作につながる可能性がある）。
- 喉の痛み，咳，呼吸困難などが出現し，新鮮な空気を吸っても改善しない場合。

3. 眼に入った場合
- 眼をこすらないように注意して，直ちに洗眼する。

【直ちに受診】
- 開眼困難な場合，洗眼後も痛み，充血などがある場合。
- 洗眼が難しい場合やコンタクトレンズが外れない場合。

4. 皮膚に付着した場合
【念のため受診】
- 水洗後も発赤，痛み，発疹などがある場合。

解　説

1. 製品について

- 次亜塩素酸の殺菌作用により，哺乳びん，乳首，乳幼児の食器や玩具を消毒するための製品で，液体，錠剤，顆粒がある。殺菌消毒と記載があるのは一般用医薬品で，除菌をうたった製品は医薬品には該当せず，洗浄剤として販売されている。
- 液体は次亜塩素酸ナトリウムを1％程度，塩化ナトリウムを15～20％程度含有し，原液はアルカリ性である。
- 錠剤と顆粒の主成分はジクロロイソシアヌル酸ナトリウムである。錠剤は1錠あたり500mg含有し，チャイルドプルーフパッケージを採用している製品がある。顆粒はボトル入りの製品と分包された製品（1包あたり750mg含有）がある。いずれも規定濃度に溶解した際の液性は中性（pH6～7）である。
- 液体は80倍に希釈，錠剤は1錠を水2Lに溶解，顆粒は750～1,000mgを水2～3Lに溶解して，哺乳びんなどを1時間以上浸して殺菌消毒する。殺菌消毒後にすすぐ必要はなく，残った次亜塩素酸はミルクに含まれる有機物と反応して，塩化ナトリウムに変化する。
- 酸性の製品と混合すると塩素ガスを発生する。

2. 事故の発生状況

● JPIC受信状況

年間件数　：100件程度。一般87％，医療機関10％，その他3％。
患者年齢層：1歳未満40％，1～5歳46％，20～64歳9％，その他・不明5％。
事故状況　：小児や認知症のある高齢者の誤飲など63％，誤使用34％（希釈率を間違えた，錠剤を薬と間違えて飲んだ，消毒中の液を誤って飲んだ，消毒液を作ろうとして液がはねて眼に入った，消毒後の液を捨てようとして食酢と混じった等），その他・不明3％。
症状出現率：18％。口腔・咽頭の違和感や嘔吐，呼吸器の刺激感，咳き込みなど。

● JPICで把握した医療機関受診例

【1986～2009年の24年間に把握した小児（12歳以下）の不慮の事例】
- 洗剤，洗浄剤による1,047例のうち，哺乳びんの消毒剤による重篤な例はなかった。

【1986～2010年の25年間に把握した高齢者（65歳以上）の不慮の事例】
- 洗剤，洗浄剤による573例のうち，哺乳びんの消毒剤による重篤な例はなかった。

3. 毒性

液体製品の原液では次亜塩素酸と塩化ナトリウム，錠剤や顆粒ではジクロロイソシアヌル酸の影響を考慮する。

1) 塩素系製品（次亜塩素酸，ジクロロイソシアヌル酸含有製品）
- 主たる作用である皮膚・粘膜の刺激および腐食は，摂取量よりも濃度や粘度，pH，接触時間に大きく左右される。

2) 塩化ナトリウム
- ヒト経口中毒量：塩化ナトリウムとして体重1kgあたり0.5～1g（8.6～17.2 mEq）。

3) 塩素ガス
- 症状発現濃度3～5ppm（粘膜が侵され，鼻炎，流涙，流涎，咳嗽を生じる）。

4. 中毒学的薬理作用

1) 次亜塩素酸による皮膚,粘膜の刺激作用。
2) 大量摂取の場合は,吸収された次亜塩素酸やナトリウムによる作用。
3) 次亜塩素酸が他の薬剤と反応することにより生成したガスによる作用。
   酸との混合や火中で分解することにより,塩素ガスが発生し,粘膜の刺激・腐食作用を示す。
4) 塩化ナトリウムによる粘膜の刺激作用。細胞内脱水による組織障害。

5. 症状

1) 経口:・消毒剤の原液や錠剤,顆粒をなめたりかじったりした場合,使用濃度に調製した消毒液の誤飲の場合は,軽微な消化管刺激による症状(咽頭から上腹部にかけての痛み,悪心,嘔吐)がみられる程度である。
   ・液体製品を大量摂取した場合は,接触した部位に化学損傷を引き起こす可能性があるほか,高ナトリウム血症により,不穏状態,痙攣発作,抑うつ状態,昏睡,低血圧,呼吸停止が起こる可能性がある。
   ・誤嚥による化学性肺炎が疑われる場合は重症化する可能性がある。
2) 吸入:・酸との混合や分解により発生した塩素ガスを吸入した場合,粘膜の刺激による咽頭痛,咳嗽,呼吸困難,喘鳴などが一般的であり,重症の場合は,上気道浮腫,気管支痙攣,肺炎が起こりうる。
   ・気分不良,悪心,嘔吐,頭痛,めまい,動悸などを訴えることがある。
   ・喘息などの基礎疾患がある場合,吸入により発作が誘発される可能性がある。
3) 眼 :・眼の刺激感,充血,痛みなどが出現する。
4) 皮膚:・かゆみや痛み,紅斑,発疹,水疱などがみられる可能性がある(刺激性接触皮膚炎)。

6. 処置

● 家庭での応急手当
1) 経口:①除去:口の中に残っているものを吐き出す。小児や高齢者の場合は口の中を確認して取り除く,ふき取る。
   ②すすぎ:口をすすぐ,うがいする。うがいができない場合は濡れガーゼでふき取る。
   ③水分摂取:乳製品(牛乳やヨーグルト)または水を飲む。量は普段飲む程度(120〜240mL,小児は体重1kgあたり15mL以下,無理に飲ませて嘔吐を誘発しないように注意する)。理由:蛋白質による粘膜保護や希釈により,刺激の緩和が期待できる。
2) 吸入:・新鮮な空気の場所へ移動する。室内を換気する。
3) 眼 :・眼をこすらないように注意し,直ちに十分に水洗する。
   ・コンタクトレンズを装着している場合は,容易に外せるようであれば外す。
4) 皮膚:①除去:皮膚に付着しているものを取り除く,ふき取る。付着した衣服を脱ぐ。
   ②水洗:十分に水洗する。

● 医療機関での処置
1) 経口:・特異的な治療法はなく,牛乳または水での希釈のほか,対症療法が中心となる。
2) 吸入:・症状に応じて,酸素投与,呼吸管理を行う。
   ・著明な呼吸困難,喘鳴,上気道浮腫をみとめる場合は積極的な治療を要する。
3) 眼 :・涙液のpHが中性付近であることを確認するまで洗浄する。
   ・症状が残る場合は眼科的診察が必要である。
4) 皮膚:・付着部位を十分に洗浄する。症状があれば,対症療法を行う。

7. 治療上の注意点

1) 錠剤が咽頭や食道に停留している可能性があれば,内視鏡などで確認の上,除去する必要がある。
2) 中和は禁忌(酢やジュースを飲ませて中和しようとすると,発生する熱により熱傷を起こす)。
3) 重曹,炭酸飲料の経口投与は禁忌(胃内で二酸化炭素を発生させ,ときに胃破裂の危険がある)。

8. 体内動態

1）次亜塩素酸ナトリウム
［吸収］胃液などの酸性液中では，塩素と非イオン型の次亜塩素酸として存在するため，粘膜透過性が高く胃粘膜より吸収されやすい。ただし，蛋白質やその他の組織成分により急速に不活化されるため，吸収されて体循環に達することは少なく，大量摂取時以外は問題にならない。

2）塩化ナトリウム
［吸収］経口，直腸投与，皮下注射でも吸収される。
［排泄］尿中に排泄される。

36 廃油処理剤

概　要

製品：使用済みの食用油の処理に使用する製品で，パルプなどの吸収材にしみ込ませて廃棄するタイプ，固めて廃棄するタイプ，乳化して排水口に流すタイプ，廃油を使用して石けんを作るタイプなどが販売されている。
問題となる成分と症状：固めて廃棄するタイプは，ヒマシ油誘導体により下痢や腹痛が起こる。乳化して排水口に流すタイプは非イオン界面活性剤による皮膚・粘膜の刺激による症状がみられる。石けんを作るタイプは，アルカリとして組織の腐食作用があり，濃度に依存して付着部位の化学損傷を起こす。とくに眼に入った場合は重篤な化学損傷となることがあり，注意が必要である。
JPIC受信状況：年間50件程度の問い合わせがあり，小児の誤食が多いが，廃油処理剤を入れた油を再加熱して調理に使用したなど，誤使用による事故もある。

初期対応のための確認事項

製品によって成分が異なるので，製品表示，形態，使用方法などをできるだけ正確に把握する。
1. 製品
- 形態（固形，顆粒，液体等）。使用方法（固めて廃棄するタイプか，乳化して排水口に流すタイプか，石けんを作るタイプか）。
- 製品表示の成分。
2. 曝露状況・経路
- 誤飲した場合，処理剤そのものか，処理剤を入れた油か。摂取量。
- 眼に入っていないか，皮膚に付着していないか。
3. 患者の状態・症状
- 喉の違和感や痛み，悪心，嘔吐，腹痛，下痢などの消化器症状はないか。
- 咳き込み，呼吸困難などはないか，気管に入った様子はないか。
- 眼の違和感，痛み，充血，流涙はないか。
- 皮膚の痛み，発赤，発疹などはないか。

初期対応のポイント

1. 経口の場合
- 吐かせずに，口の中のものを取り除いて，口をすすぐ。乳化して排水口に流すタイプ，石けんを作るタイプでは，乳製品または水を飲ませる。
【直ちに受診】
- 頻回の嘔吐がみられる場合，口腔粘膜の浮腫や腫脹，嚥下困難や呼吸困難がある場合。
- 症状がなくても，石けんを作るタイプの製品そのものを飲み込んだ可能性がある場合。
【念のため受診】
- 嘔吐，腹痛，下痢など軽度の消化器症状がある場合。
【経過観察】
- 石けんを作るタイプの製品をなめたり，その他の製品を1口飲み込んだ程度で，症状がない場合。
2. 吸入した場合
【直ちに受診】
- 喉の刺激，咳などがあり，新鮮な空気を吸っても改善しない場合。
3. 眼に入った場合
- 眼をこすらないように注意して，直ちに洗眼する。
【直ちに受診】
- 開眼困難な場合，洗眼が難しい場合やコンタクトレンズが外れない場合。

- 石けんを作るタイプの場合。

【念のため受診】
- 石けんを作るタイプ以外で洗眼後も痛み，充血などがある場合。

4. 皮膚に付着した場合

【念のため受診】
- 水洗後も発赤，痛み，発疹などがある場合。

解　説

1. 製品について

- 使用済みの食用油の処理に使用する製品として，パルプなどの吸収材にしみ込ませて廃棄するタイプ，固めて廃棄するタイプ，乳化して排水口に流すタイプ，廃油を使用して石けんを作るタイプなどが販売されている。

1）固めて廃棄するタイプ
- 油脂の固化する温度の差を利用したもので，成分は天然油脂成分の一種であるヒマシ油誘導体（ヒドロキシステアリン酸）である。
- 80℃以上の廃油100mLに対して固形・顆粒状の製品3g前後を入れ，攪拌後放置すると室温程度で固化する。

2）乳化して排水口に流すタイプ
- 界面活性剤（60～100％）が主成分の液体であり，合成洗剤と表示している製品もある。
- 廃油100mLに対して製品2～5mL程度と水を加え，攪拌・乳化したものを排水口に捨てる。油汚れ用洗剤として利用できる製品もある。

3）石けんを作るタイプ
- アルカリによる油脂のケン化を利用したものである。
- ケイ酸ナトリウムを主成分とし，石けん（脂肪酸系界面活性剤）や炭酸塩，水酸化ナトリウムなどを含有する粉末製品，もしくはケイ酸ナトリウムと炭酸塩などの2剤セットの製品として販売されている。
- 水溶液の液性はアルカリ性で，廃油100mLに粉末80gと水50mLを加えてよく攪拌し，数日以上放置する。

2. 事故の発生状況

● JPIC 受信状況

年間件数　：50件程度。一般91％，医療機関7％，その他2％。
患者年齢層：1歳未満11％，1～5歳56％，6～19歳12％，20～64歳13％，65歳以上6％，その他・不明2％。
事故状況　：小児や認知症のある高齢者の誤飲など65％（粉の袋をかじった，固まった油を食べた等），誤使用35％（廃油処理剤で処理した油を再加熱して調理に使用した等）。
症状出現率：11％。悪心，嘔吐，口腔・咽頭の違和感など。

● JPIC で把握した医療機関受診例

【1986～2009年の24年間に把握した小児（12歳以下）の不慮の事例】
- 廃油処理剤による事例25例のうち，5例に症状が出現し，重篤な例は1例であった。
  事例：ペットボトルに移し替えてあった石けんを作るタイプの廃油処理剤を小児が誤飲し，嘔吐，顔面蒼白，意識障害をみとめた。

【1986～2010年の25年間に把握した高齢者（65歳以上）の不慮の事例】
- 廃油処理剤による事例は11例で，食品・内服薬などとの誤認7例，認知症による誤飲が1例あったが，重篤な例はなかった。

3. 毒性

固めて廃棄するタイプ，乳化して排水口に流すタイプを少量摂取した程度では，重篤な中毒は起こらないと考えられるが，石けんを作るタイプではアルカリが問題となる。

1) 界面活性剤
- 界面活性剤の作用，とくに局所作用は濃度に依存し，低濃度では症状はほとんどみられないが，高濃度では重症化する。したがって，毒性値が低くても高濃度のものは危険と考える必要がある。

2) アルカリ（ケイ酸ナトリウム，水酸化ナトリウム）
- アルカリの主たる作用である組織の腐食の程度は，曝露量よりも濃度や粘度，pH，接触時間に大きく左右される。

4. 中毒学的薬理作用

1) 固めて廃棄するタイプ（ヒマシ油誘導体）
- ヒマシ油による瀉下作用。

2) 乳化して排水口に流すタイプ（界面活性剤）
- 皮膚・粘膜の刺激作用。
- 体循環に入った場合の全身作用として，血管透過性亢進・細胞膨化作用。

3) 石けんを作るタイプ（ケイ酸ナトリウム，水酸化ナトリウム）
- アルカリによる腐食作用（化学損傷），放置すると接触部位からより深部に傷害が進行する。

5. 症状

1) 経口：1) 固めて廃棄するタイプ（ヒマシ油誘導体）
- 下痢や腹痛（少量ではみられない）。ヒマシ油の瀉下作用の効果発現時間は2～6時間といわれる。
2) 乳化して排水口に流すタイプ（界面活性剤）
- 口腔・咽頭の炎症，悪心，嘔吐，下痢，腹痛など。嘔吐は1時間以内に起こることが多い。
- 誤嚥すると，化学性肺炎を起こす可能性がある。
3) 石けんを作るタイプ（ケイ酸ナトリウム，水酸化ナトリウム）
- 口腔・咽頭の痛み，発赤や腫脹，嘔吐など。食道，胃の直接接触した部位にアルカリによる化学損傷を起こす可能性がある。
- 内視鏡検査で食道，胃炎，十二指腸炎などがみられることがある。
- 重篤な場合には，消化管出血・穿孔，狭窄をきたす可能性がある。
- 誤嚥による化学性肺炎が疑われる場合は重症化する可能性がある。

2) 吸入：石けんを作るタイプ（ケイ酸ナトリウム，水酸化ナトリウム）
- 咳，喘鳴，気管支痙攣，上気道浮腫・化学損傷。

3) 眼　：1) 乳化して排水口に流すタイプ（界面活性剤）
- 眼の痛み，充血など。
2) 石けんを作るタイプ（ケイ酸ナトリウム，水酸化ナトリウム）
- 眼の刺激感，充血，疼痛，流涙，眼瞼の腫脹など。
- 重篤な場合は，アルカリによる角膜や結膜の損傷，視力障害。

4) 皮膚：1) 乳化して排水口に流すタイプ（界面活性剤）
- かゆみや痛み，紅斑，発疹，水疱などがみられる可能性がある（刺激性接触皮膚炎）。
2) 石けんを作るタイプ（ケイ酸ナトリウム，水酸化ナトリウム）
- アルカリによる重篤な皮膚刺激，化学損傷，肥厚。

6. 処置

固めて廃棄するタイプ（ヒマシ油誘導体）は積極的な処置は必要ない。乳化して排水口に流すタイプや石けんを作るタイプは，薬剤との接触時間を短縮するために直ちに水洗，希釈する。

● 家庭での応急手当
1) 経口：禁忌：石けんを作るタイプでは，吐かせてはいけない。理由：腐食性物質が再び食道を通過することにより，炎症が悪化するため。
　①除去：口の中に残っているものを吐き出す。小児や高齢者の場合は口の中を確認して取り除く，ふき取る。

②すすぎ：口をすすぐ，うがいする。うがいができない場合は濡れガーゼでふき取る。
③水分摂取：固めて廃棄するタイプではとくに注意事項はない。普段どおりでよい。乳化して排水口に流すタイプ，石けんを作るタイプでは，乳製品（牛乳やヨーグルト）または水を飲む。量は普段飲む程度（120～240mL，小児は体重1kgあたり15mL以下，無理に飲ませて嘔吐を誘発しないように注意する）。理由：蛋白質による粘膜保護や希釈により，刺激の緩和が期待できる。
2) 吸入： ・新鮮な空気の場所へ移動する。
3) 眼　： ・眼をこすらないように注意し，直ちに十分に水洗する。石けんを作るタイプでは，腐食作用を有するアルカリの曝露に準じて，少なくとも30分間は水洗するべきである。
・コンタクトレンズを装着している場合は，容易に外せるようであれば外す。
4) 皮膚：①除去：皮膚に付着しているものを取り除く，ふき取る。付着した衣服を脱ぐ。
②水洗：十分に水洗する。石けんを作るタイプでは，腐食作用を有するアルカリの曝露に準じて，少なくとも15分間は水洗するべきである。

● 医療機関での処置
1) 経口： ・禁忌：石けんを作るタイプでは，催吐，酸による中和，活性炭および下剤の投与。
・特異的な治療法はなく，牛乳または水での希釈のほか，対症療法が中心となる。
2) 吸入： ・症状に応じて，酸素投与，呼吸管理を行う。
・著明な呼吸困難，喘鳴，上気道浮腫をみとめる場合は積極的な治療を要する。
3) 眼　： ・涙液のpHが中性付近であることを確認するまで洗浄する。
・症状が残る場合は眼科的診察が必要である。
4) 皮膚： ・付着部分を十分に洗浄する。症状があれば，対症療法を行う。石けんを作るタイプでは，熱傷に準じて治療する。

7. 治療上の注意点

石けんを作るタイプの製品（ケイ酸ナトリウム，水酸化ナトリウム）
1) 催吐は禁忌（腐食性物質が再び食道を通過することにより，炎症が悪化するため）。
2) 中和は禁忌（酢やジュースを飲ませて中和しようとすると，発生する熱により熱傷を起こす）。
3) 重曹，炭酸飲料の経口投与は禁忌（胃内で二酸化炭素を発生させ，ときに胃破裂の危険がある）。
4) 胃洗浄を行う場合はできるだけ早く，穿孔に気をつけて注意深く行う。
5) 内視鏡検査は，摂取後12時間以内に穿孔に注意して実施する（24時間を超えると穿孔のリスクが高くなる）。

8. 体内動態

1) ヒマシ油
［吸収］ヒトの消化管内で加水分解され吸収される。
［代謝］小腸でリパーゼによって加水分解され，生成されたリシノール酸ナトリウムが瀉下作用を現す。
2) 界面活性剤
［吸収］分子構造により違いはあるが，基本的に消化管から吸収される。
［代謝・排泄］肝臓で代謝された後，尿中あるいは糞便中に排泄される。
3) アルカリ（ケイ酸ナトリウム，水酸化ナトリウム）
［吸収］アルカリとして，通常，皮膚・粘膜からの吸収毒性は問題にならない。

37 浴室用洗剤

概　要

製品：浴室の日常的な清掃に使用される，界面活性剤を主成分とする液体の製品である。ボトル入りやハンドスプレータイプが主流であり，泡で出るエアゾール製品もある。液性は中性が多いが，乳酸や酢酸を数％含有する酸性の製品や，水酸化ナトリウムなどでアルカリ性に調整された製品もある。

問題となる成分と症状：界面活性剤の刺激作用により，誤飲した場合は，口腔・咽頭の違和感や痛み，悪心，嘔吐などの消化器症状が出現するほか，誤嚥した場合は，化学性肺炎を起こす可能性がある。

JPIC 受信状況：年間 90 件程度の問い合わせがあり，小児が容器の口をなめたり，顔に向けてスプレーしたりする事故のほか，使用中に液がはねて，眼や口に入る事故がある。

初期対応のための確認事項

1. 製品
- 種類，製品表示の品名（浴室用合成洗剤等）。
- 形態（ボトル，ハンドスプレー，エアゾール，詰め替え用等），使用方法。
- 製品表示の成分（界面活性剤等），濃度，液性（中性か，酸性やアルカリ性の製品でないか）。「まぜるな危険」「酸性タイプ」表示の有無。

2. 曝露状況・経路
- 誤飲した場合，なめた程度か，大量に飲んだ可能性はないか。
- スプレー製品の場合，顔や口に向けてスプレーし，眼に入ったり吸い込んだりしていないか。
- 使用時の事故の場合，保護具の使用状況（マスク・めがね・手袋等）。換気の状態。他の製品（カビ取り剤等）との併用の有無。

3. 患者の状態・症状
- 口腔・咽頭の痛み，悪心，嘔吐，腹痛などの消化器症状はないか。
- 咳き込み，呼吸困難などはないか。気管に入った様子はないか。
- 眼の違和感，痛み，充血，流涙はないか。
- 皮膚の痛み，発赤，発疹などはないか。

初期対応のポイント

1. 経口の場合
- 口の中のものを取り除いて，口をすすぎ，乳製品または水を飲ませる。
- 顔や手足，衣服にも付着している可能性があれば，シャワーなどで全身を洗浄して着替える。

【直ちに受診】
- 頻回の嘔吐がみられる場合や咳き込みなどの呼吸器症状がある場合。

【念のため受診】
- 症状がなくても，大量に摂取した可能性がある場合。

【経過観察】
- なめたり，1 口飲み込んだ程度で，口腔の違和感，喉の痛み，悪心など軽度の消化器症状程度の場合。

2. 吸入した場合

【直ちに受診】
- 「まぜるな危険」「酸性タイプ」表示がある製品を，塩素系の洗浄剤や漂白剤と併用し，発生した塩素ガスを吸入した場合。

【念のため受診】
- 喉の痛み，咳，気分不良，頭痛などが出現し，新鮮な空気を吸っても改善しない場合。

3．眼に入った場合
- 眼をこすらないように注意して，直ちに洗眼する。

【直ちに受診】
- 開眼困難な場合，洗眼が難しい場合やコンタクトレンズが外れない場合。
- アルカリ性製品・酸性製品の場合。

【念のため受診】
- アルカリ性製品・酸性製品以外で，洗眼後も痛み，充血などがある場合。

4．皮膚に付着した場合

【念のため受診】
- 水洗後も発赤，痛み，発疹などがある場合。

解　説

1．製品について

- 浴室内の浴槽・壁・床・小物類などの汚れは，皮脂，石けんカス（脂肪酸カルシウムなどの脂肪酸金属塩），水あか（炭酸カルシウム，ケイ酸カルシウム等），カビなど多岐にわたっており，浴室用洗剤，クレンザー（123 ページ参照），カビ取り剤（146 ページ参照）などが状況に応じて使用される。
- 浴室内全般に日常的に使用される浴室用洗剤は，ボトル入りやハンドスプレータイプの液体が主流で，詰め替え用のスタンディングパウチや泡で出るエアゾール製品もある。
- 汚れに直接かけるかスプレーし，汚れがひどい場合はしばらく置いてスポンジなどでこすってから，洗い流す。
- 成分は界面活性剤（陰イオン，非イオン，両性），キレート剤（クエン酸などの有機酸，エチレンジアミン四酢酸等），溶剤（ジアルキルグリコールエーテルなどのグリコールエーテル類，エチルアルコール）をそれぞれ1～10％程度含有する。
- 中性の製品が多いが，乳酸や酢酸を数％加えた酸性のものや，水酸化ナトリウムなどのアルカリ剤で弱アルカリ～アルカリ性に調整された製品もある。
- 防カビをうたった製品では，除菌剤として陽イオン界面活性剤（塩化ベンザルコニウム等），表面改質剤などを含むものがある。

2．事故の発生状況

● JPIC 受信状況
年間件数　：90 件程度。一般 93％，医療機関 6％，その他 1％。
患者年齢層：1 歳未満 21％，1～5 歳 66％，20～64 歳 9％，65 歳以上 1％，その他・不明 3％。
事故状況　：小児や認知症のある高齢者の誤飲など 83％（容器の口をなめた，洗剤が付着した掃除用ブラシをなめた，顔に向けてスプレーした等），誤使用 15％（ペットボトルに移し替えた洗剤を誤って飲んだ，使用中に液がはねて眼や口に入った），その他・不明 2％。
症状出現率：24％。口腔・咽頭の痛み，悪心，嘔吐，下痢，頭痛，咳，眼の充血・痛み，皮膚の痛みなど。

● JPIC で把握した医療機関受診例
【1986～2009 年の 24 年間に把握した小児（12 歳以下）の不慮の事例】
- 住居用洗剤 94 例のうち，浴室用洗剤による重篤な例はなかった。

【1986～2010 年の 25 年間に把握した高齢者（65 歳以上）の不慮の事例】
- 住居用洗剤 35 例のうち，浴室用洗剤による重篤な例はなかった。

3．毒性

大量摂取の場合や眼に入った場合は界面活性剤の毒性を考慮する。また，酸性の製品では酸による刺激，アルカリ性の製品ではアルカリによる組織の腐食作用を考慮する必要がある。

1) 界面活性剤
- 界面活性剤の作用，とくに局所作用は濃度に依存し，低濃度では症状はほとんどみられないが，高濃度では重症化する。したがって，毒性値が低くても高濃度のものは危険と考える必要がある。

2) アルカリ剤（水酸化ナトリウム）
- アルカリの主たる作用である組織の腐食の程度は，曝露量よりも濃度や粘度，pH，接触時間に大きく左右される。

3) 酸（乳酸，クエン酸，酢酸等）
- 皮膚・粘膜の刺激・腐食作用を持つが，製品中の濃度は低く，粘膜の刺激程度である。

4. 中毒学的薬理作用

1) 界面活性剤
- 皮膚・粘膜の刺激作用。
- 体循環に入った場合の全身作用として，血管透過性亢進・細胞膨化作用。
- 陽イオン界面活性剤は，蛋白を変性させる作用が強く，皮膚・粘膜の刺激あるいは腐食作用が陰・非イオン界面活性剤より強い。

2) アルカリ剤（水酸化ナトリウム）
- アルカリによる腐食作用（化学損傷），放置すると接触部位からより深部に傷害が進行する。

3) 酸（乳酸，クエン酸，酢酸等）
- 皮膚・粘膜の刺激・腐食作用。

5. 症状

1) 経口：
- 界面活性剤による口腔・咽頭の炎症，悪心，嘔吐，下痢，腹痛など。嘔吐は1時間以内に起こることが多い。
- 誤嚥すると，化学性肺炎を起こす可能性がある。

2) 吸入：
- 「まぜるな危険」「酸性タイプ」表示がある製品を，塩素系の洗浄剤や漂白剤と混合して発生した塩素ガスを吸入した場合，粘膜の刺激による咽頭痛，咳嗽，呼吸困難，喘鳴などの呼吸器症状が一般的である。喘息などの基礎疾患がある場合，吸入により発作が誘発される可能性がある。

3) 眼：
- 充血，痛み，流涙がみられる。重篤な場合は，眼窩周囲浮腫，角膜びらん，角膜上皮欠損。

4) 皮膚：
- かゆみや痛み，紅斑，発疹，水疱などがみられる可能性がある（刺激性接触皮膚炎）。
- アルカリ性の製品では，アルカリによる重篤な皮膚刺激，化学損傷，肥厚。

6. 処置

● 家庭での応急手当

1) 経口：
- アルカリ性の製品では，吐かせてはいけない（腐食性物質が再び食道を通過することにより，炎症が悪化するため）。
  ①除去：口の中に残っているものを吐き出す。小児や高齢者の場合は口の中を確認して取り除く，ふき取る。
  ②すすぎ：口をすすぐ，うがいする。うがいができない場合は濡れガーゼでふき取る。
  ③水分摂取：乳製品（牛乳やヨーグルト）または水を飲む。量は普段飲む程度（120～240mL，小児は体重1kgあたり15mL以下，無理に飲ませて嘔吐を誘発しないように注意する）。理由：蛋白質による粘膜保護や希釈により，刺激の緩和が期待できる。

2) 吸入：
- 新鮮な空気の場所へ移動する。室内を換気する。

3) 眼：
- 眼をこすらないように注意し，直ちに十分に水洗する。アルカリ性製品では，腐食作用を有するアルカリの曝露に準じて，少なくとも30分間は水洗するべきである。
- コンタクトレンズを装着している場合は，容易に外せるようであれば外す。

4) 皮膚：①除去：皮膚に付着しているものを取り除く，ふき取る。付着した衣服を脱ぐ。
②水洗：十分に水洗する。アルカリ性の製品では，腐食作用を有するアルカリの曝露に準じて，少なくとも15分間は水洗するべきである。

● 医療機関での処置
1) 経口：・特異的な治療法はなく，牛乳または水での希釈のほか，対症療法が中心となる。
2) 吸入：・症状に応じて，酸素投与，呼吸管理を行う。
3) 眼　：・受診前の洗眼が不十分な場合は，医療機関で十分に洗眼する。
　　　　・酸性やアルカリ性の製品は，涙液のpHが中性付近であることを確認するまで洗浄する。
　　　　・症状が残る場合は眼科的診察が必要である。
4) 皮膚：・付着部位を十分に洗浄する。症状があれば，対症療法を行う。アルカリ性の製品では熱傷に準じて治療する。

7. 体内動態

1) 界面活性剤
［吸収］分子構造により違いはあるが，基本的に消化管から吸収される。
［代謝・排泄］肝臓で代謝された後，尿中あるいは糞便中に排泄される。

2) アルカリ・酸
［吸収］通常，皮膚・粘膜からの吸収毒性は問題にならない。クエン酸は消化管からよく吸収されるが，製品中の含有量を考慮すると，クエン酸の吸収毒性はほぼ無視できる。

38 カビ取り剤

概　要

製品：浴室，台所などの水周りに発生するカビを除去する目的で使用される洗浄剤で，ハンドスプレー製品が多い。主流の塩素系の製品は，次亜塩素酸ナトリウムおよび水酸化ナトリウムを含むアルカリ溶液である。
問題となる成分と症状：アルカリとして組織の腐食作用があり，濃度に依存して付着部位の化学損傷を起こす。使用中に薬剤のミストや発生した塩素ガスを吸入した場合には呼吸器症状をきたす可能性があり，とくに酸と反応して発生した塩素ガスを吸入した場合には呼吸管理が必要となることもある。眼に入った場合には，角膜や結膜の損傷を生じる可能性がある。
JPIC 受信状況：年間180件程度の問い合わせがあり，使用時に吸入したり眼に入ったりする事故が半数を占める。

初期対応のための確認事項

1. 製品
- 形態（ハンドスプレーか，ジェルか，その他の塗布タイプか）。
- 製品表示の成分，液性，「まぜるな危険」表示の有無（塩素系であるかどうかの確認）。

2. 曝露状況・経路
1）誤飲した場合
- スプレーの先をなめた程度か，大量に飲んだ可能性はないか。
- 顔や口に向けてスプレーし，眼に入ったり吸い込んだりしていないか。

2）使用時の事故の場合
- 薬剤のミストや発生したガスを吸入したか，眼に入ったか。
- 使用量（使いすぎていないか）。
- 他の薬剤との混合や併用の有無（他の薬剤に「まぜるな危険」「酸性タイプ」表示があるか）。
- 換気状態（窓・扉の開放，換気扇使用の有無），保護具の使用状況（マスク・めがね・手袋等）。

3. 患者の状態・症状
- 口の中，付着部位に塩素臭はないか。
- 悪心，嘔吐，腹痛などの消化器症状はないか。
- 咳き込み，呼吸困難などはないか。喘息などの基礎疾患はないか。
- 眼の違和感，痛み，充血，流涙はないか。
- 皮膚の痛み，発赤，発疹，水疱などはないか。

初期対応のポイント

1. 経口の場合
- 吐かせずに，口の中のものを取り除いて，口をすすぎ，乳製品または水を飲ませる。
- 顔や手足，衣服にも付着している可能性があれば，シャワーなどで全身を洗浄して着替える。

【直ちに受診】
- 頻回の嘔吐がみられる場合や咳き込みなどの呼吸器症状がある場合。
- 症状がなくても，大量に摂取した可能性がある場合。

【経過観察】
- なめたり，1口飲み込んだ程度で，喉の痛み，悪心，口腔の違和感など軽度の消化器症状程度の場合。

2. 吸入した場合
【直ちに受診】
- 塩素系製品と酸との反応により発生した塩素ガスを吸入した場合。とくに喘息などの基礎疾患がある場合（発作につながる恐れがある）。

- 使用中に喉の痛み，咳，呼吸困難などが出現し，新鮮な空気を吸っても改善しない場合。

3. 眼に入った場合
- 眼をこすらないように注意して，直ちに洗眼する。

【直ちに受診】
- 開眼困難な場合，洗眼後も痛み，充血などがある場合。
- 洗眼が難しい場合やコンタクトレンズが外れない場合。

4. 皮膚に付着した場合
【念のため受診】
- 水洗後も発赤，痛み，発疹などがある場合。

解　説

1. 製品について

- 高温多湿のわが国において，浴室，台所などの水周りに発生するカビを除去するための製品で，カビが発生した場所に薬剤を付着させて数分～数時間程度放置し，水で洗い流す。
- 密着性を上げるため，泡で出るハンドスプレー製品が多いが，粘度を上げたジェル状，シャワーボトル，ペンやローラー刷毛，シート状など種々の形態で販売されている。

1) 塩素系の製品

- 次亜塩素酸ナトリウムを主成分とし，次亜塩素酸の分解を防ぐため水酸化ナトリウムまたは水酸化カリウムが配合される。pH11 以上のアルカリ性で，化学的には塩素系漂白剤とほぼ同じである。
- 酸性タイプの製品と混合すると塩素ガスを発生するため，家庭用品品質表示法で「塩素系」「まぜるな危険」などの表示を行うことが義務づけられている。
- 家庭用カビ取り・防カビ剤等協議会（現日本家庭用洗浄剤工業会）の自主基準では，次亜塩素酸ナトリウム 4％以下（スプレー式の製品は 3％以下），水酸化ナトリウムまたは水酸化カリウムは 1％以下と定めている。またスプレータイプの容器については，飛散防止のため，指定の付着性試験方法での付着率が 90％以上であることを求めている。
- 事故防止の観点から詰め替え用の製品はなく，ハンドスプレーでは付け替え用が販売されている。

2) 塩素系以外の製品

- 乳酸を主成分とする製品が販売されており，「塩素系」という表示がないので区別可能である。

2. 事故の発生状況

● JPIC 受信状況
年間件数　：180 件程度。一般 87％，医療機関 12％，その他 1％。
患者年齢層：1 歳未満 11％，1 ～ 5 歳 36％，20 ～ 64 歳 40％，65 歳以上 5％，その他・不明 8％。
事故状況　：小児や認知症のある高齢者の誤飲など 40％（スプレーの先をなめた，口に向けて噴射した等），誤使用 51％（規定量を超えて使用した，換気が不十分，マスクや手袋なしで使用した，他の薬剤と混合した等），その他・不明 9％。
症状出現率：50％。悪心，嘔吐，咽頭痛，咳，喘鳴，眼の充血，角膜びらんなど。

● JPIC で把握した医療機関受診例
【2003 ～ 2007 年に把握した 75 例】
- 経口 38 例：悪心，嘔吐，咽頭痛，胸部不快感，心窩部痛などの消化器症状が多かった。原液の意図的摂取でも内視鏡検査で食道炎，胃炎，十二指腸炎がみられた程度で，穿孔や狭窄を示唆する所見はなかった。誤嚥性肺炎が疑われた例もあった。
- 使用中の吸入 34 例：全例で咳嗽，喘鳴，気分不良，悪心，嘔吐，頭痛，めまい，動悸などの症状をみとめた。
- 眼 3 例：眼の充血，角膜びらんがみられた。

【1986 ～ 2009 年の 24 年間に把握した小児（12 歳以下）の不慮の事例】
- カビ取り剤による事例は 37 例で，重篤な例はなかった。

【1986～2010年の25年間に把握した高齢者（65歳以上）の不慮の事例】
- カビ取り剤による事例9例のうち，重篤な例は2例であった。いずれも吸入による事例で，換気せずに長時間使用して化学性肺炎を起こした例と喘息発作が誘発された例であった。

3. 毒性

経路や量によっては，アルカリや塩素ガスの影響を考慮する必要がある。
1）次亜塩素酸含有製品として
- アルカリの主たる作用である組織の腐食の程度は，曝露量よりも濃度や粘度，pH，接触時間に大きく左右される。原液で体重1kgあたり5mL以上の大量摂取は腐食性傷害につながる可能性がある。
2）塩素ガスとして
- 症状発現濃度3～5ppm（粘膜が侵され，鼻炎，流涙，流涎，咳嗽を生じる）。

4. 中毒学的薬理作用

- 次亜塩素酸による皮膚・粘膜の刺激作用。
- アルカリによる腐食作用（化学損傷），放置すると接触部位からより深部に傷害が進行する。
- 大量摂取の場合，吸収された次亜塩素酸やナトリウムによる作用。
- 次亜塩素酸が他の薬剤と反応することにより生成したガスによる作用。酸との混合や火中で分解することにより塩素ガスが発生し，粘膜の刺激・腐食作用を示す。

5. 症状

摂取量によっては腐食作用を有するアルカリの曝露で報告されている症状を生じる可能性があるほか，発生した塩素ガスを吸入した場合には呼吸器症状をきたす可能性がある。
1）経口：1）誤飲した場合
- 軽微な消化管刺激による症状（咽頭～上腹部の疼痛，悪心，嘔吐）がみられる程度である。

2）大量摂取（体重1kgあたり5mL以上）の場合
- 口腔・咽頭，食道，胃の直接接触した部位にアルカリによる化学損傷を起こす可能性がある。
- 内視鏡検査で食道炎，胃炎，十二指腸炎などがみられることがある。
- 重篤な場合には，消化管出血・穿孔，狭窄をきたした報告もあるが，統計的にはまれである。
- 誤嚥による化学性肺炎が疑われる場合は重症化する可能性がある。

2）吸入：
- 粘膜の刺激による咽頭痛，咳嗽，呼吸困難，喘鳴などの呼吸器症状が一般的であり，重症の場合は，上気道浮腫，気管支痙攣，肺炎が起こりうる。
- 気分不良，悪心，嘔吐，頭痛，めまい，動悸などを訴えることがある。
- 喘息などの基礎疾患がある場合，吸入により発作が誘発される可能性がある。

3）眼：
- 眼の刺激感，充血，疼痛，流涙，眼瞼の腫脹など。
- 重篤な場合は，アルカリによる角膜や結膜の損傷，視力障害。

4）皮膚：
- アルカリによる重篤な皮膚刺激，化学損傷，肥厚。
- 付着部位のヌルヌル感（アルカリにより蛋白質が分解されることによる）。

6. 処置

重要なのは薬剤との接触時間を短縮するために直ちに洗浄を開始し，希釈することである。
● 家庭での応急手当
1）経口：禁忌：吐かせてはいけない。理由：腐食性物質が再び食道を通過することにより，炎症が悪化するため。
①除去：口の中に残っているものを吐き出す。小児や高齢者の場合は口の中を確認して取り除く，ふき取る。
②すすぎ：口をすすぐ，うがいする。うがいができない場合は濡れガーゼでふき取る。
③水分摂取：乳製品（牛乳やヨーグルト）または水を飲む。量は普段飲む程度（120～240mL，小

児は体重1kgあたり15mL以下，無理に飲ませて嘔吐を誘発しないように注意する）。理由：蛋白質による粘膜保護や希釈により，刺激の緩和が期待できる。
2) 吸入： • 新鮮な空気の場所へ移動する。室内を換気する。
3) 眼 ： • 眼をこすらないように注意し，直ちに十分に水洗する。腐食作用を有するアルカリの曝露に準じて，少なくとも30分間は水洗するべきである。
 • コンタクトレンズを装着している場合は，容易に外せるようであれば外す。
4) 皮膚：①除去：皮膚に付着しているものを取り除く，ふき取る。付着した衣服を脱ぐ。
 ②水洗：十分に水洗する。腐食作用を有するアルカリの曝露に準じて，少なくとも15分間は水洗するべきである。

● 医療機関での処置
1) 経口： • 禁忌：催吐，酸による中和，活性炭および下剤の投与。
 • 特異的な治療法はなく，牛乳または水での希釈のほか，対症療法が中心となる。
2) 吸入： • 症状に応じて，酸素投与，呼吸管理を行う。
 • 著明な呼吸困難，喘鳴，上気道浮腫をみとめる場合は積極的な治療を要する。
3) 眼 ： • 涙液のpHが中性付近であることを確認するまで洗浄する。
 • 症状が残る場合は眼科的診察が必要である。
4) 皮膚： • 付着部位を十分に洗浄する。症状があれば，熱傷に準じて治療する。

7. 治療上の注意点

1) 催吐は禁忌（腐食性物質が再び食道を通過することにより，炎症が悪化するため）。
2) 中和は禁忌（酢やジュースを飲ませて中和しようとすると，発生する熱により熱傷を起こす）。
3) 重曹，炭酸飲料の経口投与は禁忌（胃内で二酸化炭素を発生させ，ときに胃破裂の危険がある）。
4) 大量摂取で胃洗浄を行う場合は，できるだけ早く，穿孔に気をつけて注意深く行う。
5) 内視鏡検査は，摂取後12時間以内に穿孔に注意して実施する(24時間を超えると穿孔のリスクが高くなる)。

8. 体内動態

1) 次亜塩素酸ナトリウム
［吸収］胃液などの酸性液中では，塩素と非イオン型の次亜塩素酸として存在するため，粘膜透過性が高く胃粘膜より吸収されやすい。ただし，蛋白質やその他の組織成分により急速に不活化されるため，吸収されて体循環に達することは少なく，大量摂取時以外は問題にならない。
2) アルカリ
［吸収］通常，皮膚・粘膜からの吸収毒性は問題にならない。

39 排水パイプ用洗浄剤

概　要

製品：台所，浴室，洗面所などの排水管に付着した汚れを洗浄し，詰まりやヌメリ，悪臭を除去する製品である。アルカリ性の製品には，次亜塩素酸ナトリウムと水酸化ナトリウムを含み粘度の高い液体である塩素系製品と，ケイ酸塩を主体とするフレーク状の製品がある。また発泡タイプとして，過炭酸ナトリウム，炭酸ナトリウム，硫酸ナトリウムなどを含む製品がある。

問題となる成分と症状：アルカリ性の製品では組織の腐食作用があり，濃度に依存して付着部位の化学損傷を起こす。経口だけでなく，眼や皮膚なども注意が必要である。塩素系製品では酸との反応で塩素ガスが発生する可能性もある。

JPIC 受信状況：年間 70 件程度の問い合わせがあり，小児の誤飲事故のほか，使用中に吸い込んだ，皮膚に付着した，眼に入ったという事故がみられる。

初期対応のための確認事項

1. 製品
- 形態（液体，ゲル，フレーク，粉末，錠剤等），容器（ボトル，袋等）。
- 製品表示の成分，液性（アルカリ性，弱アルカリ性，弱酸性等）。「まぜるな危険」表示の有無（塩素系であるかどうかの確認）。

2. 曝露状況・経路
- 誤飲・誤食の場合，なめた程度か，大量に摂取した可能性はないか。
- 固形の製品を摂取した場合，口腔に付着していないか，錠剤が咽頭や食道に引っかかった様子はないか。
- 使用時の事故の場合，他の薬剤との混合はないか。粉末製品を排水管に投入した際に舞った薬剤を吸い込んでいないか。換気状態，保護具の使用状況（めがね・手袋・マスク等）。
- 眼に入っていないか。
- 皮膚に付着していないか。

3. 患者の状態・症状
- 口腔粘膜の発赤や腫脹，痛み，嘔吐，下痢などはないか。
- 咳き込み，呼吸困難などはないか。喘息などの基礎疾患はないか。
- 眼の違和感，痛み，充血，流涙はないか。
- 皮膚の痛み，発赤，発疹，水疱などはないか。

初期対応のポイント

1. 経口の場合
- 吐かせずに，口の中のものを取り除いて，口をすすぎ，乳製品または水を飲ませる。
- 顔や手足，衣服にも付着している可能性があれば，シャワーなどで全身を洗浄して着替える。

【直ちに受診】
- 口腔粘膜の発赤や腫脹，痛み，嘔吐などの症状がある場合。
- 錠剤が咽頭や食道に引っかかっている様子がある場合。
- 症状がなくても，アルカリ性の製品を飲み込んだ場合。発泡タイプの製品を大量に飲んだ場合。

【経過観察】
- 発泡タイプの製品をなめたり1口飲み込んだ程度で，症状がない場合。

2. 吸入した場合

【直ちに受診】
- 塩素系製品と酸との反応により発生した塩素ガスを吸入した場合。とくに喘息などの基礎疾患がある場合（発作につながる可能性がある）。

- 喉の痛み，咳，呼吸困難などが出現し，新鮮な空気を吸っても改善しない場合。

3. 眼に入った場合
- 眼をこすらないように注意して，直ちに洗眼する。

【直ちに受診】
- 開眼困難な場合，洗眼後も痛み，充血などがある場合。
- 洗眼が難しい場合やコンタクトレンズが外れない場合。

4. 皮膚に付着した場合
【念のため受診】
- 水洗後も発赤，痛み，発疹などがある場合。

解　説

1. 製品について

- 台所，浴室，洗面所の排水パイプ（排水管）に付着した，食物，油，皮脂，髪の毛，石けんなどの汚れを洗浄し，詰まりやヌメリ，悪臭を除去する。
- アルカリで油や蛋白質などの汚れを溶かして洗浄するタイプと，弱アルカリ性〜弱酸性で発泡することにより洗浄するタイプがある。

1）アルカリ性の製品
- アルカリとしての作用と水に溶ける際の溶解熱で，油や蛋白質などの汚れを溶かして洗浄する。一定量をパイプに流し，しばらく放置した後，水で洗い流す。
- 塩素系製品は，水酸化ナトリウム（5％未満），次亜塩素酸ナトリウム（5％前後），界面活性剤（数％）などを含有し，「塩素系」「まぜるな危険」表示がある。パイプへの密着性を高めるために粘度の高い液体もしくはゲル状で，ノズル付きのボトル入り製品が多い。
- 非塩素系製品として，ケイ酸ナトリウムを主成分とするフレーク状の製品もある。

2）発泡タイプの製品
- 発泡性のある粉末を排水管にかけ，水に溶ける際の発泡により洗浄するもので，1回量が個包装に入った，「非塩素系」「酸素系」の表示がある製品が多い。
- 発泡剤（過炭酸ナトリウム，炭酸ナトリウム，硫酸ナトリウム等），界面活性剤（数％）などを含有する弱アルカリ性の製品や，これらに加えて有機酸（スルファミン酸等）を含有する中性の製品もある。

2. 事故の発生状況

● JPIC 受信状況
年間件数　：70件程度。一般83％，医療機関16％，その他1％。
患者年齢層：1歳未満8％，1〜5歳41％，20〜64歳40％，65歳以上6％，その他・不明5％。
事故状況　：小児や認知症のある高齢者の誤飲・誤食など48％（液体をなめた，触った，粉末や錠剤をかじった等），誤使用40％（他の薬剤と混合した，湯を流した，使用時に眼に入った，皮膚に付着した等），その他・不明12％。
症状出現率：38％。咳き込み，呼吸困難，嘔吐，口腔・咽頭の痛み，発赤，腫脹，眼の痛み・充血，皮膚の痛みや発赤など。

● JPICで把握した医療機関受診例
【1986〜2009年の24年間に把握した小児（12歳以下）の不慮の事例】
- パイプ用洗浄剤41例のうち，重篤な2例はいずれもオルトケイ酸ナトリウム含有の粉末状のパイプ用洗浄剤の誤飲で，口腔粘膜びらんをみとめた例，下口唇の腫脹と口腔に水疱をみとめた例であった。

【1986〜2010年の25年間に把握した高齢者（65歳以上）の不慮の事例】
- パイプ用洗浄剤は10例で，重篤な例はなかった。

3. 毒性

問題となるのはアルカリ性の製品である。
- アルカリの主たる作用である組織の腐食の程度は，曝露量よりも濃度や粘度，pH，接触時間に大きく左右される。
- 塩素系漂白剤は原液で体重1kgあたり5mL以上の大量摂取は腐食性傷害につながる可能性があるとされるが，パイプ用洗浄剤は塩素系漂白剤よりも水酸化ナトリウムの濃度および粘度が高いので，少量でも付着部位に腐食性傷害をきたす可能性がある。
- ケイ酸ナトリウムを含有するフレーク状の製品が口腔に付着すると，接触時間が長くなり，腐食性傷害をきたす可能性がある。
- 塩素ガスが発生した場合は，症状発現濃度3～5ppm（粘膜が侵され，鼻炎，流涙，流涎，咳嗽を生じる）。

4. 中毒学的薬理作用

1）塩素系製品（水酸化ナトリウム，次亜塩素酸含有）
- アルカリによる腐食作用（化学損傷），放置すると接触部位からより深部に傷害が進行する。
- 次亜塩素酸による皮膚・粘膜の刺激作用。
- 大量摂取の場合，吸収された次亜塩素酸やナトリウムによる作用。
- 次亜塩素酸が他の薬剤と反応することにより生成したガスによる作用。酸との混合や火中で分解することにより塩素ガスが発生し，粘膜の刺激・腐食作用を示す。

2）ケイ酸ナトリウム含有製品
- アルカリによる腐食作用（化学損傷），放置すると接触部位からより深部に傷害が進行する。

3）過炭酸ナトリウム含有製品
- 弱アルカリ性（pH10～11）による皮膚・粘膜の刺激。
- 分解によって発生する過酸化水素による皮膚・粘膜の刺激，組織に触れて発生した酸素による作用。

5. 症状

アルカリ性の製品では，腐食作用を有するアルカリによる症状を生じる可能性がある。塩素系製品は水酸化ナトリウムの濃度および粘度が高いため，塩素系の漂白剤やカビ取り剤よりも傷害が強くなる可能性がある。また発生した塩素ガスを吸入した場合には呼吸器症状をきたす可能性がある。

1）経口： 1）アルカリ性の製品
- 口腔・咽頭の痛み，発赤や腫脹，嘔吐などがみられ，食道，胃の直接接触した部位にアルカリによる化学損傷を起こす可能性がある。
- 内視鏡検査で食道炎，胃炎，十二指腸炎などがみられることがある。
- 重篤な場合には，消化管出血・穿孔，狭窄をきたす可能性がある。
- 誤嚥による化学性肺炎が疑われる場合は重症化する可能性がある。

2）発泡タイプの製品
- 口腔・咽頭の違和感，悪心，嘔吐，下痢などがみられる。

2）吸入：
- 形態，用途などから吸入による事故は起こりにくいと考えられるが，塩素系製品で発生した塩素ガスを吸入した場合は，粘膜の刺激による咽頭痛，咳嗽，呼吸困難，喘鳴などが一般的であり，重症の場合は，上気道浮腫，気管支痙攣，肺炎が起こりうる。
- 息苦しさ，咳き込み，悪心，頭痛，めまいなどを訴えることがある。
- 喘息などの基礎疾患がある場合，吸入により発作が誘発される可能性がある。

3）眼：
- 眼の刺激感，充血，疼痛，流涙，眼瞼の腫脹など。
- 重篤な場合は，アルカリによる角膜や結膜の損傷，視力障害。

4）皮膚：
- アルカリによる重篤な皮膚刺激，化学損傷，肥厚。
- 付着部位のヌルヌル感（アルカリにより蛋白質が分解されることによる）。

6. 処置

重要なのは薬剤との接触時間を短縮するために直ちに洗浄を開始し，希釈することである。

● 家庭での応急手当
1) 経口：禁忌：吐かせてはいけない。理由：腐食性物質が再び食道を通過することにより，炎症が悪化するため。
　　　　①除去：口の中に残っているものを吐き出す。小児や高齢者の場合は口の中を確認して取り除く，ふき取る。
　　　　②すすぎ：口をすすぐ，うがいする。うがいができない場合は濡れガーゼでふき取る。
　　　　③水分摂取：乳製品（牛乳やヨーグルト）または水を飲む。量は普段飲む程度（120〜240mL，小児は体重1kgあたり15mL以下，無理に飲ませて嘔吐を誘発しないように注意する）。理由：蛋白質による粘膜保護や希釈により，刺激の緩和が期待できる。
2) 吸入：・新鮮な空気の場所へ移動する。室内を換気する。
3) 眼　：・眼をこすらないように注意し，直ちに十分に水洗する。腐食作用を有するアルカリの曝露に準じて，少なくとも30分間は水洗するべきである。
　　　　・コンタクトレンズを装着している場合は，容易に外せるようであれば外す。
4) 皮膚：①除去：皮膚に付着しているものを取り除く，ふき取る。付着した衣服を脱ぐ。
　　　　②水洗：十分に水洗する。腐食作用を有するアルカリの曝露に準じて，少なくとも15分間は水洗するべきである。

● 医療機関での処置
1) 経口：・禁忌：アルカリ性の製品では，催吐，酸による中和，活性炭および下剤の投与。
　　　　・特異的な治療法はなく，牛乳または水での希釈のほか，対症療法が中心となる。
2) 吸入：・症状に応じて，酸素投与，呼吸管理を行う。
　　　　・著明な呼吸困難，喘鳴，上気道浮腫をみとめる場合は積極的な治療を要する。
3) 眼　：・涙液のpHが中性付近であることを確認するまで洗浄する。
　　　　・症状が残る場合は眼科的診察が必要である。
4) 皮膚：・付着部位を十分に洗浄する。症状があれば，熱傷に準じて治療する。

7. 治療上の注意点

1) 錠剤が咽頭や食道に停留している可能性があれば，内視鏡などで確認の上，除去する必要がある。
2) アルカリ性の製品の場合
- 催吐は禁忌（腐食性物質が再び食道を通過することにより，炎症が悪化するため）。
- 中和は禁忌（酢やジュースを飲ませて中和しようとすると，発生する熱により熱傷を起こす）。
- 重曹，炭酸飲料の経口投与は禁忌（胃内で二酸化炭素を発生させ，ときに胃破裂の危険がある）。
- 原液の大量摂取で胃洗浄を行う場合は，できるだけ早く，穿孔に気をつけて注意深く行う。
- 内視鏡検査は，摂取後12時間以内に穿孔に注意して実施する(24時間を超えると穿孔のリスクが高くなる)。

8. 体内動態

1) アルカリ
［吸収］通常，皮膚・粘膜からの吸収毒性は問題にならない。

2) 次亜塩素酸ナトリウム
［吸収］胃液などの酸性液中では，塩素と非イオン型の次亜塩素酸として存在するため，粘膜透過性が高く胃粘膜より吸収されやすい。ただし，蛋白質やその他の組織成分により急速に不活化されるため，吸収されて体循環に達することは少なく，大量摂取時以外は問題にならない。

40 排水口用洗浄剤

概　要

製品：排水口やトイレの水溜まり部の汚れを洗浄し，ヌメリ，悪臭を防ぐ製品である。清掃時に使用する錠剤や粉末タイプと，排水口に設置する錠剤タイプがあり，いずれも塩素系の製品（ジクロロイソシアヌル酸含有）と非塩素系の製品（炭酸塩，有機酸など含有）がある。
問題となる成分と症状：錠剤や粉末そのものをなめたり，かじったりした場合は，悪心，嘔吐，口腔・咽頭の痛みなど軽度の消化器症状が出現する程度である。塩素系製品では，酸性洗剤などとの併用により塩素ガスが発生する可能性もある。
JPIC 受信状況：年間 20 件程度の問い合わせがある。小児の誤飲事故が半数を占めるほか，成人では洗剤併用による吸入が多く，錠剤を薬と間違えて誤飲する事故もある。

初期対応のための確認事項

1. 製品
- 形態（錠剤か，粉末か）。使用方法（清掃時に使用するタイプか，排水口に設置するタイプか）。
- 製品表示の成分，液性，「まぜるな危険」表示の有無（塩素系であるかどうかの確認）。
2. 曝露状況・経路
- 誤飲，誤食の場合，なめた程度か，大量に摂取した可能性はないか。
- 固形の製品の場合，口腔に付着していないか，錠剤が咽頭や食道に引っかかった様子はないか。粉末が周囲に飛び散ったり，こぼれたりしていないか。
- 使用時の事故の場合，酸性製品との併用の有無（酸性製品の「まぜるな危険」「酸性タイプ」表示の有無）。
3. 患者の状態・症状
- 悪心，嘔吐，口腔・咽頭の痛みなどはないか。
- 咳き込み，呼吸困難などはないか。喘息などの基礎疾患はないか。
- 眼の違和感，痛み，充血，流涙はないか。
- 皮膚の痛み，発赤，発疹などはないか。

初期対応のポイント

1. 経口の場合
- 吐かせずに，口の中のものを取り除いて，口をすすぎ，乳製品または水を飲ませる。
- 顔や手足，衣服にも付着している可能性があれば，シャワーなどで全身を洗浄して着替える。
【直ちに受診】
- 頻回の嘔吐や腹痛がある場合，咳き込みなどの呼吸器症状がある場合。
- 錠剤が咽頭や食道に引っかかっている様子がある場合。
- 症状がなくても，大量に摂取した可能性がある場合。
【経過観察】
- なめたり，1 口飲み込んだ程度で，悪心，喉の痛みなど軽度の消化器症状程度の場合。
2. 吸入した場合
【直ちに受診】
- 塩素系製品と酸との反応により発生した塩素ガスを吸入した場合。とくに喘息などの基礎疾患がある場合（発作につながる可能性がある）。
- 喉の痛み，咳，呼吸困難などが出現し，新鮮な空気を吸っても改善しない場合。
3. 眼に入った場合
- 眼をこすらないように注意して，直ちに洗眼する。

【直ちに受診】
- 開眼困難な場合，洗眼が難しい場合やコンタクトレンズが外れない場合。

【念のため受診】
- 洗眼後も痛み，充血などがある場合。

4. 皮膚に付着した場合

【念のため受診】
- 水洗後も発赤，痛み，発疹などがある場合。

解　説

1. 製品について

- 台所，浴室，洗面所の排水口やトイレの水溜まり部に付着した汚れを洗浄し，ヌメリ，悪臭を予防するものである。清掃時に使用するタイプと，排水口に設置するタイプがある。

1) 清掃時に使用するタイプ
- 発泡性のある錠剤や粉末を排水口に入れ，しばらく放置した後，水ですすぐ。1回量が個包装になった顆粒や錠剤が多い。
- 塩素系製品は，ジクロロイソシアヌル酸ナトリウムを主成分とし，炭酸塩（炭酸ナトリウム，炭酸水素ナトリウム等），有機酸（コハク酸，フマル酸等），界面活性剤を含有し，「塩素系」「まぜるな危険」表示がある。液性は弱酸性～中性である。
- 非塩素系製品として，炭酸塩（過炭酸ナトリウム，炭酸ナトリウム等），有機酸（クエン酸等），界面活性剤（数％）などを含有する酸性の製品，モノ過硫酸水素カリウム，過ホウ酸ナトリウム，炭酸塩（炭酸ナトリウム，炭酸水素ナトリウム等），スルファミン酸，界面活性剤などを含有する弱アルカリ性の製品などがある。

2) 排水口に設置するタイプ（ヌメリ取り剤）
- 主に台所用で，ケースに入った錠剤を排水口に設置する。水を流すと成分が徐々に溶け，数週間程度効果が持続する。
- 塩素系製品は水によって少しずつ分解されて次亜塩素酸を遊離し，漂白・除菌作用を示す。主成分はジクロロイソシアヌル酸またはトリクロロイソシアヌル酸の塩（90％以上）で，「塩素系」「まぜるな危険」表示がある。
- 非塩素系として，過硫酸水素カリウムを主成分とする製品や抗菌剤を主成分とする製品もある。
- 家庭用排水口洗浄剤協議会の自主表示基準がある。

2. 事故の発生状況

● JPIC 受信状況

年間件数　：20件程度。一般88％，医療機関12％。
患者年齢層：1歳未満7％，1～5歳50％，20～64歳38％，その他・不明5％。
事故状況　：小児や認知症のある高齢者の誤食など56％（薬剤をなめたり，かじったりした等），誤使用38％（他の薬剤との混合により発生したガスを吸入した，錠剤を薬と間違えて飲んだ等），その他・不明6％。
症状出現率：36％。喉の違和感，悪心，嘔吐，口腔・咽頭の痛み，眼の違和感，充血など。

● JPIC で把握した医療機関受診例

【1986～2009年の24年間に把握した小児（12歳以下）の不慮の事例】
- 洗剤，洗浄剤による1,047例のうち，排水口用洗浄剤による重篤な例はなかった。

【1986～2010年の25年間に把握した高齢者（65歳以上）の不慮の事例】
- 洗剤，洗浄剤による573例のうち，排水口用洗浄剤による重篤な例はなかった。

● 文献報告例
- 認知症のある高齢者がジクロロイソシアヌル酸を含有する錠剤を誤飲し，喉頭浮腫をきたした症例報告がある。（門倉彩奈，他：日救急医会誌 2015；26：344.）

3. 毒性

- 摂取量や状況によってはジクロロイソシアヌル酸ナトリウム，トリクロロイソシアヌル酸，炭酸塩，有機酸などの刺激性が問題となることがある。
- 塩素ガスとして，症状発現濃度 3～5ppm（粘膜が侵され，鼻炎，流涙，流涎，咳嗽を生じる）。

4. 中毒学的薬理作用

1) ジクロロイソシアヌル酸，トリクロロイソシアヌル酸
- 水溶液中で加水分解されて遊離した次亜塩素酸による，皮膚・粘膜の刺激作用。
- 塩素ガス：酸との混合により発生，粘膜の刺激・腐食作用。

2) 炭酸塩（過炭酸ナトリウム，炭酸ナトリウム等），有機酸（クエン酸等）
- 皮膚・粘膜の刺激。

5. 症状

刺激による症状を生じる可能性があるほか，発生した塩素ガスを吸入した場合には呼吸器症状をきたす可能性がある。

1) 経口：
   - なめた程度や少量の摂取では，悪心，嘔吐，口腔・咽頭の痛みなどの消化器症状。
   - 錠剤を丸飲みし喉に引っかかった場合には停留部位での刺激が問題となる。
   - 誤嚥すると，化学性肺炎を起こす可能性がある。
2) 吸入：
   - 塩素系製品と酸性物質の混合で発生した塩素ガスを吸入した場合は，粘膜の刺激による咽頭痛，咳嗽，呼吸困難，喘鳴などが一般的であり，重症の場合は，上気道浮腫，気管支痙攣，肺炎が起こりうる。喘息などの基礎疾患がある場合，吸入により発作が誘発される可能性がある。
   - 気分不良，悪心，嘔吐，頭痛，めまい，動悸などを訴えることがある。
3) 眼：
   - 眼の違和感，充血，痛みなどが出現する。
4) 皮膚：
   - かゆみや痛み，紅斑，発疹，水疱などがみられる可能性がある（刺激性接触皮膚炎）。

6. 処置

● **家庭での応急手当**
1) 経口：①除去：口の中に残っているものを吐き出す。小児や高齢者の場合は口の中を確認して取り除く，ふき取る。
   ②すすぎ：口をすすぐ，うがいする。うがいができない場合は濡れガーゼでふき取る。
   ③水分摂取：乳製品（牛乳やヨーグルト）または水を飲む。量は普段飲む程度（120～240mL，小児は体重1kgあたり15mL以下，無理に飲ませて嘔吐を誘発しないように注意する）。理由：蛋白質による粘膜保護や希釈により，刺激の緩和が期待できる。
2) 吸入：
   - 新鮮な空気の場所へ移動する。室内を換気する。
3) 眼：
   - 眼をこすらないように注意し，直ちに十分に水洗する。
   - コンタクトレンズを装着している場合は，容易に外せるようであれば外す。
4) 皮膚：①除去：皮膚に付着しているものを取り除く，ふき取る。付着した衣服を脱ぐ。
   ②水洗：十分に水洗する。

● **医療機関での処置**
1) 経口：
   - 禁忌：催吐，酸による中和，活性炭および下剤の投与。
   - 特異的な治療法はなく，牛乳または水での希釈のほか，対症療法が中心となる。
2) 吸入：
   - 症状に応じて，酸素投与，呼吸管理を行う。
   - 著明な呼吸困難，喘鳴，上気道浮腫をみとめる場合は積極的な治療を要する。
3) 眼：
   - 涙液のpHが中性付近であることを確認するまで洗浄する。
   - 症状が残る場合は眼科的診察が必要である。
4) 皮膚：
   - 付着部位を十分に洗浄する。症状があれば，対症療法を行う。

7. 治療上の注意点

咽頭や食道に停留している可能性があれば，内視鏡などで確認の上，除去する必要がある。

8. 体内動態

次亜塩素酸ナトリウム

［吸収］胃液などの酸性液中では，塩素と非イオン型の次亜塩素酸として存在するため，粘膜透過性が高く胃粘膜より吸収されやすい。ただし，蛋白質やその他の組織成分により急速に不活化されるため，吸収されて体循環に達することは少なく，大量摂取時以外は問題にならない。

41 トイレ用洗剤・洗浄剤

概　要

製品：トイレの便器や便器周囲の汚れを清掃するために使用する製品で，ノズル付きボトル製品は便器内にかけて，水で洗い流す。ハンドスプレーやポンプ式ボトル製品はブラシでこすり洗いするか，スプレー後にふき取る。汚れを落とす作用から洗浄剤，洗剤，クレンザーに分類され，洗浄剤には，アルカリ性の塩素系製品，酸性の塩酸含有製品，塩酸以外の酸（スルファミン酸，クエン酸，乳酸等）を含有する製品がある。
　＊設置タイプは「トイレ用芳香洗浄剤」（163 ページ）参照，水溜まり面に投入するタイプは「排水口用洗浄剤」（154 ページ）参照。

問題となる成分と症状：塩素系製品と塩酸含有製品では，水酸化ナトリウムや塩酸による皮膚・粘膜の腐食作用が問題となる。それ以外の製品では界面活性剤，酸などによる粘膜の刺激作用が主で，経口の場合は悪心，嘔吐などの消化器症状の可能性がある。塩素系製品と酸性の製品を混合，併用するなどして発生した塩素ガスを吸入した場合は呼吸器症状をきたす可能性があり，呼吸管理が必要となることもある。

JPIC 受信状況：年間 100 件程度の問い合わせがある。小児や認知症のある高齢者の誤飲が半数以上を占め，トイレ掃除に複数の製品を使用して発生したガスを吸入する事故もある。

初期対応のための確認事項

製品によって成分が異なるので，製品表示，形態，使用方法などをできるだけ正確に確認する。

1. **製品**
- 形態，容器（ノズル付きボトル，ハンドスプレー，エアゾール等）。
- 使用方法（便器内にかけて水で洗い流す，ブラシでこすり洗いする，スプレー後にふき取る等）。
- 製品表示の品名（トイレ用洗浄剤，トイレ用合成洗剤，クレンザー等）。
- 製品表示の成分（水酸化ナトリウム，次亜塩素酸ナトリウム，塩酸，スルファミン酸，クエン酸，乳酸，界面活性剤等）。液性，「まぜるな危険」「塩素系」「酸性タイプ」表示の有無。

2. **曝露状況・経路**

1) 誤飲した場合
- なめた程度か，大量に飲んでいないか。
- スプレー製品の場合，顔や口に向けてスプレーし，眼に入ったり吸い込んだりしていないか。

2) 使用時の事故の場合
- 吸入したか，眼に入ったか，皮膚に付着したか。
- 複数の洗剤や洗浄剤を混合したり，併用したりしていないか。
- 換気の状態，保護具の使用状況（マスク・めがね・手袋等）。

3. **患者の状態・症状**
- 悪心，嘔吐，腹痛などの消化器症状はないか。
- 咳き込み，呼吸困難などはないか。喘息などの基礎疾患はないか。
- 眼の違和感，痛み，充血，流涙はないか。
- 皮膚の痛み，発赤，発疹，水疱などはないか。

初期対応のポイント

1. **経口の場合**
- 吐かせずに，口の中のものを取り除いて，口をすすぎ，乳製品または水を飲ませる。
- 顔や手足，衣服にも付着している可能性があれば，シャワーなどで全身を洗浄して着替える。

【直ちに受診】
- 頻回の嘔吐がみられる場合や咳き込みなどの呼吸器症状がある場合。
- 症状がなくても，大量に摂取した可能性がある場合。

【念のため受診】
- 症状がなくても，塩素系製品，塩酸含有製品をなめたり，飲み込んだ場合。

【経過観察】
- その他の製品をなめたり1口飲み込んだ程度で，口腔の違和感，喉の痛み，悪心など軽度の消化器症状程度の場合。

2. 吸入した場合

【直ちに受診】
- 塩素系製品と酸との反応により発生した塩素ガスを吸入した場合。とくに喘息などの基礎疾患がある場合（発作につながる可能性がある）。
- 喉の痛み，気分不良，咳，呼吸困難などが出現し，新鮮な空気を吸っても改善しない場合。

3. 眼に入った場合

- 眼をこすらないように注意して，直ちに洗眼する。

【直ちに受診】
- 開眼困難な場合，洗眼が難しい場合やコンタクトレンズが外れない場合。
- アルカリ性製品，酸性製品の場合。

【念のため受診】
- アルカリ性，酸性以外の製品で，洗眼後も痛み，充血などがある場合。

4. 皮膚に付着した場合

【念のため受診】
- 水洗後も発赤，痛み，発疹などがある場合。

解　説

1. 製品について

- トイレの便器の汚れ（糞便，汚物，尿石，水あか，黒ずみ，ヌメリ）や便器周囲の汚れを清掃する際に使用する製品である。汚れを落とす作用から，家庭用品品質表示法では，洗浄剤，洗剤，クレンザーに分類され，製品表示の品名に「トイレ用洗浄剤」「トイレ用合成洗剤」などと記載されている。
- ノズル付きボトル製品は主に便器内に使用し，粘性のある液体を便器にかけた後，水で洗い流す。
- ハンドスプレーやポンプ式ボトルの製品は，便器にかけてブラシでこすったあと洗い流す，便器周囲にスプレーしてふき取る，トイレットペーパーに取ってふき取る，などの使用方法がある。

1) トイレ用洗浄剤で塩素系製品（アルカリ性）
- 「塩素系」と表示があるノズル付きボトル製品で，有機物汚れを分解することにより汚れを除去する。
- 次亜塩素酸ナトリウム（5％以下），水酸化ナトリウム（2％以下），界面活性剤などが配合され，pH13以上のアルカリ性で粘性のある液体である。
- 酸性の製品と混合して使用すると塩素ガスが発生する危険性があるため，家庭用品品質表示法では「塩素系」「まぜるな危険」などの表示を行うことが義務づけられている。

2) トイレ用洗浄剤で塩酸含有製品（酸性）
- 塩酸（10％未満）を含有するノズル付きボトル製品で，酸により尿石の主成分であるリン酸カルシウムを分解し，汚れを落とす。
- 塩素系の製品と混合して使用すると塩素ガスが発生する危険性があるため，家庭用品品質表示法では「酸性タイプ」「まぜるな危険」などの表示を行うことが義務づけられている。

3) トイレ用洗浄剤で塩酸以外の酸を含む製品（酸性）
- ハンドスプレーやポンプ式ボトル入りの酸性のトイレ用洗浄剤で，界面活性剤のほか，スルファミン酸，クエン酸，乳酸などの酸を含む。

4) トイレ用洗剤（弱酸性〜中性〜弱アルカリ性）
- 界面活性剤と，リン酸カルシウムを分解するキレート剤を主成分とし，溶剤としてアルコールやグリコール類を含有する製品が多い。トイレットペーパーに取ってふき取るタイプではアルコール（エチルアルコール，イソプロピルアルコール）を数十％含有する製品もある。
- ハンドスプレー製品が多いが，ボトル入りやエアゾールもある。

5) トイレ用クレンザー（弱酸性〜中性〜弱アルカリ性）
- 研磨材により尿石汚れや水あか汚れを除去するもので，シリカなどの研磨材が主成分で界面活性剤を含有する。便器やタイルの床に使用できる。

2. 事故の発生状況

● JPIC 受信状況

年間件数　：100 件程度。一般 68％，医療機関 27％，その他 5％。
患者年齢層：5 歳以下 46％，20 〜 64 歳 34％，65 歳以上 13％，その他・不明 7％。
事故状況　：小児や認知症のある高齢者の誤飲など 56％（ボトルやスプレーの先をなめた，洗剤が付着したトイレ用ブラシをなめた等），誤使用 19％（トイレ掃除の際に複数の洗剤や洗浄剤を使用した，液がはねて眼に入った等），その他・不明 25％。
症状出現率：31％。悪心，嘔吐，喉の痛み，咳，めまい，喘鳴，呼吸困難，眼や皮膚の痛みなど。

● JPIC で把握した医療機関受診例

【1986 〜 2009 年の 24 年間に把握した小児（12 歳以下）の不慮の事例】
- 重篤な例は 1 例であった。
  事例：上の子がハンドスプレータイプのトイレ用洗剤を下の子の顔面にスプレーし，眼瞼結膜炎と口腔びらんが出現した。

【1986 〜 2010 年の 25 年間に把握した高齢者（65 歳以上）の不慮の事例】
- 重篤な例は 2 例あり，いずれもアルカリ性の塩素系製品と酸性製品の併用であった。
  事例：トイレ掃除の際に塩素系トイレ用洗浄剤と塩酸含有トイレ用洗浄剤を混合し，発生したガスを吸入した。呼吸困難をみとめた。

3. 毒性

1) 塩素系製品
- アルカリの主たる作用である組織の腐食の程度は，曝露量よりも濃度や粘度，pH，接触時間に大きく左右される。
- 次亜塩素酸含有製品の原液で体重 1kg あたり 5mL 以上の大量摂取は腐食性傷害につながる可能性がある。
- 塩素ガスとして，症状発現濃度 3 〜 5ppm（粘膜が侵され，鼻炎，流涙，流涎，咳嗽を生じる）。

2) 塩酸含有製品
- 塩酸の主たる作用である組織の腐食の程度は，曝露量よりも濃度や粘度，pH，接触時間に大きく左右される。塩酸の含有量が 10％近いことから強い腐食性を有し，大量摂取では致死的となりうる。

3) 塩酸以外の酸を含む製品
- 経路や量によっては酸や界面活性剤の中毒を考慮する。

4) トイレ用洗剤
- 経路や量によっては主に界面活性剤の中毒を考慮する。トイレットペーパーに取ってふき取るタイプでアルコールを含有する製品では，大量摂取の場合，アルコールの毒性を考慮する必要がある。

5) トイレ用クレンザー
- 経路や量によっては界面活性剤による粘膜の刺激が問題となる。

4. 中毒学的薬理作用

1) 塩素系製品（次亜塩素酸，水酸化ナトリウム含有）
- 次亜塩素酸による皮膚・粘膜の刺激作用。
- アルカリによる腐食作用（化学損傷），放置すると接触部位からより深部に傷害が進行する。
- 大量摂取の場合，吸収された次亜塩素酸やナトリウムによる作用。
- 次亜塩素酸が他の薬剤と反応することにより生成したガスによる作用。酸との混合や火中で分解することにより塩素ガスが発生し，粘膜の刺激・腐食作用を示す。

2) 塩酸
- 皮膚・粘膜の腐食作用（重度の化学損傷）。

3) スルファミン酸，乳酸
- 酸として皮膚・粘膜の刺激・腐食作用（低濃度の場合は刺激性，高濃度の場合は化学損傷）。

4) クエン酸
- 酸として皮膚・粘膜の刺激作用。
- 吸収されたクエン酸による体液のpH変化。
- クエン酸とカルシウムの結合による低カルシウム血症，高カリウム血症。

5) 界面活性剤
- 皮膚・粘膜の刺激作用。体循環に入った場合の全身作用として，血管透過性亢進・細胞膨化作用。

6) アルコール（エチルアルコール，イソプロピルアルコール）
- 粘膜の刺激作用，中枢神経の抑制作用。

5. 症状

1) 経口：1) 塩素系製品
- 誤飲した場合，軽微な消化管刺激による症状（咽頭から上腹部にかけての疼痛，悪心，嘔吐）がみられる程度である。
- 大量摂取（体重1kgあたり5mL以上）した場合，口腔・咽頭，食道，胃の直接接触した部位にアルカリによる化学損傷を引き起こす可能性がある。
- 内視鏡検査で食道炎，胃炎，十二指腸炎などがみられることがある。
- 重篤な場合には，消化管出血・穿孔，狭窄をきたした報告もある。
- 誤嚥による化学性肺炎が疑われる場合は重症化する可能性がある。

2) 塩酸含有製品
- 消化管の化学損傷による口腔・咽頭痛，嚥下困難，嘔吐，胸痛，腹痛。
- 大量摂取の場合は，消化管出血（吐血，血性下痢），消化管穿孔・狭窄（主に胃幽門部）。全身症状として，アシドーシス，ショック，意識障害，播種性血管内凝固症候群（DIC），電解質異常など。

3) 塩酸以外の酸を含む製品，トイレ用洗剤，トイレ用クレンザー
- 口腔の違和感，悪心，嘔吐，口腔・咽頭の痛みなどの消化器症状が中心である。
- 誤嚥すると，化学性肺炎を起こす可能性がある。
- アルコールを含む製品では，中枢神経の抑制により，酩酊状態，悪心，嘔吐，意識障害などが出現する可能性がある。

2) 吸入：
- 塩素系製品と酸性物質の混合で発生した塩素ガスを吸入した場合は，粘膜の刺激による咽頭痛，咳嗽，呼吸困難，喘鳴などが一般的であり，重症の場合は，上気道浮腫，気管支痙攣，肺炎が起こりうる。
- 喘息などの基礎疾患がある場合，吸入により発作が誘発される可能性がある。
- 気分不良，悪心，嘔吐，頭痛，めまい，動悸などを訴えることがある。

3) 眼：
- 眼の刺激感，充血，疼痛，流涙，眼瞼の腫脹など。
- アルカリ性，酸性の製品では，重篤な場合に角膜や結膜の損傷，視力障害。

4) 皮膚：
- かゆみや痛み，紅斑，発疹，水疱などがみられる可能性がある（刺激性接触皮膚炎）。
- アルカリ性，酸性の製品では，重篤な皮膚刺激，化学損傷など。

6. 処置

アルカリ性，酸性の製品では，薬剤との接触時間を短縮するために直ちに水洗，希釈する。
● 家庭での応急手当
1) 経口：禁忌：アルカリ性もしくは酸性の製品では，吐かせてはいけない（腐食性物質が再び食道を通過することにより，炎症が悪化するため）。
　　　　①除去：口の中に残っているものを吐き出す。小児や高齢者の場合は口の中を確認して取り除く，ふき取る。
　　　　②すすぎ：口をすすぐ，うがいする。うがいができない場合は濡れガーゼでふき取る。
　　　　③水分摂取：乳製品（牛乳やヨーグルト）または水を飲む。量は普段飲む程度（120〜240mL，小

児は体重1kgあたり15mL以下，無理に飲ませて嘔吐を誘発しないように注意する）。理由：蛋白質による粘膜保護や希釈により，刺激の緩和が期待できる。
2) 吸入：・新鮮な空気の場所へ移動する。ガスが発生した場合は，換気する。
3) 眼　：・眼をこすらないように注意し，直ちに十分に水洗する。アルカリ性もしくは酸性の製品では，腐食作用を有するアルカリの曝露に準じて，少なくとも30分間は水洗するべきである。
・コンタクトレンズを装着している場合は，容易に外せるようであれば外す。
4) 皮膚：①除去：皮膚に付着しているものを取り除く，ふき取る。付着した衣服を脱ぐ。
②水洗：十分に水洗する。アルカリ性もしくは酸性の製品では，腐食作用を有するアルカリの曝露に準じて，少なくとも15分間は水洗するべきである。

● 医療機関での処置
1) 経口：・禁忌：アルカリ性，酸性の製品の場合，催吐，中和，活性炭および下剤の投与。
・特異的な治療法はなく，牛乳または水での希釈のほか，対症療法が中心となる。
2) 吸入：・症状に応じて，酸素投与，呼吸管理を行う。
・著明な呼吸困難，喘鳴，上気道浮腫をみとめる場合は積極的な治療を要する。
3) 眼　：・涙液のpHが中性付近であることを確認するまで洗浄する。
・症状が残る場合は眼科的診察が必要である。
4) 皮膚：・付着部位を十分に洗浄する。症状があれば，対症療法を行う。アルカリ性，酸性の製品では熱傷に準じて治療する。

7. 治療上の注意点

アルカリ性，酸性の製品の場合
1) 催吐は禁忌（腐食性物質が再び食道を通過することにより，炎症が悪化するため）。
2) 中和は禁忌（酢やジュースを飲ませて中和しようとすると，発生する熱により熱傷を起こす）。
3) 重曹，炭酸飲料の経口投与は禁忌（胃内で二酸化炭素を発生させ，ときに胃破裂の危険がある）。
4) 原液の大量摂取で胃洗浄を行う場合は，できるだけ早く，穿孔に気をつけて注意深く行う。
5) 内視鏡検査は，摂取後12時間以内に穿孔に注意して実施する（24時間を超えると穿孔のリスクが高くなる）。

8. 体内動態

1) アルカリ，酸
[吸収] 通常，皮膚，粘膜からの吸収毒性は問題にならない。クエン酸は消化管からよく吸収されるが，製品中の含有量を考慮すると，クエン酸の吸収毒性はほぼ無視できる。

2) 次亜塩素酸ナトリウム
[吸収] 胃液などの酸性液中では，塩素と非イオン型の次亜塩素酸として存在するため，粘膜透過性が高く胃粘膜より吸収されやすい。ただし，蛋白質やその他の組織成分により急速に不活化されるため，吸収されて体循環に達することは少なく，大量摂取時以外は問題にならない。

3) 界面活性剤
[吸収] 分子構造により違いはあるが，基本的に消化管から吸収される。
[代謝・排泄] 肝臓で代謝された後，尿中あるいは糞便中に排泄される。

42 トイレ用芳香洗浄剤

概要

製品：水洗トイレの洗浄や防汚，消臭，芳香を目的とした製品で，トイレタンクの上の手洗い部に置くタイプ，タンクに投入するタイプ，便器の内側に貼り付けるタイプがある。主成分は陰・非イオン界面活性剤で，製品により漂白成分（ジクロロイソシアヌル酸ナトリウム，過ホウ酸ナトリウム，過酸化水素等）を含有するもの，陽イオン界面活性剤を含有するもの，液体製品の一部にエチレングリコールを含有するものがある。

問題となる成分と症状：経口摂取の場合，界面活性剤の粘膜刺激作用による消化器症状が中心と考えられ，誤嚥した場合は化学性肺炎を起こす可能性がある。

JPIC 受信状況：年間 300 件程度の問い合わせがあり，便器内に貼り付けるタイプの発売以降，問い合わせ件数は増加している。事故のほとんどは小児の誤飲である。

初期対応のための確認事項

1. **製品**
   - 形態（固形，ゲル状，液体等），使用方法（手洗い部に置く，タンクに投入する，便器の内側に貼り付ける等）。
   - 製品表示の成分名，とくに漂白成分（ジクロロイソシアヌル酸ナトリウム，過ホウ酸ナトリウム，過酸化水素等），除菌成分（陽イオン界面活性剤），液体ではエチレングリコールの記載の有無。液性。
2. **曝露状況・経路**
   - 誤飲・誤食の場合，なめたりかじったりした程度か，1 個全部など大量摂取した可能性はないか。
   - 眼に入っていないか，付着した手で眼を触っていないか。
   - 皮膚に付着していないか。
3. **患者の状態・症状**
   - 口腔・咽頭の痛み，悪心，嘔吐などの消化器症状はないか。
   - 咳き込み，呼吸困難などはないか。気管に入った様子はないか。
   - 眼の違和感，痛み，充血，流涙はないか。
   - 皮膚の痛み，発赤，発疹などはないか。

初期対応のポイント

1. **経口の場合**
   - 吐かせずに，口の中のものを取り除いて，口をすすぎ，乳製品または水を飲ませる。
   - 顔や手足，衣服にも付着している可能性があれば，シャワーなどで全身を洗浄して着替える。

   【直ちに受診】
   - 頻回の嘔吐がみられる場合や咳き込みなどの呼吸器症状がある場合。

   【念のため受診】
   - 症状がなくても，1 個全部など，大量に摂取した可能性がある場合（とくに高齢者の場合）。
   - エチレングリコールを含有する製品を飲んだ場合。

   【経過観察】
   - なめたり，1 口飲み込んだ程度で，口腔の違和感，喉の痛み，悪心など軽度の消化器症状程度の場合。

2. **吸入した場合**
   - 製品の性質上，吸入して問題になるとは考えにくいが，ジクロロイソシアヌル酸を含有する製品では酸性製品との混合で生じた塩素ガスを吸入する可能性がある。

   【直ちに受診】
   - 塩素系製品と酸との反応により発生した塩素ガスを吸入した場合。とくに喘息などの基礎疾患がある場合（発作につながる可能性がある）。

3. 眼に入った場合
- 眼をこすらないように注意して，直ちに洗眼する。

【直ちに受診】
- 開眼困難な場合，洗眼が難しい場合やコンタクトレンズが外れない場合。

【念のため受診】
- 洗眼後も痛み，充血などがある場合。

4. 皮膚に付着した場合
【念のため受診】
- 水洗後も発赤，痛み，発疹などがある場合。

解　説

1. 製品について

- 水洗トイレの洗浄や防汚，消臭，芳香を目的として使用される。トイレのタンクの上の手洗い部に置くタイプ，タンクに入れるタイプ，便器の内側に貼り付けるタイプがある。
- タンクの上に置くタイプは，ゲル状（塊）（25〜30g）や液体（70〜80mL）の製品があり，専用の容器に入れて手洗いの穴に設置すると，手洗い時に徐々に流れ，3〜5週間効果が持続する。
- タンクに入れるタイプはゲル状（塊）（30〜120g）で，外装フィルムや容器ごとトイレのタンク内に入れておくと徐々に溶解し3〜8週間効果が持続する。
- 便器の内側に貼り付けるタイプは，ゲル（1回分6〜7g）を容器から押し出して，便器の内側の水の当たるところに貼り付けておくと，水洗のたびに徐々に溶け，1週間程度効果がある。
- 目的により，トイレ用芳香剤，トイレ用芳香消臭剤，トイレ用洗剤，トイレ用漂白剤などとして販売されており，洗剤と漂白剤は家庭用品品質表示法の対象品目である。
- いずれも主な成分は界面活性剤（陰イオン，非イオン，10〜80%）と香料であり，キレート剤，酵素，色素などを含む。そのほかに，漂白の表示のある製品は漂白成分（ジクロロイソシアヌル酸ナトリウム，過ホウ酸ナトリウム，過酸化水素等）を含む。陽イオン界面活性剤（塩化ベンザルコニウム等）を含み除菌をうたった製品や，エチレングリコールを含有する液体製品もある。
- 水溶液は弱酸性〜弱アルカリ性である。

2. 事故の発生状況

● **JPIC 受信状況**
年間件数　　：300件程度。医療機関11%，一般88%，その他1%。
患者年齢層　：1歳未満18%，1〜5歳75%，20〜64歳3%，65歳以上2%，その他・不明2%。
事故状況　　：小児や認知症のある高齢者の誤飲など97%（タンク上部に設置した製品をなめた，便器内に貼り付けてあったものを指ですくってなめた等），その他・不明3%。
症状出現率　：12%。口腔・咽頭の痛み，悪心，嘔吐。

● **JPIC で把握した医療機関受診例**
【1986〜2009年の24年間に把握した小児（12歳以下）の不慮の事例】
- トイレ用洗浄剤70例のうち，トイレ用芳香洗浄剤の重篤な例はなかった。

【1986〜2010年の25年間に把握した高齢者（65歳以上）の不慮の事例】
- トイレ用洗浄剤49例のうち，トイレ用芳香洗浄剤の重篤な例はなかった。

3. 毒性

経路や量によっては，界面活性剤，漂白成分，エチレングリコールの毒性を考慮する。

- 界面活性剤の作用，とくに局所作用は濃度に依存し，低濃度では症状はほとんどみられないが，高濃度では重症化する。したがって，毒性値が低くても高濃度のものは危険と考える必要がある。
- 製品表示に漂白成分（ジクロロイソシアヌル酸ナトリウム，過ホウ酸ナトリウム，過酸化水素等）の記載が

ある製品では，漂白成分による皮膚や粘膜の刺激・腐食。
- エチレングリコールを含有する製品を1口以上飲み込んだ場合は，エチレングリコール中毒の可能性を考慮する。100％エチレングリコールとして，体重1kgあたり0.2mLの摂取で中毒を起こす可能性がある。蒸気圧が低く，粘膜刺激もあるため，全身症状を起こすほどの吸入や経皮曝露は起こりにくい。

4．中毒学的薬理作用

1）界面活性剤
- 皮膚・粘膜の刺激作用。
- 体循環に入った場合の全身作用として，血管透過性亢進・細胞膨化作用。

2）漂白成分（ジクロロイソシアヌル酸ナトリウム，過ホウ酸ナトリウム，過酸化水素）
- 皮膚・粘膜の刺激作用。

3）エチレングリコール
- エチレングリコールによる粘膜の刺激作用，中枢神経の抑制作用。
- 代謝物（グリコールアルデヒド，グリコール酸，グリオキシル酸，シュウ酸）に起因する代謝性アシドーシス（アニオンギャップ上昇）や析出したシュウ酸カルシウムの沈着（主に腎臓）。

5．症状

1）経口：
  - 界面活性剤による口腔・咽頭の炎症，悪心，嘔吐，下痢，腹痛など。嘔吐は1時間以内に起こることが多い。
  - 誤嚥すると，化学性肺炎を起こす可能性がある。
  - エチレングリコール含有製品の場合：初期には飲酒時に類似する一過性の興奮，悪心，嘔吐が出現し，その後，代謝物によるアニオンギャップ上昇を伴うアシドーシス，腎不全，一過性の痙攣。

2）吸入：
  - 塩素系製品と酸性物質の混合で発生した塩素ガスを吸入した場合は，粘膜の刺激による咽頭痛，咳嗽，呼吸困難，喘鳴などが一般的であり，重症の場合は，上気道浮腫，気管支痙攣，肺炎が起こりうる。
  - 喘息などの基礎疾患がある場合，吸入により発作が誘発される可能性がある。

3）眼：結膜充血，眼の痛み，流涙がみられる。重篤な場合は，眼窩周囲浮腫，角膜びらん，角膜上皮欠損。

4）皮膚：かゆみや痛み，紅斑，発疹，水疱などがみられる可能性がある（刺激性接触皮膚炎）。

6．処置

● 家庭での応急手当

1）経口：
  ①除去：口の中に残っているものを吐き出す。小児や高齢者の場合は口の中を確認して取り除く，ふき取る。
  ②すすぎ：口をすすぐ，うがいする。うがいができない場合は濡れガーゼでふき取る。
  ③水分摂取：乳製品（牛乳やヨーグルト）または水を飲む。量は普段飲む程度（120～240mL，小児は体重1kgあたり15mL以下，無理に飲ませて嘔吐を誘発しないように注意する）。理由：蛋白質による粘膜保護や希釈により，刺激の緩和が期待できる。

2）吸入：ガスが発生した場合は，新鮮な空気の場所へ移動する。室内を換気する。

3）眼：
  - 眼をこすらないように注意し，直ちに十分に水洗する。
  - コンタクトレンズを装着している場合は，容易に外せるようであれば外す。

4）皮膚：
  ①除去：皮膚に付着しているものを取り除く，ふき取る。付着した衣服を脱ぐ。
  ②水洗：十分に水洗する。

● 医療機関での処置

1）経口：
  - 特異的な治療法はなく，牛乳または水での希釈のほか，対症療法が中心となる。
  - エチレングリコール中毒が予想される場合は，摂取後1時間以内であれば消化管除染を考慮する。必要に応じて，解毒剤（ホメピゾール）を投与する。重症例には血液透析が有効である。

2）吸入：症状に応じて，酸素投与，呼吸管理を行う。

3）眼：受診前の洗眼が不十分な場合は，医療機関で十分に洗眼する。

- 症状が残る場合は眼科的診察が必要である。
4) **皮膚**： ・付着部位を十分に洗浄する。症状があれば，対症療法を行う。

7. 体内動態

1) 界面活性剤
［吸収］分子構造により違いはあるが，基本的に消化管から吸収される。
［代謝・排泄］肝臓で代謝された後，尿中あるいは糞便中に排泄される。

2) エチレングリコール
［吸収］経口によりすみやかに吸収される。最高血中濃度到達時間は30〜60分である。
［代謝］吸収量の80％が肝臓で代謝される。代謝物はグリコールアルデヒド，グリコール酸，グリオキシル酸，シュウ酸，グリオキサール，ギ酸，グリシンなどである。
［排泄］腎臓より排泄される。血中濃度半減期は約3〜5時間，代謝物の半減期は12時間以上である。

43 洗濯槽用洗浄剤

概　要

製品：洗濯槽の裏側に付着する石けんカスや黒カビなどの汚れを洗浄する製品で，塩素系と酸素系に分けられる。塩素系製品のうち，液体は次亜塩素酸ナトリウムを含有するアルカリ性であり，粉末や錠剤はジクロロイソシアヌル酸ナトリウムを主成分とする。いずれも「塩素系」「まぜるな危険」表示がある。酸素系製品では，液体は過酸化水素を含有する酸性の製品，粉末や錠剤は過炭酸ナトリウム，有機酸などを含む弱アルカリ性の製品が多い。

問題となる成分と症状：塩素系の液体製品では，濃度に依存して付着部位の化学損傷を起こす可能性がある。また酸性物質との混合により，塩素ガスが発生する可能性がある。酸素系では粘膜刺激による消化器症状のほか，大量摂取では消化管の粘膜のびらんや発生した酸素による腹部膨満がみられることがあり，酸素が血管に取り込まれるとガス塞栓の可能性もある。

JPIC受信状況：年間25件程度の問い合わせがあり，小児の誤飲が4割を超えるほか，使用時に舞い上がった粉末を吸入したり，眼に入るなどの事故が発生している。

初期対応のための確認事項

1. 製品
- 形態（液体か，粉末か，錠剤か）。
- 製品表示の成分，塩素系か酸素系か（「まぜるな危険」表示の有無），液性（アルカリ性，弱アルカリ性，酸性）。
2. 曝露状況・経路
- 誤飲・誤食の場合，なめた程度か，大量に摂取した可能性はないか。
- 使用時の事故の場合，他の薬剤との混合はないか。粉末状の製品を洗濯槽に投入した際に舞った薬剤を吸い込んでいないか。換気状態，保護具の使用状況（手袋・マスク・めがね等）。
- 眼に入っていないか。
- 皮膚に付着していないか。
3. 患者の状態・症状
- 口腔・咽頭の痛み，悪心，嘔吐などの消化器症状はないか。
- 咳き込み，呼吸困難などはないか。喘息などの基礎疾患はないか。
- 眼の違和感，痛み，充血，流涙はないか。
- 皮膚の痛み，発赤，発疹などはないか。

初期対応のポイント

1. 経口の場合
- 吐かせずに，口を中のものを取り除いて，口をすすぎ，乳製品または水を飲ませる。
- 顔や手足，衣服にも付着している可能性があれば，シャワーなどで全身を洗浄して着替える。

【直ちに受診】
- 頻回の嘔吐がみられる場合や咳き込みなどの呼吸器症状がある場合。
- 症状がなくても，大量に摂取した可能性がある場合。

【経過観察】
- なめたり，1口飲み込んだ程度で，喉の痛み，悪心など軽度の消化器症状程度の場合。

2. 吸入した場合

【直ちに受診】
- 塩素系製品と酸との反応により発生した塩素ガスを吸入した場合。とくに喘息などの基礎疾患がある場合（発作につながる可能性がある）。

- 喉の痛み，咳，呼吸困難などが出現し，新鮮な空気を吸っても改善しない場合。

3. 眼に入った場合
- 眼をこすらないように注意して，直ちに洗眼する。

【直ちに受診】
- 開眼困難な場合，洗眼後も痛み，充血などがある場合。
- 洗眼が難しい場合やコンタクトレンズが外れない場合。

4. 皮膚に付着した場合
【念のため受診】
- 水洗後も発赤，痛み，発疹などがある場合。

解 説

1. 製品について

- 洗濯槽，とくに全自動洗濯機の洗濯槽の裏側に付着する石けんカスや黒カビなどの汚れを洗浄するもので，塩素系と酸素系の2つに大別される。液体・粉末・錠剤の製品があり，一般的には1回にボトルもしくは袋の全量を洗濯槽に入れ，高水位まで給水して数時間放置した後，洗濯コースで運転する。
- 塩素系の液体製品は次亜塩素酸ナトリウム（3～6％），水酸化ナトリウム（1％程度），界面活性剤（数％）などを含有し，アルカリ性である。塩素系で粉末や錠剤の製品は，ジクロロイソシアヌル酸ナトリウム（30～60％）のほか，ケイ酸塩，過炭酸塩，界面活性剤などを含有する。いずれも「塩素系」「まぜるな危険」表示がある。
- 酸素系の粉末や錠剤の製品は，過炭酸ナトリウム（40～75％），有機酸（クエン酸等），炭酸塩，ケイ酸塩，界面活性剤などを含む弱アルカリ性の製品が多く，過ホウ酸ナトリウム（20～30％）を含有する製品もある。「非塩素系」，「酸素系」と表示された製品が多い。

2. 事故の発生状況

● JPIC 受信状況

年間件数 ：25件程度。医療機関7％，一般93％。
患者年齢層：1歳未満16％，1～5歳27％，20～64歳40％，65歳以上5％，その他・不明12％。
事故状況 ：小児や認知症のある高齢者の誤飲など48％（なめた，触った等），誤使用48％（他の薬剤と混合し発生したガスを吸い込んだ，粉末を洗濯槽に投入する際に粉が舞って眼に入った，吸い込んだ等），その他・不明4％。
症状出現率：38％。喉の違和感，咳き込み，悪心，嘔吐，口腔粘膜の異常，眼の痛み，皮膚の痛みなど。

● JPICで把握した医療機関受診例

【1986～2009年の24年間に把握した小児（12歳以下）の不慮の事例】
- 洗剤，洗浄剤による事例1,047例のうち，洗濯槽用洗浄剤による重篤な例はなかった。

【1986～2010年の25年間に把握した高齢者（65歳以上）の不慮の事例】
- 洗剤，洗浄剤による事例573例のうち，洗濯槽用洗浄剤による重篤な例はなかった。

● 文献報告例
- 液体の塩素系洗濯槽用洗浄剤を100mL摂取し，腐食性食道炎・胃炎，瘢痕性狭窄が出現した1例が報告されている。（森義之，他：日腹部救急医会誌 2005；25：555-561.）

3. 毒性

問題となる成分は，塩素系では次亜塩素酸，ジクロロイソシアヌル酸とアルカリ，酸素系では過酸化水素，過炭酸ナトリウムである。

1）塩素系製品（次亜塩素酸，ジクロロイソシアヌル酸含有製品）
- 主たる作用である皮膚・粘膜の刺激および腐食は，摂取量よりも濃度や粘度，pH，接触時間に大きく左右される。

- 次亜塩素酸含有製品の原液で体重1kgあたり5mL以上の大量摂取は腐食性傷害につながる可能性がある。

2）塩素ガス
- 症状発現濃度3〜5ppm（粘膜が侵され，鼻炎，流涙，流涎，咳嗽を生じる）。

3）過酸化水素（3％）
- 少量摂取では通常は影響がないか，あったとしてもごくわずかである。

4. 中毒学的薬理作用

1）塩素系の液体製品（次亜塩素酸，水酸化ナトリウム含有）
- 次亜塩素酸による皮膚，粘膜の刺激作用。
- アルカリによる腐食作用（化学損傷），放置すると接触部位からより深部に傷害が進行する。
- 大量摂取の場合，吸収された次亜塩素酸やナトリウムによる作用。
- 次亜塩素酸が他の薬剤と反応することにより発生したガスによる作用。酸との混合や火中で分解することにより塩素ガスが発生し，粘膜の刺激・腐食作用を示す。

2）塩素系の粉末・錠剤製品（ジクロロイソシアヌル酸含有）
- 水溶液中で加水分解され，次亜塩素酸を遊離。皮膚・粘膜の刺激作用。

3）酸素系製品
- 過炭酸ナトリウム：皮膚・粘膜の刺激，分解によって発生する過酸化水素による作用。
- 過酸化水素：酸化作用による皮膚・粘膜刺激作用，組織に触れて発生した酸素による作用。

5. 症状

塩素系の液体製品（次亜塩素酸含有）では，腐食作用を有するアルカリの曝露で報告されている症状を生じる可能性があるほか，発生した塩素ガスを吸入した場合には呼吸器症状をきたす可能性がある。

1）経口：1）塩素系の液体製品（次亜塩素酸含有）
- 原液を誤飲した場合，軽微な消化管刺激による症状（咽頭から上腹部にかけての痛み，悪心，嘔吐）がみられる程度である。
- 原液を大量摂取（体重1kgあたり5mL以上）した場合，口腔・咽頭，食道，胃の直接接触した部位にアルカリによる化学損傷を起こす可能性がある。
- 内視鏡検査で食道炎，胃炎，十二指腸炎などがみられることがある。
- 重篤な場合に消化管出血・穿孔，消化管狭窄をきたす可能性がある。
- 誤嚥による化学性肺炎が疑われる場合は重症化する可能性がある。

2）塩素系の粉末・錠剤製品（ジクロロイソシアヌル酸含有）
- 悪心，嘔吐，口腔・咽頭の痛みなどの消化器症状。

3）酸素系製品
- 悪心，嘔吐，口腔・咽頭の痛み，発生した酸素による腹部膨満など。
- 大量摂取の場合は，発生した酸素による動脈・静脈のガス塞栓を起こす可能性がある。
- 誤嚥すると，化学性肺炎を起こす可能性がある。

2）吸入：
- 塩素系製品では発生した塩素ガス，酸素系では粉末の吸入による，呼吸器の刺激症状がみられる。
- 塩素系製品と酸性物質の混合で発生した塩素ガスを吸入した場合，粘膜の刺激による咽頭痛，咳嗽，呼吸困難，喘鳴などが一般的であり，重症の場合は，上気道浮腫，気管支痙攣，肺炎が起こりうる。
- 喘息などの基礎疾患がある場合，吸入により発作が誘発される可能性がある。
- 気分不良，悪心，嘔吐，頭痛，めまい，動悸などを訴えることがある。

3）眼：
- 眼の刺激感，充血，痛みなどが出現する。
- 塩素系液体製品では，重篤な場合はアルカリによる角膜や結膜の損傷，視力障害を起こす可能性がある。

4）皮膚：
- 塩素系の液体製品ではアルカリによる重篤な皮膚刺激，化学損傷，肥厚。
- 付着部位のヌルヌル感（アルカリにより蛋白質が分解されることによる）。

6. 処置

重要なのは薬剤との接触時間を短縮するために直ちに洗浄を開始し，希釈することである。

● 家庭での応急手当
1) 経口：禁忌：塩素系の液体製品では，吐かせてはいけない。理由：腐食性物質が再び食道を通過することにより，炎症が悪化するため。
　　　　①除去：口の中に残っているものを吐き出す。小児や高齢者の場合は口の中を確認して取り除く，ふき取る。
　　　　②すすぎ：口をすすぐ，うがいする。うがいができない場合は濡れガーゼでふき取る。
　　　　③水分摂取：乳製品（牛乳やヨーグルト）または水を飲む。量は普段飲む程度（120〜240mL，小児は体重1kgあたり15mL以下，無理に飲ませて嘔吐を誘発しないように注意する）。理由：蛋白質による粘膜保護や希釈により，刺激の緩和が期待できる。
2) 吸入：・新鮮な空気の場所へ移動する。室内を換気する。
3) 眼　：・眼をこすらないように注意し，直ちに十分に水洗する。塩素系の液体製品では，腐食作用を有するアルカリの曝露に準じて，少なくとも30分間は水洗するべきである。
　　　　・コンタクトレンズを装着している場合は，容易に外せるようであれば外す。
4) 皮膚：①除去：皮膚に付着しているものを取り除く，ふき取る。付着した衣服を脱ぐ。
　　　　②水洗：十分に水洗する。塩素系の液体製品では，腐食作用を有するアルカリの曝露に準じて，少なくとも15分間は水洗するべきである。

● 医療機関での処置
1) 経口：・禁忌：塩素系の液体製品では，催吐，中和，活性炭および下剤の投与。
　　　　・特異的な治療法はなく，牛乳または水での希釈のほか，対症療法が中心となる。
2) 吸入：・症状に応じて，酸素投与，呼吸管理を行う。
　　　　・著明な呼吸困難，喘鳴，上気道浮腫をみとめる場合は積極的な治療を要する。
3) 眼　：・涙液のpHが中性付近であることを確認するまで洗浄する。
　　　　・症状が残る場合は眼科的診察が必要である。
4) 皮膚：・付着部位を十分に洗浄する。症状があれば，対症療法を行う。塩素系の液体製品では熱傷に準じて治療する。

7. 治療上の注意点

塩素系液体製品（次亜塩素酸含有）
1) 催吐は禁忌（腐食性物質が再び食道を通過することにより，炎症が悪化するため）。
2) 中和は禁忌（酢やジュースを飲ませて中和しようとすると，発生する熱により熱傷を起こす）。
3) 重曹，炭酸飲料の経口投与は禁忌（胃内で二酸化炭素を発生させ，ときに胃破裂の危険がある）。
4) 原液の大量摂取で胃洗浄を行う場合は，できるだけ早く，穿孔に気をつけて注意深く行う。
5) 内視鏡検査は，摂取後12時間以内に穿孔に注意して実施する(24時間を超えると穿孔のリスクが高くなる)。

8. 体内動態

1) 次亜塩素酸ナトリウム
［吸収］胃液などの酸性液中では，塩素と非イオン型の次亜塩素酸として存在するため，粘膜透過性が高く胃粘膜より吸収されやすい。ただし，蛋白質やその他の組織成分により急速に不活化されるため，吸収されて体循環に達することは少なく，大量摂取時以外は問題にならない。

2) アルカリ
［吸収］通常，皮膚・粘膜からの吸収毒性は問題にならない。

3) 過酸化水素
［吸収］皮膚・粘膜からある程度吸収されるが，吸収量は不明である。
［代謝］吸収された過酸化水素は代謝酵素により急速に分解されて，酸素と水になる。

44 ガラス用洗剤・家具用洗剤

概　要

製品：ガラス，家具，床用の洗剤で，ボトル入り，ハンドスプレー，エアゾールタイプが主流である。主成分は界面活性剤（数％以下）と有機溶剤（エチルアルコール，イソプロピルアルコール，グリコールエーテル類，数％程度）で弱アルカリ性の製品が多いが，用途に応じて，乳酸やクエン酸を含有する酸性の製品，アンモニアやエタノールアミンを含有するアルカリ性の製品などもある。また，界面活性剤などを含まず，pH12〜13程度のアルカリ電解水のみの製品もある。

問題となる成分と症状：界面活性剤や酸，アルカリの刺激作用により，誤飲した場合は，口腔の違和感，口腔・咽頭の痛み，悪心，嘔吐などの消化器症状が出現するほか，誤嚥した場合は，化学性肺炎を起こす可能性がある。眼に入った場合，アルカリ性の製品では重症化しやすいので，注意が必要である。

JPIC受信状況：年間50件程度の問い合わせがある。小児の誤飲のほか，使用中に液がはねて眼に入ったり，ペットボトルに移し替えた洗剤を誤飲した事故などがある。

初期対応のための確認事項

1. **製品**
- 種類，製品表示の品名（住宅・家具用合成洗剤，流し台・洗面台まわり用洗浄剤等）。
- 形態（ボトル，ハンドスプレー，エアゾール，シート含浸，詰め替え用等）。
- 製品表示の成分（界面活性剤等），液性（酸性，中性，アルカリ性）。「まぜるな危険」「酸性タイプ」表示の有無。

2. **曝露状況・経路**
- 誤飲した場合，なめた程度か，大量に飲んだ可能性はないか。
- スプレー製品の場合，顔や口に向けてスプレーし，眼に入ったり吸い込んだりしていないか。
- 使用時の事故の場合，保護具の使用状況（マスク・めがね・手袋等）。換気の状態。

3. **患者の状態・症状**
- 喉の違和感や痛み，悪心，嘔吐，腹痛などの消化器症状はないか。
- 咳き込み，呼吸困難などはないか。気管に入った様子はないか。
- 眼の違和感，痛み，充血，流涙はないか。
- 皮膚の痛み，発赤，発疹などはないか。

初期対応のポイント

1. **経口の場合**
- 吐かせずに，口の中のものを取り除いて，口をすすぎ，乳製品または水を飲ませる。
- 顔や手足，衣服にも付着している可能性があれば，シャワーなどで全身を洗浄して着替える。

【直ちに受診】
- 頻回の嘔吐がみられる場合や咳き込みなどの呼吸器症状がある場合。

【念のため受診】
- 症状がなくても，大量に摂取した可能性がある場合。

【経過観察】
- なめたり，1口飲み込んだ程度で，口腔の違和感，喉の痛み，悪心など軽度の消化器症状程度の場合。

2. **吸入した場合**

【直ちに受診】
- 「まぜるな危険」「酸性タイプ」表示がある製品を，塩素系の洗浄剤や漂白剤と併用し，発生した塩素ガスを吸入した場合。

【念のため受診】
- 喉の痛み，咳，気分不良，頭痛などが出現し，新鮮な空気を吸っても改善しない場合。

3. 眼に入った場合
- 眼をこすらないように注意して，直ちに洗眼する。

【直ちに受診】
- 開眼困難な場合，洗眼が難しい場合やコンタクトレンズが外れない場合。
- アルカリ性製品・酸性製品の場合。

【念のため受診】
- アルカリ性製品・酸性製品以外で，洗眼後も痛み，充血などがある場合。

4. 皮膚に付着した場合
【念のため受診】
- 水洗後も発赤，痛み，発疹などがある場合。

解　説

1. 製品について

- ガラスや家具，床の汚れを取るもので，水で希釈して布などに浸して使用する液体タイプ，スプレーしたあと乾いた布などでふき取るハンドスプレーやエアゾールタイプ，洗浄液を含浸させたシートなどがある。ガラス用は垂直なガラス面に付着させるため，泡状のエアゾールやハンドスプレー製品が多い。
- 陰・非イオン界面活性剤（数％以下），有機溶剤（エチルアルコール，イソプロピルアルコール，グリコールエーテル類等，数％程度）を含有する。
- 弱アルカリ性の製品が多いが，用途に応じて酸性～アルカリ性のものまである。アルカリ性～弱アルカリ性の製品ではアルカリ剤（アンモニア，エタノールアミン等），酸性の製品では乳酸やクエン酸，酢酸などを含有する。
- 洗浄力向上や芳香成分としてリモネンやオレンジオイルを含有する製品もある。
- 家具，フローリング用などでつや出し効果をうたった製品では，シリコーンオイルやワックス，樹脂類を少量含有する。
- 除菌をうたった製品では，陽イオン界面活性剤を含むものもある。
- 界面活性剤などを含まず，pH12～13程度のアルカリ電解水のみの製品もある。

2. 事故の発生状況

● JPIC 受信状況
年間件数　：50件程度。一般86％，医療機関11％，その他3％。
患者年齢層：1歳未満21％，1～5歳60％，20～64歳13％，65歳以上4％，その他・不明2％。
事故状況　：小児や認知症のある高齢者の誤飲など80％（容器の口をなめた，洗剤が付着した掃除用ブラシをなめた，顔に向けてスプレーした等），誤使用15％（ペットボトルに移し替えた洗剤を飲んだ，使用中に液がはねて眼に入った等），その他・不明5％。
症状出現率：22％。口腔・咽頭の痛み，悪心，嘔吐，腹痛，動悸，めまい・ふらつき，鼻や喉の刺激感，呼吸困難，眼の充血・痛みなど。

● JPIC で把握した医療機関受診例
【1986～2009年の24年間に把握した小児（12歳以下）の不慮の事例】
- 住居用洗浄剤94例のうち，重篤な例はなかった。

【1986～2010年の25年間に把握した高齢者（65歳以上）の不慮の事例】
- 住居用洗浄剤35例のうち，重篤な例はなかった。

3. 毒性

大量摂取の場合や眼に入った場合は，製品によって界面活性剤，アルカリ（アンモニア，エタノールアミン等），

酸（乳酸，クエン酸，酢酸等）などの中毒を考慮する。

1）界面活性剤
- 界面活性剤の作用，とくに局所作用は濃度に依存し，低濃度では症状はほとんどみられないが，高濃度では重症化する。したがって，毒性値が低くても高濃度のものは危険と考える必要がある。

2）アルカリ（アンモニア，エタノールアミン等），アルカリ電解水
- アルカリの主たる作用である組織の腐食の程度は，曝露量よりも濃度や粘度，pH，接触時間に大きく左右される。

3）酸（乳酸，クエン酸，酢酸等）
- 皮膚・粘膜の刺激・腐食作用を持つが，製品中の濃度は低く，粘膜の刺激程度である。

4．中毒学的薬理作用

1）界面活性剤
- 皮膚・粘膜の刺激作用。
- 体循環に入った場合の全身作用として，血管透過性亢進・細胞膨化作用。
- 陽イオン界面活性剤は，蛋白を変性させる作用が強く，皮膚・粘膜の刺激あるいは腐食作用が陰・非イオン界面活性剤より強い。

2）アルカリ（アンモニア，エタノールアミン等），アルカリ電解水
- アルカリによる腐食作用（化学損傷），高濃度の曝露では，放置すると接触部位から，より深部に傷害が進行する。

3）酸（乳酸，クエン酸，酢酸等）
- 皮膚・粘膜の刺激・腐食作用。

4）リモネン，オレンジオイル
- 弱い刺激作用，皮膚感作性がある。

5．症状

1) 経口： ・界面活性剤による口腔・咽頭の炎症，悪心，嘔吐，下痢，腹痛など。嘔吐は1時間以内に起こることが多い。
 ・誤嚥すると，化学性肺炎を起こす可能性がある。
2) 吸入： ・「まぜるな危険」「酸性タイプ」表示がある製品を，塩素系の洗浄剤や漂白剤と混合して発生した塩素ガスを吸入した場合は，粘膜の刺激による咽頭痛，咳嗽，呼吸困難，喘鳴などの呼吸器症状が一般的である。喘息などの基礎疾患がある場合，吸入により発作が誘発される可能性がある。
3) 眼　： ・充血，痛み，流涙がみられる。重篤な場合は，眼窩周囲浮腫，角膜びらん，角膜上皮欠損。
4) 皮膚： ・かゆみや痛み，紅斑，発疹，水疱などがみられる可能性がある（刺激性接触皮膚炎）。
 ・アルカリ性の製品では，アルカリによる重篤な皮膚刺激，化学損傷，肥厚。

6．処置

● 家庭での応急手当
1) 経口：禁忌：アルカリ性の製品では，吐かせてはいけない（腐食性物質が再び食道を通過することにより，炎症が悪化するため）。
 ①除去：口の中に残っているものを吐き出す。小児や高齢者の場合は口の中を確認して取り除く，ふき取る。
 ②すすぎ：口をすすぐ，うがいする。うがいができない場合は濡れガーゼでふき取る。
 ③水分摂取：乳製品（牛乳やヨーグルト）または水を飲む。量は普段飲む程度（120〜240mL，小児は体重1kgあたり15mL以下，無理に飲ませて嘔吐を誘発しないように注意する）。理由：蛋白質による粘膜保護や希釈により，刺激の緩和が期待できる。
2) 吸入： ・新鮮な空気の場所へ移動する。室内を換気する。
3) 眼　： ・眼をこすらないように注意し，直ちに十分に水洗する。アルカリ性製品では，腐食作用を有するアルカリの曝露に準じて，少なくとも30分間は水洗するべきである。

　　　　　　・コンタクトレンズを装着している場合は，容易に外せるようであれば外す。
4) 皮膚：①除去：皮膚に付着しているものを取り除く，ふき取る。付着した衣服を脱ぐ。
　　　　　②水洗：十分に水洗する。アルカリ性の製品では，腐食作用を有するアルカリの曝露に準じて，少なくとも15分間は水洗するべきである。

● 医療機関での処置
1) 経口：・特異的な治療法はなく，牛乳または水での希釈のほか，対症療法が中心となる。
2) 吸入：・症状に応じて，酸素投与，呼吸管理を行う。
3) 眼　：・受診前の洗眼が不十分な場合は，医療機関で十分に洗眼する。
　　　　・酸性やアルカリ性の製品は，涙液のpHが中性付近であることを確認するまで洗浄する。
　　　　・症状が残る場合は眼科的診察が必要である。
4) 皮膚：・付着部位を十分に洗浄する。症状があれば，対症療法を行う。アルカリ性の製品では熱傷に準じて治療する。

7．体内動態

1）界面活性剤
［吸収］分子構造により違いはあるが，基本的に消化管から吸収される。
［代謝・排泄］肝臓で代謝された後，尿中あるいは糞便中に排泄される。

2）酸，アルカリ
［吸収］通常，皮膚，粘膜からの吸収毒性は問題にならない。クエン酸は消化管からよく吸収されるが，製品中の含有量を考慮すると，クエン酸の吸収毒性はほぼ無視できる。

45 ワックス類
ワックス，ワックス剥離剤

概　要

製品：ワックスはつや出しや保護の目的で床や家具，車の塗装面に塗布する。油性，乳化性，水性があり，主成分はロウ状物質，合成樹脂，シリコーンなどで，溶剤として水，界面活性剤，有機溶剤（石油系炭化水素，グリコール類，アルコール）などを含有する。車用には，研磨材を含むものや，塗装面の保護剤としてフッ素系やシラン系の樹脂皮膜を形成するコーティング剤もある。ワックス剥離剤は，アルカリ（エタノールアミン等）と界面活性剤を含有し，業務用では水酸化ナトリウムや水酸化カリウムを含有する製品もある。またリモネンを含有するものもある。

問題となる成分と症状：ワックスでは，有機溶剤や界面活性剤の刺激による消化器症状や誤嚥による化学性肺炎を起こす可能性がある。ワックス剥離剤ではアルカリによる組織の腐食作用が問題となり，付着部位の化学損傷を起こすことがある。

JPIC 受信状況：ワックスは年間 40 件程度，ワックス剥離剤は年間数件程度の問い合わせがある。小児の誤飲が多いが，ペットボトルに移し替えたものを間違えて飲む事故も少なくない。

初期対応のための確認事項

1. 製品
- 種類・用途（ワックス，ワックス剥離剤，床用，家具用，車用，家庭用，業務用等）。
- 形態（液体，固形，シート含浸タイプ，ハンドスプレー，エアゾール等）。
- ワックスの場合，油性か，乳化タイプか，水性か。
- 製品表示の成分。ワックス剥離剤の場合，アルカリ性製品か，リモネン含有製品か。アルカリの種類（エタノールアミン，水酸化ナトリウム，水酸化カリウム等）。

2. 曝露状況・経路
- 誤飲した場合，なめた程度か，大量摂取していないか。
- スプレー製品の場合，顔や口に向けてスプレーし，眼に入ったり吸い込んだりしていないか。
- 眼に入っていないか，皮膚に付着していないか。

3. 患者の状態・症状
- 口腔粘膜の浮腫や腫脹，嘔吐，腹痛，下痢などの消化器症状はないか。
- 咳き込み，呼吸困難などはないか。気管に入った様子はないか。
- 眼の違和感，痛み，充血，流涙はないか。
- 皮膚の痛み，発赤，発疹などはないか。

初期対応のポイント

1. 経口の場合
- 吐かせずに，口の中のものを取り除いて，口をすすぐ。アルカリ性の製品では，乳製品または水を飲ませる。

【直ちに受診】
- 頻回の嘔吐がみられる場合や咳き込みなどの呼吸器症状がある場合。
- 症状がなくても，アルカリ性のワックス剥離剤を大量に摂取した可能性がある場合。

【念のため受診】
- 嘔吐，腹痛，下痢など軽度の消化器症状がある場合。
- 症状がなくても，アルカリ性のワックス剥離剤を飲み込んだ場合，その他の製品を大量に摂取した可能性がある場合。

【経過観察】
- アルカリ性のワックス剥離剤をなめた程度，その他の製品をなめたり 1 口飲み込んだ程度で，症状が

ない場合。
2. 吸入した場合
【直ちに受診】
- 喉の刺激，咳，呼吸困難などがあり，新鮮な空気を吸っても改善しない場合。
3. 眼に入った場合
- 眼をこすらないように注意して，直ちに洗眼する。
【直ちに受診】
- 開眼困難な場合，洗眼が難しい場合やコンタクトレンズが外れない場合。
- アルカリ性のワックス剥離剤の場合。
【念のため受診】
- アルカリ性のワックス剥離剤以外で，洗眼後も痛み，充血などがある場合。
4. 皮膚に付着した場合
【念のため受診】
- 水洗後も発赤，痛み，発疹などがある場合。

―――― 解　説 ――――

1. 製品について

1）ワックス・つや出し剤
- つや出しや保護の目的で，床や家具，車の塗装面に塗布する。塗装とは異なり，必要なときに化学的および物理的方法によって容易に除去することができる。
- 主成分はロウ状物質，合成樹脂，シリコーンなどで，油性，乳化性，水性がある。
- フローリング用に販売されている製品は，アクリル系樹脂やウレタン系樹脂などを水に分散させたエマルジョンを主成分とし，界面活性剤や溶剤としてグリコール類を含む水性の樹脂ワックスが主流である。液体やシート含浸タイプがあり，塗布，乾燥しただけでつやが出る。
- 家具や車内のつや出し剤は，液状，ハンドスプレー，エアゾール，固形などがある。シリコーンやロウを主成分とし，界面活性剤や有機溶剤（石油系炭化水素，グリコール類，アルコール等）を含む製品もある。
- 自動車用のカーワックスは，固形，ペースト状（半練り），液状，シート含浸タイプなどがある。ロウ状物質に石油系溶剤，界面活性剤，シリコーン，研磨材などが配合され，塗装面に塗布した後，磨くことでつやが出る。同じく自動車塗装面の保護剤として，フッ素系やシラン系の樹脂皮膜を形成するコーティング剤があり，カーワックスに比べて耐久性がよい。

2）ワックス剥離剤
- 床用のワックスを塗り直す前に，古いワックスを剥離するための製品で，アルカリ（エタノールアミン等）と界面活性剤，溶剤を含むアルカリ性製品，リモネンと界面活性剤を含むエアゾールがある。業務用では水酸化ナトリウムや水酸化カリウムを含有する製品も多い。

2. 事故の発生状況

● JPIC 受信状況

年間件数　：ワックス：40 件程度。一般 87％，医療機関 12％，その他 1％。
　　　　　　ワックス剥離剤：数件程度。一般 57％，医療機関 38％，その他 5％。
患者年齢層：ワックス：1歳未満 18％，1～5歳 66％，20～64歳 9％，65歳以上 3％，その他・不明 4％。
　　　　　　ワックス剥離剤：1歳未満 5％，1～5歳 42％，6～19歳 5％，20～64歳 38％，65歳以上 5％，その他・不明 5％。
事故状況　：ワックス：小児や認知症のある高齢者の誤飲など 86％，誤使用 13％（飲料容器に移し替えたものを誤飲した等），その他・不明 1％。
　　　　　　ワックス剥離剤：小児や認知症のある高齢者の誤飲など 62％，誤使用 24％（飲料容器に移し替えたものを誤飲した等），その他・不明 14％。
症状出現率：ワックス 14％。ワックス剥離剤 57％。悪心，嘔吐，口腔・咽頭の違和感・痛みなど。

● JPICで把握した医療機関受診例

【1986～2009年の24年間に把握した小児（12歳以下）の不慮の事例】
- ワックスによる事例は28例で，重篤な例はなかった。ワックス剥離剤による事例は1例で，重篤な例であった。

  事例：ペットボトルに移し替えて保管していた業務用のワックス剥離剤（エタノールアミン含有）を誤飲し，喉頭浮腫，消化管粘膜障害，酸素化低下をみとめた。

【1986～2010年の25年間に把握した高齢者（65歳以上）の不慮の事例】
- ワックスによる事例は2例で，重篤な例はなかった。ワックス剥離剤による事例は2例で，いずれも重篤な例であった。

  事例：仕事場にて飲食物容器に移し替えられたワックス剥離剤をお茶と間違えて飲んだ。口腔・咽頭浮腫，消化管びらん・出血をみとめた。

3. 毒性

1) ワックス
- 固形のワックスは，無毒もしくは毒性が低い物質に分類され，少量～中等量の摂取では，事実上，無毒である。ただし，製品の味や感触によって軽度の腹部不快感が起こる可能性がある。
- 液状のワックスでは含有される有機溶剤（石油系炭化水素，グリコール類，アルコール等）や界面活性剤が問題となる。

2) ワックス剥離剤
- アルカリ（エタノールアミン，水酸化ナトリウム，水酸化カリウム等）の主たる作用である組織の腐食の程度は，曝露量よりも濃度や粘度，pH，接触時間に大きく左右される。

4. 中毒学的薬理作用

1) ワックス
- 有機溶剤（石油系炭化水素，グリコール類，アルコール等）や界面活性剤による皮膚・粘膜刺激作用。

2) ワックス剥離剤
- アルカリによる腐食作用（化学損傷），放置すると接触部位からより深部に傷害が進行する。
- リモネンによる軽度の刺激，皮膚感作作用。

5. 症状

アルカリ性のワックス剥離剤では，腐食作用を有するアルカリによる症状を生じる可能性がある。

1) 経口：1) ワックス
- 誤嚥がなければ，無症状，もしくは軽微な消化管刺激により咽頭から上腹部にかけての疼痛，灼熱感，悪心，嘔吐，下痢がみられる程度である。
- 誤嚥すると，化学性肺炎を起こす可能性がある。

  2) ワックス剥離剤
- アルカリ性製品では，口腔・咽頭の痛み，発赤や腫脹などの口腔粘膜の異常，嘔吐などがみられ，食道，胃の直接接触した部位にアルカリによる化学損傷を起こす可能性がある。
- リモネン含有製品では，咽頭の刺激感，悪心，嘔吐，腹痛，下痢。
- 誤嚥による化学性肺炎が疑われる場合は重症化する可能性がある。

2) 吸入：1) ワックス
- 有機溶剤を含有する製品では，悪心，嘔吐，頭痛，めまい，興奮，傾眠など。

  2) ワックス剥離剤
- ミストの吸入により，息苦しさ，咳き込み，悪心，頭痛，めまいなどを訴える可能性がある。

3) 眼：1) ワックス
- 眼の痛み，充血などがみられる。

  2) ワックス剥離剤
- 眼の刺激感，充血，疼痛，流涙，眼瞼の腫脹などがみられる。

- 4）皮膚：1）ワックス
  - 重篤な場合は，アルカリによる角膜や結膜の損傷，視力障害。
  - かゆみや痛み，紅斑，発疹，水疱などがみられる可能性がある（刺激性接触皮膚炎）。
  2）ワックス剥離剤
  - アルカリによる重篤な皮膚刺激，化学損傷，肥厚。
  - リモネンによる皮膚刺激，皮膚感作。

6. 処置

アルカリ性のワックス剥離剤は，薬剤との接触時間を短縮するために直ちに水洗，希釈する。

● 家庭での応急手当
1) 経口：禁忌：吐かせてはいけない。理由：アルカリ性のワックス剥離剤では腐食性物質が再び食道を通過することにより，炎症が悪化するため。有機溶剤（石油系炭化水素）を含む製品では，誤嚥による化学性肺炎を誘発する可能性があるため。
   ①除去：口の中に残っているものを吐き出す。小児や高齢者の場合は口の中を確認して取り除く，ふき取る。
   ②すすぎ：口をすすぐ，うがいする。うがいができない場合は濡れガーゼでふき取る。
   ③水分摂取：製品により異なる。
   - アルカリ性のワックス剥離剤：乳製品（牛乳やヨーグルト）または水を飲む。量は普段飲む程度（120〜240mL，小児は体重1kgあたり15mL以下，無理に飲ませて嘔吐を誘発しないように注意する）。理由：蛋白質による粘膜保護や希釈により，刺激の緩和が期待できる。
   - 溶剤を含む製品：積極的に水分をとることは避けたほうがよい（無理に飲ませて嘔吐を誘発しないように注意する）。
2) 吸入：・新鮮な空気の場所へ移動する。
3) 眼：・眼をこすらないように注意し，直ちに十分に水洗する。アルカリ性のワックス剥離剤では，腐食作用を有するアルカリの曝露に準じて，少なくとも30分間は水洗するべきである。
   - コンタクトレンズを装着している場合は，容易に外せるようであれば外す。
4) 皮膚：①除去：皮膚に付着しているものを取り除く，ふき取る。付着した衣服を脱ぐ。
   ②水洗：石けんを用いて十分に水洗する。アルカリ性のワックス剥離剤では，腐食作用を有するアルカリの曝露に準じて，少なくとも15分間は水洗するべきである。

● 医療機関での処置
1) 経口：・特異的な治療法はなく，対症療法を行う。
   - 誤嚥した場合は，化学性肺炎に対する治療を行う。
2) 吸入：・症状に応じて，酸素投与，呼吸管理を行う。
   - 著明な呼吸困難，喘鳴，上気道浮腫をみとめる場合は積極的な治療を要する。
3) 眼：・涙液のpHが中性付近であることを確認するまで洗浄する。
   - 症状が残る場合は眼科的診察が必要である。
4) 皮膚：・付着部分を十分に洗浄する。症状があれば，対症療法を行う。アルカリ性のワックス剥離剤では熱傷に準じて治療する。

7. 治療上の注意点

1) 有機溶剤（石油系炭化水素）を含有する製品の場合
- 誤嚥させないことが重要であり，催吐は禁忌である。大量摂取などで実施する場合は，誤嚥を防止する対策をとった上で実施する。

2) アルカリ性のワックス剥離剤の場合
- 催吐は禁忌（腐食性物質が再び食道を通過することにより，炎症が悪化するため）。
- 中和は禁忌（酢やジュースを飲ませて中和しようとすると，発生する熱により熱傷を起こす）。
- 重曹，炭酸飲料の経口摂取は禁忌（胃内で二酸化炭素を発生させ，ときに胃破裂の危険がある）。
- 胃洗浄を行う場合はできるだけ早く，穿孔に気をつけて注意深く行う。
- 内視鏡検査は，摂取後12時間以内に穿孔に注意して実施する（24時間を超えると穿孔のリスクが高くなる）。

8. 体内動態

1) 炭化水素類
［吸収］消化管からの吸収はわずかである。揮発性が高い炭化水素は，肺から吸収される。

2) アルカリ
［吸収］通常，皮膚・粘膜からの吸収毒性は問題にならない。

46 OA機器・AV機器用クリーナー

概要

製品：パソコン，コピー機，ディスプレイ，レコーダーなどのOA機器やAV機器に付着したほこり，指紋，皮脂汚れの除去や帯電防止などに用いられる。アルコール（イソプロピルアルコール，エチルアルコール等）と微量の界面活性剤を含有するふき取り用と，エアゾール缶入りの圧縮気体（代替フロン，ジメチルエーテル，二酸化炭素）でほこりを吹き飛ばすエアダスター（ダストブロワー）が主流である。

問題となる成分と症状：液体製品ではアルコールによる中枢神経の抑制作用が問題となる。エアダスターの吸入では悪心，嘔吐，頭痛，興奮，傾眠などを生じ，大量に吸入すると致死的な不整脈を起こす可能性もある。

JPIC受信状況：年間10件程度の問い合わせがあり，小児の誤飲が半数以上を占めるが，エアダスターでは乱用による吸入が散見される。

初期対応のための確認事項

1. **製品**
   - 種類（OAクリーナー，AVクリーナー，パソコンクリーナー，エアダスター，ダストブロワー等）。
   - 形態（ボトル入り，ハンドスプレー，エアゾール，シート含浸等）。
   - 製品表示の成分（イソプロピルアルコール，エタノール，HFC-152a，DME，炭酸ガス等）。
2. **曝露状況・経路**
   - 小児の事故の場合，なめたり飲んだりしたか，スプレー製品を顔に向けて噴射したか。
   - エアダスターの乱用などではないか。
3. **患者の状態・症状**
   - 嘔吐，顔面紅潮，興奮状態，ふらつきなど，酒に酔ったような症状はないか。
   - 咳き込み，むせなど，気管に入った様子はないか。
   - エアダスターを吸って，呼吸困難，頭痛，傾眠などはないか。
   - 眼の違和感，痛み，充血，流涙はないか。
   - 皮膚の痛み，発赤，発疹などはないか。

初期対応のポイント

アルコール含有製品では，小児はアルコールの感受性が高く，低血糖性の痙攣を起こす可能性もあり，注意が必要である。

1. **経口の場合**
   - 口の中のものを取り除いて，口をすすぐ。

   【直ちに受診】
   - 嘔吐，顔面紅潮，興奮状態などがある場合，咳き込みなど誤嚥した可能性がある場合（高齢者で飲酒歴がある場合も，症状があれば受診する）。
   - 症状がなくても，アルコール含有製品を飲み込んだ場合（体重1kgあたり0.5mL以上），摂取量が不明の場合。

   【経過観察】
   - なめたり，1口飲み込んだ程度で，喉の痛み，悪心，口腔の違和感など軽度の消化器症状程度の場合。

2. **吸入した場合**
   - アルコール含有率が高い製品では蒸気，スプレー製品ではミストを吸入する可能性があるほか，エアダスターのガスを吸入する可能性もある。

   【直ちに受診】
   - 咳，呼吸困難，頭痛，興奮，意識障害などがあり，新鮮な空気を吸っても改善しない場合。
   - 症状がなくても，エアダスターを大量に吸った可能性がある場合。

3. 眼に入った場合
- 眼をこすらないように注意して，直ちに洗眼する。

【直ちに受診】
- 開眼困難な場合，洗眼が難しい場合やコンタクトレンズが外れない場合。

【念のため受診】
- 洗眼後も痛み，充血などがある場合。

4. 皮膚に付着した場合
【念のため受診】
- 水洗後も発赤，痛み，発疹などがある場合。

解　説

1. 製品について

- パソコン，コピー機，ディスプレイ，レコーダーなど，OA機器やAV機器に付着したほこり，指紋，皮脂汚れの除去や帯電防止などに用いられる。
- 液体やハンドスプレー，エアゾール，ウェットティッシュタイプなどのふき取り用の製品のほか，ほこりを吹き飛ばすエアダスター（ダストブロワー）などがある。ヘッドクリーニング・レンズクリーニング用の液では，クリーニング用ディスクやカセットに少量滴下して使用する製品もある。
- ふき取り用では，アルコール類（イソプロピルアルコール，エチルアルコール等）と微量の界面活性剤を含有する製品が多いが，水に陽イオン界面活性剤を微量添加した帯電防止用の製品や，アルコール・界面活性剤非含有の製品として電解水（アルカリイオン水）を含有するものもある。
- エアダスターは，エアゾール缶から放出した気体の圧力でほこりを吹き飛ばすもので，ダストブロワーとも呼ばれる。洗浄剤とは異なり液体成分を含有しない。気体として代替フロン（HFC-152a，HFC-134a等）が使われているが，ノンフロンタイプとしてジメチルエーテル（DME），ジメチルエーテルと二酸化炭素（炭酸ガス）の混合ガス，ノンフロンの不燃タイプとして二酸化炭素を使用した製品もある。

2. 事故の発生状況

● JPIC受信状況
年間件数　：10件程度。一般65%，医療機関33%，その他2%。
患者年齢層：5歳以下57%，6～19歳4%，20～64歳37%，その他・不明2%。
事故状況　：小児や認知症のある高齢者の誤飲など60%（ボトルの口をなめた，スプレーを口に向けて噴射した等），誤使用12%，乱用や自殺企図によるエアダスターの吸入26%，その他・不明2%。
症状出現率：経口は8%。吸入は74%，悪心，嘔吐，頭痛，興奮，傾眠，皮膚の痛みなど。

● JPICで把握した医療機関受診例
【1986～2009年の24年間に把握した小児（12歳以下）の不慮の事例】
- OA機器・AV機器用クリーナーによる重篤な例はなかった。

【1986～2010年の25年間に把握した高齢者（65歳以上）の不慮の事例】
- OA機器・AV機器用クリーナーによる重篤な例はなかった。

3. 毒性

- 経口：なめた程度で症状が出現することはほとんどない。摂取量が多い場合は，製品によってアルコール（イソプロピルアルコール，エチルアルコール）の影響を考慮する。
- 吸入：エアダスターの吸入では，製品によって代替フロン，ジメチルエーテル，二酸化炭素の影響を考慮する必要がある。

4. 中毒学的薬理作用

1) **アルコール（イソプロピルアルコール，エチルアルコール）**
- 粘膜の刺激作用，中枢神経の抑制作用。

2) **代替フロン**
- 中枢神経抑制作用。
- 内因性カテコールアミンの催不整脈作用に対する心筋の感受性を増大させる。
- 高濃度になると空気が置換され，酸素欠乏を起こす。
- 皮膚に付着した場合は凍傷。

3) **ジメチルエーテル，二酸化炭素**
- 麻酔作用。酸素欠乏による低酸素症。皮膚に付着した場合は凍傷。

5. 症状

1) **経口**：
- なめた程度で症状が出現することはほとんどない。
- アルコール含有製品を飲んだ場合は，アルコールの中枢神経の抑制による症状が出現する可能性がある。
- 小児はアルコールに感受性が高い。とくに乳児，小児は低血糖性の痙攣を生じる可能性があるため，血糖低下に注意が必要である。
- 血中エチルアルコール濃度
  - 0.01％前後：軽い酩酊，快い気分
  - 0.05％前後：軽い乱れ
  - 0.10％前後：反応が鈍くなる，知覚能力低下
  - 0.15％前後：感情が不安定
  - 0.20％前後：ちどり足，悪心，嘔吐，精神錯乱
  - 0.30％前後：会話不明瞭，知覚喪失，視覚の乱れ
  - 0.40％前後：低体温，低血糖，筋コントロール不全，痙攣，瞳孔散大
  - 0.70％前後：意識障害，反射減退，深昏睡，呼吸不全，死亡
- その他の症状として，皮膚紅潮，低血圧，頻脈，代謝性アシドーシス，ケトアシドーシスなど。
- 昏睡が12時間以上続くと，予後不良とされる。
- スプレー製品を口に向けて噴射した場合や誤嚥した場合は，咳，喘鳴，呼吸困難，化学性肺炎。

2) **吸入**：
- エアダスターの吸入では，悪心，嘔吐，頭痛，興奮，傾眠，低酸素症など。大量に吸入した場合は，致死的な不整脈を生じ，突然死することもある。
- エチルアルコールの蒸気やスプレー製品のミストを吸入すると，上気道の刺激により咳，喉の痛みなどを生じる可能性がある。

3) **眼**：
- アルコール含有製品の場合は，一過性の痛みや刺激感がある。

4) **皮膚**：
- アルコール含有製品の場合は，刺激などが生じる可能性がある。
- エアダスターでは凍傷を起こす可能性がある。

6. 処置

● **家庭での応急手当**

1) **経口**：①除去：口の中に残っているものを吐き出す。小児や高齢者の場合は口の中を確認して取り除く，ふき取る。
②すすぎ：口をすすぐ，うがいする。うがいができない場合は濡れガーゼでふき取る。
③水分摂取：とくに注意事項はない。普段どおりでよい。

2) **吸入**：
- 新鮮な空気の場所へ移動する。

3) **眼**：
- 眼をこすらないように注意し，直ちに十分に水洗する。
- コンタクトレンズを装着している場合は，容易に外せるようであれば外す。

4) **皮膚**：①除去：皮膚に付着しているものを取り除く，ふき取る。付着した衣服を脱ぐ。
②水洗：十分に水洗する。

● 医療機関での処置
1) 経口：・特異的な治療法はなく，対症療法が中心となる。
　　　　　・アルコール含有製品を大量に摂取し，摂取後1時間以内であれば胃洗浄を考慮する。必要に応じて，輸液，アシドーシスの補正，呼吸・循環管理，保温，血糖の確認を行う。重症例では血液透析が有効である。
2) 吸入：・症状に応じて，酸素投与，呼吸管理を行う。
3) 眼　：・受診前の洗眼が不十分な場合は，医療機関で十分に洗眼する。
4) 皮膚：・付着部位を十分に洗浄する。症状があれば，対症療法を行う。

7. 治療上の注意点

アルコール含有製品
1) 吸着剤としての活性炭には，エチルアルコールの吸収を阻止する効果はない。
2) 血液透析は，自然代謝の2〜4倍の速さで血中からエチルアルコールを除去する。
3) エチルアルコール中毒の入院基準
　成人：中枢神経抑制が続いている場合，呼吸・循環管理が必要な場合，輸液などで急速に補正できないアルコール性ケトアシドーシスがある場合など。
　小児：著明な中枢神経抑制，痙攣，酸塩基平衡異常，低血糖の場合など。

8. 体内動態

エチルアルコール
［吸収］胃，小腸からすみやかに吸収され，最高血中濃度到達時間は30分〜2時間である。吸入や経皮により吸収される。
［代謝］肝臓でアセトアルデヒドに，次いで，酢酸へ代謝され，さらに水と二酸化炭素に分解される。
［排泄］約5〜10％は未変化体で呼気，尿，汗，糞便中に排泄される。

47 除菌剤

概　要

製品：調理器具や家具，室内空間などの除菌・ウイルス除去用として，エチルアルコールや次亜塩素酸を含む製品のほか，二酸化塩素による除菌効果をうたった製品が販売されている。アルコール含有製品にはハンドスプレーや含浸シートがある。次亜塩素酸含有製品はハンドスプレーやボトル入りの液体で，原液あるいは希釈液をスプレーするか対象物を液に浸漬する。二酸化塩素による除菌をうたった製品は亜塩素酸塩を主成分とし，エアゾールやハンドスプレーのほか，室内に設置して使用するゲル状の製品や携帯用，蒸散型など，さまざまな形態が販売されている。

問題となる成分と症状：アルコール含有製品では，エチルアルコールによる粘膜の刺激と中枢神経の抑制が問題となる。次亜塩素酸含有製品は，pH5.0〜6.5，有効塩素濃度は高いもので100〜200ppm（0.01〜0.02％）であり，粘膜の刺激は強くないと考えられる。二酸化塩素による除菌をうたった製品では，主成分の亜塩素酸塩による粘膜の刺激・腐食やメトヘモグロビン血症が起こる可能性がある。次亜塩素酸や亜塩素酸が酸と反応することにより発生する塩素や二酸化塩素のガスを吸入すると，咳き込み，呼吸困難などの呼吸器症状が起こりうる。

JPIC 受信状況：年間100件程度の問い合わせがあり，小児の誤飲が8割を占める。誤使用による事故として，スプレーして眼に入った，他の製品との混合によるガス発生などがある。

初期対応のための確認事項

製品によって成分が異なるので，製品表示，形態，使用方法などをできるだけ正確に確認する。

1. 製品
- 形態（ハンドスプレー，エアゾール，ボトル，シート，ゲル，顆粒，錠剤等）。
- 使用方法：そのまま使用するのか，希釈や溶解して使用するのか，設置用か携帯用か。
- 製品表示の成分（エタノール，次亜塩素酸塩，二酸化塩素，亜塩素酸塩等）。

2. 曝露状況・経路
- 誤飲・誤食の場合，なめた程度か，容器から直接飲んだか。大量に摂取していないか。
- 曝露時の製品の状態：原液か，希釈液か。ゲル状の製品ではゲルそのものか，ゲル化する前の液体か。
- 吸入したか，眼に入ったか，皮膚に付着したか。
- 複数の製品を混合したり，併用したりしていないか。

3. 患者の状態・症状
- 悪心，嘔吐，腹痛などの消化器症状や顔面紅潮，興奮状態，ふらつきなど酒に酔ったような症状，顔色不良はないか。
- 咳き込み，呼吸困難などの呼吸器症状はないか。喘息などの基礎疾患はないか。
- 眼の違和感，痛み，充血，流涙はないか。
- 皮膚の刺激感，発赤，疼痛などはないか。

初期対応のポイント

アルコール含有製品の場合は，とくに小児はアルコールの感受性が高く低血糖により痙攣を起こす可能性もあり，注意が必要である。

1. 経口の場合
- 吐かせずに，口の中のものを取り除いて，口をすすぎ，乳製品または水を飲ませる。
- 顔や手足，衣服にも付着している可能性があれば，シャワーなどで全身を洗浄して着替える。

【直ちに受診】
- 嘔吐，顔色不良，顔面紅潮，興奮状態などの症状がある場合，咳き込みなど誤嚥した可能性がある場合（高齢者で飲酒歴がある場合も，症状があれば受診する）。

- 症状がなくても，アルコール含有製品を飲み込んだ場合（体重1kgあたり0.5mL以上），摂取量が不明の場合。二酸化塩素による除菌をうたった製品を1口以上飲み込んだ場合や摂取量が不明の場合。

【経過観察】
- アルコール含有製品をなめた程度で，症状がない場合（数時間は注意する）。
- 次亜塩素酸含有製品を摂取して，症状がない場合。
- 二酸化塩素による除菌をうたった製品をなめた程度，希釈液の誤飲で，症状がない場合。

2. 吸入した場合
- アルコール含有率が高い製品では蒸気，スプレー製品ではミストを吸入する可能性がある。
- 次亜塩素酸含有製品，二酸化塩素による除菌をうたった製品では，混合などにより刺激性のガスが発生する可能性がある。

【直ちに受診】
- 次亜塩素酸含有製品や二酸化塩素による除菌をうたった製品を他の製品と混合して，発生したガスを吸入した場合。
- 使用中に喉の痛み，咳，気分不良，呼吸困難などが出現し，新鮮な空気を吸っても改善しない場合。
- 喘息などの基礎疾患がある場合（発作につながる可能性がある）。

3. 眼に入った場合
- 眼をこすらないように注意して，直ちに洗眼する。

【直ちに受診】
- 開眼困難な場合，洗眼が難しい場合やコンタクトレンズが外れない場合。

【念のため受診】
- 洗眼後も痛み，充血などがある場合。

4. 皮膚に付着した場合

【念のため受診】
- 水洗後も発赤，痛み，発疹などがある場合，酒に酔ったような症状がある場合。

解　説

1. 製品について

- 調理器具や家具，室内空間などの除菌・ウイルス除去用として，エチルアルコール，次亜塩素酸，二酸化塩素による除菌効果をうたった製品が販売されている。

1）アルコール含有製品
- エチルアルコールを50～70％程度含有する液体で，ハンドスプレーや不織布に含浸させたシート（ウェットティッシュ）の形態で販売されている。詰め替え用パウチや付け替え用ボトルがある製品もある。
- 乳幼児の玩具などの身の回りのもの，調理器具，家具，冷蔵庫などのキッチン家電などに直接スプレーするか，布巾などにスプレーしてふき取る。

2）次亜塩素酸含有製品
- 次亜塩素酸による除菌効果を期待した製品で，次亜塩素酸水や除菌水などとも呼ばれる。
- 家具や調理器具などの除菌，トイレや室内空間の除菌・消臭，生ゴミの消臭のほか，ウイルス除去をうたった製品もある。ボトルまたはハンドスプレーに入った液体で，原液または希釈液を対象物や空間に直接スプレーするか，対象物を液に浸漬する。
- 食品添加物に該当する製品は，塩酸または食塩水（塩化ナトリウム水溶液）を電気分解して製造され，pH5.0～6.5，有効塩素10～30ppm（0.001～0.003％）である。そのほかに，次亜塩素酸ナトリウム水溶液を，塩酸などの酸でpH6程度に調整した製品もある。有効塩素100～200ppm（0.01～0.02％）をうたった製品が多く，塩素系漂白剤原液（6％程度）に比べて濃度は低い。

3）二酸化塩素による除菌をうたった製品
- 亜塩素酸塩の酸化により生成する二酸化塩素による除菌効果を期待した製品である。成分に「二酸化塩素液」，「安定化二酸化塩素」などと記載されている製品も，亜塩素酸ナトリウムなどの亜塩素酸塩が主成分である。亜塩素酸ナトリウムは，pH7以下で二酸化塩素を発生する。
- 家具やトイレ，室内空間，車内の除菌・消臭，生ゴミの消臭のほか，ウイルス除去をうたった製品もあり，

用途に応じたさまざまな形態で販売されている。
- エアゾール，ハンドスプレーは亜塩素酸塩の水溶液で，対象物や空間にスプレーして使用する。亜塩素酸塩濃度は，そのままスプレーする製品では 0.5％以下，希釈して使用する製品では 5％程度である。20％程度の亜塩素酸塩の錠剤を溶解して，スプレーする製品もある。
- ゲル状の製品は，亜塩素酸塩水溶液をゲル化させたもので，室内や車内に設置して使用する。使用時に亜塩素酸塩溶液にゲル化剤を混ぜて使用する製品やスティックタイプの携帯用製品もある。亜塩素酸塩濃度は 0.05〜数％程度である。
- 顆粒の製品は，亜塩素酸塩を吸着させたゼオライトが不織布の袋に入っており，袋のまま専用ケースに入れて室内に設置する製品やネームホルダーに入れて首から下げる携帯用製品などがある。亜塩素酸塩濃度は 20％程度である。
- 蒸散タイプの製品は車内の除菌・消臭を目的とした製品で，亜塩素酸塩水溶液（1％程度）と生石灰の発熱反応を利用し，二酸化塩素を急激に発生させて，エアコンで循環させる。

2. 事故の発生状況

● JPIC 受信状況

年間件数　：100 件程度（エチルアルコール 50 件，次亜塩素酸数件，二酸化塩素 50 件）。一般 90％，医療機関 8％，その他 2％。
患者年齢層：1 歳未満 18％，1〜5 歳 66％，20〜64 歳 11％，65 歳以上 2％，その他・不明 3％。
事故状況　：小児や認知症のある高齢者の誤飲など 85％，誤使用 15％（スプレーして眼に入った，漂白剤など他の製品との混合等）。経口が多いが，経皮や吸入，眼の曝露も他の製品に比べて多い。
症状出現率：24％。悪心，嘔吐，咳き込み，呼吸器の刺激感，息苦しさ，眼の痛み・充血など。

● JPIC で把握した医療機関受診例

【1986〜2009 年の 24 年間に把握した小児（12 歳以下）の不慮の事例】
- 重篤な例はなかった。

【1986〜2010 年の 25 年間に把握した高齢者（65 歳以上）の不慮の事例】
- 重篤な例はなかった。

● 文献報告例
- 液体にゲル化剤を混ぜるタイプの二酸化塩素による除菌をうたった製品を 1 歳の小児が誤飲した症例が 2 例あり，嘔吐とメトヘモグロビン値の上昇（最高値 8.0％，8.3％）をみとめた。（日本小児科学会こどもの生活環境改善委員会：日小児会誌 2013；117：938-940.）
- 亜塩素酸ナトリウム 28％溶液の希釈液（希釈倍率不明）を 1 口誤飲して，メトヘモグロビン血症，溶血，急性腎不全がみられた成人例がある。(Romanovsky A, et al：J Med Toxicol 2013；9：67-70.)

3. 毒性

製品に含有されるエチルアルコール，次亜塩素酸，亜塩素酸のほか，発生するガス（次亜塩素酸の場合は主に塩素，亜塩素酸の場合は二酸化塩素）が問題となる。

1）エチルアルコール
- 経口：95〜99％エチルアルコールとして，成人では体重 1kg あたり約 1mL の摂取で軽症〜中等症の中毒が，小児では体重 1kg あたり 0.5mL で重篤な中毒症状が出現すると考えられている。ただし，個人差が大きく，中毒量としては確立していない。

2）次亜塩素酸
- 主たる作用である皮膚・粘膜の刺激および腐食は，摂取量よりも濃度や粘度，pH，接触時間に大きく左右される。
- 塩素として，症状発現濃度 3〜5ppm（粘膜が侵され，鼻炎，流涙，流涎，咳嗽を生じる）。

3）亜塩素酸ナトリウム
- 組織の腐食の程度は，濃度や接触時間に依存する。

4. 中毒学的薬理作用

1) エチルアルコール
- 粘膜の刺激作用，中枢神経の抑制作用。

2) 次亜塩素酸
- 皮膚，粘膜の刺激作用。
- 酸との接触や pH が 5 以下の状態で発生する塩素ガスによる粘膜の刺激・腐食作用。

3) 亜塩素酸
- 粘膜の刺激および腐食作用（濃度，接触時間に依存する）。
- 体内に吸収されると強力な酸化作用により，メトヘモグロビン血症，溶血，腎障害を起こす。
- 酸との接触や pH が 7 以下の状態で発生する二酸化塩素ガスによる粘膜の刺激・腐食作用。

5. 症状

1) **経口**：1) アルコール含有製品
- エチルアルコールの中枢神経の抑制による症状が出現する可能性がある。
- 小児はアルコールに感受性が高い。とくに乳児，小児は低血糖性の痙攣を生じる可能性があるため，血糖低下に注意が必要である。
- 血中エチルアルコール濃度
    0.01％前後：軽い酩酊，快い気分
    0.05％前後：軽い乱れ
    0.10％前後：反応が鈍くなる，知覚能力低下
    0.15％前後：感情が不安定
    0.20％前後：ちどり足，悪心，嘔吐，精神錯乱
    0.30％前後：会話不明瞭，知覚喪失，視覚の乱れ
    0.40％前後：低体温，低血糖，筋コントロール不全，痙攣，瞳孔散大
    0.70％前後：意識障害，反射減退，深昏睡，呼吸不全，死亡
- その他の症状として，皮膚紅潮，低血圧，頻脈，代謝性アシドーシス，ケトアシドーシスなど。
- 昏睡が 12 時間以上続くと，予後不良とされる。

  2) 次亜塩素酸製品
- 濃度が低く，無症状，もしくは軽微な消化管刺激による症状（咽頭～上腹部の疼痛，悪心，嘔吐）程度と考えられる。

  3) 二酸化塩素による除菌をうたった製品（主成分は亜塩素酸塩）
- 悪心，嘔吐など消化管粘膜刺激症状，重篤な場合には，出血性胃炎。
- 体内に吸収されるとメトヘモグロビン血症，溶血，腎障害を起こしうる。
- 成分にかかわらず，誤嚥すると化学性肺炎を起こす可能性がある。

2) **吸入**：1) アルコール含有製品
- エチルアルコールの蒸気やスプレー製品のミストを吸入すると，上気道の刺激により咳，喉の痛みなどを生じる可能性がある。

  2) 次亜塩素酸製品，二酸化塩素による除菌をうたった製品
- 酸との接触で発生したガスを吸入した場合は，咳嗽，鼻汁，胸痛，頭痛，呼吸困難などが出現し，重症例では肺水腫，呼吸不全をきたす可能性がある。

3) **眼**：1) アルコール含有製品
- 一過性の痛みや刺激感がある。

  2) 次亜塩素酸製品，二酸化塩素による除菌をうたった製品
- 眼の痛み，結膜炎（充血・浮腫）が起こりうる。

4) **皮膚**：1) アルコール含有製品
- 刺激などが生じる可能性がある。

  2) 次亜塩素酸製品，二酸化塩素による除菌をうたった製品
- 接触により皮膚炎，長時間の接触では化学損傷を起こす可能性がある。

6. 処置

● 家庭での応急手当
1) 経口：①除去：口の中に残っているものを吐き出す。小児や高齢者の場合は口の中を確認して取り除く，ふき取る。
②すすぎ：口をすすぐ，うがいする。うがいができない場合は濡れガーゼでふき取る。
③水分摂取：乳製品（牛乳やヨーグルト）または水を飲む。量は普段飲む程度（120～240mL，小児は体重1kgあたり15mL以下，無理に飲ませて嘔吐を誘発しないように注意する）。理由：蛋白質による粘膜保護や希釈により，刺激の緩和が期待できる。
2) 吸入：・新鮮な空気の場所へ移動する。室内の換気をする。
3) 眼　：・眼をこすらないように注意し，直ちに十分に水洗する。
・コンタクトレンズを装着している場合は，容易に外せるようであれば外す。
4) 皮膚：①除去：皮膚に付着しているものを取り除く，ふき取る。付着した衣服を脱ぐ。
②水洗：十分に水洗する。

● 医療機関での処置
1) 経口：・エチルアルコールまたは亜塩素酸塩を含有する製品を大量に摂取し，摂取後1時間以内であれば胃洗浄を考慮する。
・必要に応じて，輸液，体液・電解質管理，呼吸・循環管理，保温，血糖，メトヘモグロビン濃度の確認を行う。
・重症のエチルアルコール中毒に血液透析は有効である。
・亜塩素酸によるメトヘモグロビン血症に対しては，酸素吸入，輸血などを考慮する。解毒剤（メチレンブルー）の有効性は不明である。
2) 吸入：・症状に応じて，酸素投与，呼吸管理を行う。
3) 眼　：・受診前の洗眼が不十分な場合は，医療機関で十分に洗眼する。
・症状が残る場合は眼科的診察が必要である。
4) 皮膚：・付着部位を十分に洗浄する。症状があれば，対症療法を行う。

7. 治療上の注意点

アルコール含有製品
1) 吸着剤としての活性炭には，エチルアルコールの吸収を阻止する効果はない。
2) 血液透析は，自然代謝の2～4倍の速さで血中からエチルアルコールを除去する。
3) エチルアルコール中毒の入院基準
　成人：中枢神経抑制が続いている場合，呼吸・循環管理が必要な場合，輸液などで急速に補正できないアルコール性ケトアシドーシスがある場合など。
　小児：著明な中枢神経抑制，痙攣，酸塩基平衡異常，低血糖の場合など。

8. 体内動態

1) エチルアルコール
［吸収］胃，小腸からすみやかに吸収され，最高血中濃度到達時間は30分～2時間である。吸入や経皮により吸収される。
［代謝］肝臓でアセトアルデヒドに，次いで，酢酸へ代謝され，さらに水と二酸化炭素に分解される。
［排泄］約5～10％は未変化体で呼気，尿，汗，糞便中に排泄される。
2) 次亜塩素酸ナトリウム
［吸収］胃液などの酸性液中では，塩素と非イオン型の次亜塩素酸として存在するため，粘膜透過性が高く胃粘膜より吸収されやすい。ただし，蛋白質やその他の組織成分により急速に不活化されるため，吸収されて体循環に達することは少なく，大量摂取時以外は問題にならない。

48　除湿剤

概　要

製品：押入れやたんすの湿気を取るために，湿度の高いわが国で多用される製品である。水が溜まるタイプは，塩化カルシウムの吸湿性・潮解性を利用したもので，2層構造になった容器上層の塩化カルシウムの粒子が吸湿して下層に潮解液が溜まるタンクタイプの製品が多く，そのほかにゲル化するパックタイプもある。また再生可能な製品として，シリカゲルや特殊吸湿繊維を利用した製品があるが，化学的に不活性で中毒としては問題にならない。

問題となる成分と症状：塩化カルシウムは苦みがあるため，潮解液を大量に飲むことは少ないが，局所の刺激作用により，悪心，嘔吐，下痢などの消化器症状のほか，長時間皮膚に接触すると化学損傷を起こすことがある。認知症のある高齢者の大量摂取などでは，消化管の潰瘍や壊死，高カルシウム血症をきたす可能性もある。

JPIC受信状況：年間250件程度の問い合わせがある。容器に溜まった潮解液を飲んだり，手や足に付いたりなど，小児の事故が多い。

初期対応のための確認事項

1. **製品**
   - 形態（水が溜まるタイプの製品か，再生可能な製品か）。
   - 水が溜まるタイプの場合，潮解液を捨てるタンクか，ゲル化するパックか。
   - 製品表示（製品名，成分）。
2. **曝露状況・経路**
   - 誤飲・誤食の場合，なめた程度か，大量に摂取した可能性はないか。
   - 水が溜まるタイプの場合，粒子そのものか，潮解液か。
   - 透湿シートを剥がそうとして，粒子や潮解液が飛散して眼に入ったり，こぼれたものが皮膚に付着したりしていないか。
3. **患者の状態・症状**
   - 口腔粘膜の発赤や腫脹，咽頭の痛み，嘔吐，下痢などの消化器症状はないか。
   - 咳き込み，むせなど，気管に入った様子はないか。
   - 眼の違和感，痛み，充血，流涙はないか。
   - 皮膚の痛み，発赤，発疹などはないか。

初期対応のポイント

1. **経口の場合**
   - 吐かせずに，口の中のものを取り除いて，口をすすぎ，乳製品または水を飲ませる。
   - 顔や手足，衣服にも付着している可能性があれば，シャワーなどで全身を洗浄して着替える。

   【直ちに受診】
   - 口腔粘膜の発赤や腫脹，痛み，消化器症状などがある場合。
   - 症状がなくても，粒子そのものや潮解液を大量に食べたり飲んだりした可能性がある場合。

   【経過観察】
   - 粒子そのものをなめたり，潮解液を少量飲んだ程度で，症状がない場合。
2. **吸入した場合**
   - 製品の性質上，吸入して問題になるとは考えにくい。
3. **眼に入った場合**
   - 眼をこすらないように注意して，直ちに洗眼する。

   【直ちに受診】
   - 開眼困難な場合，洗眼が難しい場合やコンタクトレンズが外れない場合。

【念のため受診】
- 洗眼後も痛み，充血などがある場合。
4. 皮膚に付着した場合
【念のため受診】
- 水洗後も発赤，痛み，発疹などがある場合。

解　説

1. 製品について

- 住宅の押入れやたんすなど，湿気が溜まりやすい比較的狭い空間の除湿を目的として使用する。

1) 水が溜まるタイプの製品
- 塩化カルシウムは吸湿性・潮解性（水分吸収後に溶液となる性質）があり，その化学的性質を利用している。溜まった液（潮解液）は塩化カルシウムの水溶液で，弱アルカリ性である。
- タンクタイプは，上層の粒状の塩化カルシウムが吸湿し，下層に潮解液が溜まる2層構造になっている。使用後は上層上部の透湿シートを破って潮解液を捨てる。潮解液を捨てるためのシールが付いた製品もある。
- パックタイプは，塩化カルシウムとゲル化剤（高吸水性樹脂等）が袋にパックされ，吸湿して中の薬剤がゲル状になれば，廃棄する。洋服ダンスに吊るして使用する製品や布団の間に入れて使用する製品がある。

2) 再生可能な製品
- 布団の下などに敷いて使用し，天日干しや布団乾燥機で再生できる製品（除湿シート，吸湿シート，調湿シート）では，シリカゲルや特殊吸湿繊維を利用したものがある。いずれも，化学的に不活性である。

2. 事故の発生状況

● JPIC受信状況
年間件数　：250件程度。一般97％，医療機関2％，その他1％。
患者年齢層：1歳未満19％，1～5歳71％，20～64歳6％，65歳以上2％，その他・不明2％。
事故状況　：小児や認知症のある高齢者の誤飲など93％（容器に溜まった潮解液を飲んだ，手や足に付いた等），誤使用7％（潮解液を廃棄する際に飛んで口や眼に入った等）。
症状出現率：22％。経口では悪心，嘔吐，口腔・咽頭の違和感や痛みなど。経皮では皮膚の違和感や発赤など。

● JPICで把握した医療機関受診例
【2003～2007年に把握した23例】
- タンク下層の潮解液による事故が20例，上層の塩化カルシウム粒子の摂取が3例で，8割が小児による事故であった。
- 小児の経口摂取は全例無症状であった。高齢者や成人は軽度の消化器症状をみとめた程度であった。
- 皮膚に付着した小児の4例のうち1例は，洋服に潮解液がしみ込んだ状態で約半日気づかず，化学損傷を起こし，その後の二次感染により広範な壊死と石灰沈着をみとめた。

【1986～2009年の24年間に把握した小児（12歳以下）の不慮の事例】
- 除湿剤による事例は28例で，重篤な例は経皮の1例であった（上述）。

【1986～2010年の25年間に把握した高齢者（65歳以上）の不慮の事例】
- 除湿剤による事例は4例で，重篤な例はなかった。

● 文献報告例
- 認知症のある高齢者などで除湿剤の粒子そのものや潮解液を大量に経口摂取して，重篤な消化管粘膜病変（潰瘍，壊死）や意識障害，高カルシウム血症，代謝性アシドーシスをきたした例が複数報告されている。（杉山祐介，他：滋賀医学 2011；33：90.）（島田忠長，他：日救急医会誌 2009；20：781-786.）

3. 毒性

塩化カルシウム
- 水中で激しく溶解し，多量の熱を放出する。水溶液は弱アルカリ性である。ただし，粒子をなめたり潮解液

を少量飲んだりした程度では重篤な中毒は起こらない。

4. 中毒学的薬理作用

塩化カルシウム
- 皮膚・粘膜の刺激作用（局所での脱水反応による直接の刺激作用と水溶液が弱アルカリ性であることによる）。
- 大量摂取の場合は、腸内で生成した塩素イオンによる代謝性アシドーシス。吸収されたカルシウムによる高カルシウム血症。

5. 症状

主に局所刺激作用による症状が考えられる。塩化カルシウムは苦味があるため、潮解液を大量に飲むことは少ない。
1) 経口： ・悪心、嘔吐、下痢、胃部不快感、軽度の腹痛。
　　　　・大量摂取により、局所の組織傷害（びらん、潰瘍、壊死）、高カルシウム血症、アシドーシスがみられる可能性がある。
2) 眼　： ・粉や粒子では一過性の刺激と表在性の障害。水溶液での報告はない。
3) 皮膚： ・発赤、軽度の化学損傷。

6. 処置

● 家庭での応急手当
1) 経口：①除去：口の中に残っているものを吐き出す。小児や高齢者の場合は口の中を確認して取り除く、ふき取る。
　　　　②すすぎ：口をすすぐ、うがいする。うがいができない場合は濡れガーゼでふき取る。
　　　　③水分摂取：乳製品（牛乳やヨーグルト）または水を飲む。量は普段飲む程度（120〜240mL、小児は体重1kgあたり15mL以下、無理に飲ませて嘔吐を誘発しないように注意する）。理由：蛋白質による粘膜保護や希釈により、刺激の緩和が期待できる。
2) 眼　：・眼をこすらないように注意し、直ちに十分に水洗する。
　　　　・コンタクトレンズを装着している場合は、容易に外せるようであれば外す。
3) 皮膚：①除去：皮膚に付着しているものを取り除く、ふき取る。付着した衣服を脱ぐ。
　　　　②水洗：十分に水洗する。

● 医療機関での処置
1) 経口： ・禁忌：酸による中和（発熱の可能性）。
　　　　・特異的な治療法はなく、牛乳または水での希釈のほか、対症療法が中心となる。
2) 眼　： ・涙液のpHが中性付近であり、結膜円蓋に微粒子の残存がないことを確認するまで洗浄する。
　　　　・症状が残る場合は眼科的診察が必要である。
3) 皮膚： ・付着部分を十分に洗浄する。
　　　　・症状があれば、熱傷に準じて治療する。

7. 治療上の注意点

1) 粉や粒子が粘膜面に固着していないかを十分に確認して固着物を除去する。
2) 活性炭および下剤の投与は勧められない（吸着量はわずかで、嘔吐を誘発し、内視鏡検査の妨げとなるため）。
3) 胃洗浄を行う場合はできるだけ早く、穿孔に気をつけて注意深く行う。
4) 内視鏡検査は、摂取後12時間以内に穿孔に注意して実施する（24時間を超えると穿孔のリスクが高くなる）。

8. 体内動態

塩化カルシウム
［吸収］主として小腸上部で吸収される。吸収されたカルシウムの99％が骨に分布する。
［排泄］主に糞便中に排泄され、尿中には10〜30％である。

49 衣類用防虫剤
樟脳，ナフタリン，パラジクロルベンゼン，ピレスロイド製剤

概　要

製品：衣類や人形などの防虫剤として古くから用いられているのは，成分特有の臭気があり徐々に小さくなるタイプの樟脳（成分名カンフル），ナフタリン（成分名ナフタレン），パラジクロルベンゼン（成分名パラジクロロベンゼン）である。いずれも1個数gの錠剤製品が多く，昇華して拡散する。臭わない防虫剤として販売されているピレスロイド製剤は，ピレスロイド剤をパルプなどに含浸したもので，香り付きの製品も販売されている。

問題となる成分と症状：カンフルの中枢神経刺激による痙攣誘発作用，ナフタレンによる溶血，パラジクロルベンゼンによる中枢神経抑制作用など，成分によって症状が異なる。ピレスロイド製剤は含浸量が少ない上，形態的にも誤食しにくく，問題になることはほとんどない。

JPIC受信状況：年間400件程度（ピレスロイド製剤250件，パラジクロルベンゼン120件，ナフタリン20件，樟脳10件）の問い合わせがある。衣替えの時期に子どもがなめた，口に入れたという事故が多いが，高齢者が碁石状の錠剤を飴と間違えて誤食する事例も散見される。

初期対応のための確認事項

製品によって成分が異なるので，製品表示，形態，臭いなどからできるだけ正確に把握する。

1. 製品
- 成分特有の臭いがあり徐々に小さくなるタイプか，臭わない含浸タイプか。
- 形態：固形（碁石状・粒状等）かシート状か，固形の場合，1個の大きさや重さ。
- 製品表示の成分（ナフタリンなど，防虫剤の総称としての呼び名と成分が異なることがあるので注意が必要）。

2. 曝露状況・経路
- 誤食した場合，なめた程度か，かけらを飲み込んだか，1錠全部を食べた可能性はないか。
- 吸入したか，皮膚に付着したか。

3. 患者の状態・症状
- 錠剤をそのまま飲み込んだ場合，咽頭や食道に引っかかっている様子はないか。
- 悪心，嘔吐，腹痛などの消化器症状はないか。口から臭いはしないか。
- 頭痛，意識障害，痙攣，顔面蒼白（チアノーゼ）などはないか。
- 咳き込み，呼吸困難などはないか。喘息などの基礎疾患はないか。
- 眼の違和感，痛み，充血，流涙はないか。
- 皮膚の痛み，発赤，発疹などはないか。

初期対応のポイント

1. 経口の場合

1) 成分特有の臭いがあり徐々に小さくなるタイプ（樟脳・ナフタリン・パラジクロルベンゼン）
- 吐かせずに，口の中のものを取り除いて，口をすすぐ。
- 水分を摂取する場合は，牛乳，アルコール，脂肪を含む食品を避ける。

【直ちに受診】
- 悪心，嘔吐，意識障害などがある場合。
- 症状がなくても，かけらを飲み込んだり，錠剤を丸ごと飲んだ可能性がある場合。

【経過観察】
- なめた程度の場合（高齢者は症状を訴えにくいこともあるので注意する）。
- 包装ごと口に入れた場合（成分が溶け出す心配はない）。

2）臭わない，または香り付きの含浸タイプ（ピレスロイド製剤）
- 吐かせずに，口の中のものを取り除いて，口をすすぐ。

【経過観察】
- なめた程度や包装ごと口に入れた場合，粒状の製品を飲み込んで症状がない場合。

2．吸入した場合
【念のため受診】
- 呼吸器症状や気分不良があり，新鮮な空気を吸ったり，換気しても改善しない場合。

3．眼に入った場合
- 眼をこすらないように注意して，直ちに洗眼する。

【直ちに受診】
- 開眼困難な場合，洗眼が難しい場合やコンタクトレンズが外れない場合。

【念のため受診】
- 洗眼後も痛み，充血などがある場合。

4．皮膚に付着した場合
【念のため受診】
- 水洗後も発赤，痛み，発疹などがある場合。

解　説

1．製品について

- カツオブシムシやイガの幼虫など，繊維製品を好む害虫によって，衣類や寝具，人形などを食害されることを防止するために，洋服ダンスや衣装ケースに入れて使用する。
- 成分特有の臭いがあり徐々に小さくなるタイプの樟脳（成分名カンフル），ナフタリン（成分名ナフタレン），パラジクロルベンゼン（成分名パラジクロロベンゼン）はいずれも水に不溶の白色固体で，昇華して拡散する。防虫剤＝ナフタリン，と思い込んでいる人も少なくないが，多用されているのはパラジクロルベンゼンである。
- 「臭わない防虫剤」として販売されているピレスロイド製剤は，有効成分として，常温で揮散するピレスロイド剤が使用されている。

1）樟脳（成分名カンフル）
- 天然品と合成品があり，天然品はクスノキの細片の水蒸気蒸留により得られる d-カンフル，合成品は dl-カンフルである。主に和服用の防虫剤として今日でも使用されている。
- 芳香により虫を寄せつけないことで防虫効果を発揮する。1個10g前後の板状のものを引き出しの四隅に衣服に触れないように設置して使用する。

2）ナフタリン（成分名ナフタレン）
- コールタール留出油を再蒸留して得られる結晶であり，パラジクロルベンゼンや樟脳に比べ揮発性が低いため，出し入れの少ない衣類や人形などの防虫に適している。
- 1個数g前後の碁石型のものを2個ずつ小袋に入れた衣類用，1個10g前後のフレーク状個包装の人形用，クリーニング業者用製品などがある。

3）パラジクロルベンゼン（成分名パラジクロロベンゼン）
- ナフタリンや樟脳に比べ揮発性が高く速効性があり，頻繁に開閉する場所にある衣料の保存に適している。
- 1個数g前後の碁石型のものを2個ずつ小袋に入れた引き出し用，1個120g前後の洋服ダンス用，1個40gや150gのトイレの防臭剤（トイレボール）もある。

4）ピレスロイド製剤
- エムペントリンなどの常温で揮散するタイプのピレスロイド剤をパルプなどに含浸したもので，シートをプラスチックの容器にはさんだ引き出し用，ハンガー状に成型されたクローゼット用，洋服カバーなど多くの形態がある。香り付きの製品も販売されている。

2. 事故の発生状況

● **JPIC 受信状況**
年間件数　：400 件程度（ピレスロイド製剤 250 件，パラジクロルベンゼン 120 件，ナフタリン 20 件，樟脳 10 件）。一般 89％，医療機関 8％，その他 3％。
患者年齢層：1 歳未満 27％，1～5 歳 56％，20～64 歳 6％，65 歳以上 10％，その他・不明 1％。
事故状況　：小児や認知症のある高齢者の誤食など 92％，誤使用 7％（規定量より多く使用した等），その他・不明 1％。
症状出現率：11％。悪心，嘔吐，口腔・咽頭の違和感や痛み，頭痛など。

● **JPIC で把握した医療機関受診例**
【1986～2009 年の 24 年間に把握した小児（12 歳以下）の不慮の事例】
- 樟脳 8 例のうち，1 例で痙攣が出現し入院した。
- ナフタリン 34 例のうち，1 例で数日後に皮膚症状や溶血がみられた。
- パラジクロルベンゼン 77 例，ピレスロイド製剤 75 例では，重篤な例はなかった。

【1986～2010 年の 25 年間に把握した高齢者（65 歳以上）の不慮の事例】
- 樟脳 16 例のうち，重篤な例が 8 例あり，6 例で痙攣をみとめた。
- ナフタリン 11 例のうち，ヘモグロビン尿や腎障害をみとめた重篤な例が 2 例あった。
- パラジクロルベンゼン 56 例のうち，1 例で 40 個の誤食により呼吸抑制，ショックをみとめた。
- ピレスロイド製剤 7 例では重篤な例はなかった。

3. 毒性

1) 樟脳（成分名カンフル）
- 中毒量，致死量は確立していないが，体重 1kg あたり 30mg 以上の摂取で重症の中毒が起こる可能性がある。

2) ナフタリン（成分名ナフタレン）
- 新生児やグルコース-6-リン酸脱水素酵素（G6PD）欠乏症の患者は少量でも溶血を起こす可能性がある。

3) パラジクロルベンゼン（成分名パラジクロロベンゼン）
- 数 g（錠剤 1 個程度）摂取した場合，消化器症状をはじめとした中毒症状が出現する可能性がある。

4) ピレスロイド製剤
- 形態から，大量に食べることはなく，中毒の心配はほとんどない。

4. 中毒学的薬理作用

1) 樟脳（成分名カンフル）
- 皮膚・粘膜に対する刺激作用，中枢神経の刺激作用。

2) ナフタリン（成分名ナフタレン）
- 粘膜に対する刺激作用，ナフタレン代謝物の酸化作用による溶血，メトヘモグロビン血症。

3) パラジクロルベンゼン（成分名パラジクロロベンゼン）
- 中枢神経の抑制作用，肝障害作用。

4) ピレスロイド製剤
- 曝露部分の感覚異常，神経軸索の一時的な過剰興奮（神経刺激）と刺激伝導の阻害作用，アレルギー。

5. 症状

防虫剤の成分や摂取量によって症状が異なるので，できるだけ正確に特定することが重要である。

1) 樟脳（成分名カンフル）
- なめたり，かけらを飲み込んだ程度では消化器刺激症状（口腔～上部消化管の灼熱感，悪心，嘔吐）。
- 大量に摂取した場合は，消化器刺激症状に加えて中枢神経刺激症状（興奮，痙攣等），進行すると中枢神経抑制による呼吸不全，昏睡が出現する。
- 通常，摂取後 5～15 分で症状が発現し，ピークは 90 分以内であるが，胃内に食物がある場合や固形製剤の摂取では吸収に時間がかかるため，症状発現が遅れることがある。

- 高濃度で吸入した場合：錯乱状態，頭痛，めまい，顔筋攣縮などが出現する可能性がある。
- 眼に入った場合：蒸気に曝露すると刺激はあるが，重篤な障害は報告されていない。
- 皮膚に接触した場合：皮膚からすみやかに吸収され，経口に準じた症状が出現する可能性がある。接触皮膚炎。

2) ナフタリン（成分名ナフタレン）
- なめた程度やかけらを飲み込んだ程度であれば，消化器刺激症状（悪心，嘔吐）。
- 大量に摂取した場合は，消化器症状のほか，溶血性貧血やメトヘモグロビン血症，頭痛，めまい，失神，痙攣，昏睡などの神経系の症状，肝障害，腎障害などを起こす可能性がある。
- 眼に入った場合：蒸気に曝露すると視神経炎，角膜損傷。固体が眼に入ると結膜炎，角膜損傷，視力低下。
- 皮膚に接触した場合：接触皮膚炎，過敏性皮膚炎。

3) パラジクロルベンゼン（成分名パラジクロロベンゼン）
- なめた程度やかけらを飲み込んだ程度であれば，消化器刺激症状（悪心，嘔吐，下痢，腹痛）。
- 大量に摂取した場合は，消化器症状のほか軽度の肝障害，腎障害がみられる可能性がある。
- 眼に入った場合：蒸気に長期曝露すると眼，鼻粘膜の刺激痛。
- 皮膚に接触した場合：皮膚炎。

4) ピレスロイド製剤
- 経口：悪心，嘔吐，下痢。
- 吸入した場合：くしゃみ，鼻炎。
- 皮膚に接触した場合：皮膚炎。

6. 処置

● 家庭での応急手当
1) 経口：1) 成分特有の臭いがあり徐々に小さくなるタイプ（樟脳・ナフタリン・パラジクロルベンゼン）
   禁忌：吐かせてはいけない。理由：カンフルでは痙攣を誘発する可能性があるため。
   ①除去：口の中に残っているものを吐き出す。小児や高齢者の場合は口の中を確認して取り除く，ふき取る。
   ②すすぎ：口をすすぐ，うがいする。うがいができない場合は濡れガーゼでふき取る。
   ③水分摂取：牛乳，脂肪食，アルコールは避ける。理由：脂溶性であり，油分によって吸収が促進される。
   2) 臭わない，または香り付きの含浸タイプ（ピレスロイド製剤）
   ①除去：口の中に残っているものを吐き出す。小児や高齢者の場合は口の中を確認して取り除く，ふき取る。
   ②すすぎ：口をすすぐ，うがいする。うがいができない場合は濡れガーゼでふき取る。
   ③水分摂取：とくに注意事項はない。普段どおりでよい。
2) 吸入：・新鮮な空気の場所へ移動する。室内を換気する。
3) 眼　：・眼をこすらないように注意し，直ちに十分に水洗する。
   ・コンタクトレンズを装着している場合は，容易に外せるようであれば外す。
4) 皮膚：①除去：皮膚に付着しているものを取り除く，ふき取る。付着した衣服を脱ぐ。
   ②水洗：十分に水洗する。

● 医療機関での処置
1) 経口：1) 成分特有の臭いがあり徐々に小さくなるタイプ（樟脳・ナフタリン・パラジクロルベンゼン）
   - 禁忌：催吐（カンフルでは痙攣を誘発する恐れがある）。
     ヒマシ油などの油性下剤の投与（脂溶性であり，油分によって吸収が促進される）。
   - 特別な治療法はない。必要に応じて，消化管除染および痙攣対策などの対症療法を行う。
   - 胃内容物の除去：胃内に防虫剤がある場合はできるだけ回収する。錠剤を丸ごと飲み込んだ場合は，胃チューブを通過しないため，鉗子などを用いた内視鏡による除去が有効である可能性がある。
   - 活性炭・塩類下剤の投与。
   - 血液浄化：一般的な血液透析や強制利尿は無効。

2）臭わない，または香り付きの含浸タイプ（ピレスロイド製剤）
- 特異的な治療法はない。対症療法を行う。

2）**吸入**：・症状に応じて，酸素投与，呼吸管理を行う。
3）**眼**：・受診前の洗眼が不十分な場合は，医療機関で十分に洗眼する。
4）**皮膚**：・付着部位を十分に洗浄する。症状があれば，対症療法を行う。

7. 治療上の注意点

1）樟脳（成分名カンフル）
- 痙攣対策と呼吸管理が直ちに実施できる態勢での経過観察が必要である。一般には 6〜8 時間観察して症状が出なければ経過観察を中止してもよいとされるが，固形の防虫剤を食べた場合には吸収に時間がかかるため，さらに時間が経過してから症状が出る可能性がある。

2）ナフタリン（成分名ナフタレン）
- グルコース-6-リン酸脱水素酵素（G6PD）欠乏症の患者では溶血を起こす可能性がある。溶血は遅発性のため，初回検査で異常がみられなくても 5 日間程度の観察が必要である。
- 溶血の兆候がある場合は，赤血球崩壊産物の腎臓での沈着を防ぐために尿のアルカリ化を行う。

3）成分特有の臭いがあり徐々に小さくなるタイプで成分不明の場合の鑑別方法
- 比重の違い（カンフル 0.99，ナフタレン 1.16，パラジクロロベンゼン 1.46）を利用して区別する。
- 水に入れると浮く→カンフルと判断。
- 水では沈み，飽和食塩水（水 50mL に食塩 18g を加えたもの，比重 1.21）には浮く→ナフタレンと判断。
- 水でも飽和食塩水でも沈む→パラジクロロベンゼンと判断。

8. 体内動態

1）樟脳（成分名カンフル）
［吸収］消化管からよく吸収される。
［排泄］肺からも排泄される（呼気の臭いによって診断が可能）。

2）ナフタリン（成分名ナフタレン）
［吸収］油の存在により消化管および皮膚吸収量は増大する。
［代謝］肝臓で α-ナフトール，α-ナフトキノン，β-ナフトキノンに代謝される。
［排泄］ナフトールやグルクロン酸抱合体として尿中に排泄される。

3）パラジクロルベンゼン（成分名パラジクロロベンゼン）
［吸収］経口および吸入によりよく吸収され，脂肪組織に蓄積される。
［分布］パラジクロロベンゼンおよび代謝産物は，脂肪，肝臓，腎臓の各組織に多く分布する。
［排泄］肝臓で代謝され，尿中に 90％以上排泄，便および呼気中にはごくわずかに排泄される。

4）ピレスロイド製剤
［吸収］消化管からすみやかに吸収される。
［代謝］主に肝臓で加水分解，酸化される。
［排泄］主に尿中に排泄される。

50　家庭用殺虫剤（全般）

概　要

- 家庭内に侵入してくる害虫を駆除し，侵入を防ぐ（防除する）ための殺虫剤で，対象害虫により衛生害虫用と不快害虫用に分けられる。
- 衛生害虫とは，感染症を媒介する害虫で，蚊，ハエ，ゴキブリ，ノミ，トコジラミ，イエダニ，シラミ，屋内塵性ダニ類，マダニが該当する。衛生害虫用殺虫剤は医薬品または医薬部外品に該当し，容器や説明書に有効成分が記載されている。
- 不快害虫とは，刺咬，不潔感など，人に不快感を与える虫などの総称で，例えばアリ，ハチ，アブ，ユスリカ，チョウバエ，クモ，ムカデ，ヤスデ，ダンゴムシ，ワラジムシ，ゲジ，ナメクジ，カタツムリなどが含まれる。不快害虫用殺虫剤は医薬品医療機器等法（旧薬事法）や農薬取締法に該当しない。
- 家庭用殺虫剤の形態，成分は対象害虫や使用場所，使用法によりさまざまである。

本書では，家庭用殺虫剤を形態，対象害虫により，7つに分類した。
　　1）蚊取り類
　　2）殺虫スプレー（家庭用）
　　3）くん煙剤（家庭用）
　　4）誘引殺虫剤（毒餌剤）
　　5）ホウ酸ダンゴ
　　6）衛生害虫用殺虫剤（家庭用）
　　7）不快害虫用殺虫剤（家庭用）

形態，主な駆除対象，使用法および本書の参照項目（参照ページ）を以下の表に示す。

形態	主な駆除対象	使用法	参照項目 （参照ページ）
蚊取り線香	蚊	殺虫剤を練り込んだ線香の先に点火する。	蚊取り類 （201 ページ）
マット式電気蚊取り （蚊取りマット）	蚊	薬液を含浸したマットを専用器具で加熱する。	蚊取り類 （201 ページ）
液体式電気蚊取り （液体蚊取り）	蚊	薬液が入ったボトルを専用器具で加熱する。	蚊取り類 （201 ページ）

形態	主な駆除対象	使用法	参照項目（参照ページ）
ファン式蚊取り	蚊	乾電池を使用してファンを回し，薬液を含浸したマットから揮散させる。	蚊取り類（201ページ）
ワンプッシュ式蚊取り	蚊，ハエ，不快害虫	空間に1回スプレーすると長時間効果がある。	殺虫スプレー（家庭用）（205ページ）
エアゾール剤	ハエ，蚊	直接スプレーする。	殺虫スプレー（家庭用）（205ページ）
	ゴキブリ，不快害虫（ハチ，ムカデ，ヤスデ，アリ，ダンゴムシ，ケムシ，ユスリカ，クモ等）	直接または生息場所にスプレーする。	殺虫スプレー（家庭用）（205ページ）
	ダニ	畳やカーペットにスプレーする。	殺虫スプレー（家庭用）（205ページ）
くん煙剤	ゴキブリ，ダニ，ハエ，蚊，不快害虫	点火して煙を発生させ，殺虫成分を室内に充満させる。	くん煙剤（家庭用）（209ページ）
加熱蒸散剤	ゴキブリ，ダニ，ハエ，蚊，不快害虫	水を入れて加熱し，殺虫成分を室内に充満させる。	くん煙剤（家庭用）（209ページ）
全量噴射式エアゾール	ゴキブリ，ダニ，ハエ，蚊，不快害虫	1回で殺虫成分全量が室内空間に噴射される。	くん煙剤（家庭用）（209ページ）

形態	主な駆除対象	使用法	参照項目（参照ページ）
毒餌剤（ベイト剤）	ゴキブリ，不快害虫（アリ，コバエ，ムカデ，ナメクジ，カタツムリ）	おびき寄せて毒餌を食べさせる。	誘引殺虫剤（毒餌剤）（213ページ）
	ゴキブリ，不快害虫（アリ）	おびき寄せてホウ酸含有の毒餌を食べさせる。	ホウ酸ダンゴ（218ページ）
粘着式捕獲器の誘引剤	ゴキブリ	おびき寄せて捕獲する。	誘引殺虫剤（毒餌剤）（213ページ）
常温揮散型殺虫剤	ハエ，蚊，ゴキブリ	薬液を含浸した殺虫プレートを倉庫，トイレなどに吊り下げる。	衛生害虫用殺虫剤（家庭用）（222ページ）
	ダニ	薬液を含浸したシートを発生しやすい場所に敷く。	衛生害虫用殺虫剤（家庭用）（222ページ）
	不快害虫（ユスリカ，チョウバエ）	薬液を含浸した虫よけプレートをベランダ，玄関などに吊り下げる。	不快害虫用殺虫剤（家庭用）（227ページ）
液剤	ハエ幼虫（うじ），蚊幼虫（ボウフラ）	生息・発生場所に散布する。	衛生害虫用殺虫剤（家庭用）（222ページ）
	ダニ	畳やカーペットにスプレーする。	衛生害虫用殺虫剤（家庭用）（222ページ）
	シラミ	殺虫成分入りのシャンプーで洗髪する。	衛生害虫用殺虫剤（家庭用）（222ページ）
	不快害虫（ムカデ，ヤスデ，アリ，ダンゴムシ，ケムシ等）	直接または生息場所にスプレー，散布する。	不快害虫用殺虫剤（家庭用）（227ページ）

形態	主な駆除対象	使用法	参照項目 （参照ページ）
乳剤	ハエ幼虫（うじ），蚊幼虫（ボウフラ）	希釈して，生息・発生場所に散布する。	衛生害虫用殺虫剤（家庭用） （222 ページ）
油剤	ハエ幼虫（うじ），蚊幼虫（ボウフラ）	生息・発生場所に散布する。	衛生害虫用殺虫剤（家庭用） （222 ページ）
粉剤・粒剤	ハエ幼虫（うじ），蚊幼虫（ボウフラ）	生息・発生場所に散布する。	衛生害虫用殺虫剤（家庭用） （222 ページ）
	ダニ	畳やカーペットに散布する。	衛生害虫用殺虫剤（家庭用） （222 ページ）
	シラミ	頭髪に散布する。	衛生害虫用殺虫剤（家庭用） （222 ページ）
	ムカデ，ヤスデ，アリ，ダンゴムシ，ケムシなど	直接または生息場所に散布する。	不快害虫用殺虫剤（家庭用） （227 ページ）

51 蚊取り類
蚊取り線香，蚊取りマット，液体蚊取り，ファン式蚊取り

概　要

製品：蚊の成虫の駆除を目的とした製品で，蚊取り線香は燃焼時の熱，蚊取りマットと液体蚊取りは専用器具の電気発熱体の熱，ファン式蚊取りは送風や遠心力によって，殺虫成分を空間に揮散させる。いずれも殺虫成分はピレスロイド剤で，液体蚊取りでは溶剤として灯油を含む油性の製品と，グリコールエーテル類を含む水性の製品がある。
　　＊家庭用殺虫剤の分類については，「家庭用殺虫剤（全般）」（197 ページ）参照。
　　＊ワンプッシュ式蚊取りは，「殺虫スプレー（家庭用）」（205 ページ）参照。

問題となる成分と症状：いずれの製品も形態や構造から，大量に摂取する可能性は低く，経口の場合は口腔の違和感，悪心，嘔吐程度である。換気をせずに長時間使用した場合は喉の痛みや頭痛など，皮膚に付着した場合は皮膚の感覚異常などが出現する可能性がある。また，ピレスロイドによるアレルギーのほか，蚊取り線香，蚊取りマット，液体蚊取りではやけどにも注意が必要である。

JPIC 受信状況：年間 230 件程度の問い合わせがあり，小児の誤飲・誤食が 9 割以上を占める。液体蚊取りでは薬液がしみ込んだ芯をなめた事故がほとんどである。

初期対応のための確認事項

製品によって成分が異なるので，製品表示，形態，使用方法などをできるだけ正確に確認する。

1. **製品**
   - 種類（蚊取り線香，蚊取りマット，液体蚊取り，ファン式蚊取り）。
   - 製品表示の成分（有効成分，その他の成分）と含有量。液体蚊取りの場合，水性か，灯油を含有する油性か。
2. **曝露状況・経路**
   - 使用前か，使用中か，使用後か。
   - 誤飲・誤食の場合，なめた程度か，飲み込んだか。飲み込んだ場合，摂取量。
   - 吸入したり，眼に入ったり，皮膚に付着したりしていないか。
3. **患者の状態・症状**
   - 悪心，嘔吐，口腔・咽頭の違和感や痛みなどの消化器症状はないか。
   - 使用中の蚊取り線香，蚊取りマット，液体蚊取りの場合，やけどはないか。
   - 蚊取り線香，蚊取りマットの場合，喉に引っかかった様子はないか。
   - 咳き込み，呼吸困難などはないか。喘息などの基礎疾患はないか。気管に入った様子はないか。
   - 眼の違和感，痛み，充血，流涙はないか。
   - 皮膚の感覚異常，痛み，発赤，発疹などはないか。

初期対応のポイント
---

1. **経口の場合**
   - 吐かせずに，口の中のものを取り除いて，口をすすぐ。

   【直ちに受診】
   - 悪心，嘔吐，腹痛，咳き込みなどの症状がある場合。
   - 蚊取り線香，蚊取りマットを飲み込んで，喉に引っかかっている様子がある場合。
   - 着火した蚊取り線香，通電中の蚊取りマットや液体蚊取りを口に入れ，やけどの可能性がある場合。

   【経過観察】
   - なめたり，1 口飲み込んだ程度で，症状がない場合。

2. 吸入した場合
【直ちに受診】
- 喉の痛み，咳，呼吸困難，悪心，嘔吐，頭痛などがあり，新鮮な空気を吸っても改善しない場合。

【念のため受診】
- 喘息などの基礎疾患がある場合（発作につながる可能性がある）。

3. 眼に入った場合
- 眼をこすらないように注意して，直ちに洗眼する。

【直ちに受診】
- 開眼困難な場合，洗眼が難しい場合やコンタクトレンズが外れない場合。

【念のため受診】
- 洗眼後も痛み，充血などがある場合。

4. 皮膚に付着した場合
- 石けんを用いて十分に水洗する。湯で洗うと皮膚の感覚異常を悪化させることがあるため，水で洗う。
- 皮膚の感覚異常に対し，ビタミンEを含有する軟膏剤かビタミンEを多く含む植物油を，洗浄後できるだけ早く塗布する。

【念のため受診】
- 水洗後も発赤，痛み，発疹などがある場合。
- 着火した蚊取り線香，通電中の蚊取りマット，液体蚊取りを触り，やけどの可能性がある場合。

【経過観察】
- 付着部位のピリピリ感などの感覚異常のみの場合（感覚異常は，通常24時間程度で軽快する）。

解　説

1. 製品について

- 日本脳炎やデング熱，ジカ熱などの感染症を媒介する蚊の成虫の駆除を目的とした製品で，医薬部外品に該当する。ピレスロイド剤を主成分とし，さまざまな形態の製品がある。

1) 蚊取り線香
- 燃焼部分の熱により殺虫成分を揮散させる製品で，ピレスロイド剤（アレスリン，ピレトリン等，約0.2～0.5%）に，木粉，でんぷんなどを加えて成型したものである。線香1巻は7時間用で約13g，9時間用で約18gである。

2) 蚊取りマット
- 殺虫成分を含浸したマット（パルプ）を専用器具の電気発熱体に載せ，発熱体の熱で殺虫成分を揮散させて使用する。ピレスロイド剤（アレスリン，フラメトリン，プラレトリン等）をマット1枚あたり数十mg含有する。共力剤としてピペロニルブトキサイドを微量含有するものもある。

3) 液体蚊取り
- 薬液ボトルを専用器具にセットし，薬液がしみ込んだ芯（炭素棒）を器具上部の電気ヒーターで加熱して殺虫成分を揮散させる。ピレスロイド剤（アレスリン，プラレトリン，フラメトリン，メトフルトリン，トランスフルトリン等）数%，溶剤として灯油を含有する。水性タイプの製品では，溶剤としてグリコールエーテル類と水が使用される。薬液ボトルは簡単に開かない構造となっており，容量は30～50mL程度である。

4) ファン式蚊取り
- 殺虫成分をカートリッジ（パルプ，不織布等）に含浸させ，ファンによる送風や遠心力によって殺虫成分を揮散させる製品で，乾電池式のため携帯用としても使用できる。常温で揮散しやすいピレスロイド剤（メトフルトリン，トランスフルトリン等）をカートリッジ1個あたり数十～数百mg含有する。

2. 事故の発生状況

● JPIC 受信状況

年間件数　：230件程度（蚊取り線香70件，液体蚊取り130件，マット・ファン式30件）。一般95%，医療機関5%。

患者年齢層：1歳未満46％，1～5歳49％，20～64歳3％，65歳以上1％，その他・不明1％。
事故状況　：小児や認知症のある高齢者による誤飲・誤食など97％（蚊取り線香をかじった，蚊取りマットを食べた，液体蚊取りの薬液がしみ込んだ芯をなめた等），誤使用3％（換気不良等）。
症状出現率：14％。口腔・咽頭の違和感や痛み，悪心，嘔吐，咳，息苦しさ，皮膚の違和感や痛みなど。

● JPIC で把握した医療機関受診例
【2003～2007年に把握した液体蚊取り86例】
- 経口80例中21例に症状をみとめ，悪心，嘔吐，口腔・咽頭痛などの消化器症状が主であり，2例で誤嚥性肺炎をみとめた。アレルギーのある患者で発赤などの皮膚症状がみとめられた。
- 吸入6例中5例に，消化器症状，四肢しびれ，呼吸困難，ふらつきなどがみとめられた。

【1986～2009年の24年間に把握した小児（12歳以下）の不慮の事例】
- 蚊取り線香・蚊取りマット72例，液体蚊取り95例で，重篤な例はなかった。

【1986～2010年の25年間に把握した高齢者（65歳以上）の不慮の事例】
- 蚊取り線香・蚊取りマット4例で，重篤な例はなかった。
- 液体蚊取り3例のうち，重篤な例は1例であった。
  事例：認知症のある高齢者が液体蚊取りを誤飲し，誤嚥による化学性肺炎を発症した。

3．毒性

形態的に大量摂取は起こりにくく，ピレスロイドによる重篤な中毒となる可能性は低いが，油性の液体蚊取りでは誤嚥が問題となる可能性がある。

1）ピレスロイド剤
- 毒性値は成分により異なり，ヒトでの中毒量は明確ではない。

2）灯油
- 経口の場合，誤嚥すれば1mL以下でも重篤な化学性肺炎を生じる可能性がある。誤嚥がなければ，誤飲程度（体重1kgあたり1～2mL未満）で中枢神経の抑制による症状が出現する可能性は低い。

4．中毒学的薬理作用

1）ピレスロイド剤
- 曝露部位の感覚異常，神経軸索の一時的な過剰興奮（神経刺激）と刺激伝導の阻害作用，アレルギー反応。

2）灯油
- 皮膚・粘膜の刺激作用，脱脂作用，中枢神経の抑制作用。
- 誤嚥による化学性肺炎。

5．症状

1）経口：
- 喉の痛み，嘔吐，下痢，腹痛など。大量摂取では興奮，痙攣，昏睡，意識障害などがみられる可能性がある。
- 油性の液体蚊取りでは，誤嚥すると，化学性肺炎を起こす可能性がある。

2）吸入：
- 喉や鼻の刺激，咳，息苦しさ，悪心，嘔吐，頭痛など。
- 喘息などの基礎疾患がある場合は，発作が誘発されることがある。

3）眼：
- 刺激感，痛み，充血，流涙など。

4）皮膚：
- ピレスロイドによる皮膚の感覚異常（灼熱感，搔痒），発赤，痛み，発疹など。感覚異常は，通常24時間程度で軽快する。
- 油性の液体蚊取りに長時間接触した場合は，Ⅱ～Ⅲ度の化学損傷になることもある。

6．処置

● 家庭での応急手当
1）経口：禁忌：吐かせてはいけない。理由：ピレスロイドでは痙攣を誘発する可能性があるため。また油性の液体蚊取りでは誤嚥すると化学性肺炎を起こしやすいため。

　　　　　①除去：口の中に残っているものを吐き出す。小児や高齢者の場合は口の中を確認して取り除く，ふき取る。
　　　　　②すすぎ：口をすすぐ，うがいする。うがいができない場合は濡れガーゼでふき取る。
　　　　　③水分摂取：油性の液体蚊取りを飲んだ場合は，積極的に水分をとることは避けたほうがよい（無理に飲ませて嘔吐を誘発しないように注意する）。その他は，とくに注意事項はない。普段どおりでよい。
2）吸入：・新鮮な空気の場所へ移動する。
3）眼　：・眼をこすらないように注意し，直ちに十分に水洗する。
　　　　　・コンタクトレンズを装着している場合は，容易に外せるようであれば外す。
4）皮膚：①除去：皮膚に付着しているものを取り除く，ふき取る。付着した衣服を脱ぐ。
　　　　　②水洗：石けんを用いて十分に水洗する。湯で洗うと皮膚の感覚異常を悪化させることがあるため，水で洗う。
　　　　　③ビタミンEを含有する軟膏剤かビタミンEを多く含む植物油（ひまわり油，綿実油，べにばな油，こめ油等）の塗布：皮膚の感覚異常に対し，洗浄後できるだけ早く塗布する。

● 医療機関での処置
1）経口：・特異的な治療法はなく，痙攣対策，アレルギー対策などの対症療法を行う。
2）吸入：・症状に応じて，酸素投与，呼吸管理を行う。
3）眼　：・受診前の洗眼が不十分な場合は，医療機関で十分に洗眼する。
4）皮膚：・付着部分を石けんと水で十分に洗浄する。
　　　　　・ビタミンE含有の軟膏剤や植物油の塗布を考慮する。

7．治療上の注意点

1）ピレスロイドによる皮膚の感覚異常は，通常24時間程度で軽快する。症状を悪化させる要因として光，風，熱があげられ，発汗や湯による洗浄で症状が悪化することがあるため，水洗は水で行う。
2）油性の液体蚊取りの場合は，誤嚥させないことが重要であり，催吐は禁忌である。胃洗浄は誤嚥の危険があるため禁忌とする文献も多い。大量摂取などで実施する場合は，誤嚥を防止する対策をとった上で実施する。

8．体内動態

1）ピレスロイド剤
［吸収］消化管からすみやかに吸収される。
［代謝］主に肝臓で加水分解，酸化される。
［排泄］主に尿中に排泄される。
2）灯油
［吸収］消化管からの吸収はわずかである。

52 殺虫スプレー（家庭用）
エアゾール式殺虫剤，ワンプッシュ式蚊取り

概　要

製品：エアゾール式殺虫剤は，害虫に直接または生息場所にスプレーするもので，従来から広く使用されている。ワンプッシュ式殺虫剤は，空間に1回噴射すると一定量の薬剤が噴射されて長時間の効果が期待でき，2007年に発売されて以降，急速に普及している。いずれも殺虫成分としてピレスロイド剤を含有する製品が大半で，ワンプッシュ式殺虫剤では数％～80％程度と，従来のエアゾール式殺虫剤に比べて濃度が高い。溶剤として，エアゾール式殺虫剤では灯油，ワンプッシュ式殺虫剤ではミリスチン酸イソプロピルやエチルアルコールを含有する製品が多い。

　＊家庭用殺虫剤の分類については，「家庭用殺虫剤（全般）」（197ページ）参照。

問題となる成分と症状：殺虫成分および溶剤が問題となるが，製品の構造上，大量に経口摂取する可能性は低い。経口の場合は口腔の違和感，悪心，嘔吐程度であるが，誤嚥にも注意が必要である。吸入では呼吸困難，咳，頭痛など，皮膚に付着した場合は皮膚の感覚異常などの可能性がある。また，ピレスロイドによりアレルギー症状が出現する可能性もある。

JPIC 受信状況：年間300件程度の問い合わせがあり，小児がスプレーの先をなめたなどの誤飲事故のほか，屋外用の製品を室内で使用した，ワンプッシュ式殺虫剤を虫よけ剤と間違えて皮膚にスプレーしたなど，誤使用による事故も多くみられる。

初期対応のための確認事項

1．製品
- 種類（エアゾール式殺虫剤か，ワンプッシュ式殺虫剤か。エアゾール式殺虫剤の場合，屋外用の製品や数十秒で噴射が終わる強力噴射タイプではないか）。
- 製品表示の成分（有効成分であるピレスロイド剤等，溶剤であるケロシン，エタノール等。ケロシンと記載があれば，灯油を含有する）。含有量。

2．曝露状況・経路
- 誤飲した場合，なめた程度か，コップなどにスプレーして溜まった液を飲んでいないか。
- 顔や口に向けてスプレーしていないか。吸入したり，眼に入ったり，皮膚に付着したりしていないか。
- 使用時の事故の場合，使用量（スプレー回数，時間），保護具の使用状況（マスク，めがね等）。
- ワンプッシュ式殺虫剤を虫よけ剤と間違えて，皮膚にスプレーしていないか。

3．患者の状態・症状
- 顔面蒼白，意識障害や痙攣はないか。
- 悪心，嘔吐，口腔・咽頭の違和感や痛みなど，消化器症状はないか。
- 咳き込み，呼吸困難などはないか。喘息などの基礎疾患はないか。
- 眼の違和感，痛み，充血，流涙はないか。
- 皮膚の感覚異常，痛み，発赤，発疹などはないか。

初期対応のポイント

1．経口の場合
- 吐かせずに，口の中のものを取り除いて，口をすすぐ。
- 顔や手足，衣服にも付着している可能性があれば，シャワーなどで全身を洗浄して着替える。

【直ちに受診】
- 悪心，嘔吐，腹痛，咳き込みなどの症状がある場合。

【経過観察】
- なめたり，口に向けて少量スプレーした程度で，口腔の違和感のみの場合。

2. 吸入した場合

【直ちに受診】
- 喉の痛み，咳，呼吸困難，悪心，嘔吐，頭痛などがあり，新鮮な空気を吸っても改善しない場合。
- 喘息などの基礎疾患がある場合（発作につながる可能性がある）。

3. 眼に入った場合

- 眼をこすらないように注意して，直ちに洗眼する。
- とくに屋外用や強力噴射タイプは，エアゾール噴射の圧力が高いため，注意が必要である。

【直ちに受診】
- 開眼困難な場合，洗眼が難しい場合やコンタクトレンズが外れない場合。

【念のため受診】
- 洗眼後も痛み，充血などがある場合。

4. 皮膚に付着した場合

- 石けんを用いて十分に水洗する。湯で洗うと皮膚の感覚異常を悪化させることがあるため，水で洗う。
- 皮膚の感覚異常に対し，ビタミンEを含有する軟膏剤かビタミンEを多く含む植物油を，洗浄後できるだけ早く塗布する。

【念のため受診】
- 水洗後も発赤，痛み，発疹などがある場合。

【経過観察】
- 付着部位のピリピリ感などの感覚異常のみの場合（感覚異常は，通常24時間程度で軽快する）。

解　説

1. 製品について

- 有効成分を含む殺虫剤を，噴射剤の圧力を利用して微粒子状に噴霧することにより，殺虫効果を示す。
- ハエ，蚊，ゴキブリ，ダニなどの衛生害虫を対象とした製品，アリ，ムカデ，ハチなどの不快害虫を対象とした製品がある。衛生害虫用殺虫剤は医薬品または医薬部外品に該当し，容器や説明書に有効成分が記載されている。
- 殺虫成分と溶剤が，ジメチルエーテル（DME）や液化石油ガス（LPG）などの噴射剤とともに，耐圧容器（缶もしくはプラスチック製）に充填されている。

1）エアゾール式殺虫剤

- 害虫に直接，または生息場所にスプレーする。1本の容量は噴射剤込みで200〜500mL程度の製品が多く，強力噴射タイプでは数十秒で容器の全量が噴射される。ゴキブリ用などで狭いところにスプレーするためのノズルが付属した製品やダニ用の畳注入用スプレーがあるほか，ハチ用で10m程度噴射できる製品もある。
- 殺虫成分としてピレスロイド剤を0.1〜0.5％含有し，溶剤には灯油（ケロシン）を使用しているものが多いが，界面活性剤と水を成分とする水性タイプの製品もある。そのほか，ピレスロイド共力剤や香料を含有する製品がある。
- ピレスロイド剤は対象に合わせて選択され，ハエ・蚊用には速効性が高いd-T80-フタルスリンと殺虫効果が高いd-T80-レスメトリンの組み合わせが使われる。ゴキブリ用には速効性が高いイミプロトリンと残効性が高いフェノトリンやペルメトリンの組み合わせ，ダニ用にはd-T80-レスメトリン，フェノトリン，ペルメトリンなどが使用される。ピレスロイド剤に加えて，ダニ用やゴキブリ用でメトキサジアゾンやアミドフルメトを含有する製品，不快害虫用でカーバメート剤（プロポクスル等）や有機リン剤（MEP等）を含有する製品もある。
- 殺虫成分を含まず，圧縮液化したフロンなどの気化熱で害虫を凍死させる製品もある。

2）ワンプッシュ式殺虫剤（バリア用エアゾール）

- 1回プッシュすると一定量の薬液が噴射され，殺虫成分が空間に広がって効果が長時間持続する製品で，1本の容量が10〜60mL程度の小型の製品である。エアゾール容器そのものにプッシュボタンを装着したスプレータイプと専用の器具にエアゾール容器をセットしてスプレーする置き型がある。置き型では誤噴射防止のためのロック機能が付いた製品がある。
- 殺虫成分として蒸気圧が高く常温で揮散するピレスロイド剤（トランスフルトリン，メトフルトリン等）を

数%〜80%程度含有し，一部にフタルスリンとの合剤の製品もある。溶剤としてミリスチン酸イソプロピル，エチルアルコールなどを含有する。

2. 事故の発生状況

● JPIC 受信状況

年間件数　：300 件程度。一般 90％，医療機関 9％，その他 1％。
患者年齢層：1 歳未満 10％，1 〜 5 歳 41％，20 〜 64 歳 30％，65 歳以上 7％，その他・不明 12％。
事故状況　：小児や認知症のある高齢者による誤飲など 55％（容器をなめた，自分の顔にスプレーした等），誤使用 41％（スプレーの噴射方向を間違えて吸い込んだ，ワンプッシュ式殺虫剤を虫よけ剤と間違えて皮膚にスプレーした等），その他・不明 4％。
症状出現率：61％。口腔・咽頭の違和感や痛み，悪心，嘔吐，咳き込み，息苦しさ，眼の痛み・充血，皮膚の違和感など。

● JPIC で把握した医療機関受診例

【2003 〜 2007 年に把握した 64 例】
- 経口：小児の 6 例のうち，1 例に咽頭痛がみとめられた。成人では殺虫剤の付着した飲食物を摂取した 3 例中 2 例に悪心，嘔吐，下痢がみとめられた。
- 吸入：40 例のうち，約 7 割に症状が出現し，呼吸困難や咳などの呼吸器症状以外に悪心，嘔吐，咽頭痛や舌のしびれ，頭痛やめまいなどがみられたが，重症化した事例はなかった。

【1986 〜 2009 年の 24 年間に把握した小児（12 歳以下）の不慮の事例】
- ピレスロイド含有エアゾール式殺虫剤で重篤な例が 1 例あった。
　事例：2 名（4 歳，6 歳）が室内で 1 時間ほど噴射して遊んでいて，吸入により嘔吐，腹痛，発熱がみとめられた。

【1986 〜 2010 年の 25 年間に把握した高齢者（65 歳以上）の不慮の事例】
- 重篤な例はなかった。

3. 毒性

形態的に大量摂取は起こりにくく，ピレスロイドによる重篤な中毒となる可能性は低いが，口に向けてスプレーしたり，コップなどにスプレーして溜まった液を飲み込んだなどの場合は，誤嚥が問題となる。

1）ピレスロイド剤，カーバメート剤，有機リン剤
- 毒性は成分により異なり，ヒトでの中毒量は明確ではない。

2）灯油
- 経口の場合，誤嚥すれば 1mL 以下でも重篤な化学性肺炎を生じる可能性がある。誤嚥がなければ，誤飲程度（体重 1kg あたり 1 〜 2mL 未満）で中枢神経の抑制による症状が出現する可能性は低い。

4. 中毒学的薬理作用

1）ピレスロイド剤
- 曝露部位の感覚異常，神経軸索の一時的な過剰興奮（神経刺激）と刺激伝導の阻害作用，アレルギー反応。

2）カーバメート剤，有機リン剤
- アセチルコリンエステラーゼの阻害。

3）灯油
- 皮膚・粘膜の刺激作用，脱脂作用，中枢神経の抑制作用。
- 誤嚥による化学性肺炎。

5. 症状

1）経口：・喉の痛み，嘔吐，下痢，腹痛など。
　　　　・ピレスロイド剤として，大量摂取では興奮，痙攣，昏睡，意識障害などがみられる可能性がある。
　　　　・誤嚥すると，化学性肺炎を起こす可能性がある。

2) 吸入： ・喉や鼻の刺激，咳，息苦しさ，悪心，嘔吐，頭痛など。
 ・喘息などの基礎疾患がある場合は，発作が誘発されることがある。
3) 眼： ・刺激感，痛み，充血，流涙など。
4) 皮膚： ・ピレスロイドによる皮膚の感覚異常（灼熱感，掻痒），発赤，痛み，発疹など。
 ・とくにワンプッシュ式殺虫剤を虫よけ剤と間違えて皮膚にスプレーした場合は，数分～数時間後に局所のピリピリ感（錯感覚），しびれ，熱感などが現れる。感覚異常は，通常24時間程度で軽快する。
 ・灯油含有製品に長時間接触した場合は，Ⅱ～Ⅲ度の化学損傷になることもある。

6. 処置

● 家庭での応急手当
1) 経口： 禁忌：吐かせてはいけない。理由：ピレスロイドでは痙攣を誘発する可能性があるため。また誤嚥すると化学性肺炎を起こしやすいため。
 ①除去：口の中に残っているものを吐き出す。小児や高齢者の場合は口の中を確認し，取り除く，ふき取る。
 ②すすぎ：口をすすぐ，うがいする。うがいができない場合は濡れガーゼでふき取る。
 ③水分摂取：灯油含有製品では積極的に水分をとることは避けたほうがよい（無理に飲ませて嘔吐を誘発しないように注意する）。その他の製品では，とくに注意事項はない。普段どおりでよい。
2) 吸入： ・新鮮な空気の場所へ移動する。
3) 眼： ・眼をこすらないように注意し，直ちに十分に水洗する。
 ・コンタクトレンズを装着している場合は，容易に外せるようであれば外す。
4) 皮膚： ①除去：皮膚に付着しているものを取り除く，ふき取る。付着した衣服を脱ぐ。
 ②水洗：石けんを用いて十分に水洗する。湯で洗うと皮膚の感覚異常を悪化させることがあるため，水で洗う。
 ③ビタミンEを含有する軟膏剤かビタミンEを多く含む植物油（ひまわり油，綿実油，べにばな油，こめ油等）の塗布：皮膚の感覚異常に対し，洗浄後できるだけ早く塗布する。

● 医療機関での処置
1) 経口： ・特異的な治療法はなく，痙攣対策，アレルギー対策などの対症療法を行う。
2) 吸入： ・症状に応じて，酸素投与，呼吸管理を行う。
3) 眼： ・受診前の洗眼が不十分な場合は，医療機関で十分に洗眼する。
4) 皮膚： ・付着部分を石けんと水で十分に洗浄する。
 ・ビタミンE含有の軟膏剤や植物油の塗布を考慮する。

7. 治療上の注意点

1) ピレスロイドによる皮膚の感覚異常は，通常24時間程度で軽快する。症状を悪化させる要因として光，風，熱があげられ，発汗や湯による洗浄で症状が悪化することがあるため，水洗は水で行う。
2) 灯油含有製品では，誤嚥させないことが重要であり，催吐は禁忌である。胃洗浄は誤嚥の危険があるため禁忌とする文献も多い。大量摂取などで実施する場合は，誤嚥を防止する対策をとった上で実施する。

8. 体内動態

1) ピレスロイド剤
［吸収］消化管からすみやかに吸収される。
［代謝］主に肝臓で加水分解，酸化される。
［排泄］主に尿中に排泄される。
2) 灯油
［吸収］消化管からの吸収はわずかである。

53 くん煙剤（家庭用）
くん煙剤，加熱蒸散剤，全量噴射式エアゾール

概　要

製品：殺虫成分を短時間に揮散させ，すみやかに室内に充満させることで害虫を駆除する製品で，着火するくん煙剤，水を加える加熱蒸散剤，ボタンを押す全量噴射式エアゾールに分けられる。家庭用では殺虫成分としてピレスロイド剤とメトキサジアゾンが配合された製品が多い。

＊家庭用殺虫剤の分類については，「家庭用殺虫剤（全般）」（197 ページ）参照。

問題となる成分と症状：使用中に広がった煙や薬剤を吸入した場合は，喉の痛み，咳，呼吸困難などの呼吸器症状，悪心，嘔吐，頭痛などが出現する。薬剤を経口摂取した場合は，意識障害や痙攣が出現することがある。

JPIC 受信状況：年間 50 件程度の問い合わせがあり，使用開始時に退室が遅れた，使用中に作動した火災警報器を止めるために入室したなどの不適切な使用による事故が多い。加熱蒸散剤で，小児や認知症のある高齢者が薬剤顆粒を取り出して誤食し，意識障害や痙攣など重篤な症状が出現した事例もある。

初期対応のための確認事項

1. **製品**
- 種類・形態（スリ板を使って着火するくん煙剤か，水を入れて開始する加熱蒸散剤か，ボタンを押して開始する全量噴射式エアゾールか）。
- 製品表示の成分と含有量（ピレスロイド，メトキサジアゾン等）。

2. **曝露状況・経路**
1）使用時の事故の場合
- 吸入した場合，使用中か，使用後か。曝露時間，保護具の着用状況（マスク等）。
- くん煙中の室内に放置していた食品を食べたか。
2）小児や認知症のある高齢者の場合
- 容器から薬剤顆粒を取り出して誤食した場合，摂取量。
- 全量噴射式エアゾールを噴射した場合，眼に入ったり吸い込んだりしていないか。

3. **患者の状態・症状**
- 顔面蒼白，意識障害や痙攣はないか。
- 悪心，嘔吐，口腔・咽頭の違和感や痛みなどの消化器症状はないか。
- 咳き込み，呼吸困難などはないか。喘息などの基礎疾患はないか。
- 眼の違和感，痛み，充血，流涙はないか。
- 皮膚の痛み，発赤，発疹などはないか。

初期対応のポイント

1. **経口の場合**
- 吐かせずに，口の中のものを取り除いて，口をすすぐ。
- 顔や手足，衣服にも付着している可能性があれば，シャワーなどで全身を洗浄して着替える。

【直ちに受診】
- 症状がなくても，容器から薬剤顆粒を取り出して食べた場合（意識障害や痙攣が出現する可能性がある）。

【経過観察】
- 容器をなめた，くん煙中の室内に放置していた食品を食べたなどで，症状がない場合。

2. **吸入した場合**

【直ちに受診】
- 喉の痛み，咳，呼吸困難，悪心，嘔吐，頭痛などがあり，新鮮な空気を吸っても改善しない場合。
- 喘息などの基礎疾患がある場合（発作につながる可能性がある）。

3. 眼に入った場合
- 眼をこすらないように注意して，直ちに洗眼する。

【直ちに受診】
- 開眼困難な場合，洗眼が難しい場合やコンタクトレンズが外れない場合。

【念のため受診】
- 洗眼後も痛み，充血などがある場合。

4. 皮膚に付着した場合
- 石けんを用いて十分に水洗する。湯で洗うと皮膚の感覚異常を悪化させることがあるため，水で洗う。
- 皮膚の感覚異常に対し，ビタミンEを含有する軟膏剤かビタミンEを多く含む植物油を，洗浄後できるだけ早く塗布する。

【念のため受診】
- 水洗後も発赤，痛み，発疹などがある場合。

【経過観察】
- 付着部位のピリピリ感などの感覚異常のみの場合（感覚異常は，通常24時間程度で軽快する）。

--- 解　説 ---

1. 製品について

- 殺虫成分を短時間で容器から揮散させ，すみやかに室内に充満させることで害虫を駆除する製品である。
- 開始操作後，すみやかに退室して部屋を閉め切り，所定時間経過後に窓などを開けて十分に換気する。薬剤発生のメカニズムと開始操作から，くん煙剤，加熱蒸散剤，全量噴射式エアゾールに分けられる。
- くん煙剤と加熱蒸散剤は，発熱を利用して殺虫成分を揮散させる製剤である。金属製の容器に殺虫成分を含有する薬剤と発熱剤が充填されており，くん煙剤は専用のスリ板を使って発熱剤に着火し，発熱剤の煙とともに殺虫成分を空中に揮散させる。加熱蒸散剤は専用容器に水を加えると，生石灰（酸化カルシウム）と水の反応熱により殺虫薬剤が発泡溶融し，発生した窒素ガスとともに殺虫成分を揮散させる。
- 全量噴射式エアゾールは，ボタンを押すことにより殺虫成分を含む内容液の全量を一度に噴射させるエアゾールタイプの製剤である。
- いずれの製品も殺虫成分として，ピレスロイド剤（ペルメトリン，フェノトリン，シフェノトリン等，数%～10%程度）と，オキサジアゾール系のメトキサジアゾン（数%～10%程度）が配合された製品が多い。カーバメート剤（プロポクスル等）が配合された製品やアミドフルメトを含有するダニ用の製品もある。医薬品，医薬部外品に該当する製品では，有効成分が容器や説明書に記載されている。
- その他の成分として，くん煙剤・加熱蒸散剤では発熱剤（アゾジカルボンアミド等），全量噴射式エアゾールでは溶剤（エチルアルコール，イソプロピルアルコール等），噴射剤として，ジメチルエーテル（DME）や液化石油ガス（LPG）を含有する。
- 加熱蒸散剤の一部の製品では，殺虫薬剤が入った金属製容器の上部面が金属ではなく紙シールになっており，小児でも比較的容易に破ることができる。加熱用の生石灰は，殺虫薬剤とは別に容器下部に入っており，容易には取り出せない。
- くん煙剤・加熱蒸散剤では，煙感知式火災警報器が反応するため，使用時には火災警報器にカバーをかける必要があり，専用のカバーが同梱されている製品もある。全量噴射式エアゾールではガス漏れ警報器が反応する場合がある。

2. 事故の発生状況

● JPIC 受信状況

年間件数　：50件程度。一般64%，医療機関36%。
患者年齢層：1歳未満4%，1～5歳10%，6～19歳4%，20～64歳55%，65歳以上24%，その他・不明3%。
事故状況　：小児や認知症のある高齢者の誤食など20%，誤使用77%（使用開始時に退室が遅れた，使用中に火災警報器やガス漏れ警報器が鳴ったため部屋に入って吸入した等），その他・不明3%。
症状出現率：83%。咳き込み，刺激感，息苦しさ，咳，悪心，頭痛など。

● JPICで把握した医療機関受診例
【2003～2007年に把握した事例】
- 吸入44例中，42例（95.5％）で症状をみとめ，主な症状は呼吸器症状（咽頭痛などの呼吸器の刺激，咳，呼吸困難，酸素飽和度の低下等）であった。その他，消化器症状（悪心，嘔吐，下痢），頭痛，手足や口腔のしびれ感，めまいや倦怠感などがみとめられた。

【1986～2009年の24年間に把握した小児（12歳以下）の不慮の事例】
- くん煙剤の事例のうち，重篤な例は経口摂取の2例であった。
  事例：上の子が開封した加熱蒸散剤の顆粒を下の子が食べ，縮瞳，意識障害，間代性痙攣，酸素化異常をみとめた。

【1986～2010年の25年間に把握した高齢者（65歳以上）の不慮の事例】
- くん煙剤の経口摂取事例のうち，重篤な例は3例であった。いずれも認知症のある高齢者の誤食で，意識障害，振戦，痙攣などがみとめられた。
  事例：認知症のある高齢者が加熱蒸散剤30gを誤食した。昏睡，呼吸抑制，痙攣などをみとめた。
- くん煙剤の吸入事例のうち，重篤な例は5例であった。
  事例：加熱蒸散剤を使用中，高齢者が吸入した。喀痰困難に伴う呼吸困難，気道狭窄音を認めた。

● 文献報告例
- ピレスロイドとメトキサジアゾンの合剤であるくん煙剤や全量噴射式エアゾール剤を誤って吸入して，喉頭浮腫による呼吸困難など，上気道狭窄症状が出現した例が報告されている。（田口茂正，他：中毒研究 2006；19：147-153.）

3. 毒性

ピレスロイド剤とメトキサジアゾンを含有する加熱蒸散剤では，小児が顆粒を10g誤食して痙攣が出現した例，高齢者が10g誤食して意識障害が出現した例，高齢者が30g摂取して昏睡，呼吸抑制，痙攣が出現した例をJPICで把握している。

ピレスロイド剤
- 毒性値は成分により異なり，ヒトでの中毒量は明確ではない。

4. 中毒学的薬理作用

1) ピレスロイド剤
- 曝露部位の感覚異常，神経軸索の一時的な過剰興奮（神経刺激）と刺激伝導の阻害作用，アレルギー反応。

2) メトキサジアゾン
- 中枢神経の抑制作用，副交感神経興奮様作用（実験動物においてアセチルコリンエステラーゼ阻害作用がみとめられている）。

5. 症状

1) 経口： - 悪心，嘔吐，下痢，腹痛などの消化器症状。
  - 殺虫薬剤を数g以上摂取した場合，意識障害，昏睡，振戦，痙攣，呼吸抑制がみられることがある。
2) 吸入： - 喉や鼻の刺激，咳，息苦しさ，悪心，嘔吐，頭痛，手足や口腔のしびれ感，めまい，倦怠感など。
  - 重篤な場合は，呼吸困難，低酸素血症の可能性がある。咽頭・喉頭浮腫がみとめられた例もある。
  - 喘息などの基礎疾患がある場合は，発作が誘発されることがある。
3) 眼： - 刺激感，痛み，充血，流涙など。
4) 皮膚： - ピレスロイドによる皮膚の感覚異常（灼熱感，掻痒），発赤，痛み，発疹など。感覚異常は，通常24時間程度で軽快する。

6. 処置

● 家庭での応急手当
1) 経口：禁忌：吐かせてはいけない。理由：ピレスロイド，メトキサジアゾンでは痙攣を誘発する可能性が

あるため．
　①除去：口の中に残っているものを吐き出す．小児や高齢者の場合は口の中を確認して取り除く，ふき取る．
　②すすぎ：口をすすぐ，うがいする．うがいができない場合は濡れガーゼでふき取る．
　③水分摂取：とくに注意事項はない．普段どおりでよい．
2) 吸入： ・新鮮な空気の場所へ移動する．
3) 眼： ・眼をこすらないように注意し，直ちに十分に水洗する．
 ・コンタクトレンズを装着している場合は，容易に外せるようであれば外す．
4) 皮膚：①除去：皮膚に付着しているものを取り除く，ふき取る．付着した衣服を脱ぐ．
　②水洗：必要に応じて，石けんを用いて十分に水洗する．湯で洗うと皮膚の感覚異常を悪化させることがあるため，水で洗う．
　③ビタミンEを含有する軟膏剤かビタミンEを多く含む植物油（ひまわり油，綿実油，べにばな油，こめ油等）の塗布：皮膚の感覚異常に対し，洗浄後できるだけ早く塗布する．

● 医療機関での処置
1) 経口： ・特異的な治療法はなく，必要に応じて，消化管除染および痙攣対策，アレルギー対策などの対症療法を行う．
2) 吸入： ・症状に応じて，酸素投与，呼吸管理を行う．
3) 眼： ・受診前の洗眼が不十分な場合は，医療機関で十分に洗眼する．
4) 皮膚： ・付着部分を石けんと水で十分に洗浄する．
 ・ビタミンE含有の軟膏剤や植物油の塗布を考慮する．

7. 治療上の注意点

1) 経口摂取した場合は，痙攣対策と呼吸管理が直ちに実施できる態勢での経過観察が必要である．催吐は痙攣誘発の可能性があるため推奨されない．
2) ピレスロイドによる皮膚の感覚異常は，通常24時間程度で軽快する．症状を悪化させる要因として，光，風，熱があげられ，発汗や湯による洗浄では症状が悪化することがあるので，水洗は水で行う．

8. 体内動態

ピレスロイド剤
［吸収］消化管からすみやかに吸収される．
［代謝］主に肝臓で加水分解，酸化される．
［排泄］主に尿中に排泄される．

54 誘引殺虫剤（毒餌剤）

概　要

製品：害虫が好む誘引成分に殺虫成分を混ぜた毒餌タイプの殺虫剤で，ゴキブリ用のほか，コバエ用，アリ用，ナメクジ・カタツムリ用，ムカデ用などがある。対象害虫により使用される殺虫成分は異なり，ホウ酸，ヒドラメチルノン，フィプロニル，ネオニコチノイド剤，カーバメート剤，メタアルデヒドなどが使用される。
　＊家庭用殺虫剤の分類については，「家庭用殺虫剤（全般）」（197 ページ）参照。
　＊ホウ酸含有の毒餌剤については，「ホウ酸ダンゴ」（218 ページ）参照。
問題となる成分と症状：殺虫成分のうち，ゴキブリ用ではホウ酸による皮膚症状や腎障害，ナメクジ・カタツムリ用やムカデ用ではメタアルデヒドによる痙攣などに注意が必要である。その他の殺虫成分は含有量が少なく，誤食事故で重篤な症状が現れる可能性は低い。誘引成分としてエチルアルコールを含むコバエ用製品では，アルコールによる症状が現れる可能性がある。
JPIC 受信状況：年間 750 件程度の問い合わせがあり，小児や高齢者の誤食がほとんどである。

初期対応のための確認事項

製品によって成分が異なるので，製品表示，形態，使用方法などをできるだけ正確に確認する。
1. 製品
  ・使用対象（ゴキブリ，コバエ，アリ，ナメクジ，ムカデ等）。
  ・形態（ダンゴ状，ゼリー状，顆粒等），容器。
  ・製品表示の成分（有効成分，その他の成分），含有量。
  ・ゴキブリ用の場合は，ホウ酸を含有していないか（ホウ酸含有製品の場合は，218 ページ参照）。
  ・ナメクジ・カタツムリ用，ムカデ用の場合は，メタアルデヒドを含有していないか。
2. 曝露状況・経路
  ・誤食した場合，なめた程度か，大量摂取していないか。
3. 患者の状態・症状
  ・悪心，嘔吐，下痢などの消化器症状はないか。
  ・コバエ用の場合，嘔吐，顔面紅潮，興奮状態，ふらつきなどの症状はないか。

初期対応のポイント

1. 経口の場合
  ・吐かせずに，口の中のものを取り除いて，口をすすぐ。
  【直ちに受診】
  ・悪心，嘔吐など，何らかの症状がある場合。
  ・症状がなくても，メタアルデヒド含有製品を飲み込んだ可能性がある場合。
  【念のため受診】
  ・症状がなくても，ホウ酸含有製品で，ホウ酸の摂取量が体重 30kg 未満では体重 1kg あたり 200mg 以上，体重 30kg 以上では 6g 以上の場合（詳細は 218 ページ参照）。
  ・症状がなくても，アルコール含有製品を大量に摂取した場合（液体であれば体重 1kg あたり 5mL 以上）。
  【経過観察】
  ・メタアルデヒド含有製品をなめた程度で症状がない場合（数時間は注意する）。
  ・メタアルデヒド以外の製品を少量食べて，症状がない場合。
2. 吸入した場合
  ・製品の性質上，吸入して問題になるとは考えにくい。
3. 眼に入った場合
  ・眼をこすらないように注意して，直ちに洗眼する。

【直ちに受診】
- 開眼困難な場合，洗眼が難しい場合やコンタクトレンズが外れない場合。

【念のため受診】
- 洗眼後も痛み，充血などがある場合。

4. 皮膚に付着した場合
【念のため受診】
- 水洗後も発赤，痛み，発疹などがある場合。

解　説

1. 製品について

- 害虫駆除を目的とする製品で，害虫が好む誘引成分に混ぜた殺虫成分を食べさせて殺虫効果を示す。
- 医薬部外品に該当するゴキブリ用のほか，コバエ，アリ，ナメクジ・カタツムリ，ムカデなどの不快害虫用がある。
- 誤食防止剤として，苦味物質である安息香酸デナトニウムを含有する製品もある。

1) ゴキブリ用
- 市販製品では，殺虫成分として古くから使用されてきたホウ酸（5～70％）のほか，ヒドラメチルノン（2％程度），フィプロニル（0.1％程度），誘引成分として穀物や糖類などが使用される。薬剤の大きさは数 g～10 g 程度で，穴の開いた誤食防止用のプラスチック容器に入った製品が多く，室内に設置して使用する。手作りのホウ酸ダンゴはホウ酸を 50％以上含有する場合が多いが，家庭により組成，大きさが異なる。

2) コバエ用
- 殺虫成分としてネオニコチノイド剤（ジノテフラン，クロチアニジンなど，0.2％程度），誘引剤として酢，エチルアルコールなどを含む薬剤をシートや吸水性樹脂に含浸させ，プラスチック製の捕獲容器に入れた製品が多い。

3) アリ用
- 殺虫成分としてヒドラメチルノン（1％程度），フィプロニル（0.002～0.1％），ジノテフラン（0.05％程度），ホウ酸（5％程度）など，誘引成分として糖類や動物性，植物性の蛋白質などが使用される。形態は，顆粒，ゼリータイプ，半練りタイプなどがある。穴の開いたプラスチック容器に薬剤が入っており，屋外や室内に設置して使用する。

4) ナメクジ・カタツムリ用
- 誘引殺虫作用のあるメタアルデヒドを使用した製品が多く，家庭用では数％～10％程度，農薬登録されている製品では 30％含有する製品もある。殺虫成分としてリン酸第二鉄 1％程度を含有する製品もある。粒剤のほか，土に挿して使用する棒状の製品や容器の中に錠剤を設置する製品などがある。

5) ムカデ用
- 殺虫成分としてメタアルデヒド，ジノテフラン，カーバメート剤（NAC 等）などが使用され，ヤスデ，ゲジ，ダンゴムシ，ワラジムシなどにも効果がある。

6) 誘引剤
- 粘着シートで害虫を捕獲する捕獲器の誘引剤は，殺虫成分を含有せず，植物由来成分，動物性蛋白質などを使用している。

2. 事故の発生状況

● JPIC 受信状況
年間件数　：750 件程度。一般 88％，医療機関 11％，その他 1％。
患者年齢層：1 歳未満 38％，1～5 歳 57％，65 歳以上 4％，その他・不明 1％。
事故状況　：小児や認知症のある高齢者の誤食など 98％，誤使用 2％（食品と間違えて食べた等）。
症状出現率：6％。口腔・咽頭の違和感，悪心，嘔吐，不機嫌，皮膚の発赤・紅斑など。

● JPIC で把握した医療機関受診例

【2003～2005年に把握した例】
- ホウ酸含有製品：経口摂取114例のうち，18例で症状をみとめ，主な症状は消化器症状（悪心，嘔吐，下痢，腹痛，食欲不振等）であった。その他，発赤・紅斑などの皮膚症状，腎障害をみとめた例もあった。
- ヒドラメチルノン含有製品：経口摂取70例のうち，2例で下痢，腹痛，発疹をみとめた。
- フィプロニル含有製品：経口摂取25例で，重篤な例はなかった。

【1986～2009年の24年間に把握した小児（12歳以下）の不慮の事例】
- ホウ酸含有製品232例のうち，重篤な例は1例であった（詳細は218ページ参照）。
- メタアルデヒド含有製品4例，ヒドラメチルノン含有製品155例では重篤な例はなかった。

【1986～2010年の25年間に把握した高齢者（65歳以上）の不慮の事例】
- ホウ酸ダンゴによる29例のうち，重篤な例は3例であった（詳細は218ページ参照）。
- ヒドラメチルノン含有製品3例では重篤な例はなかった。

3．毒性

ホウ酸およびメタアルデヒド含有製品以外は，殺虫成分の含有量が少なく，誤飲で重篤な中毒となる可能性は低いと考えられる。

1）ホウ酸
- 個人差が大きく，最大耐量，最小致死量は確立していない（詳細は218ページ参照）。

2）メタアルデヒド
- 体重あたりの摂取量と症状（体重10kgの場合，メタアルデヒド10％の製品5gで50mg/kgとなる）
  - 数mg/kg：悪心，嘔吐，腹部痙攣，発熱，顔面紅潮，流涎。
  - 50mg/kgまで：上記に加え，傾眠，頻脈，過敏症，筋痙攣。
  - 50mg/kg以上：上記に加え，筋の緊張増大，運動失調，痙攣，反射の亢進，筋攣縮，昏睡。

3）フィプロニル
- フィプロニル4.95％製剤100mL（フィプロニルとして4.95g）の摂取で傾眠，発汗，嘔吐，痙攣が出現した成人の症例報告がある。(Mohamed F, et al：Clin Toxicol 2004；42：955-963.)

4）ヒドラメチルノン，ネオニコチノイド剤，カーバメート剤
- ヒトでの中毒量は確立していない。

5）エチルアルコール
- 95～99％エチルアルコールとして，成人では体重1kgあたり約1mLの摂取で軽症～中等症の中毒が，小児では体重1kgあたり0.5mLで重篤な中毒症状が出現すると考えられている。ただし，個人差が大きく，中毒量としては確立していない。

4．中毒学的薬理作用

1）ホウ酸，ホウ酸塩
- 全身毒性を引き起こすメカニズムは不明であるが，細胞毒として作用している可能性がある。
- 脱水作用，粘膜刺激作用。

2）メタアルデヒド
- マウスで脳内伝達物質（GABA，ノルアドレナリン，セロトニン等）の有意な減少が報告されている。

3）フィプロニル
- $GABA_A$受容体のCl^-チャネルの阻害作用。

4）ヒドラメチルノン
- 殺虫作用機序はミトコンドリア電子伝達系複合体Ⅲの阻害である。ヒトに対する作用は不明である。

5）ネオニコチノイド剤
- ニコチン様アセチルコリン受容体への作用。

6）カーバメート剤
- アセチルコリンエステラーゼの阻害作用。

7）エチルアルコール
- 粘膜の刺激作用，中枢神経の抑制作用。

5. 症状

1) **経口**：ホウ酸およびメタアルデヒド含有製品は，殺虫成分の含有量が多く，摂取量が多い場合は重篤な症状が出現する可能性がある。それ以外の製品は含有量が少なく，小児の誤飲事故で重篤な中毒症状が出現する可能性は低いと考えられる。
   1) ホウ酸
      - 主な症状は，消化器症状（悪心，嘔吐，下痢），皮膚症状（紅斑，落屑）である（詳細は218ページ参照）。
   2) メタアルデヒド
      - 通常，摂取1～3時間後から症状が出現する。悪心，嘔吐，激しい腹痛などの消化器症状。
      - 重篤な場合は，中枢抑制，痙攣，緊張亢進，呼吸抑制など。
   3) フィプロニル
      - めまい，悪心，嘔吐，胸やけなど。重篤な場合は，意識障害，傾眠，痙攣など。
   4) ヒドラメチルノン
      - 嘔吐，下痢，腹痛など。
   5) ネオニコチノイド剤
      - 悪心，嘔吐など。重篤な場合は，頻脈，痙攣，血圧上昇などニコチンと同様の症状がみられる可能性がある。
   6) カーバメート剤
      - 悪心，嘔吐，下痢，唾液分泌過多など。重篤な場合は，呼吸抑制，意識障害，痙攣など。
   7) エチルアルコールを含有する製品
      - エチルアルコールの中枢神経の抑制作用により，酩酊状態，悪心，嘔吐，意識障害などが出現する可能性がある。小児はアルコールに感受性が高く，低血糖性の痙攣を生じる可能性があるため，血糖低下に注意が必要である。
   8) 誤食防止剤（安息香酸デナトニウム）を含有する製品
      - 口に入れた直後に，悪心，嘔吐などの消化器症状がみられることがある。
2) **吸入**：・製品の性質上，吸入して問題になるとは考えにくい。
3) **眼**　：・刺激による痛みや充血，結膜炎の可能性がある。
4) **皮膚**：・刺激による発赤，痛みなどの可能性がある。

6. 処置

● **家庭での応急手当**
1) **経口**：禁忌：メタアルデヒド製品は吐かせてはいけない。理由：メタアルデヒドでは痙攣を誘発する可能性があるため。
   ①除去：口の中に残っているものを吐き出す。小児や高齢者の場合は口の中を確認して取り除く，ふき取る。
   ②すすぎ：口をすすぐ，うがいする。うがいができない場合は濡れガーゼでふき取る。
   ③水分摂取：製品により異なる。
      ホウ酸含有製品：乳製品（牛乳やヨーグルト）または水を飲む。量は普段飲む程度（120～240mL，小児は体重1kgあたり15mL以下，無理に飲ませて嘔吐を誘発しないように注意する）。理由：蛋白質による粘膜保護や希釈により，刺激の緩和が期待できる。
      その他の製品：とくに注意事項はない。普段どおりでよい。
2) **眼**　：・眼をこすらないように注意し，直ちに十分に水洗する。
   ・コンタクトレンズを装着している場合は，容易に外せるようであれば外す。
3) **皮膚**：①除去：皮膚に付着しているものを取り除く，ふき取る。付着した衣服を脱ぐ。
   ②水洗：十分に水洗する。

● **医療機関での処置**
1) **経口**：1) ホウ酸
   - 特異的な治療法はなく，必要に応じて，消化管除染および対症療法を行う（詳細は218ページ参照）。

2）メタアルデヒド
- 症状がない場合も，摂取後少なくとも24時間は経過観察する。
- 特異的な治療法はなく，必要に応じて，消化管除染および対症療法（痙攣対策等）を行う。
3）フィプロニル，ヒドラメチルノン，ネオニコチノイド剤
- 特異的な治療法はなく，必要に応じて，消化管除染および対症療法を行う。
4）カーバメート剤
- 必要に応じて，消化管除染および対症療法を行う。必要に応じて，アトロピンを投与する。
5）エチルアルコールを含有する製品
- 大量に摂取し，摂取後1時間以内であれば胃洗浄を考慮する。必要に応じて，輸液，アシドーシスの補正，呼吸・循環管理，保温，血糖の確認を行う。重症例では血液透析が有効である。

2）眼　：・受診前の洗眼が不十分な場合は，医療機関で十分に洗眼する。
3）皮膚：・付着部位を十分に洗浄する。症状があれば，対症療法を行う。

7. 治療上の注意点

1）ホウ酸（詳細は218ページ参照）
2）メタアルデヒド
- 重症例でも数時間の潜伏期間があるので，摂取が確実であれば症状がなくても初期治療を開始する。
- 胃洗浄は痙攣を誘発する可能性があるため慎重に行う。
3）ネオニコチノイド剤
- 動物実験よりアトロピンの投与は禁忌である可能性がある。
4）カーバメート剤
- 一般に有機リン中毒解毒剤であるプラリドキシム（PAM）の投与は無効である。

8. 体内動態

1）ホウ酸
［吸収］消化管，粘膜，傷のある皮膚からとくによく吸収される（詳細は218ページ参照）。
2）メタアルデヒド
［排泄］メタアルデヒドを20％含有するナメクジ駆除剤を35～50mL経口摂取した例での血中半減期は26.9時間である。（Moody, JP, et al：Hum Exp Toxicol 1992；11：361-362.）
3）フィプロニル
［吸収］吸収は速い。より毒性が高いスルホンフィプロニルに代謝される。
4）ヒドラメチルノン
［吸収］哺乳類では，経口による吸収は乏しい。
5）ネオニコチノイド剤
［吸収］血液脳関門を通過しにくい。
6）カーバメート剤
［吸収］速い。
7）エチルアルコール
［吸収］胃，小腸からすみやかに吸収され，最高血中濃度到達時間は30分～2時間である。吸入や経皮により吸収される。
［代謝］肝臓でアセトアルデヒドに，次いで，酢酸へ代謝され，さらに水と二酸化炭素に分解される。
［排泄］約5～10％は未変化体で呼気，尿，汗，糞便中に排泄される。

55 ホウ酸ダンゴ

概　要

製品：害虫が好む誘引成分（穀物，糖類等）に殺虫成分のホウ酸を混ぜた毒餌剤（ベイト剤）で，ゴキブリ用のほか，アリ用の製品もある。市販のゴキブリ用製品のホウ酸含有量は 5 〜 70％と製品によって異なるが，15％前後の製品が多い。自家製のホウ酸ダンゴでは，ホウ酸を 50％以上含有する場合が多い。アリ用製品はホウ酸もしくはホウ砂（四ホウ酸ナトリウム）を 3 〜 5％含有する。
　＊家庭用殺虫剤の分類については，「家庭用殺虫剤（全般）」（197 ページ）参照。
問題となる成分と症状：摂取量によっては，悪心，嘔吐などの消化器症状，紅斑，発赤，落屑などの皮膚症状が出現する。重篤な場合は，循環虚脱，痙攣，腎障害などを起こす可能性がある。
JPIC 受信状況：年間 350 件程度の問い合わせがあり，小児や高齢者の誤食事故がほとんどである。認知症のある高齢者が自家製のホウ酸ダンゴを誤食し，腎障害が出現した例もある。

初期対応のための確認事項

1. **製品**
- 市販品か，自家製か（市販品は薬剤が誤食防止用のプラスチック容器に入っており，大量に誤食する可能性は低い）。
- 製品表示の成分，ホウ酸またはホウ砂の含有量（容器に記載がなく，外装の確認が必要であることが多い。自家製の場合は 1 個あたり何 g のホウ酸が含まれるかを確認する）。
2. **曝露状況・経路**
- 誤食した場合，なめた程度か，大量摂取していないか。
3. **患者の状態・症状**
- 悪心，嘔吐，下痢などの消化器症状はないか。
- 紅斑，発赤，落屑など皮膚症状はないか（皮膚症状は，数日遅れて口唇，口腔粘膜，手掌，足底，殿部などに出現することがある）。
- 眼の違和感，痛み，充血，流涙はないか。

初期対応のポイント

成分と形態から，問題となるのは経口摂取の場合である。
1. **経口の場合**
- 口の中のものを取り除いて，口をすすぎ，乳製品または水を飲ませる。

【直ちに受診】
- 悪心，嘔吐など，何らかの症状がある場合。

【念のため受診】
- 症状がなくても，ホウ酸の摂取量が体重 30kg 未満では体重 1kg あたり 200mg 以上，体重 30kg 以上では 6g 以上の場合（ホウ酸 50％のダンゴとして，体重 10kg の場合 4g，体重 30kg 以上で 12g，ホウ酸 15％のダンゴでは，体重 10kg の場合 13.3g，体重 30kg 以上で 40g 相当）。

【経過観察】
- 受診を勧める量よりも少ないか，なめた程度で，症状がない場合（排泄時間を考慮して，数日程度は注意する）。

2. **吸入した場合**
- 製品の性質上，吸入して問題になるとは考えにくい。
3. **眼に入った場合**
- 眼をこすらないように注意して，直ちに洗眼する。

【直ちに受診】
- 開眼困難な場合，洗眼が難しい場合やコンタクトレンズが外れない場合。

【念のため受診】
- 洗眼後も痛み，充血などがある場合。

4. 皮膚に付着した場合

【念のため受診】
- 水洗後も発赤，痛み，発疹などがある場合。

解　説

1. 製品について

- 害虫が好む誘引成分（穀物，糖類等）に殺虫成分のホウ酸を混ぜた毒餌剤（ベイト剤）で，食べることにより殺虫・駆除効果を示す。ゴキブリ用のほか，アリ用の製品もある。
- ゴキブリ用に市販されている製品は，ゴキブリが頭を入れることができる穴の開いた誤食防止用のプラスチック容器に薬剤が入っており，室内に設置する。ホウ酸を食べたゴキブリは脱水状態に陥り，水を求めて下水などに行き，最後には乾燥死する。効果が現れるのに1～2週間かかるが，持続効果がある。
- 薬剤の形態は，ダンゴ状，錠剤，半固形状，ペースト状などがあり，1個の大きさは数g～10g程度である。ホウ酸含有量は5～70％と製品によって異なるが，15％前後の製品が多く，賦形剤（小麦粉，でんぷん），誘引剤（糖類），着香剤などを含有する。誤食防止剤（安息香酸デナトニウム）を配合した製品もある。
- 家庭でホウ酸ダンゴを手作りする場合は，ホウ酸に玉ねぎ，小麦粉，砂糖，牛乳などを加え，ダンゴ状にして乾燥させる。ホウ酸を50％以上含有する場合が多いが，家庭により組成，大きさが異なる。
- アリ用に市販されている製品はホウ酸もしくはホウ砂（四ホウ酸ナトリウム）を3～5％含有する。
- ホウ酸製剤は長期にわたって安定であることが確認されており，古くても殺虫剤としては効力があると考えられる。

2. 事故の発生状況

● JPIC受信状況
年間件数　：350件程度。一般90％，医療機関9％，その他1％。
患者年齢層：1歳未満43％，1～5歳52％，20～64歳1％，65歳以上3％，その他・不明1％。
事故状況　：小児や認知症のある高齢者の誤食など99％，誤使用1％（食品と間違えた等）。市販の製品による事故だけではなく，自家製のダンゴによる事故も多い。
症状出現率：6％。口腔・咽頭の違和感，悪心，嘔吐，下痢，不機嫌，皮膚発赤・紅斑など。

● JPICで把握した医療機関受診例
【2003～2005年に把握した事例】
- 経口摂取114例のうち，18例でホウ酸ダンゴによると考えられる症状をみとめ，主な症状は消化器症状（悪心，嘔吐，下痢，腹痛，食欲不振等）であった。顔面発赤・紅斑などの皮膚症状，腎障害をみとめた例もあった。

【1986～2009年の24年間に把握した小児（12歳以下）の不慮の事例】
- ホウ酸含有製品232例のうち，重篤な例は1例であった。
事例：11カ月児がホウ酸ダンゴを誤食した7日目に肝由来酵素軽度上昇，9日目に下痢が出現した。

【1986～2010年の25年間に把握した高齢者（65歳以上）の不慮の事例】
- ホウ酸ダンゴによる29例のうち，重篤な例は3例であった。
事例：認知症のある高齢者が冷蔵庫に保管中の自家製ホウ酸ダンゴを誤食した。2日目より皮膚症状，腎障害などが出現した。

3. 毒性

大量に摂取した場合にはホウ酸の毒性が問題となる。

1) ホウ酸
- 個人差が大きく，最大耐量，最小致死量は確立していない。
- Litovitzらによると，ホウ酸の急性の経口摂取の大半は無症状である。(Litovitz TL, et al：Am J Emerg Med 1988；6：209-213.)
- 中毒量として，ヒト：体重1kgあたり0.1～0.5g，成人：1～3g，と記載した資料もある。
- 医薬品として，結膜囊の洗浄・消毒に2%以下の濃度で用いる。

2) ホウ砂
- ホウ砂1gはホウ酸約0.65gに相当する。
- 医薬品として，結膜囊の洗浄・消毒に1%以下の濃度で使用される。

4．中毒学的薬理作用

ホウ酸，ホウ砂
- 全身毒性を引き起こすメカニズムは不明であるが，細胞毒として作用している可能性がある。
- 脱水作用，粘膜刺激作用。

5．症状

1) 経口：1) ホウ酸，ホウ砂
   - 主な症状は，消化器症状（悪心，嘔吐，下痢），皮膚症状（紅斑，落屑）である。通常，消化器症状は数時間程度で出現し，皮膚症状は3～5日後にもっとも顕著となる。
   - 皮膚症状はホウ酸中毒の特徴的な症状で，茹でたロブスター様の紅斑が口唇，口腔粘膜，喉，手掌，足底，殿部，陰囊などにみられ，後に落屑が起こる。全身性皮疹の報告もある。
   - 重症例では，血圧低下，重度の脱水，循環虚脱，痙攣，昏睡が起こる。数日後に腎不全・尿細管壊死により乏尿，蛋白尿から無尿をきたす可能性がある。重篤な症状は，皮膚症状を伴わず出現することがある。

   2) 誤食防止剤（安息香酸デナトニウム）を含有する製品
   - 口に入れた直後に，悪心，嘔吐などの消化器症状がみられることがある。

2) 眼　：- 刺激作用により，痛みや充血，結膜炎を生じる可能性がある。
3) 皮膚：- 刺激による発赤，痛みなどの可能性がある。

6．処置

● 家庭での応急手当
1) 経口：①除去：口の中に残っているものを吐き出す。小児や高齢者の場合は口の中を確認して取り除く，ふき取る。
   ②すすぎ：口をすすぐ，うがいする。うがいができない場合は濡れガーゼでふき取る。
   ③水分摂取：乳製品（牛乳やヨーグルト）または水を飲む。量は普段飲む程度（120～240mL，小児は体重1kgあたり15mL以下，無理に飲ませて嘔吐を誘発しないように注意する）。理由：蛋白質による粘膜保護や希釈により，刺激の緩和が期待できる。
2) 眼　：- 眼をこすらないように注意し，直ちに十分に水洗する。
   - コンタクトレンズを装着している場合は，容易に外せるようであれば外す。
3) 皮膚：①除去：皮膚に付着しているものを取り除く，ふき取る。付着した衣服を脱ぐ。
   ②水洗：十分に水洗する。

● 医療機関での処置
1) 経口：- 特異的な治療法はなく，必要に応じて，消化管除染および対症療法を行う。
   - 体重30kg未満で体重1kgあたり200mg以上，体重30kg以上で6g以上の摂取であれば胃洗浄を考慮する。
   - 激しい下痢や嘔吐，脱水に対して電解質バランスの維持，補液を行う。
   - 必要に応じて，血液透析を行う。血液透析はホウ酸の除去に有効であり，通常の治療に反応しない重症患者，難治性の重篤な電解質異常をきたしている患者の管理に勧められる。

2) **眼**：・受診前の洗眼が不十分な場合は，医療機関で十分に洗眼する。
3) **皮膚**：・付着部位を十分に洗浄する。症状があれば，対症療法を行う。

7. 治療上の注意点

1) Litovitz らは，急性ホウ酸中毒の治療として，ホウ酸の摂取量によって次のように提唱している。
- 体重 30kg 未満で体重 1kg あたり 200mg 未満，体重 30kg 以上で 6.0g 未満であれば，経過観察のみ。
- 体重 30kg 未満で体重 1kg あたり 200〜400mg，30kg 以上で 6〜12g では（トコンシロップによる）催吐。
- 体重 30kg 未満で体重 1kg あたり 400mg 以上，30kg 以上で 12g 以上の摂取であれば，医療機関での催吐もしくは胃洗浄と摂取 2〜3 時間時点のホウ酸血中濃度の測定。(Litovitz TL, et al：Am J Emerg Med 1988；6：209-213.)
2) 悪心，嘔吐などの消化器症状をみとめた場合は，遅れて出現する可能性のある皮膚症状や乏尿，無尿などの腎障害に十分注意して経過観察する。
3) 活性炭はホウ酸吸着能が高くないことが推定されることから，ルーチンに投与することは勧められない。

8. 体内動態

ホウ酸，ホウ砂
[吸収] 消化管，粘膜，傷のある皮膚からとくによく吸収される。脳，肝臓，腎臓に分布する。
[排泄] 主に未変化体で腎臓から排泄される。ホウ酸の経口摂取では 12 時間以内に 50％が尿中へ排泄されるが，85〜100％が排泄されるのに 5〜7 日以上かかる。血中半減期は 4〜28 時間である。

56 衛生害虫用殺虫剤（家庭用）
うじ殺し，ダニ・ノミ用殺虫剤，シラミ駆除剤，殺虫プレート

概要

製品：感染症を媒介する衛生害虫（蚊，ハエ，ゴキブリ，ノミ，トコジラミ，イエダニ，シラミ，屋内塵性ダニ類，マダニ）の駆除に使用される。うじ殺しは，ハエ幼虫（うじ）や蚊幼虫（ボウフラ）の発生源に，ダニ・ノミ用殺虫剤は，室内のカーペットや畳に散布する。シラミ駆除剤はヒトに寄生するアタマジラミ，ケジラミの駆除に使用するシャンプーと粉剤がある。殺虫プレートは，空間に吊り下げることで有効成分が少しずつ揮散し殺虫効果を発揮する。

　　＊家庭用殺虫剤の分類については，「家庭用殺虫剤（全般）」（197 ページ）参照。
　　＊衛生害虫用殺虫剤のうち，蚊取り類は 201 ページ，殺虫スプレーは 205 ページ，くん煙剤は 209 ページ，誘引殺虫剤（毒餌剤）は 213 ページ，ホウ酸ダンゴは 218 ページ参照。

問題となる成分と症状：うじ殺しでは，殺虫成分（オルトジクロルベンゼン，有機リン剤，クレゾール）と有機溶剤（灯油やキシレン）により，消化器症状のほか，大量摂取した場合には意識障害，痙攣，循環不全などを起こす可能性がある。ダニ・ノミ用殺虫剤およびシラミ駆除剤は，殺虫成分の含有量が少なく，重篤な中毒となる可能性は低いが，ハンドスプレー製品では溶剤であるエチルアルコールによる症状が現れる可能性がある。有機リン剤である DDVP を含む殺虫プレートは，居住空間で使用して問題となることがある。

JPIC 受信状況：年間 50 件程度の問い合わせがあり，うじ殺しでは容器の移し替えによる誤飲事故が発生している。ダニ・ノミ用殺虫剤およびシラミ駆除剤では小児の誤飲，殺虫プレートでは設置場所が不適切であったなど誤使用による吸入事故が多い。

初期対応のための確認事項

製品によって成分が異なるので，製品表示，形態，使用方法などをできるだけ正確に確認する。

1. 製品
- 種類（うじ殺し，ダニ・ノミ用殺虫剤，シラミ駆除剤，殺虫プレート等），形態（液剤，粉剤，粒剤等）。
- 製品表示の成分（有効成分，その他の成分），含有量。

2. 曝露状況・経路
- 誤飲・誤食の場合，なめた程度か，大量に摂取していないか。
- 粉剤の場合，粉が舞って吸い込んだり，眼に入ったりしていないか。
- ハンドスプレーの場合，なめたか，顔や口に向けてスプレーして，眼に入ったり吸い込んだりしていないか。
- 殺虫プレートの場合，使用場所や換気状態。

3. 患者の状態・症状
- 悪心，嘔吐，下痢などの消化器症状はないか。顔面紅潮，興奮状態，ふらつきなどはないか。
- 咳き込み，呼吸困難などはないか。気管に入った様子はないか。
- 眼の違和感，痛み，充血，流涙はないか。
- 皮膚の痛み，発赤，発疹，水疱などはないか。

初期対応のポイント

1. 経口の場合
- 吐かせずに，口の中のものを取り除いて，口をすすぐ。

【直ちに受診】
- 悪心，嘔吐，下痢，流涎，意識障害などの症状がある場合。
- 咳き込みや呼吸困難など，誤嚥した可能性がある場合。
- 症状がなくても，うじ殺しを誤飲した場合。

【念のため受診】
- 症状がなくても，アルコール含有製品を数口以上飲んだ場合（体重1kgあたり2mL以上）。

【経過観察】
- うじ殺しやエチルアルコールを含む製品以外の製品を摂取し，症状がない場合。

2. 吸入した場合
【直ちに受診】
- 殺虫プレートや液剤の吸入で，悪心，嘔吐，下痢，流涎，意識障害などの症状がある場合。

【念のため受診】
- 喉の痛み，咳，気分不良，頭痛などが出現し，新鮮な空気を吸っても症状が改善しない場合。

3. 眼に入った場合
- 眼をこすらないように注意して，直ちに洗眼する。

【直ちに受診】
- 開眼困難な場合，洗眼が難しい場合やコンタクトレンズが外れない場合。

【念のため受診】
- 洗眼後も痛み，充血などがある場合。

4. 皮膚に付着した場合
【念のため受診】
- 水洗後も発赤，痛み，発疹などがある場合。

解　説

1. 製品について

- 衛生害虫とは感染症を媒介する害虫で，蚊，ハエ，ゴキブリ，ノミ，トコジラミ，イエダニ，シラミ，屋内塵性ダニ類，マダニが該当する。衛生害虫用殺虫剤は医薬品または医薬部外品に該当し，容器や説明書に有効成分が記載されている。
- 蚊取り類は201ページ，殺虫スプレーは205ページ，くん煙剤は209ページ，誘引殺虫剤（毒餌剤）は213ページ，ホウ酸ダンゴは218ページ参照。

1）うじ殺し
- ハエ幼虫（うじ）や蚊幼虫（ボウフラ）の駆除に使用する薬剤で，有効成分を界面活性剤や有機溶剤に溶かした液体（乳剤）と粒剤がある。
- 液体は有効成分としてオルトジクロルベンゼン10〜60％を含有する製品が多く，オルトジクロルベンゼンと有機リン剤であるDDVP（ジクロルボス）との合剤，有機リン剤であるDDVPやMEP（フェニトロチオン）を5％程度含有する製品などもある。クレゾールや有機溶剤（灯油やキシレン）を含有する製品もあり，そのまま，もしくは希釈して発生源に散布する。
- 粒剤は有機リン剤であるMPP（フェンチオン）などを5％程度含有し，そのまま発生源に散布する。
- 家庭用に販売されているうじ殺し以外に，専門業者が使用する衛生害虫用殺虫剤（防疫用殺虫剤）があり，成分，形態ともにさまざまである。有効成分として，有機リン剤，ピレスロイド剤，カーバメート剤，オルトジクロロベンゼンなど，形態として乳剤，油剤，水和剤，粒剤，粉剤などがある。市町村などが感染症の予防のために防疫用殺虫剤を使用することがあるが，薬剤を小分けして配布することは禁止されている。

2）ダニ・ノミ用殺虫剤
- 室内のダニやノミ用には，残効性に優れたピレスロイド剤であるフェノトリン（1％以下）が使用される。粉剤やハンドスプレーの液剤はカーペットや畳などに散布し，有効成分を含浸させたシートタイプは畳やカーペットの下に敷く。ハンドスプレーでは溶剤としてエチルアルコールを含有する製品がある。

3）シラミ駆除剤
- ヒトに寄生するアタマジラミ，ケジラミ用としてフェノトリン0.4％を含有する粉剤とシャンプーがある。

4）殺虫プレート
- ハエ，蚊，ゴキブリなどを対象とした製品である。DDVPが樹脂に練り込まれ，少しずつ空間に揮散して殺虫効果を発揮する。倉庫，トイレなど人が長時間とどまらない空間に吊り下げて使用する。

2. 事故の発生状況

● JPIC 受信状況

年間件数　：50 件程度。一般 56%，医療機関 40%，その他 4%。
患者年齢層：1 歳未満 4%，1〜5 歳 26%，20〜64 歳 42%，65 歳以上 18%，その他・不明 10%。
事故状況　：小児や認知症のある高齢者の誤飲など 32%，誤使用 28%（容器の移し替えによる誤飲，使用時に吸入した，居住空間で使用した等），意図的摂取 30%，その他・不明 10%。
症状出現率：64%。悪心，嘔吐，口腔・咽頭の違和感・痛み，呼吸器の刺激感，咳，息苦しさなど。

● JPIC で把握した医療機関受診例

【1986〜2009 年の 24 年間に把握した小児（12 歳以下）の不慮の事例】
- うじ殺し 19 例のうち，重篤な例は 3 例であった。
  事例：自治体より配られたペットボトルに入った有機リン殺虫剤を誤飲し，嘔吐，縮瞳，コリンエステラーゼ値低下をみとめた。

【1986〜2010 年の 25 年間に把握した高齢者（65 歳以上）の不慮の事例】
- うじ殺し 42 例のうち，重篤な例は 9 例であった。
  事例：認知症のある高齢者がうじ殺しを誤飲した。有機リンによる中毒症状が出現した。

3. 毒性

- うじ殺しは，1 口程度の誤飲であっても，有効成分であるオルトジクロルベンゼン，クレゾールや有機リンによる症状をみとめる可能性がある。溶剤の灯油やキシレンは，誤嚥すれば 1mL 以下でも重篤な化学性肺炎を生じる可能性がある。
- ダニ・ノミ用殺虫剤やシラミ駆除剤の殺虫成分フェノトリンは含有量からも重篤な中毒になるとは考えにくい。ダニ・ノミ用ハンドスプレーでは溶剤のエチルアルコールを，シラミ駆除用のシャンプーでは界面活性剤を考慮する必要がある。
- DDVP を含有する殺虫プレートは形態的に誤食は考えにくいが，揮散した有機リンの毒性が問題になる可能性がある。

4. 中毒学的薬理作用

1) オルトジクロルベンゼン
- 中枢神経の抑制作用，肝・腎障害作用，皮膚・粘膜の刺激作用。

2) クレゾール
- 組織蛋白の変性凝固，中枢神経の刺激作用，後に抑制作用。

3) 有機リン（DDVP，MEP，MPP 等）
- アセチルコリンエステラーゼの阻害作用。

4) ピレスロイド（フェノトリン）
- 曝露部位の感覚異常，神経軸索の一時的な過剰興奮（神経刺激）と刺激伝導の阻害作用，アレルギー反応。

5) 灯油
- 皮膚・粘膜の刺激作用，脱脂作用，中枢神経の抑制作用。
- 誤嚥による化学性肺炎。

6) キシレン
- 麻酔作用，皮膚・粘膜の刺激作用。

7) エチルアルコール
- 粘膜の刺激作用，中枢神経の抑制作用。

8) 界面活性剤
- 皮膚・粘膜の刺激作用。
- 体循環に入った場合の全身作用として，血管透過性亢進・細胞膨化作用。

5. 症状

1) 経口：1) うじ殺し
   - 口腔，食道，胃粘膜の発赤，腫脹，びらん，悪心，嘔吐，下痢など。
   - 重篤な場合は，意識障害，痙攣，呼吸抑制，肝・腎障害，循環不全などが起こりうる。
   - 有機リン剤を含有する場合は，上記に加え，縮瞳，唾液分泌過多，コリンエステラーゼ値低下などがみられる。
   - 誤嚥すると，化学性肺炎を起こす可能性がある。

   2) ダニ・ノミ用殺虫剤，シラミ駆除剤
   - 悪心，嘔吐，下痢など。
   - ダニ・ノミ用のハンドスプレーでは，エチルアルコールの中枢神経の抑制作用により，酩酊状態，悪心，嘔吐，意識障害などが出現する可能性がある。小児はアルコールに感受性が高く，低血糖性の痙攣を生じる可能性があるため，血糖低下に注意が必要である。
   - シラミ駆除用のシャンプーでは，界面活性剤の粘膜刺激作用による，口腔・咽頭の炎症，悪心，嘔吐，下痢，腹痛など。嘔吐は1時間以内に起こることが多い。大量摂取の場合は，血管透過性亢進・細胞膨化に起因する肺水腫を伴う全身性浮腫，循環血液量減少性ショックを起こす可能性がある。

   3) 殺虫プレート
   - 形態より誤食する可能性は低く，なめた程度であれば口腔の違和感など。

2) 吸入：・喉や鼻の刺激，咳，息苦しさ，悪心，嘔吐，頭痛など。
3) 眼　：・刺激感，痛み，充血，流涙など。
4) 皮膚：・ピレスロイドによる皮膚の感覚異常（灼熱感，掻痒），発赤，痛み，発疹など。感覚異常は，通常24時間程度で軽快する。
   - うじ殺しに長時間接触した場合は，Ⅱ～Ⅲ度の化学損傷になる可能性がある。

6. 処置

● 家庭での応急手当
1) 経口：禁忌：吐かせてはいけない。理由：うじ殺しでは誤嚥すると化学性肺炎を起こしやすいため。ピレスロイドでは痙攣を誘発する可能性があるため。
   ①除去：口の中に残っているものを吐き出す。小児や高齢者の場合は口の中を確認して取り除く，ふき取る。
   ②すすぎ：口をすすぐ，うがいする。うがいができない場合は濡れガーゼでふき取る。
   ③水分摂取：製品により異なる。
   - うじ殺し：積極的に水分をとることは避けたほうがよい（無理に飲ませて嘔吐を誘発しないように注意する）。
   - シラミ駆除用のシャンプー：乳製品(牛乳やヨーグルト)または水を飲む。量は普段飲む程度(120～240mL，小児は体重1kgあたり15mL以下，無理に飲ませて嘔吐を誘発しないように注意する)。理由：蛋白質による粘膜保護や希釈により，刺激の緩和が期待できる。
   - その他の製品：とくに注意事項はない。普段どおりでよい。

2) 吸入：・新鮮な空気の場所へ移動する。
3) 眼　：・眼をこすらないように注意し，直ちに十分に水洗する。
   - コンタクトレンズを装着している場合は，容易に外せるようであれば外す。
4) 皮膚：①除去：皮膚に付着しているものを取り除く，ふき取る。付着した衣服を脱ぐ。
   ②水洗：十分に水洗する。

● 医療機関での処置
1) 経口：1) うじ殺し
   - 胃洗浄，活性炭投与，肝・腎機能の確認，その他，対症療法を行う。
   - 有機リン含有製品の場合は，コリンエステラーゼ値の確認，必要に応じて，解毒剤であるプラリドキシム（PAM），アトロピンの投与。
   - 誤嚥した場合は，化学性肺炎に対する治療を行う。

2) ダニ・ノミ用殺虫剤，シラミ駆除剤
- 特異的な治療法はなく，対症療法を行う。
- アルコールを含有するダニ・ノミ用のハンドスプレーを大量に摂取し，摂取後１時間以内であれば胃洗浄を考慮する。必要に応じて，輸液，アシドーシスの補正，呼吸・循環管理，保温，血糖の確認を行う。重症例では血液透析が有効である。

2) 吸入： ・症状に応じて，酸素投与，呼吸管理を行う。
3) 眼： ・受診前の洗眼が不十分な場合は，医療機関で十分に洗眼する。
- 症状が残る場合は眼科的診察が必要である。
4) 皮膚： ・付着部分を石けんを用いて十分に洗浄する。症状があれば，対症療法を行う。クレゾールを含有する製品では熱傷に準じて治療する。

7. 治療上の注意点

うじ殺しの場合は，誤嚥させないことが重要であり，催吐は禁忌である。胃洗浄は誤嚥の危険があるため禁忌とする文献も多い。大量摂取などで実施する場合は，誤嚥を防止する対策をとった上で実施する。

8. 体内動態

1) オルトジクロルベンゼン
［吸収］消化管，呼吸器，皮膚から吸収される。

2) クレゾール
［吸収］肺，皮膚，粘膜，消化管よりすみやかに吸収され，症状は５〜30分で出現する。
［排泄］通常24時間以内にほとんどが尿中に排泄される。肺を通じて呼気中にも微量排泄される。

3) 灯油
［吸収］消化管からの吸収はわずかである。

4) キシレン
［吸収］吸入，経口で急速に吸収されるが，傷のない皮膚からはあまり吸収されない。

5) エチルアルコール
［吸収］胃，小腸からすみやかに吸収され，最高血中濃度到達時間は30分〜２時間である。吸入や経皮により吸収される。
［代謝］肝臓でアセトアルデヒドに，次いで，酢酸へ代謝され，さらに水と二酸化炭素に分解される。
［排泄］約５〜10％は未変化体で呼気，尿，汗，糞便中に排泄される。

57 不快害虫用殺虫剤（家庭用）
粉剤，液剤，虫よけプレート

概　要

製品：感染症を媒介することはないが，刺したり咬んだりして人に危害を加えたり，不快感を与えたりする不快害虫（アリ，ハチ，アブ，ユスリカ，チョウバエ，クモ，ムカデ，ヤスデ，ダンゴムシ，ワラジムシ，ゲジ，ナメクジ，カタツムリ等）に使用される。粉剤や液剤はアリ，ムカデ，ダンゴムシなどの這い回る害虫が接触することで殺虫効果を発揮し，殺虫成分としてピレスロイド剤，有機リン剤，カーバメート剤，ネオニコチノイド剤，フィプロニルなどを1％以下含有する製品が多い。虫よけプレートは，ベランダや玄関に吊すことで，樹脂に練り込まれたピレスロイド剤が少しずつ揮散し，ユスリカやチョウバエに忌避効果を発揮する。
- 家庭用殺虫剤の分類については，「家庭用殺虫剤（全般）」（197ページ）参照。
- 不快害虫用殺虫剤のうち，エアゾール式の殺虫スプレーは205ページ，くん煙剤は209ページ，誘引殺虫剤（毒餌剤）は213ページ参照。

問題となる成分と症状：粉剤，液剤は殺虫成分の含有量が少なく，誤飲で重篤な中毒となる可能性は低いが，経口摂取では悪心，嘔吐など，吸入では咳き込みや喉や鼻の刺激などの症状が出現する可能性がある。虫よけプレートは製品の構造上，誤食する可能性は低く，なめた程度であれば軽度の消化器症状程度である。

JPIC受信状況：年間50件程度の問い合わせがあり，小児の誤飲のほか，粉剤や液剤を使用中に吸入する事故がある。

初期対応のための確認事項

製品によって成分が異なるので，製品表示，形態，使用方法などをできるだけ正確に確認する。

1．製品
- 種類・形態（地面に散布する粉剤，ハンドスプレーやシャワータイプの液剤，吊り下げる虫よけプレート等）。
- 製品表示の成分（殺虫成分，その他の成分），含有量。

2．曝露状況・経路
- 誤飲・誤食の場合，なめた程度か，大量に摂取していないか。
- 粉剤の場合，粉が舞って吸い込んだり，眼に入ったりしていないか。
- ハンドスプレーの場合，顔や口に向けてスプレーして，眼に入ったり吸い込んだりしていないか。
- 虫よけプレートの場合，使用場所や換気状態。

3．患者の状態・症状
- 悪心，嘔吐，下痢などの消化器症状はないか。
- 咳き込み，呼吸困難などはないか。気管に入った様子はないか。
- 眼の違和感，痛み，充血，流涙はないか。
- 皮膚の痛み，発赤，発疹などはないか。

初期対応のポイント

1．経口の場合
- 吐かせずに，口の中のものを取り除いて，口をすすぐ。

【直ちに受診】
- 悪心，嘔吐，腹痛などの症状がある場合。
- 咳き込みや呼吸困難など，誤嚥した可能性がある場合。

【念のため受診】
- 症状がなくても，大量に摂取した可能性がある場合（とくに高齢者の場合）。

【経過観察】
- なめたり，口に向けてスプレーした程度で，口腔の違和感程度の場合。

2. 吸入した場合
【直ちに受診】
- 喉の痛み，咳，呼吸困難，悪心，嘔吐，頭痛などがあり，新鮮な空気を吸っても改善しない場合。
- 喘息などの基礎疾患がある場合（発作につながる可能性がある）。

3. 眼に入った場合
- 眼をこすらないように注意して，直ちに洗眼する。

【直ちに受診】
- 開眼困難な場合，洗眼が難しい場合やコンタクトレンズが外れない場合。

【念のため受診】
- 洗眼後も痛み，充血などがある場合。

4. 皮膚に付着した場合
【念のため受診】
- 水洗後も発赤，痛み，発疹などがある場合。

解　説

1. 製品について

- 不快害虫とは感染症を媒介することはないが，人に対して，刺したり咬んだりして危害を加えたり，不快感を与えたりする虫などの総称で，例えばアリ，ハチ，アブ，ユスリカ，チョウバエ，クモ，ムカデ，ヤスデ，ダンゴムシ，ワラジムシ，ゲジ，ナメクジ，カタツムリなどが含まれる。不快害虫用殺虫剤は医薬品医療機器等法（旧薬事法）や農薬取締法などの規制の対象外である。

1）粉剤，液剤
- 害虫の生息場所や通り道に散布し，害虫が薬剤に接触することにより殺虫効果を発揮する。
- 粉剤は殺虫成分をタルク，クレーなどの鉱物性微粉末と混合した製剤である。
- 液剤は，殺虫成分を界面活性剤とともに水に溶かした製剤で，ハンドスプレータイプやボトルの口がシャワーになったシャワータイプがある。
- 殺虫成分はピレスロイド剤としてピレトリン，シフルトリン，ペルメトリンなど，有機リン剤としてMEP（フェニトロチオン）など，カーバメート剤としてPHC（プロポクスル），BPMC（フェノカルブ），NAC（カルバリル）など，そのほかにネオニコチノイド剤（ジノテフラン等），フィプロニルなどが単独または組み合わせて使用され，いずれも含有量は1％以下である。

2）虫よけプレート
- ユスリカやチョウバエの忌避をうたった製品である。ベランダや窓辺，玄関などに吊り下げたり，設置したりして使用する。
- 樹脂に練り込んだり不織布に含浸したピレスロイドが少しずつ空間に揮散し，忌避効果を発揮する。ピレスロイド剤には，常温で高い揮散性を有するメトフルトリン，トランスフルトリン，エムペントリンなどが使用される。

2. 事故の発生状況

● JPIC 受信状況

年間件数　：50件程度。一般81％，医療機関18％，その他1％。
患者年齢層：1歳未満17％，1～5歳50％，20～64歳21％，65歳以上6％，その他・不明6％。
事故状況　：小児や認知症のある高齢者の誤飲など72％，誤使用21％（使用中に吸入した等），その他・不明7％。
症状出現率：40％。悪心や嘔吐，咳き込み，喉や鼻の刺激，息苦しさなど。

● JPIC で把握した医療機関受診例

【1986～2009年の24年間に把握した小児（12歳以下）の不慮の事例】
- 重篤な例が1例あった。
  事例：ピレスロイド含有の液剤を誤飲し，咳嗽，顔色不良，嘔吐が出現して受診した。胸部X線上，右下

肺野に浸潤影をみとめた。

【1986 〜 2010 年の 25 年間に把握した高齢者（65 歳以上）の不慮の事例】
- 重篤な例が 1 例あった。
  事例：高齢者がペットボトル入りのお茶と間違えて，カーバメート・ピレスロイド含有の液剤を飲み，嘔吐，誤嚥性肺炎をみとめた。

3. 毒性

殺虫成分が問題となるが，含有量が少なく，誤飲で重篤な中毒となる可能性は低い。

1) フィプロニル
- フィプロニル 4.95％ 製剤 100mL（フィプロニルとして 4.95g）の摂取で傾眠，発汗，嘔吐，痙攣が出現した成人の症例報告がある。(Mohamed F, et al：Clin Toxicol 2004；42：955-963.)

2) ピレスロイド剤，カーバメート剤，有機リン剤，ネオニコチノイド剤
- 毒性値は成分により異なり，ヒトでの中毒量は明確ではない。

4. 中毒学的薬理作用

1) フィプロニル
- $GABA_A$ 受容体の Cl^- チャネルの阻害作用。

2) ピレスロイド剤
- 曝露部位の感覚異常，神経軸索の一時的な過剰興奮（神経刺激）と刺激伝導の阻害作用，アレルギー反応。

3) 有機リン剤，カーバメート剤
- コリンエステラーゼ活性阻害作用。

4) ネオニコチノイド剤
- ニコチン様アセチルコリン受容体への作用。

5. 症状

1) 経口：1) 粉剤・液剤
- 殺虫成分の含有量が少なく，誤飲で重篤な症状が出現する可能性は低い。悪心，嘔吐などの消化器症状，誤嚥した場合は化学性肺炎を起こす可能性がある。
- 大量摂取した場合は，有機リン系，カーバメート系では縮瞳，唾液分泌過多，コリンエステラーゼ値低下など，ネオニコチノイド系では頻脈，痙攣，血圧上昇など，フィプロニルでは意識障害，傾眠，痙攣などの可能性がある。

2) 虫よけプレート
- 形態より誤食する可能性は低く，なめた程度であれば口腔の違和感など。

2) 吸入：喉や鼻の刺激，咳，息苦しさ，悪心，嘔吐，頭痛など。
3) 眼　：刺激感，痛み，充血，流涙など。
4) 皮膚：ピレスロイドによる皮膚の感覚異常（灼熱感，掻痒），発赤，痛み，発疹など。感覚異常は，通常 24 時間程度で軽快する。

6. 処置

● 家庭での応急手当
1) 経口：禁忌：吐かせてはいけない。理由：ピレスロイドでは痙攣を誘発する可能性があるため。
　　　　①除去：口の中に残っているものを吐き出す。小児や高齢者の場合は口の中を確認して取り除く，ふき取る。
　　　　②すすぎ：口をすすぐ，うがいする。うがいができない場合は濡れガーゼでふき取る。
　　　　③水分摂取：とくに注意事項はない。普段どおりでよい。
2) 吸入：・新鮮な空気の場所へ移動する。
3) 眼　：・眼をこすらないように注意し，直ちに十分に水洗する。

- コンタクトレンズを装着している場合は，容易に外せるようであれば外す。
4) **皮膚**：①除去：皮膚に付着しているものを取り除く，ふき取る。付着した衣服を脱ぐ。
　　　　　②水洗：十分に水洗する。

● 医療機関での処置
1) **経口**：
- 必要に応じて，消化管除染および対症療法を行う。誤嚥した場合は，化学性肺炎に対する治療を行う。
- 有機リン剤を大量摂取した場合は，必要に応じて，解毒剤であるプラリドキシム（PAM），アトロピンの投与を行う。
- カーバメート剤を大量摂取した場合は，必要に応じて，アトロピンの投与を行う。

2) **吸入**：
- 症状に応じて，酸素投与，呼吸管理を行う。

3) **眼**：
- 受診前の洗眼が不十分な場合は，医療機関で十分に洗眼する。
- 症状が残る場合は眼科的診察が必要である。

4) **皮膚**：
- 付着部位を十分に洗浄する。症状があれば，対症療法を行う。

7. 治療上の注意点

1) **カーバメート剤**
- 一般に有機リン中毒解毒剤であるプラリドキシム（PAM）の投与は無効である。

2) **ネオニコチノイド剤**
- 動物実験よりアトロピンの投与は禁忌である可能性がある。

8. 体内動態

1) **ピレスロイド剤**
［吸収］消化管からすみやかに吸収される。

2) **カーバメート剤，有機リン剤**
［吸収］吸収は速い。

3) **ネオニコチノイド剤**
［吸収］血液脳関門を通過しにくい。

4) **フィプロニル**
［吸収］吸収は速い。より毒性が高いスルホンフィプロニルに代謝される。

58 殺鼠剤（家庭用）

概要

製品：家庭で使用される殺鼠剤は，有効成分をネズミが好む穀物などの誘引成分と混合した毒餌タイプの製品が多く，ネズミに食べさせることで殺鼠効果を示す。家庭用として，抗凝固剤（ワルファリンや長時間作用型抗凝固剤），リン化亜鉛，シリロシドを含む製品が販売されている。

問題となる成分と症状：抗凝固剤は単回の少量摂取で重篤化する可能性は低いが，大量摂取した場合はプロトロンビン時間延長，出血傾向がみられる。リン化亜鉛では水や胃酸と反応して発生した有毒ガス（ホスフィン）による痙攣や臓器障害，シリロシドでは房室ブロック，徐脈などを起こす可能性がある。

JPIC 受信状況：年間 50 件程度の問い合わせがあり，小児や認知症のある高齢者の誤食が多い。

初期対応のための確認事項

製品によって成分が異なるので，製品表示などからできるだけ正確に把握する。

1. 製品
- 家庭用の殺鼠剤か，農薬ではないか（毒性の高い成分を含む可能性がある）。
- 形態（米粒状，粉末，袋入り，トレータイプ等）。
- 製品表示の成分（有効成分，その他の成分），含有量。

2. 曝露状況・経路
- 誤食した場合，摂取量。
- 眼に入ったか，皮膚に付着したか。

3. 患者の状態・症状
- 嘔吐，腹痛などの消化器症状はないか。
- 抗凝固剤の場合，歯肉出血，鼻出血，皮下出血，血便などはないか。
- 抗凝固剤の場合，基礎疾患でワルファリンなどの抗凝固剤による治療を受けていないか。

初期対応のポイント

成分により，対応が異なる。とくにリン化亜鉛の場合は水分と反応して有毒ガス（ホスフィン）を発生するので，注意が必要である。成分不明の場合，農薬の可能性がある場合は直ちに受診したほうがよい。

1. 経口の場合

1）抗凝固剤
- 口の中のものを取り除いて，口をすすぐ。

【直ちに受診】
- 嘔吐，出血などがある場合。
- 大量摂取の場合：ワルファリンとして体重 1kg あたり 0.5mg 以上（体重 10kg の場合，0.1％含有製品を 5g 以上），長時間作用型抗凝固剤として 1mg 以上（0.005％含有製品を 20g 以上）摂取した場合。
- 抗凝固剤による治療を受けている患者の場合（血管損傷や出血が起きやすく，重症化する可能性がある）。

【経過観察】
- 上記より少ないか，なめた程度で，症状がない場合。

2）リン化亜鉛
- 水や胃酸と反応して発生したホスフィンの二次曝露の危険があるため，催吐や水分摂取をしてはいけない。

【直ちに受診】
- 症状がなくても，薬剤をなめたり食べたりした場合。

【経過観察】
- 袋の上からなめただけで，症状がない場合。
3）シリロシド
- 口の中のものを取り除いて，口をすすぐ。
【直ちに受診】
- 嘔吐，腹痛などの消化器症状がある場合。
【経過観察】
- なめたり，1口飲み込んだ程度で症状がない場合。
4）成分不明の製品
【直ちに受診】
- 成分，摂取量が不明の場合。
- 農薬の可能性がある場合（とくに黄リン，タリウム，モノフルオロ酢酸ナトリウムは毒性が高い）。

2. 吸入した場合
- リン化亜鉛は水や酸と反応して有毒ガス（ホスフィン）を生成する。

【直ちに受診】
- 喉の刺激，咳，呼吸困難などの症状がある場合。

3. 眼に入った場合
- 眼をこすらないように注意して，直ちに洗眼する。

【直ちに受診】
- 開眼困難な場合，洗眼が難しい場合やコンタクトレンズが外れない場合。
【念のため受診】
- 洗眼後も痛み，充血などがある場合。

4. 皮膚に付着した場合
【念のため受診】
- 水洗後も発赤，痛み，発疹などがある場合。

解　説

1. 製品について

- ネズミ駆除を目的とするもので，もっとも多く使用されるベイト（毒餌）タイプの製品は，有効成分をネズミが好む穀物などの誘引成分と混合したもので，ネズミが食べることで殺鼠効果を示す。ネズミを捕獲する粘着シートタイプもある。
- 家庭用や業務用など防疫の観点から使用する製品は医薬部外品，農作物の食害防止の観点から使用する製品は農薬に該当する。
- 粉末や米粒状，ブロック状の薬剤をネズミの出る場所に設置する製品が多く，小袋のまま設置する製品や，食品に混ぜて使用する粉末もある。誤食防止剤としてトウガラシエキスや安息香酸デナトニウムを配合した製品もある。
- 有効成分には，数日以上の喫食で殺鼠効果が現れる抗凝固剤と，1回程度の喫食で殺鼠効果が現れるリン化亜鉛，シリロシド，ノルボルマイド，黄リン，タリウム，モノフルオロ酢酸ナトリウムなどがあり，家庭用として現在販売されているのは抗凝固剤，リン化亜鉛，シリロシドである。

1）抗凝固剤
- 血液の抗凝固作用を有する殺鼠剤であり，ワルファリンのほか，作用時間がより長い長時間作用型抗凝固剤（クマテトラリル，クマフリル，クロロファシノン，ジフェチアロール，ダイファシノン，ブロマジオロン等）が使用されている。
- ワルファリンは，医薬部外品では含有量1％以下に規定されており，0.025〜0.1％を含有する製品が多い。農薬では含有量0.03〜2％の製品が多い。
- そのほか，医薬部外品では，クマテトラリル0.05〜0.75％，クマフリル0.05〜0.25％，ジフェチアロール0.0025％，ブロマジオロン0.005％，農薬ではクロロファシノン0.01〜0.025％，ダイファシノン0.005％などである。

2）リン化亜鉛
- 経口摂取すると，胃酸と反応してホスフィンガスを発生し，殺鼠効果を示す。喫食後3～5時間で効果が出るとうたった製品もある。
- 医薬部外品はリン化亜鉛の含有量が1％以下に規定されている。農薬では含有量1～3％の製品が多いが，過去には10％の製品もあった。

3）シリロシド
- 多年性ユリ科植物であるカイソウ（海葱）に含まれる強心配糖体である。
- シリロシドを0.02～0.05％含有する製品が販売されている。

2．事故の発生状況

● JPIC受信状況

年間件数　：50件（抗凝固剤35件，リン化亜鉛5件，その他・成分不明10件）程度。一般59％，医療機関39％，その他2％。
患者年齢層：1歳未満13％，1～5歳55％，20～64歳15％，65歳以上13％，その他・不明4％。
事故状況　：小児や認知症のある高齢者の誤食など77％，誤使用4％，その他・不明19％。
症状出現率：18％。誤食では悪心，嘔吐など。

● JPICで把握した医療機関受診例

【1986～2009年の24年間に把握した小児（12歳以下）の不慮の事例】
- 殺鼠剤による事例は82例で，重篤な例はなかった。

【1986～2010年の25年間に把握した高齢者（65歳以上）の不慮の事例】
- 殺鼠剤による事例12例のうち，重篤な例は2例であった。
事例：認知症のある高齢者が，殺鼠剤（抗凝固剤）を両手3杯分誤食し，血液凝固異常をみとめた。

3．毒性

1）抗凝固剤
- 一般に中毒作用は，大量摂取か長期にわたる摂取のときに起こる。
- 中毒量はばらつきが大きく確立していないが，ワルファリンでは小児の場合は，体重1kgあたり0.5mgを超えるとプロトロンビン時間の延長が起こりうる。成人ではクロロファシノン100mg摂取例で重篤な凝固障害が報告されている。(Vogel JJ, et al：Schweiz Med Wochenschr 1988；118：1915-1917.)

2）リン化亜鉛
- 水分や湿気，胃酸と接触して発生するホスフィンにより，全身性の毒性が現れる。
- 許容濃度を超えて吸入すると，致死的な中毒となることがある。0.01～5ppmでホスフィン特有の魚が腐敗したような臭いを感知できる。参考：日本産業衛生学会（2015年）　最大許容濃度0.3ppm。

3）シリロシド
- ネズミ以外の動物では，催吐作用が強いので，誤食しても重篤な中毒を起こすことはないとされている。

4．中毒学的薬理作用

1）抗凝固剤
- 抗凝固作用：ビタミンK依存性凝固因子（Ⅱ，Ⅶ，Ⅸ，Ⅹ）の肝臓における生合成を阻害。
- 長時間作用型抗凝固剤の抗凝固作用は，ワルファリンよりも持続的である。
- 毛細血管損傷作用。

2）リン化亜鉛
- 水分や胃酸と反応して発生するホスフィンは，ミトコンドリアの酸化的リン酸化を阻害するため，酸素消費の大きい臓器（脳，心臓，肝臓，腎臓）に強い毒性を示す。
- リン化亜鉛による胃粘膜刺激作用。

3）シリロシド
- Na^+/K^+-ATPase阻害作用（ジギタリス様作用）。細胞内カリウムの減少で，心筋の興奮性が減少する。
- アセチルコリン様作用。

5. 症状

経口：1）抗凝固剤
- 一般に中毒は大量摂取か長期間にわたる摂取のときに起こる。単回の少量摂取で症状が出現する可能性は低い。
- プロトロンビン時間（PT）の延長，出血傾向（歯肉出血，鼻出血，喀血，消化管出血，皮下出血斑，関節内出血，血尿，血便または黒色タール便）。
- PT 延長は 24 時間以内に現れ，36 ～ 72 時間がピークとなる。作用時間は，ワルファリンで 3 ～ 4 日，長時間作用型抗凝固剤では数カ月続く可能性がある。
- 出血が持続すると出血性貧血，より高度になると出血性ショックがみられる。

2）リン化亜鉛
- 悪心，嘔吐，腹痛などの消化器症状。
- 重症の場合は，意識障害，痙攣，血圧低下，不整脈，肝障害，腎障害，呼吸困難，遅れて肺水腫。

3）シリロシド
- 嘔吐，腹痛。催吐作用が強く，摂取直後より嘔吐があるため，重篤な中毒症状が起こる可能性は低い。
- 大量摂取の場合は，房室ブロック，徐脈，心停止，ジギタリス中毒様の再分極異常。
- 初期に高カリウム血症，その後低カリウム血症。

6. 処置

● 家庭での応急手当
1) 経口：禁忌：リン化亜鉛では催吐はしない。水も飲ませない。理由：ホスフィンが発生し，二次曝露の危険があるため。
   ①除去：口の中に残っているものを吐き出す。小児や高齢者の場合は口の中を確認して取り除く，ふき取る。
   ②すすぎ：口をすすぐ，うがいする。うがいができない場合は濡れガーゼでふき取る。
   ③水分摂取：リン化亜鉛では飲ませない。その他の製品はとくに注意事項はない。普段どおりでよい。
2) 吸入：・新鮮な空気の場所へ移動する。
3) 眼：・眼をこすらないように注意し，直ちに十分に水洗する。
   ・コンタクトレンズを装着している場合は，容易に外せるようであれば外す。
4) 皮膚：①除去：皮膚に付着しているものを取り除く，ふき取る。付着した衣服を脱ぐ。
   ②水洗：十分に水洗する。

● 医療機関での処置

経口：1）抗凝固剤
- ワルファリンとして体重 1kg あたり 0.5mg 以上（体重 10kg の場合，0.1％含有製品を 5g 以上），長時間作用型抗凝固剤として 1mg 以上（0.005％含有製品を 20g 以上）の場合は，医療機関での対応を行う。
- 必要に応じて，消化管除染を行う。プロトロンビン時間（PT）測定，ヘマトクリット値測定。低プロトロンビン血症に対してビタミン K の投与，血漿交換，交換輸血を行う。
- 抗凝固剤治療を受けている場合，胃洗浄やビタミン K の投与はリスクを伴うので，原疾患や服薬状況を十分に考慮した上で慎重に判断する必要がある。

2）リン化亜鉛
- 特異的な治療法はなく，対症療法を行う。
- 症状に応じて，酸素投与，呼吸管理を行う。

3）シリロシド
- 消化管除染，循環管理を中心とした対症療法を行う。
- 房室ブロックや著しい徐脈がある場合はペーシングを行う。

7. 治療上の注意点

1）抗凝固剤
- 抗凝固剤による治療を受けていないか確認する。
- 強制利尿，血液透析，血液灌流は無効である。

2）リン化亜鉛
- 水や胃酸と反応して有毒なホスフィンを発生するため，胃洗浄は危険である。
- 大量に経口摂取した場合は，吐物などから発生するホスフィンによる二次曝露に注意が必要である。
- 血液透析，血液灌流はホスフィンの除去という観点では無効と考えられる。

3）シリロシド
- 抗ジゴキシン抗体が有効である可能性があるが，わが国では販売されていない（2016年6月現在）。
- 血液透析は無効と考えられる。

8. 体内動態

1）抗凝固剤（ワルファリン）
［吸収］消化管から完全に吸収される。
［排泄］代謝物として腎臓から排泄される。半減期は20～60時間である。

2）リン化亜鉛
［吸収］胃酸と反応して生成したホスフィンが吸収される。

3）シリロシド
［吸収］ネズミは催吐作用を示さないので吸収される。
［代謝］肝代謝を受ける。
［排泄］一部腎臓から排泄される。

59 接着剤類（家庭用）
のり，接着剤，シールはがし，シーリング材

概　要

製品：接着剤は接着成分（樹脂やゴム等）と溶剤（水または有機溶剤），その他（硬化剤，添加剤等）からなり，用途に応じて多種の製品がある。家庭用の製品は家庭用品品質表示法で容器または外装に成分の表示が義務づけられており，成分の確認が可能である。シールはがしは，接着剤を剥がすための製品で，有機溶剤，アルコール，界面活性剤などを含有する。

問題となる成分と症状：有機溶剤を含有する接着剤やシールはがしは，粘膜や皮膚の刺激症状，中枢神経抑制症状を起こすことがある。エポキシ樹脂系接着剤では刺激作用が強く化学損傷を起こす可能性もある。のりや木工用接着剤，溶剤を含まない瞬間接着剤やシリコーン系の接着剤・シーリング材，完全に固まった状態の接着剤は，通常，急性中毒としては問題にならない。

JPIC 受信状況：年間 300 件程度の問い合わせがあり，小児の誤飲・誤食事故が多いが，皮膚同士が接着されて取れなくなる事例やスプレーのりの吸入事例もある。

初期対応のための確認事項

製品によって成分が異なるので，製品表示，形態，使用方法などをできるだけ正確に確認する。

1. 製品
- 種類（のり，接着剤，シーリング材，シールはがし等）。
- 製品表示：接着剤の種類（水性型，溶剤型，化学反応型，熱溶融型等），成分，正味量。
- 形態，使用方法（液体，固形，スプレー，2 剤式で混合して使用するものか）。
- エポキシ樹脂系接着剤の場合，主剤か，硬化剤か。

2. 曝露状況・経路
- 誤飲・誤食の場合，容器から直接口に入れたか，2 剤を混合した状態か，固まった状態のものか。摂取量。
- 使用時の事故の場合，吸入したか，眼に入ったか，皮膚に付着したか。スプレー製品の場合，換気の状態・マスク着用の有無など。

3. 患者の状態・症状
- 口腔・咽頭の刺激感，紅斑，びらん，悪心，嘔吐，ふらつき，意識障害などはないか。
- 咳き込み，呼吸困難などはないか。気管に入った様子はないか。
- 眼の違和感，痛み，充血，流涙はないか。
- 皮膚の痛み，発赤，発疹，落屑，水疱などはないか。

初期対応のポイント

1. 経口の場合
- 吐かせずに，口の中のものを取り除いて，口をすすぐ。

【直ちに受診】
- 嘔吐，腹痛，口腔のびらんなどがある場合。咳き込みなど誤嚥した可能性がある場合。

【念のため受診】
- 症状がなくても，エポキシ樹脂系接着剤や有機溶剤含有製品を飲み込んだ場合。

【経過観察】
- エポキシ樹脂系接着剤や有機溶剤含有製品をなめた程度で，症状がない場合。
- のり，木工用接着剤，瞬間接着剤など有機溶剤を含有しない製品，固まった接着剤の場合。

2. 吸入した場合
- 有機溶剤を含有する接着剤やスプレーのり，シールはがしの場合，吸入の可能性がある。

【念のため受診】
- 喉の痛み，気分不良，めまい，咳などが出現し，新鮮な空気を吸っても症状が改善しない場合。

3. 眼に入った場合
- 眼をこすらないように注意して，直ちに洗眼する。

【直ちに受診】
- 開眼困難な場合，洗眼が難しい場合やコンタクトレンズが外れない場合。
- エポキシ樹脂系接着剤の硬化剤の場合。

【念のため受診】
- 洗眼後も痛み，充血などがある場合。

4. 皮膚に付着した場合
- すぐにふき取った後，水洗する。
- 皮膚に付着して固まったものは，急性中毒としては問題にならないので，無理に取らなくてよい。接着したものを無理に剥がすと傷害を生じることがある。

【念のため受診】
- 水洗後も発赤，痛み，発疹などがある場合。

解　説

1. 製品について

- 接着剤は同種または異種の物体を貼り合わせるために使用される物質で，用途に応じて多くの種類がある。
- 接着成分である主剤はでんぷんやセルロース，合成樹脂や合成ゴムなどの高分子化合物で，そのほかに溶剤（水または有機溶剤），硬化剤などを含む。
- 家庭用接着剤は家庭用品品質表示法で表示が義務づけられており，種類，成分（成分と含有量），用途などが記載されている。
- 水性型，溶剤型のほか，化学反応型，熱溶融型（ホットメルト），感圧型（粘着テープ等）がある。

1）水性型接着剤
- 水を溶剤とする接着剤である。
- 液状ののりの主剤はでんぷんやポリビニルアルコールである。繰り出し式のスティックのりは主剤がポリビニルピロリドン，ウレタン樹脂などで，そのほか脂肪酸ナトリウムを含有する。
- 水性の木工用接着剤の主剤は酢酸ビニル樹脂であり，固まると透明になるが，水に濡れると再び白く溶解する。

2）溶剤型接着剤
- 接着剤中の有機溶剤が蒸発して固まる接着剤である。
- 家庭用接着剤で使用される有機溶剤はヘキサン，シクロヘキサン，アセトン，アルコール類などで，トルエン，キシレンを含むものはほとんどない。
- スプレーのりは短時間で広い面積に均一に塗布できるエアゾール製品で，主剤は合成ゴムである。
- そのほか家庭用接着剤の主剤として，酢酸ビニル樹脂，エチレン酢酸ビニル樹脂，塩化ビニル樹脂，アクリル樹脂，クロロプレンゴム，スチレンブタジエンゴム，ニトロセルロースなどがよく使用される。

3）化学反応型接着剤
- シアノアクリレート系瞬間接着剤は，主剤がシアノアクリレートモノマーで，溶剤を含まない。空気中や接着面の水分と反応して瞬時に硬化する。
- エポキシ樹脂系接着剤（2剤タイプ）は，主剤がエポキシ樹脂，硬化剤がポリアミン，ポリチオール，酸無水物などで，使用時に主剤と硬化剤を混ぜて使用する。
- 変性シリコーン樹脂は弾性接着剤やシーリング材（コーキング剤）の主剤，シリル化ウレタン樹脂は多用途接着剤の主剤として利用される。空気中の水分と反応して硬化し，溶剤を含まない。

4）シールはがし
- シールやテープなどの接着剤（粘着剤）を剥がすための製品で，液剤やスプレーがある。有機溶剤（炭化水素類，酢酸エステル類，ブチルセロソルブ等），アルコール，界面活性剤などを含有する。
- エアゾールの噴射剤には液化石油ガス（LPG）やジメチルエーテル（DME）が使用されている。

2. 事故の発生状況

● **JPIC 受信状況**

年間件数 ：のり・接着剤：300 件程度。一般 88％，医療機関 7％，その他 5％。
　　　　　　シールはがし：15 件程度。一般 81％，医療機関 19％。
患者年齢層：のり・接着剤：1 歳未満 22％，1 ～ 5 歳 57％，20 ～ 64 歳 9％，65 歳以上 6％，その他・不明 6％。
　　　　　　シールはがし：1 歳未満 11％，1 ～ 5 歳 74％，20 ～ 64 歳 7％，65 歳以上 4％，その他・不明 4％。
事故状況 ：のり・接着剤：小児や認知症のある高齢者の誤飲・誤食など 87％，誤使用 12％（皮膚に付着して取れなくなった等），その他・不明 1％。
　　　　　　シールはがし：小児や認知症のある高齢者の誤飲など 80％，誤使用 16％，労災 4％。
症状出現率：のり・接着剤 16％，シールはがし 32％。経口では悪心，嘔吐，口腔・咽頭の違和感や痛み，皮膚付着では違和感，発赤，紅斑など。

● **JPIC で把握した医療機関受診例**

【1986 ～ 2009 年の 24 年間に把握した小児（12 歳以下）の不慮の事例】
・のり，接着剤などによる 78 例で，重篤な例はなかった。

【1986 ～ 2010 年の 25 年間に把握した高齢者（65 歳以上）の不慮の事例】
・のり，接着剤などによる 19 例で，重篤な例はなかった。

3. 毒性

- 有機溶剤含有製品では有機溶剤が問題となる。
- エポキシ樹脂系接着剤では，硬化が不十分な場合に遊離のエポキシ樹脂モノマーと硬化剤が問題となる。
- 水を溶剤とするのりや木工用接着剤，シアノアクリレート系瞬間接着剤は無毒もしくは毒性が低い物質に分類され，少量～中等量の摂取では，事実上，無毒である。ただし，製品の味や感触によって軽度の腹部不快感が起こる可能性がある。シアノアクリレート系接着剤はシアン化物を発生しない。

4. 中毒学的薬理作用

1）有機溶剤含有製品
- 皮膚・粘膜の刺激作用
- 中枢神経の抑制作用。
- 内因性カテコールアミンの催不整脈作用に対する心筋の感受性を増大させる。

2）エポキシ樹脂系接着剤
- エポキシ樹脂モノマーによる皮膚・粘膜の刺激作用，感作性。
- 硬化剤に使用されるアミン類（アルカリ性）や酸無水物（酸性）による皮膚・粘膜の腐食作用。アルカリの場合，放置すると接触部位からより深部に傷害が進行する。

5. 症状

1) 経口：
　・有機溶剤含有製品：少量摂取であれば，無症状または悪心，嘔吐，下痢などの消化器症状。大量摂取では，頭痛，めまい，傾眠，興奮などの中枢神経症状が出現する可能性がある。誤嚥した場合は化学性肺炎。
　・エポキシ樹脂系接着剤の硬化剤：口唇，舌，口腔粘膜，咽頭，食道の化学損傷・疼痛など。
　・シアノアクリレート系瞬間接着剤：口の中や舌に付着した場合，灰白色の斑点を生じる。

2) 吸入：
　・閉め切った部屋で有機溶剤含有製品を長時間使用した場合は，溶剤の臭いと粘膜刺激作用による悪心，嘔吐，咳嗽，流涙など。
　・高濃度で吸入すると，頭痛，めまい，酩酊，興奮などの中枢神経抑制による症状，重症例では意識障害，呼吸抑制が出現する可能性がある。乱用などで吸入した場合は，致死的不整脈を生じ，突然死することがある。

3) 眼：
　・角膜刺激，流涙，充血など。
　・接着により，角膜剥離が起こる可能性がある。

4）皮膚：・発赤，疼痛，刺激性接触皮膚炎など。
　　　　・皮膚が接着される可能性があり，無理に剝がそうとすると傷害を生じることが考えられる。

6．処置

● **家庭での応急手当**
1）経口：禁忌：有機溶剤含有製品は吐かせてはいけない。理由：誤嚥すると化学性肺炎を起こしやすいため。
　　　　①除去：口の中に残っているものを吐き出す。小児や高齢者の場合は口の中を確認して取り除く，ふき取る。
　　　　②すすぎ：口をすすぐ，うがいする。うがいができない場合は濡れガーゼでふき取る。
　　　　③水分摂取：製品により異なる。
　　　　・有機溶剤含有製品：積極的に水分をとることは避けたほうがよい（無理に飲ませて嘔吐を誘発しないように注意する）。
　　　　・エポキシ樹脂系接着剤：乳製品（牛乳やヨーグルト）または水を飲む。量は普段飲む程度（120～240mL，小児は体重1kgあたり15mL以下，無理に飲ませて嘔吐を誘発しないように注意する）。
　　　　　理由：蛋白質による粘膜保護や希釈により，刺激の緩和が期待できる。
　　　　・その他の製品：とくに注意事項はない。普段どおりでよい。
2）吸入：・新鮮な空気の場所へ移動する。
3）眼　：・眼をこすらないように注意し，直ちに十分に水洗する。
　　　　・コンタクトレンズを装着している場合は，容易に外せるようであれば外す。
4）皮膚：①除去：皮膚に付着しているものを取り除く，ふき取る。付着した衣服を脱ぐ。
　　　　・皮膚に付いた接着剤の取り方については，「7．治療上の注意点」参照。
　　　　・固まったものは中毒の心配はないので，無理に取らなくてよい。
　　　　②水洗：必要に応じて，石けんを用いて十分に水洗する。

● **医療機関での処置**
1）経口：・有機溶剤含有製品：特異的な解毒剤はなく，対症療法を行う。誤嚥した場合は，化学性肺炎に対する治療を行う。
　　　　・エポキシ樹脂系接着剤：希釈，粘膜腐食に対する対症療法を行う。
　　　　・シアノアクリレート系瞬間接着剤：通常は処置不要である。
2）吸入：・症状に応じて，酸素投与，呼吸管理を行う。
3）眼　：・受診前の洗眼が不十分な場合は，医療機関で十分に洗眼する。
　　　　・症状が残る場合は眼科的診察が必要である。
4）皮膚：・付着部位を十分に洗浄する。症状があれば，対症療法を行う。

7．治療上の注意点

皮膚に付いた接着剤の取り方
1）**水性型接着剤（のり，木工用接着剤等），溶剤型接着剤，エポキシ樹脂系接着剤**
・すぐにふき取った後，石けん水で洗い落とす。何度か湯につけてゆっくり落とす。
2）**瞬間接着剤**
・40℃くらいの湯の中でもむようにすると剝がしやすい。指同士が付いた場合は，角のある鉛筆などを差し込んでぐるぐる回すと，比較的簡単に剝がせる。どうしても剝がせない場合は，ワセリンベースの軟膏や瞬間接着剤専用のはがし剤（アセトン含有）を使用する。
・口唇に付いた場合は，温湿布をしながら徐々に取る。
・眼瞼付着の場合は，洗浄後，眼窩部位に湿ったガーゼを置くと分離を促進する。眼の周囲や粘膜には瞬間接着剤専用のはがし剤（アセトン含有）は使用してはいけない。
・口の中や舌に付着して生じた灰白色の斑点は，自然に取れる。
3）**変性シリコーン樹脂**
・未硬化の状態であれば，小麦粉や片栗粉または練り歯みがきを付けてこすった後，水で洗い流す。

60 鉛筆・クレヨン

概　要

製品：着色成分を固着成分と混合し，棒状に成型された筆記・描画材料である。色鉛筆，クレヨン，パステルは固着成分としてロウや油脂を含み，水でふき取ることのできる水性クレヨンは油脂のほかに界面活性剤を含有する。

問題となる成分と症状：小児の身近にあり，カラフルな色彩からも誤食するケースが多いが，いずれも事実上無毒であり，また形態からも大量に摂取しにくく，急性中毒として問題となることはほとんどない。専門家用のパステルなどでは，顔料に重金属が含まれることがあるので，大量摂取の場合は注意が必要である。

JPIC受信状況：年間500件程度の問い合わせがあるが，そのほとんどが小児の誤食事故であり，重篤な症状が出現した例は把握していない。

初期対応のための確認事項

1. 製品
- 種類（鉛筆，色鉛筆，水彩色鉛筆，クレヨン，水性クレヨン，パステル等）。
- 学童用か，専門家用か。
2. 曝露状況・経路
- 誤食した場合，なめた程度か，かじったか。噛み砕いたか，丸ごと飲み込んだか。何本も飲み込んでいないか。かけらが気道に落ちた様子はないか。
- 眼に入った様子はないか。耳や鼻に入れていないか。
3. 患者の状態・症状
- 嘔吐や下痢などの消化器症状はないか。
- 咳き込み，むせなど，気管に入った様子はないか。

初期対応のポイント

1. 経口の場合
- 口の中のものを取り除いて，口をすすぐ。水性クレヨンの場合は，乳製品または水を飲ませる。

【直ちに受診】
- 咳き込み，呼吸困難などがあり，気道異物の可能性がある場合。
- 耳や鼻に入れて取り出せない場合。

【念のため受診】
- 症状がなくても，専門家用の製品を大量摂取した可能性がある場合（顔料に含まれる重金属の毒性を考慮する必要がある）。

【経過観察】
- 学童用など一般用の製品で症状がない場合。

2. 吸入した場合
- 製品の性質上，吸入して問題になるとは考えにくい。

3. 眼に入った場合
- 眼をこすらないように注意して，直ちに洗眼する。

【直ちに受診】
- 開眼困難な場合，洗眼が難しい場合やコンタクトレンズが外れない場合。
- 眼に入ったものが除去できない場合。

【念のため受診】
- 洗眼後も痛み，充血，異物感などがある場合。

4. 皮膚に付着した場合
- 製品の性質上，皮膚に付着して問題になるとは考えにくい。

解　説

1. 製品について
- 棒状の筆記・描画材料で，いずれも着色成分を固着成分と混合し，成型したものである。
- 色鉛筆，クレヨン，パステルは，ロウが多いほど硬く折れやすく，油脂が多いほど軟らかくなる。
  　　硬（ロウが多い）　色鉛筆＞クレヨン＞パステル　軟（油脂が多い）
- 鉛筆と色鉛筆は，JIS規格で芯および軸の塗料中の鉛は90mg/kg以下に規定されている。また学童用など一般に使用するクレヨンとパステルについては，JIS規格で有害物質（重金属）の含有量が制限されているが，専門家用では重金属を含むものもある。

1) 鉛筆の芯
- 着色成分として黒鉛（グラファイト約70％），固着成分として粘土（約30％）を含む。

2) 色鉛筆の芯
- 着色成分として顔料（約20％），体質顔料（タルク約50％），固着成分としてワックス（カルナバロウなど，約25％），糊剤（約5％）を含む。
- 水で溶かして水彩画のタッチになる水彩色鉛筆は界面活性剤などを添加して水溶性としたものである。

3) クレヨン
- 着色剤となる顔料，体質顔料（炭酸カルシウム，タルク等），固着成分として，ワックス（カルナバロウなど，30〜80％程度），油脂（流動パラフィン等），そのほか添加剤からなる。
- 水でふき取ることのできる水性クレヨンは油脂のほかに界面活性剤を含有する。

4) パステル
- 着色剤となる顔料，体質顔料（炭酸カルシウム，タルク等）のほか，固着成分として，油脂（流動パラフィン等）を使用したオイルパステル，小麦粉，にかわ，アラビアゴムなどの水性のりを使用した水性パステルがある。

2. 事故の発生状況
- **● JPIC受信状況**
  年間件数　：500件程度。一般95％，医療機関1％，その他4％。
  患者年齢層：1歳未満21％，1〜5歳75％，6〜12歳2％，その他・不明2％。
  事故状況　：小児や認知症のある高齢者の誤飲・誤食など100％。
  症状出現率：7％。悪心，嘔吐，咳き込み，不機嫌など。
- **● JPICで把握した医療機関受診例**
  【1986〜2009年の24年間に把握した小児（12歳以下）の不慮の事例】
- 鉛筆6例，クレヨン類24例のうち，重篤な例はなかった。
  【1986〜2010年の25年間に把握した高齢者（65歳以上）の不慮の事例】
- 鉛筆1例，クレヨン類10例のうち，重篤な例はなかった。

3. 毒性
- 鉛筆やクレヨンは，無毒もしくは毒性が低い物質に分類され，少量〜中等量の摂取では，事実上，無毒である。ただし，製品の味や感触によって軽度の腹部不快感が起こる可能性はある。
- 異物として物理的な傷害や閉塞の可能性がある。

4. 中毒学的薬理作用
- 油分（ワックス，流動パラフィン等）：消化管粘膜の刺激作用，緩下作用。

- 水性クレヨンの場合は，界面活性剤による皮膚・粘膜の刺激作用。

5. 症状

1) 経口： - 製品の味や感触が軽度の胃の不快感を引き起こすことがある。
 - クレヨンやパステルを大量に誤食した場合は，悪心，嘔吐，腹痛，下痢を生じることがある。
 - 水性クレヨンでは界面活性剤により，口腔の違和感，悪心，嘔吐などがみられる可能性がある。
 - 気道に落ちた場合は気道異物としての症状。大きさや年齢によっては，窒息する危険性がある。
2) 眼　： - 異物として，物理的な刺激による疼痛などが考えられる。

6. 処置

● 家庭での応急手当
1) 経口：①除去：口の中に残っているものを吐き出す。小児や高齢者の場合は口の中を確認して取り除く，ふき取る。
　　　　②すすぎ：口をすすぐ，うがいする。うがいができない場合は濡れガーゼでふき取る。
　　　　③水分摂取：水性クレヨンの場合は，乳製品（牛乳やヨーグルト）または水を飲む。量は普段飲む程度（120〜240mL，小児は体重1kgあたり15mL以下）。その他の製品は，とくに注意事項はない。普段どおりでよい。理由：水性クレヨンは界面活性剤を含むため，蛋白質による粘膜保護や希釈により，刺激の緩和が期待できる。
 - 気道異物の場合：窒息が差し迫っていれば，背部叩打法，腹部突き上げ法をこころみる。
2) 眼　： - 眼をこすらないように注意し，直ちに十分に水洗する。
 - コンタクトレンズを装着している場合は，容易に外せるようであれば外す。
 - 眼に入ったものが除去できない場合は眼科を受診する。

● 医療機関での処置
　経口：誤食程度であれば，積極的な処置は不要であり，症状があれば，対症療法を行う。

7. 体内動態

［吸収］クレヨンはワックスで固めてあるため，体内で吸収されることはほとんどない。

61 インク類
万年筆，ボールペン，マーキングペン，スタンプインク，プリンター用インク，墨汁，朱肉

概要

製品：万年筆，ボールペン，マーキングペンなどの筆記用具のインクのほか，スタンプインク，インクジェットプリンター用インク，墨汁，朱肉などがある。いずれも色素と溶剤を含有し，溶剤の種類により，揮発性の有機溶剤を含有する油性インクと水をベースとする水性インクに分けられる。

問題となる成分と症状：なめたり，ペン先を吸ったりした程度であれば，無症状または軽度の消化器症状程度であるが，ボトル入りのインク補充液や墨汁を容器から直接大量に飲んだ場合は，油性インクではキシレン，水性インクではエチレングリコールなどの溶剤による症状が出現する可能性がある。

JPIC 受信状況：年間 600 件程度の問い合わせがあり，小児がペン先やスタンプをなめるなどの事故がほとんどである。

初期対応のための確認事項

製品によって成分が異なるので，製品表示，形態，使用方法などをできるだけ正確に確認する。

1. **製品**
- 種類：筆記用具か，スタンプインクか，インクジェットプリンター用インクか，墨汁か，朱肉か。
- 筆記用具の場合，油性インクか，水性インクか。
- ボトル入りのインク補充液（万年筆用，油性ペン用，インクジェットプリンター用等）か。

2. **曝露状況・経路**
- 誤飲した場合，なめたり，ペン先を吸ったりした程度か。
- ボトル入りのインク補充液や墨汁を容器から直接飲んだ場合，大量に飲んでいないか。

3. **患者の状態・症状**
- 悪心，嘔吐などの消化器症状はないか。酒に酔ったような症状はないか。
- 咳き込み，むせなど，気管に入った様子はないか。
- 眼の違和感，痛み，充血，流涙はないか。
- 皮膚の痛み，発赤，発疹などはないか。

初期対応のポイント

1. **経口の場合**
- 吐かせずに口の中のものを取り除いて，口をすすぐ。

【直ちに受診】
- 咳き込みや呼吸困難など，誤嚥している可能性がある場合。悪心，嘔吐など，消化器症状がある場合。

【念のため受診】
- 症状がなくても，ボトル入りのインク補充液や墨汁を飲んだ場合。練り朱肉を飲み込んだ場合。

【経過観察】
- なめたり，ペン先を吸った程度で，口腔の不快感など軽度の消化器症状のみの場合（色が付着していても摂取量はごくわずかである）。

2. **吸入した場合**
- 油性インクでは揮発性の有機溶剤を含有するため，吸入の可能性がある。

【念のため受診】
- 頭痛，めまいなどがあり，新鮮な空気を吸っても改善しない場合。

3. **眼に入った場合**
- 眼をこすらないように注意して，直ちに洗眼する。

【直ちに受診】
- 開眼困難な場合，洗眼が難しい場合やコンタクトレンズが外れない場合。

【念のため受診】
- 洗眼後も痛み，充血などがある場合。

4. 皮膚に付着した場合

【念のため受診】
- 水洗後も発赤，痛み，発疹などがある場合。

解　説

1. 製品について

- 家庭用では，万年筆，ボールペン，マーキングペン（マーカー，サインペン，フェルトペン，筆ペン，蛍光ペン等，毛細管現象によって先端のペン先にインクを誘導しているペン）などの筆記用具のインクのほか，スタンプインク，インクジェットプリンター用インク，墨汁，朱肉などがある。いずれも色素（染料，顔料），樹脂などと溶剤を含有し，溶剤の種類により，揮発性の有機溶剤を含有する油性インクと水をベースとする水性インクに分けられる。

1) 万年筆
- 水性インクで，グリセリン，グリコール類（エチレングリコール，ジエチレングリコール等）数%と微量の色素を含み，残りは水である。黒色，ブルーブラックでは，色素として没食子酸，硫酸第一鉄を1%程度含有する。
- カートリッジタイプとボトルインクがあり，カートリッジの容量は1～2mL程度，ボトルインクでは数十mLのものが多いが，350mL程度のボトル入りの製品もある。ボトルインクはつけペンにも使用される。

2) ボールペン
- 油性インクではアルコール系溶剤が使用される。水性インクでは水を主成分とし，グリセリンなどを含む。ゲルインクは水性インクである。

3) マーキングペン
- 油性インクでは，キシレンやアルコール系溶剤を70%程度含有し，製品によっては補充用インク（60～2,000mL）も販売されている。水性インクは水を主成分とし，グリセリン，グリコール類を10%程度含有する。ホワイトボードマーカーは油性インク，筆ペンや蛍光ペンは水性インクである。

4) スタンプインク
- スタンプ台や浸透印にしみ込ませて使用する。油性インクにはアルコール系溶剤が使用される。水性インクは水を主成分とし，グリセリン，グリコール類を含有する。滴下容器に入った補充用インクも販売されている。

5) インクジェットプリンター用インク
- 家庭用では水性インクが使用され，染料または顔料，グリセリン，グリコール類，水を含有する。交換可能なカートリッジに充填されているが，詰め替え用として数十～数百mL入りのボトルタイプもある。

6) 墨汁・朱液
- 墨汁は，にかわ液あるいは合成樹脂とカーボンブラックを主成分とする。朱液は合成樹脂と有機顔料を含有する。いずれも合成樹脂としてポリビニルアルコールなどが使用され，エチレングリコール数%を含有する。

7) 朱肉
- 顔料とヒマシ油などの油を混合した朱油を，和紙と練り合わせた練り朱肉，スポンジにしみ込ませたスポンジ朱肉がある。顔料には有機顔料と重金属（鉛化合物等）を含む無機顔料があり，古い製品では硫化第二水銀を含有するものもある。

2. 事故の発生状況

● JPIC受信状況
年間件数　：600件程度。一般95%，医療機関2%，その他3%。
患者年齢層：1歳未満41%，1～5歳51%，6～12歳2%，その他・不明6%。

事故状況　：小児や認知症のある高齢者の誤飲など99％（小児がペン先やスタンプをなめた，高齢者が墨汁を飲んだ等），その他・不明1％。
症状出現率：4％。口腔・咽頭の違和感，悪心，嘔吐など。
● JPIC で把握した医療機関受診例
【1986～2009年の24年間に把握した小児（12歳以下）の不慮の事例】
- インク33例，墨汁8例，朱肉6例，油性ペン10例，水性ペン23例で，重篤な例はなかった。

【1986～2010年の25年間に把握した高齢者（65歳以上）の不慮の事例】
- インク1例，墨汁9例，油性ペン1例で，重篤な例はなかった。

3. 毒性

- インクは，無毒もしくは毒性が低い物質に分類され，少量～中等量の摂取では，事実上，無毒である。ただし製品の味や感触によって軽度の腹部不快感が起こる可能性がある。
- 大量摂取した場合は，油性インクではキシレン，水性インクではエチレングリコール，ジエチレングリコールなどの溶剤が問題となる。万年筆用インクでは硫酸第一鉄，練り朱肉では鉛化合物，古い朱肉では硫化第二水銀の影響も考慮する。

4. 中毒学的薬理作用

1) キシレン
- 麻酔作用，皮膚・粘膜の刺激作用。

2) エチレングリコール
- エチレングリコールによる粘膜の刺激作用，中枢神経の抑制作用。
- 代謝物（グリコールアルデヒド，グリコール酸，グリオキシル酸，シュウ酸）に起因する代謝性アシドーシス（アニオンギャップ上昇）や析出したシュウ酸カルシウムの沈着（主に腎臓）。

3) ジエチレングリコール
- 代謝物のグリコール酸によるアシドーシス，腎障害，神経障害。

4) グリセリン
- 浸透圧利尿作用，緩下作用。

5. 症状

1) 経口：
- なめたり，ペン先を吸った程度であれば，無症状または口腔の違和感，悪心，嘔吐などの消化器症状程度である。
- インク補充液や墨汁をボトルから直接大量に摂取した場合は，溶剤による症状が出現する可能性がある。

  1) キシレン
  - 口腔・咽頭・胃の灼熱感，嘔吐，中枢神経抑制症状，心室細動，肝障害，腎障害など。
  - 誤嚥した場合は化学性肺炎。

  2) エチレングリコール
  - 症状発現は通常30～60分であるが，重篤な症状は12時間以上遅れることもある。
  - 第一段階（摂取後0.5～12時間）：悪心，嘔吐，エタノール様の酩酊，浸透圧ギャップ，アニオンギャップ上昇を伴う代謝性アシドーシス，痙攣など。
  - 第二段階（摂取後12～24時間）：頻脈，過呼吸，ショック，多臓器不全など。
  - 第三段階（摂取後24～72時間）：腎障害。

  3) ジエチレングリコール
  - 胸やけ，悪心，嘔吐，腹痛，下痢，頭痛など。
  - 重篤な場合は，酩酊，代謝性アシドーシス，腎障害，肝障害，摂取後3～5日で中枢抑制，昏睡など。

  4) グリセリン
  - 悪心，嘔吐，下痢，頭痛，めまいなど。一般に緩下作用の発現は24～48時間。

2) 吸入：・閉め切った部屋で油性インクを長時間使用した場合は，キシレンによる症状（粘膜刺激，頭痛，めまい等）が出現する可能性がある。
3) 眼　：・眼の違和感，痛み，充血など。
4) 皮膚：・発赤，紅斑など。

6. 処置

● 家庭での応急手当
1) 経口：禁忌：油性インクの場合は，吐かせてはいけない。理由：誤嚥すると化学性肺炎を起こしやすいため。
　　　　①除去：口の中に残っているものを吐き出す。小児や高齢者の場合は口の中を確認して取り除く，ふき取る。
　　　　②すすぎ：口をすすぐ，うがいする。うがいができない場合は濡れガーゼでふき取る。
　　　　③水分摂取：とくに注意事項はない。普段どおりでよい。
2) 吸入：・新鮮な空気の場所へ移動する。
3) 眼　：・眼をこすらないように注意し，直ちに十分に水洗する。
　　　　・コンタクトレンズを装着している場合は，容易に外せるようであれば外す。
4) 皮膚：①除去：皮膚に付着しているものを取り除く，ふき取る。付着した衣服を脱ぐ。
　　　　②水洗：必要に応じて，石けんを用いて十分に水洗する。

● 医療機関での処置
1) 経口：・ボトル入りのインク補充液や墨汁を大量に誤飲した場合は，溶剤に対する治療を行う。
　　　　・油性インクの場合，解毒剤はない。キシレンによる中枢抑制，不整脈などを考慮し，呼吸・循環管理などを行う。
　　　　・水性インクを大量摂取した場合は，アシドーシス，アニオンギャップ，浸透圧ギャップを確認する。エチレングリコールを含有する製品で，エタノール様の酩酊，アニオンギャップ上昇を伴う代謝性アシドーシスをみとめた場合は，解毒剤（ホメピゾール）の投与，血液透析を考慮する。
　　　　・万年筆用インクの大量摂取の場合は，硫酸第一鉄を考慮して，血清鉄の測定，必要に応じて，キレート剤（デフェロキサミン）投与を行う。
　　　　・練り朱肉の大量摂取の場合は，鉛化合物，硫化第二水銀などを考慮する。
2) 吸入：・症状に応じて，酸素投与，呼吸管理を行う。
3) 眼　：・受診前の洗眼が不十分な場合は，医療機関で十分に洗眼する。
4) 皮膚：・付着部位を十分に洗浄する。症状があれば，対症療法を行う。

7. 治療上の注意点

油性インクの場合，誤嚥させないことが重要であり，催吐は禁忌である。大量摂取などで，胃洗浄を実施する場合は，誤嚥を防止する対策をとった上で実施する。

62 絵具類
水彩絵具，ポスターカラー，アクリル絵具，油絵具，画用液

概　要

製品：主に筆を使用して絵画や工作の色付けを行うための画材で，顔料などの着色成分を固着成分や溶剤に分散させたものである。水を溶剤とする水性絵具（水彩絵具，ポスターカラー，アクリル絵具等）と油絵具に分けられる。油絵具や油絵具用の画用液（溶き油，絵具剥離剤，筆洗液等）は植物性乾性油や揮発性溶剤などを含有する。

問題となる成分と症状：小学校や幼稚園で使用する学童用の水性絵具の誤飲では，一過性の消化器症状が出現する程度であり，重症化する可能性は低い。専門家用水性絵具や油絵具では，色によっては顔料に重金属を含有するものがあり，大量摂取の場合は重金属中毒の可能性がある。油絵具や画用液は溶剤を含むため，経口摂取では消化器症状，吸入では咳，頭痛，めまい，悪心などの症状が出現する可能性がある。

JPIC受信状況：年間100件程度の問い合わせがあり，学童用の水性絵具を経口摂取する事故がほとんどである。小児がチューブから絵具を食べたり，溶解液を飲んだり，絵具を使用した作品をなめたりする事故が多い。

初期対応のための確認事項

製品によって成分が異なるので，製品表示，形態，使用方法などをできるだけ正確に確認する。

1. 製品
- 学童用か，専門家用か。専門家用の場合，色の名称（顔料名），毒性表示の有無。
- 水性絵具か，油絵具か，画用液か。形態（ペースト状，固形，液状等）。

2. 曝露状況・経路
- 誤飲・誤食の場合，なめた程度か，容器から直接口に入れたか，希釈したものか。摂取量。
- 換気の悪い状況で長時間使用していないか。
- 眼に入ったり，皮膚に付着したりしていないか。

3. 患者の状態・症状
- 悪心，嘔吐，腹痛などの消化器症状はないか。
- 咳き込み，むせなど，気管に入った様子はないか。
- 眼の違和感，痛み，充血，流涙はないか。
- 皮膚の痛み，発赤，発疹などはないか。

初期対応のポイント

1. 経口の場合
- 吐かせずに口の中のものを取り除いて，口をすすぐ。
- 顔や手足，衣服にも付着している可能性があれば，シャワーなどで全身を洗浄して着替える。

【直ちに受診】
- 頻回の嘔吐や腹痛などがある場合。
- 咳き込みや呼吸困難など誤嚥した可能性がある場合。

【念のため受診】
- 摂取量にかかわらず，専門家用の水性絵具や油絵具を摂取した場合（重金属中毒の可能性がある）。画用液を飲んだ場合。

【経過観察】
- 学童用の水性絵具を飲み込んで，腹部不快感など軽度の消化器症状のみの場合。
- 画用液をなめた程度で，症状がない場合。
- 絵具を使用した作品をなめた場合。

2. 吸入した場合
- 油絵具，画用液の場合，有機溶剤を含有するため，吸入の可能性がある。

【念のため受診】
- 新鮮な空気を吸っても症状が改善しない場合。

3. 眼に入った場合
- 眼をこすらないように注意して，直ちに洗眼する。

【直ちに受診】
- 開眼困難な場合，洗眼が難しい場合やコンタクトレンズが外れない場合。

【念のため受診】
- 洗眼後も痛み，充血などがある場合。

4. 皮膚に付着した場合

【念のため受診】
- 水洗後も発赤，痛み，発疹などがある場合。

解　説

1. 製品について

- 主に筆を使う描画材料で，着色成分（発色材：顔料，染料）を固着成分（展色材：植物油，樹脂，にかわ，デキストリン等）や溶剤に分散させたものである。
- チューブやジャーに入ったペースト状絵具のほか，固形絵具や液状絵具もある。
- 水性絵具（水彩絵具，ポスターカラー，アクリル絵具等）と油絵具に大きく分けられる。
- 水性絵具は顔料，樹脂，湿潤剤（グリセリン等），水などを含有し，樹脂として水彩絵具とポスターカラーはアラビアゴム，アクリル絵具は耐水性のあるアクリル樹脂を含有する。いずれも水分が蒸発すると乾燥・固着するが，水彩絵具やポスターカラーは乾燥した後も水に溶ける。
- 油絵具は顔料，植物性乾性油（亜麻仁油，ケシ油等），揮発性溶剤（松脂を水蒸気蒸留して得られるテレピン油，石油系炭化水素等）を含む。乾性油の酸化重合により固化・乾燥し，固着する。
- 画用液として，油絵具用では溶き油（植物性乾性油，揮発性溶剤），ワニス，乾燥促進剤（ワニス，金属石けん等），絵具剝離剤（溶剤），筆洗液（石油系炭化水素，水性製品は界面活性剤と水）など，アクリル絵具用では乾燥調節剤（グリコール類），絵具剝離剤（グリコールエーテル類，キシレン等）などが使用される。
- 小学校や幼稚園で使用する学童用の水彩絵具については JIS 規格で重金属の含有量が制限されているが，専門家用の水性絵具や油絵具の顔料には，ヒ素，カドミウム，セレン，クロム，マンガン，鉛，水銀などの重金属を含有しているものがある。色の名称から顔料（成分）を特定できる場合があり，例えばシルバーホワイトは塩基性炭酸鉛（鉛白），ジンクホワイトは酸化亜鉛（亜鉛華）が使用されている。有害な顔料を含有する絵具では，チューブに「毒性あり」「有害性あり」などの表示がある製品もある。

2. 事故の発生状況

● **JPIC 受信状況**

年間件数　：100 件程度。一般 83％，医療機関 4％，その他（保育所や高齢者施設等）13％。
患者年齢層：1 歳未満 30％，1～5 歳 58％，65 歳以上 5％，その他・不明 7％。
事故状況　：小児や認知症のある高齢者の誤飲など 97％（学童用の水性絵具そのものの誤食，絵具を使用した作品をなめた等），誤使用 3％（ペットボトルやコップに入れていた溶解液を飲料と間違えて飲んだ等）。
症状出現率：5％。口腔・咽頭の違和感や痛み，悪心，嘔吐，腹痛など。

● **JPIC で把握した医療機関受診例**

【1986～2009 年の 24 年間に把握した小児（12 歳以下）の不慮の事例】
- 絵具による事例 17 例のうち，重篤な例は 2 例であった。
  事例：3 歳児がポスターカラーを誤飲し，呼吸困難，脱水，誤嚥性肺炎をみとめた。

【1986～2010 年の 25 年間に把握した高齢者（65 歳以上）の不慮の事例】
- 絵具による事例は 13 例で，重篤な例はなかった。

3. 毒性

- 学童用の水性絵具は，無毒もしくは毒性が低い物質に分類され，少量～中等量の摂取では，事実上，無毒である。ただし，製品の味や感触によって軽度の腹部不快感が起こる可能性がある。
- 専門家用水性絵具，油絵具，画用液にはさまざまな種類があり，製品としての中毒量は明らかになっていない。専門家用水性絵具，油絵具の大量摂取の場合は，重金属中毒の可能性がある。

4. 中毒学的薬理作用

- 油絵具，画用液では，溶剤による粘膜刺激作用，中枢神経抑制作用。
- 専門家用水性絵具，油絵具では，重金属中毒の可能性。

5. 症状

1) 経口：1) 学童用の水性絵具
    - 無症状または嘔吐，腹痛などの消化器症状。
    2) 専門家用水性絵具，油絵具，画用液
    - 油絵具，画用液では，溶剤による嘔吐，腹痛，下痢などの消化器症状や，頭痛，めまい，傾眠などの中枢神経抑制による症状。
    - 専門家用水性絵具，油絵具の大量摂取の場合は，色によっては重金属中毒の可能性がある。
    - 誤嚥した場合は化学性肺炎。
2) 吸入：・油絵具，画用液の場合，咳などの呼吸器刺激症状，頭痛，めまい，悪心など。
3) 眼　：・油絵具，画用液の場合，弱い刺激による痛みなど。
4) 皮膚：・油絵具，画用液の場合，皮膚炎，過敏症。

6. 処置

● 家庭での応急手当
1) 経口：禁忌：油絵具，画用液の場合は，吐かせてはいけない。理由：誤嚥すると化学性肺炎を起こしやすいため。
    ①除去：口の中に残っているものを吐き出す。小児や高齢者の場合は口の中を確認して取り除く，ふき取る。
    ②すすぎ：口をすすぐ，うがいする。うがいができない場合は濡れガーゼでふき取る。
    ③水分摂取：油絵具，画用液の場合は，積極的に水分をとることは避けたほうがよい（無理に飲ませて嘔吐を誘発しないように注意する）。その他の製品は，とくに注意事項はない。普段どおりでよい。
2) 吸入：・新鮮な空気の場所へ移動する。室内を換気する。
3) 眼　：・眼をこすらないように注意し，直ちに十分に水洗する。
    ・コンタクトレンズを装着している場合は，容易に外せるようであれば外す。
4) 皮膚：①除去：皮膚に付着しているものを取り除く，ふき取る。付着した衣服を脱ぐ。
    ②水洗：必要に応じて，石けんを用いて十分に水洗する。
● 医療機関での処置
1) 経口：・特異的な治療法はなく，対症療法を行う。
    ・重金属を含有する製品の大量摂取の場合は，重金属の種類に応じた処置を行う。
    ・誤嚥した場合は，化学性肺炎に対する治療を行う。
2) 吸入：・症状に応じて，酸素投与，呼吸管理を行う。
3) 眼　：・受診前の洗眼が不十分な場合は，医療機関で十分に洗眼する。
4) 皮膚：・付着部位を十分に洗浄する。症状があれば，対症療法を行う。

7. 治療上の注意点

1) 専門家用水性絵具，油絵具の大量摂取の場合は，重金属を含有する可能性があるため，色の名称や顔料の種類から，成分を特定する必要がある。
2) 油絵具，画用液の場合，誤嚥させないことが重要であり，催吐は禁忌である。大量摂取などで，胃洗浄を実施する場合は，誤嚥を防止する対策をとった上で実施する。

63 チョーク・ライン用石灰

概　要

製品：学校や幼稚園，保育所などで使用されるチョーク，運動場に白線を引くためのライン用石灰（ラインパウダー）は，いずれも炭酸カルシウムまたは硫酸カルシウムを主成分とする。ただしライン用石灰は，2007年以前は消石灰（水酸化カルシウム）が主流であったことから，現在でも消石灰が使用される可能性がある。
問題となる成分と症状：炭酸カルシウムおよび硫酸カルシウムは，経口毒性は高くないが，眼に入ったり吸入すると刺激がある。硫酸カルシウムは水分で固化するので，異物として問題になる可能性もある。消石灰（水酸化カルシウム）は水溶液がアルカリ性で，消化管や呼吸器粘膜，眼，皮膚に対する腐食作用が問題となる。
JPIC 受信状況：年間 50 件程度の問い合わせがあり，小児の誤食が多いが，眼に入ったり，吸入したりする事故も散見される。

初期対応のための確認事項

1. 製品
- 成分（炭酸カルシウムか，硫酸カルシウムか）。
- ライン用石灰の場合，ライン専用製品か，農業用の消石灰をライン用石灰として使用していないか。
2. 曝露状況・経路
- 誤食した場合，なめた程度か，大量に飲み込んだか。
- チョークの場合，噛み砕いたか。1 本以上など大量に摂取していないか。
- 粉を吸入した可能性はないか。
- 粉が眼に入った可能性はないか。皮膚に長時間付着した可能性はないか。
3. 患者の状態・症状
- 悪心，嘔吐，腹痛などの消化器症状はないか。チョークの場合，喉に詰まった様子はないか。
- 咳き込み，呼吸困難などはないか。喘息などの基礎疾患はないか。
- 眼の違和感，痛み，充血，流涙はないか。
- 皮膚の痛み，発赤，発疹などはないか。皮膚に付着したものが水で固化していないか。

初期対応のポイント

1. 経口の場合
- 吐かせずに口の中のものを取り除いて，口をすすぎ，乳製品または水を飲ませる。
- 顔や手足，衣服にも付着している可能性があれば，シャワーなどで全身を洗浄して着替える。
【直ちに受診】
- 頻回の嘔吐や口腔の化学損傷，咳き込みなどの呼吸器症状がある場合。
- 喉に詰まり，気道異物の可能性がある場合。
【念のため受診】
- 大量に摂取した可能性がある場合（チョークの場合 1 本以上）。
- 喉の痛み，悪心，口腔の違和感など軽度の消化器症状程度の場合。
【経過観察】
- なめたり，少量食べた程度で，症状がない場合。
2. 吸入した場合
【直ちに受診】
- 喉の痛み，気分不良，咳，呼吸困難などがあり，新鮮な空気を吸っても改善しない場合。
- 喘息などの基礎疾患がある場合（発作につながる可能性がある）。
3. 眼に入った場合
- 眼をこすらないように注意して，直ちに洗眼する。

【直ちに受診】
- 開眼困難な場合，洗眼が難しい場合やコンタクトレンズが外れない場合。
- 消石灰の場合。
- 硫酸カルシウムが固化して眼瞼などに付着して取れない場合。

【念のため受診】
- 消石灰以外で洗眼後も痛み，充血などがある場合。

4. 皮膚に付着した場合
【念のため受診】
- 水洗後も発赤，痛み，発疹などがある場合。
- 硫酸カルシウムが固化して皮膚に付着して取れない場合。

解　説

1. 製品について

1) チョーク
- 粉末を棒状に固めた黒板用の筆記具で，1本は5g程度である。
- 炭酸カルシウムまたは硫酸カルシウムを主成分とし，カラーチョークでは顔料を含有する。炭酸カルシウム製品では卵殻や貝殻を使用した製品もある。

2) ライン用石灰
- 運動場にライン（白線）を引くための白色の粉末で，顔料を添加した色付きの製品も販売されている。
- 2007年の文部科学省通知以前のライン専用製品は消石灰（水酸化カルシウム）が主流であった。消石灰（水酸化カルシウム）の水溶液はアルカリ性（pH 12.4）である。
- 文部科学省通知以降のライン専用の製品の主成分は炭酸カルシウムもしくは硫酸カルシウムである。炭酸カルシウム製品では石灰岩を粉砕した製品のほか，卵殻や貝殻をリサイクルした製品もある。水溶液は弱アルカリ性である。硫酸カルシウム製品は，建築用の石膏ボードの余材をリサイクルした製品などで，水溶液は中性である。
- 文部科学省通知以降も，ライン専用の製品以外に農業用などの消石灰（水酸化カルシウム）をそのまま使用している可能性もある。

2. 事故の発生状況

● JPIC 受信状況
年間件数　：50件程度（チョーク45件程度，ライン用石灰5件程度）。一般80％，医療機関4％，その他16％。
患者年齢層：1歳未満28％，1～5歳58％，6～19歳11％，20～64歳2％，その他・不明1％。
事故状況　：小児や認知症のある高齢者の誤食など100％（チョークをかじって食べた，運動場に引いてあったライン用石灰を触ってなめた，運動中に風で舞ったライン用石灰を吸い込んだ等）。
症状出現率：9％。悪心，嘔吐，眼の違和感や痛み，付着部位のかゆみや発赤。

● JPICで把握した医療機関受診例
【1986～2009年の24年間に把握した小児（12歳以下）の不慮の事例】
- チョーク：14例で，重篤な例はなかった。
- ライン用石灰：重篤な例は1例であった。
  事例：幼稚園にて口の中に消石灰が入った。軽度呼吸困難，咳嗽，喘鳴，肺炎をみとめた。

【1986～2010年の25年間に把握した高齢者（65歳以上）の不慮の事例】
- チョーク，ライン用石灰による事例はなかった。

● 文献報告例
- 消石灰（水酸化カルシウム）では2007年以前に，風による眼への飛入や，袋からライン引きへの詰め替え作業時，ライン引きの目詰まり点検時，ライン引きの横転，ボールへの付着などにより石灰が飛散して眼に入り，角膜や結膜の損傷を起こして視力障害が残った例が報告されている。また，スポーツ中に足や殿部に

付着したまま放置して，皮膚の化学損傷をきたした症例が複数報告されている。（古林摂，他：皮膚科の臨床 2005；47：530-531.）（安倍吉郎，他：熱傷 2007；33：47-51.）（相川美和，他：皮膚科の臨床 2009；51：1747-1750.）（日本学校保健会：運動場のラインなどに使用する石灰の取り扱いについて 平成19年11月2日．）
- 農業用石灰（消石灰）が眼に入り，直ちに水洗したあと眼科を受診したが，失明に至った例が報告されている。（植田喜一，他：眼臨紀 2012；5：481-482.）

3．毒性

問題となる成分は消石灰（水酸化カルシウム）である。
1）炭酸カルシウム
- チョークとして，弱い消化器刺激物に分類され，少量摂取では通常は影響がないか，あったとしてもごくわずかである。

2）硫酸カルシウム
- チョークとして，無毒もしくは毒性が低い物質に分類され，少量〜中等量の摂取では，事実上，無毒である。ただし，製品の味や感触によって軽度の腹部不快感が起こる可能性がある。硫酸カルシウムは水分で固化するので，異物として問題になる可能性がある。

3）消石灰（水酸化カルシウム）
- 水溶液はアルカリ性（25℃飽和水溶液のpH：12.4）を示し，皮膚，粘膜の腐食性を有する。
- アルカリの主たる作用である組織の腐食の程度は，曝露量よりも濃度や粘度，pH，接触時間に大きく左右される。

4．中毒学的薬理作用

1）炭酸カルシウム
- 水溶液が弱アルカリ性であることから，眼，皮膚，呼吸器の刺激作用。

2）硫酸カルシウム
- 眼，皮膚，粘膜の機械的な刺激。経口の場合，水と反応して固化し消化管閉塞をきたす可能性がある。

3）消石灰（水酸化カルシウム）
- アルカリによる腐食作用（化学損傷），高濃度の曝露では，放置すると接触部位からより深部に傷害が進行する。

5．症状

成分により異なる。
1）経口：1）炭酸カルシウム，硫酸カルシウム
- 軽度の消化器症状程度である。硫酸カルシウムの場合は，きわめて大量に摂取すると，固化して物理的な消化管閉塞（とくに幽門部）をきたす可能性がある。

2）消石灰（水酸化カルシウム）
- 中咽頭，食道，胃に，刺激または化学損傷を生じる。上気道浮腫を生じることもある。

2）吸入：1）炭酸カルシウム，硫酸カルシウム
- 咳嗽などの呼吸器の刺激症状。

2）消石灰（水酸化カルシウム）
- 咳嗽，気管支痙攣。重症では上気道の浮腫と化学損傷，喘鳴。

3）眼　：1）炭酸カルシウム，硫酸カルシウム
- 眼の刺激症状。

2）消石灰（水酸化カルシウム）
- 角膜や結膜の損傷，視力障害。

4）皮膚：消石灰（水酸化カルシウム）
- 重篤な皮膚刺激，化学損傷，肥厚。

6. 処置

ライン用石灰で成分が不明である場合は，消石灰（水酸化カルシウム）として対応する。

● 家庭での応急手当
1) 経口：禁忌：消石灰（水酸化カルシウム）の場合は吐かせてはいけない。理由：腐食性物質が再び食道を通過することにより，炎症が悪化するため。
   ① 除去：口の中に残っているものを吐き出す。小児や高齢者の場合は口の中を確認して取り除く，ふき取る。
   ② すすぎ：口をすすぐ，うがいする。うがいができない場合は濡れガーゼでふき取る。
   ③ 水分摂取：粘膜保護の目的で乳製品（牛乳やヨーグルト）または水を飲む。(120～240mL，小児は体重1kgあたり15mL以下，無理に飲ませて嘔吐を誘発しないように注意する)。
2) 吸入：・新鮮な空気の場所へ移動する。
3) 眼　：・眼をこすらないように注意し，直ちに十分に水洗する。消石灰（水酸化カルシウム）の場合は，腐食作用を有するアルカリの曝露に準じて，少なくとも30分間は水洗するべきである。
   ・コンタクトレンズを装着している場合は，容易に外せるようであれば外す。
4) 皮膚：① 除去：皮膚に付着しているものを取り除く，ふき取る。付着した衣服を脱ぐ。
   ② 水洗：十分に水洗する。消石灰（水酸化カルシウム）の場合は，腐食作用を有するアルカリの曝露に準じて，少なくとも15分間は水洗するべきである。

● 医療機関での処置
1) 経口：・成分によって対応が異なる。
   ・炭酸カルシウム：通常，治療を必要としない。症状がみられる場合は対症療法を行う。
   ・硫酸カルシウム：大量摂取では固化する可能性があるので，摂取後直ちにグリセリン，ゼラチン溶液，大量の水を投与して固化を遅らせる。消化管閉塞の徴候がみられる場合は，必要に応じて，外科的処置を検討する。
   ・水酸化カルシウム：特異的な治療法はなく，牛乳または水での希釈のほか，対症療法が中心となる。禁忌：催吐，酸による中和，活性炭および下剤の投与。
2) 吸入：・著明な呼吸困難，喘鳴，上気道浮腫をみとめる場合は積極的な治療を要する。
   ・症状に応じて，酸素投与，呼吸管理を行う。
3) 眼　：・涙液のpHが中性付近であり，結膜円蓋に微粒子の残存がないことを確認するまで洗浄する。
   ・症状が残る場合は眼科的診察が必要である。
4) 皮膚：・付着部分を十分に洗浄する。
   ・消石灰（水酸化カルシウム）の場合は，症状があれば，熱傷に準じて治療する。

7. 治療上の注意点

消石灰（水酸化カルシウム）
- 粘膜面に固着していないか十分に確認して固着物を除去する。除去できない場合には接触時間が長くなり，化学損傷の程度も重篤化すると考えられる。
- 経口の場合，口腔に異常がなくても，咽喉頭や食道，胃に固着して化学損傷が重篤化する可能性がある。
- 眼に入った場合，30分以上の水洗と眼科的診療が必要とされる。1～2時間の水洗，あるいは水洗を中止後30分経過した時点でも涙液のpHが中性付近のまま保たれていることを確認するよう勧めている文献報告もある。

8. 体内動態

1) 炭酸カルシウム
［吸収］水には不溶であるが，胃酸により直ちに塩化カルシウムへと変化し，消化管から吸収され，高カルシウム血症を起こす。ただし，高カルシウム血症は慢性的な摂取により起こるとされる。

2) 消石灰（水酸化カルシウム）
［吸収］吸収による毒性は問題にならない。

64 粘　土

概　要

製品：立体造形に用いる材料で，粘土遊びや学校での造形，工芸や手芸（クレイアート）に用いられ，油粘土や小麦粘土，紙粘土，樹脂粘土などの種類がある。
問題となる成分と症状：少量～中等量の摂取では，事実上，無毒であるが，製品の味や感触によって軽度の腹部不快感が起こる可能性がある。油粘土を大量摂取した場合，油分による悪心，嘔吐，下痢などの消化器症状が起こることがある。
JPIC 受信状況：年間 100 件程度の問い合わせがあり，小児の誤食事故がほとんどを占める。

初期対応のための確認事項

1. 製品
- 種類（油粘土，小麦粘土，紙粘土，樹脂粘土等）。
2. 曝露状況・経路
- 誤食した場合，なめた程度か，大量摂取していないか。
3. 患者の状態・症状
- 悪心，嘔吐，腹痛などの消化器症状はないか。
- 喉に詰まっていないか。
- 小麦粘土の場合，小麦アレルギーはないか。

初期対応のポイント

1. 経口の場合
- 口の中のものを取り除いて，口をすすぐ。
【直ちに受診】
- 喉に詰まっている様子がある場合。
【念のため受診】
- 嘔吐や下痢などの消化器症状がある場合。
【経過観察】
- 軽度の腹部不快感程度の場合。
2. 吸入した場合
- 製品の性質上，吸入して問題になるとは考えにくい。
3. 眼に入った場合
- 眼をこすらないように注意して，直ちに洗眼する。
【直ちに受診】
- 開眼困難な場合，洗眼が難しい場合やコンタクトレンズが外れない場合。
- 眼に入ったものが除去できない場合。
【念のため受診】
- 洗眼後も痛み，充血，異物感などがある場合。
4. 皮膚に付着した場合
- 製品の性質上，皮膚に付着して問題になるとは考えにくい。

解　説

1. 製品について

- 立体造形に用いる材料で，粘土遊びや学校での造形，工芸や手芸（クレイアート）に用いられる。油粘土，小麦粘土，紙粘土，樹脂粘土などがあり，色を混ぜることができる製品も多い。
- 粘土遊びには小麦粘土や油粘土などが用いられる。造形や工芸，手芸で作品にする場合は紙粘土，樹脂粘土などが用いられ，成形後に乾燥させたり焼成したりすることで固くなる。
- 小麦粘土は幼児や学童の粘土遊び用として販売されている。主成分は小麦粉，塩，油，水であり，小麦粉の代わりに米粉や寒天を使った製品もある。幼児用に販売されている製品では，口に入れても安心であることをうたったものが多い。
- 油粘土は，カオリンや石膏にワセリン，ワックス，ヒマシ油などの粘結材を加えたもので，固くなりにくく再利用できる。粘土遊びや原型製作に用いられる。
- 紙粘土の主成分は，パルプ，シラス（軽石や火山灰），タルク，炭酸カルシウム，カルボキシメチルセルロースなどである。糊剤，水を加えて造形しやすい固さになっており，乾燥すると固くなる。軽量紙粘土は，微小中空球樹脂を加え軽量化したもので，通常の紙粘土よりも水分量が少ない。石粉粘土は紙粘土に石粉を混合したもので，乾燥後は石のように硬くなる。
- 樹脂粘土の主成分は樹脂，植物粉などであり，樹脂としてセルロースやポリ塩化ビニル（PVC），シリコーンゴムなどが用いられる。PVC樹脂は湯につけると軟らかくなるタイプとオーブンで硬化させるタイプ（オーブン粘土，オーブンクレイ）がある。シリコーンゴム系は乾燥するとスーパーボールのように弾む。軽量樹脂粘土は微小中空球樹脂を加え軽量化したものである。ビーズ状の製品や消しゴムになる製品もある。
- 粘土とは異なるが，室内用の砂遊びをうたった製品は，砂（二酸化ケイ素等）に油分（シリコーン，グリセリン等）を加えたもので，固まりやすく，散らばりにくいのが特徴である。

2. 事故の発生状況

● JPIC 受信状況
年間件数　：100件程度。一般87％，医療機関2％，その他（保育所，幼稚園，高齢者施設等）11％。
患者年齢層：1歳未満43％，1～5歳50％，65歳以上3％，その他・不明4％。
事故状況　：小児や認知症のある高齢者の誤食など100％（使用中の粘土を食べた，保育所や幼稚園などで作った粘土の工作物を食べた等）。
症状出現率：7％。口腔・咽頭の違和感，悪心，嘔吐など。
● JPIC で把握した医療機関受診例
【1986～2009年の24年間に把握した小児（12歳以下）の不慮の事例】
- 粘土による事例は12例で，重篤な例はなかった。

【1986～2010年の25年間に把握した高齢者（65歳以上）の不慮の事例】
- 粘土による事例は4例で，重篤な例はなかった。

3. 毒性

粘土は，無毒もしくは毒性が低い物質に分類され，少量～中等量の摂取では，事実上，無毒である。ただし，製品の味や感触によって軽度の腹部不快感が起こる可能性がある。

4. 中毒学的薬理作用

- 油粘土では油分による消化管粘膜の刺激作用，緩下作用。

5. 症状

1）経口：
- 少量摂取では通常は症状が出現しないか，あったとしてもごく軽度の消化器症状程度である。

- 油粘土を大量摂取した場合は，油分による一過性の悪心，嘔吐，下痢などの消化器症状が起こる可能性がある。
- 小麦粘土を摂取した場合は小麦アレルギーが誘発される可能性がある。
- 異物として物理的閉塞を起こすことも考えられる。

2）眼　：・物理的な刺激による疼痛などが考えられる。

6. 処置

通常は処置不要である。
● 家庭での応急手当
1）経口：①除去：口の中に残っているものを吐き出す。小児や高齢者の場合は口の中を確認して取り除く，ふき取る。
　　　　②すすぎ：口をすすぐ，うがいする。うがいができない場合は濡れガーゼでふき取る。
　　　　③水分摂取：とくに注意事項はない。普段どおりでよい。
　　　　・気道異物の場合：窒息が差し迫っていれば，背部叩打法，腹部突き上げ法をこころみる。
2）眼　：・眼をこすらないように注意し，直ちに十分に水洗する。
● 医療機関での処置
　　経口：・誤食程度であれば，積極的な処置は不要であり，症状があれば，対症療法を行う。

65 シャボン玉液

概　要

製品：市販されているシャボン玉液は陰・非イオン界面活性剤が主成分で，玩具安全基準では，界面活性剤相当分は3％以下と規定されている。家庭で作るシャボン玉液は洗剤類（食器用・洗濯用洗剤，石けん，シャンプー等）をうすめたものである。

問題となる成分と症状：界面活性剤の含有量が少ないため毒性は低いと考えられる。小児の誤飲程度では軽度の消化器症状のみであることが多いが，気管に入った場合は咳き込みなどの呼吸器症状を発現する可能性がある。

JPIC受信状況：年間200～300件程度の問い合わせがあり，小児がシャボン玉をうまく吹くことができずにストローから吸った，ボトルに口を付けて飲んだなど，使用中に誤飲する事故がほとんどである。顔にかかり，眼や鼻に入る事例もある。

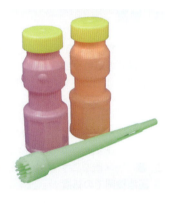

初期対応のための確認事項

1. 製品
- 市販のシャボン玉液か，食器用洗剤などを希釈してシャボン玉液として使用したか。
- 市販のシャボン玉液の場合，容器の大きさ（容量）。
- 食器用洗剤などを希釈してシャボン玉液として使用した場合，製品中の界面活性剤の濃度と希釈の程度。

2. 曝露状況・経路
- 誤飲した場合，ストローなどで飲んだか，容器から直接飲んだか。大量に飲んだ可能性はないか。
- シャボン玉液が顔にかかって眼や鼻に入ったり，付着した手で眼を触ったりしていないか。
- 皮膚に付着していないか。

3. 患者の状態・症状
- 悪心，嘔吐などの消化器症状はないか。
- 咳き込み，むせなど，気管に入った様子はないか。
- 眼の違和感，痛み，充血，流涙はないか。
- 皮膚の痛み，発赤，発疹などはないか。

初期対応のポイント

1. 経口の場合
- 口の中のものを取り除いて，口をすすぎ，乳製品または水を飲ませる。
- 顔や手足，衣服にも付着している可能性があれば，シャワーなどで全身を洗浄して着替える。

【直ちに受診】
- 頻回の嘔吐がみられる場合や喉の痛み，悪心などが改善しない場合。
- 咳き込みなどの呼吸器症状があり，気管に入った可能性がある場合。

【経過観察】
- なめたり，1口飲み込んだ程度で，喉の痛み，悪心，口腔の違和感など軽度の消化器症状程度の場合。

2. 吸入した場合
- 製品の性質上，吸入して問題になるとは考えにくい。

3. 眼に入った場合
- 眼をこすらないように注意して，直ちに洗眼する。

【直ちに受診】
- 開眼困難な場合，洗眼が難しい場合やコンタクトレンズが外れない場合。

【念のため受診】
- 洗眼後も痛み，充血などがある場合。

4. 皮膚に付着した場合

【念のため受診】
- 水洗後も発赤，痛み，発疹などがある場合。

解　説

1. 製品について

- 市販されているシャボン玉液は陰・非イオン界面活性剤のほか，微量の増粘剤，水を含有する。
- 一般社団法人日本玩具協会の玩具安全（ST）基準では，界面活性剤相当分は3％以下，容量はストロー式シャボン玉で30mL以下，ストロー式以外では600mL以下と規定されている。
- 家庭で作るシャボン玉液は洗剤類（食器用・洗濯用洗剤，石けん，シャンプー等）をうすめたものである。ポリビニルアルコール（PVA）を含む洗濯のりやグリセリン，ガムシロップなどを混合する場合もある。

2. 事故の発生状況

● JPIC受信状況

年間件数　：230件程度。一般96％，医療機関2％，その他2％。
患者年齢層：1歳未満4％，1～5歳95％，その他・不明1％。
事故状況　：小児の誤飲など98％（シャボン玉液の容器から直接飲んだ，ストローの先をなめた，うまく吹けずに吸い込んだ，容器を倒してシャボン玉液が顔にかかった，眼に入った等），誤使用2％（別の容器に移し替えたため飲み物と間違えて飲んだ等）。
症状出現率：32％。口腔・咽頭の痛みや違和感，悪心，嘔吐，咳き込み，眼の充血や違和感・痛み，皮膚の付着部位の発赤・紅斑など。

● JPICで把握した医療機関受診例

【1986～2009年の24年間に把握した小児（12歳以下）の不慮の事例】
- シャボン玉液による75例で，重篤な例はなかった。

【1986～2010年の25年間に把握した高齢者（65歳以上）の不慮の事例】
- シャボン玉液による事例はなかった。

3. 毒性

- シャボン玉液は，弱い消化器刺激物に分類され，少量摂取では通常は影響がないか，あったとしてもごくわずかである。
- 市販されているシャボン玉液は界面活性剤の濃度が低く，毒性は低いと考えられる。

4. 中毒学的薬理作用

界面活性剤
- 皮膚・粘膜の刺激作用。
- 体循環に入った場合の全身作用として，血管透過性亢進・細胞膨化作用。

5. 症状

界面活性剤の刺激作用による症状を生じる可能性がある。
1）経口：・界面活性剤による口腔・咽頭の炎症，悪心，嘔吐，下痢，腹痛など。嘔吐は1時間以内に起こる

ことが多い。
- 気管に入った場合は，咳き込みなどの呼吸器症状が出現する可能性がある。
2) 眼　：・眼の痛み，充血などがみられる。
3) 皮膚：・皮膚のかゆみや腫れ，発赤などがみられる。

6. 処置

● 家庭での応急手当
1) 経口：①除去：口の中に残っているものを吐き出す。小児や高齢者の場合は口の中を確認して取り除く，ふき取る。
②すすぎ：口をすすぐ，うがいする。うがいができない場合は濡れガーゼでふき取る。
③水分摂取：乳製品（牛乳やヨーグルト）または水を飲む。量は普段飲む程度（120～240mL，小児は体重1kgあたり15mL以下，無理に飲ませて嘔吐を誘発しないように注意する）。理由：蛋白質による粘膜保護や希釈により，刺激の緩和が期待できる。
2) 眼　：・眼をこすらないように注意し，直ちに十分に水洗する。
- コンタクトレンズを装着している場合は，容易に外せるようであれば外す。
3) 皮膚：①除去：皮膚に付着しているものを取り除く，ふき取る。付着した衣服を脱ぐ。
②水洗：十分に水洗する。

● 医療機関での処置
1) 経口：・牛乳または水での希釈のほか，対症療法を行う。
- 咳き込みなどの呼吸器症状がみられる場合は，誤嚥の可能性を考慮する。
2) 眼　：・受診前の洗眼が不十分な場合は，医療機関で十分に洗眼する。
3) 皮膚：・付着部位を十分に洗浄する。症状があれば，対症療法を行う。

7. 体内動態

界面活性剤
［吸収］分子構造により違いはあるが，基本的に消化管から吸収される。
［代謝・排泄］肝臓で代謝された後，尿中あるいは糞便中に排泄される。

66　ケミカルライト

概　要

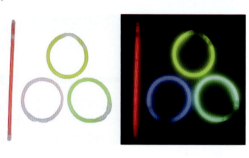

製品：腕輪状やスティック状の製品が祭りやコンサート会場などで販売されるほか，釣りウキや緊急時のライト，結婚披露宴などの演出にも利用されている。蛍光液と酸化液の2種類の液体を混合すると化学反応により発光することを利用した製品である。

問題となる成分と症状：フタル酸エステルなどの溶剤の刺激作用により，経口では口腔・咽頭の灼熱感や嘔吐，眼に入った場合は痛みや充血，経皮ではかゆみや腫れなどを生じる可能性がある。

JPIC受信状況：年間150件程度の問い合わせがあり，小児がスティックをかじって口に入った，折り曲げて遊んでいるうちに割れて液体が飛び散り，皮膚に付着した，眼に入ったといった事故が多い。

初期対応のための確認事項

1．製品
- 祭りやコンサート会場などで販売されている腕輪状やスティック状の製品か。
- 結婚披露宴などで演出に使用する液体か。

2．曝露状況・経路
- 腕輪状やスティック状の製品から漏れた液をなめたか，飲み込んだか。
- 液が飛び散って顔にかかったり，眼に入ったりしていないか。液が付着した手で眼を触っていないか。
- 結婚披露宴などで演出に使用する液体を誤飲した場合，大量に飲んだ可能性はないか。

3．患者の状態・症状
- 口腔・咽頭の痛みや悪心，嘔吐などの消化器症状はないか。
- 大量摂取した場合，めまいやふらつきなど中枢神経抑制による症状はないか。
- 咳き込み，むせなど，気管に入った様子はないか。
- 眼の違和感，痛み，充血，流涙はないか。
- 皮膚の痛み，発赤，発疹などはないか。

初期対応のポイント

1．経口の場合
- 口の中のものを取り除いて，口をすすぎ，乳製品または水を飲ませる。
- 顔や手足，衣服にも付着している可能性があれば，シャワーなどで全身を洗浄して着替える。

【直ちに受診】
- 口腔や咽頭の痛み，悪心，嘔吐などの症状がある場合。
- 症状がなくても，結婚披露宴などで演出に使用する液体を大量に飲んだ可能性がある場合。

【経過観察】
- 腕輪状やスティック状の製品の誤飲で，口腔の違和感など軽度の消化器症状程度の場合（含まれている液体の量は少ない）。

2．吸入した場合
- 製品の性質上，吸入して問題になるとは考えにくい。

3．眼に入った場合
- 眼をこすらないように注意して，直ちに洗眼する。

【直ちに受診】
- 開眼困難な場合，洗眼が難しい場合やコンタクトレンズが外れない場合。

【念のため受診】
- 洗眼後も痛み，充血などがある場合。

4. 皮膚に付着した場合

【念のため受診】
- 水洗後も発赤，痛み，発疹などがある場合。

解　説

1. 製品について

- 蛍光液と酸化液の2種類の液体を混合すると，化学反応により数分～数時間のあいだ発光することを利用した製品である。
- 腕輪状やスティック状の製品が祭りやコンサート会場などで販売されるほか，釣りウキや緊急時のライトとしても利用されている。結婚式などでは，あらかじめセットされた蛍光液の入ったグラスに酸化液を注ぐことにより発光が始まる，といった演出で使われる。
- 密閉された二重構造のスティック状の製品が多く，外側のプラスチック容器を軽く折り曲げて中のガラスアンプルを割って2種類の液体を混合する。液量は製品によりさまざまで，1mL以下～数十mL程度である。
- 蛍光液にはシュウ酸エステル，蛍光色素，酸化液には過酸化水素，ブチルアルコールなどを含有するほか，溶剤としてフタル酸エステル（フタル酸ジメチル，フタル酸ジブチル等）を90％程度含有する。

2. 事故の発生状況

● JPIC 受信状況

年間件数　：150件程度。一般91％，医療機関8％，その他1％。
患者年齢層：1歳未満2％，1～5歳86％，6～12歳9％，その他・不明3％。
事故状況　：小児の誤飲など99％（腕輪やスティックをかじった，折り曲げて遊んでいるうちに割れて液体が飛び散り眼に入った，皮膚に付いた等），その他・不明1％。結婚披露宴で酒と間違えて飲んだ事故もある。
症状出現率：26％。口腔・咽頭の痛みや違和感，悪心，嘔吐，眼の充血や痛み，皮膚発赤・紅斑など。

● JPIC で把握した医療機関受診例

【2003～2007年に把握した事例】
- 経口113例：誤飲した量にかかわらず軽度の消化器症状がみられる程度で重篤な例はなかった。
- 眼10例：8例で痛みや充血などがあり，角膜上皮びらんにより完治までに5日かかった例もあった。

【1986～2009年の24年間に把握した小児（12歳以下）の不慮の事例】
- ケミカルライトによる事例147例のうち，重篤な例は眼に入った1例であった（上述）。

【1986～2010年の25年間に把握した高齢者（65歳以上）の不慮の事例】
- ケミカルライトによる事例はなかった。

● 文献報告例

- フタル酸ジブチルの経口摂取により一過性の眼の障害（角膜炎等）が現れたという報告が複数ある。
（Krauskopf LG：Environ Health Perspect 1973；3：61-72.）（藤本和法：日救急医会誌 2003；14：668.）

3. 毒性

- 化学発光製品は，無毒もしくは毒性が低い物質に分類され，少量～中等量の摂取では，事実上，無毒である。ただし，製品の味や感触によって軽度の腹部不快感が起こる可能性がある。
- フタル酸エステルは蒸気圧が低く気化しにくいため，吸入による事故は起こりにくい。

4. 中毒学的薬理作用

- フタル酸エステルなどの溶剤による皮膚・粘膜の刺激作用，大量摂取では中枢神経抑制作用。

5. 症状

1) 経口：・口腔・咽頭の灼熱感，嘔吐。大量摂取の場合は，めまい，意識障害のほか，肝・腎障害を生じる可能性もある。
2) 吸入：・気化しにくいため，吸入による事故は起こりにくい。
3) 眼　：・眼の痛み，充血，羞明，角膜炎などがみられる。
4) 皮膚：・かゆみや腫れ，発赤などがみられる。

6. 処置

● 家庭での応急手当

1) 経口：①除去：口の中に残っているものを吐き出す。小児や高齢者の場合は口の中を確認して取り除く，ふき取る。
   ②すすぎ：口をすすぐ，うがいする。うがいができない場合は濡れガーゼでふき取る。
   ③水分摂取：乳製品（牛乳やヨーグルト）または水を飲む。量は普段飲む程度（120〜240mL，小児は体重1kgあたり15mL以下，無理に飲ませて嘔吐を誘発しないように注意する）。理由：蛋白質による粘膜保護や希釈により，刺激の緩和が期待できる。
2) 眼　：・眼をこすらないように注意し，直ちに十分に水洗する。
   ・コンタクトレンズを装着している場合は，容易に外せるようであれば外す。
3) 皮膚：①除去：皮膚に付着しているものを取り除く，ふき取る。付着した衣服を脱ぐ。
   ②水洗：石けんを用いて十分に水洗する。

● 医療機関での処置

1) 経口：・対症療法を行う。咳き込みなどの呼吸器症状がみられる場合は，誤嚥の可能性を考慮する。
2) 眼　：・受診前の洗眼が不十分な場合は，医療機関で十分に洗眼する。
   ・症状が残る場合は眼科的診察が必要である。
3) 皮膚：・付着部位を十分に洗浄する。症状があれば，対症療法を行う。

7. 体内動態

フタル酸エステル

［吸収］経口で短時間にすみやかに吸収されると考えられる。低分子のフタル酸エステルは経皮でも吸収される。
［代謝］低分子のフタル酸エステルは加水分解され，アルコールとフタル酸になる。
［排泄］代謝物は主に尿中に排泄される。蓄積性は少ない。

67 スライム

概　要

製品：半流動体でプルプルした触感を楽しむ玩具で，市販品のほか，理科の実験などで作製することもある。ポリビニルアルコール（PVA）の水溶液にホウ砂の飽和水溶液を加えてよくかき混ぜると，PVAとホウ酸の架橋構造に水分子が閉じ込められ，スライムとなる。
問題となる成分と症状：経口摂取した場合は，ホウ酸により悪心，嘔吐などの消化器症状，紅斑，発赤，落屑などの皮膚症状が出現する可能性がある。小児の誤飲事故では，重篤な症状が出現するほどの量を摂取する可能性は低いが，遅れて症状が出現することもある。
JPIC受信状況：年間60件程度の問い合わせがあり，小児の誤食がほとんどである。

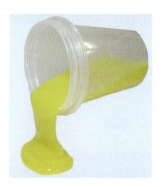

初期対応のための確認事項

1. **製品**
- 市販品か，自家製か（自家製の場合，使用するホウ砂水溶液を誤飲する可能性もある）。
- 自家製の場合，ホウ砂の使用量，またはホウ砂水溶液とPVA水溶液の混合割合。

2. **曝露状況・経路**
- 誤食した場合，なめた程度か，大量摂取していないか。
- 眼に入っていないか。

3. **患者の状態・症状**
- 悪心，嘔吐，下痢などの消化器症状はないか。
- 咳き込み，むせなど，気管に入った様子はないか。
- 眼の違和感，痛み，充血，流涙はないか。
- 紅斑，発赤，落屑などの皮膚症状はないか（皮膚症状は，数日遅れて口唇，口腔粘膜，手掌，足底，殿部などに出現することがある）。

初期対応のポイント

1. **経口の場合**
- 口の中のものを取り除いて，口をすすぎ，乳製品または水を飲ませる。

【直ちに受診】
- 悪心，嘔吐など，何らかの症状がある場合。

【念のため受診】
- 症状がなくても，ホウ砂の摂取量が体重30kg未満で体重1kgあたり300mg以上，体重30kg以上で9g以上の場合〔ホウ砂の飽和水溶液（約5.9%）と合成洗濯のり水溶液を重量比1:1で混ぜて作製したスライムであれば，体重10kgで103g以上，体重30kg以上で310g以上に相当〕。

【経過観察】
- ホウ砂の摂取量が受診を勧める量よりも少ないか，なめた程度で，症状がない場合（排泄時間を考慮して，数日程度は注意する）。

2. **吸入した場合**
- 製品の性質上，吸入して問題になるとは考えにくい。

3. **眼に入った場合**
- 眼をこすらないように注意して，直ちに洗眼する。

【直ちに受診】
- 開眼困難な場合，洗眼が難しい場合やコンタクトレンズが外れない場合。

【念のため受診】
- 洗眼後も痛み，充血などがある場合。

4．皮膚に付着した場合

【念のため受診】
- 水洗後も発赤，痛み，発疹などがある場合。

解　説

1．製品について

- 半流動体でプルプルした触感を楽しむ玩具である。
- ポリビニルアルコール（PVA）がホウ酸イオンで架橋された構造で，その立体的な網目の中に水分子を閉じ込めることにより，プルプルとした感触となる。水分子が完全に閉じ込められた状態であれば，べとつかず触っても濡れない。
- 市販品のほか，理科の実験などで作製することもある。PVA の水溶液（PVA を含んだ合成洗濯のりに水を加えたものがよく使われる）に，ホウ砂（四ホウ酸ナトリウム）の飽和水溶液（16mL の水に 1g 溶解するとして 5.9w/w％）を加えてよくかき混ぜると，PVA とホウ酸の架橋構造に水分子が閉じ込められ，スライムとなる。ホウ砂飽和水溶液と合成洗濯のり水溶液を重量比 1：1 で混ぜて作製したスライムであれば，ホウ砂の濃度は 2.9w/w％となる。
- 塩化ナトリウムをかけると，水分が網目構造から抜け，縮んで水が出てくる。
- 酸をかけると，ホウ酸イオンによる架橋が外れてドロドロになる。

2．事故の発生状況

● JPIC 受信状況
年間件数　：60 件程度。一般 84％，医療機関 10％，その他 6％。
患者年齢層：1 歳未満 20％，1 〜 5 歳 65％，6 〜 12 歳 11％，その他・不明 4％。
事故状況　：小児の誤食など 96％，誤使用 4％（ゼリーなど食品と間違えて食べた等）。市販品だけでなく，自家製のスライムによる事故も多い。
症状出現率：7％。口腔・咽頭の違和感，悪心，嘔吐，腹痛，眼に入った事例では眼の痛みなど。

● JPIC で把握した医療機関受診例
【1986 〜 2009 年の 24 年間に把握した小児（12 歳以下）の不慮の事例】
- スライムによる事例 22 例のうち，重篤な例は 1 例であった。
  事例：5 歳，スライムをゼリーと間違えて食べた。直後より激しい嘔吐，下痢をみとめ，その後，両眼周囲に点状丘疹，前胸部に紅斑様皮疹が出現した。

【1986 〜 2010 年の 25 年間に把握した高齢者（65 歳以上）の不慮の事例】
- スライムによる事例は 1 例で，重篤な例はなかった。

3．毒性

大量に摂取した場合に問題となるのはホウ酸，もしくはホウ砂である。

1）ホウ酸
- 個人差が大きく，最大耐量，最小致死量は確立していない。
- Litovitz らによると，ホウ酸の急性の経口摂取の大半は無症状である。（Litovitz TL, et al：Am J Emerg Med 1988；6：209-213.）
- 中毒量として，ヒト：体重 1kg あたり 0.1 〜 0.5g，成人：1 〜 3g，と記載した資料もある。
- 医薬品として，結膜嚢の洗浄・消毒に 2％以下の濃度で用いる。

2）ホウ砂
- ホウ砂 1g はホウ酸約 0.65g に相当する。
- 医薬品として，結膜嚢の洗浄・消毒に 1％以下の濃度で使用される。

4. 中毒学的薬理作用

ホウ酸，ホウ砂
- 全身毒性を引き起こすメカニズムは不明であるが，細胞毒として作用している可能性がある。
- 脱水作用，粘膜刺激作用。

5. 症状

1) 経口：
   - ホウ酸，ホウ砂による症状が問題となる。
   - 主な症状は，消化器症状（悪心，嘔吐，下痢），皮膚症状（紅斑，落屑）である。通常，消化器症状は数時間程度で出現し，皮膚症状は 3～5 日後にもっとも顕著となる。
   - 吐物，糞便が青緑色になることがある。
   - 皮膚症状はホウ酸中毒の特徴的な症状で，茹でたロブスター様の紅斑が口唇，口腔粘膜，喉，手掌，足底，殿部，陰嚢などにみられ，後に落屑が起こる。全身性皮疹の報告もある。
   - 重症例では，血圧低下，重度の脱水，循環虚脱，痙攣，昏睡が起こる。数日後に腎不全・尿細管壊死により乏尿，蛋白尿から無尿をきたす可能性がある。重篤な症状は，皮膚症状を伴わず出現することがある。
2) 眼：
   - ホウ砂の刺激作用により，痛みや充血，結膜炎を生じる可能性がある。

6. 処置

● **家庭での応急手当**
1) 経口：①除去：口の中に残っているものを吐き出す。小児や高齢者の場合は口の中を確認して取り除く，ふき取る。
   ②すすぎ：口をすすぐ，うがいする。うがいができない場合は濡れガーゼでふき取る。
   ③水分摂取：乳製品（牛乳やヨーグルト）または水を飲む。量は普段飲む程度（120～240mL，小児は体重 1kg あたり 15mL 以下，無理に飲ませて嘔吐を誘発しないように注意する）。理由：蛋白質による粘膜保護や希釈により，刺激の緩和が期待できる。
2) 眼　：
   - 眼をこすらないように注意し，直ちに十分に水洗する。
   - コンタクトレンズを装着している場合は，容易に外せるようであれば外す。
3) 皮膚：①除去：皮膚に付着しているものを取り除く，ふき取る。付着した衣服を脱ぐ。
   ②水洗：十分に水洗する。

● **医療機関での処置**
1) 経口：
   - 特異的な治療法はなく対症療法を行う。
   - ホウ酸として体重 30kg 未満で体重 1kg あたり 200mg 以上，体重 30kg 以上で 6g 以上の摂取であれば胃洗浄を考慮する。
   - 激しい下痢や嘔吐，脱水に対して電解質バランスの維持，補液を行う。
   - 必要に応じて，血液透析を行う。血液透析はホウ酸の除去に有効であり，通常の治療に反応しない重症患者，難治性の重篤な電解質異常をきたしている患者の管理に勧められる。
2) 眼　：
   - 受診前の洗眼が不十分な場合は，医療機関で十分に洗眼する。

7. 治療上の注意点

1) Litovitz らは，急性ホウ酸中毒の治療として，ホウ酸の摂取量によって次のように提唱している。
- 体重 30kg 未満で体重 1kg あたり 200mg 未満（ホウ砂では体重 1kg あたり約 300mg 未満），体重 30kg 以上で 6.0g 未満（ホウ砂では約 9g 未満）の摂取であれば，経過観察のみ。
- 体重 30kg 未満で体重 1kg あたり 200～400mg（ホウ砂体重 1kg あたり約 300～600mg），体重 30kg 以上

で 6〜12g（ホウ砂約 9〜18g）では，（トコンシロップによる）催吐。
- 体重 30kg 未満で体重 1kg あたり 400mg 以上（ホウ砂体重 1kg あたり約 600mg 以上），体重 30kg 以上で 12g 以上（ホウ砂約 18g 以上）では，医療機関での催吐もしくは胃洗浄と摂取 2〜3 時間時点のホウ酸血中濃度の測定。(Litovitz TL, et al：Am J Emerg Med 1988；6：209-213.)

2）悪心，嘔吐などの消化器症状をみとめた場合は，遅れて出現する可能性のある皮膚症状や乏尿，無尿などの腎障害に十分注意して経過観察する。

3）活性炭はホウ酸，ホウ砂の吸着能が高くないことが推定されることから，ルーチンに投与することは勧められない。

8. 体内動態

ホウ酸，ホウ砂

［吸収］消化管，粘膜，傷のある皮膚からとくによく吸収される。脳，肝臓，腎臓に分布する。

［排泄］主に未変化体で腎臓から排泄される。ホウ酸の経口摂取では 12 時間以内に 50％が尿中へ排泄されるが，85〜100％が排泄されるのに 5〜7 日以上かかる。血中半減期は 4〜28 時間である。

68 風船類
風船の中の気体・液体，ビニール風船

概　要

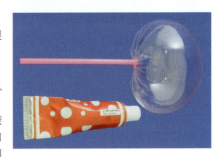

製品：気体を入れてふくらませる風船のうち，浮揚性の高いアルミ風船などにはヘリウムが用いられ，ヘリウム充填用のエアゾール製品も販売されている。浮揚性が低いゴム風船などのガスは空気，また水風船の中の液体は基本的に水である。ビニール風船（写真）は，アルミチューブに入ったゴム状のものをストローの先に付けて，息を吹き込んでふくらませ，透明の風船を作って遊ぶ玩具である。

問題となる成分と症状：ヘリウムガスを大量に吸入した場合は，酸素欠乏による低酸素症を起こす可能性がある。ビニール風船の経口摂取や長時間吸入では，溶剤による粘膜刺激作用と中枢神経の抑制作用が問題となる。ふくらませた後のビニール風船は溶剤が揮発しているため，中毒としては問題にならない。

JPIC 受信状況：年間 30 件程度の問い合わせがあり，小児のビニール風船の誤食が多いが，風船用ヘリウムガスを吸入する事例もある。

初期対応のための確認事項

1. 製品
- 風船のガスの場合，浮揚性の高いものか，ヘリウム充填用のエアゾール製品か。
- ビニール風船の場合，ふくらませる前のものか，ふくらませた後の風船か。

2. 曝露状況・経路
1）ヘリウムガス
- 状況：風船から直接吸ったか，充填用のエアゾール缶から吸ったか。

2）ビニール風船
- 誤飲した場合，なめた程度か，チューブを押して飲み込んだか。
- 吸い込んだ可能性はないか。換気状態（窓・扉の開放）。
- 眼に入った可能性はないか。
- 皮膚に付着した可能性はないか。

3. 患者の状態・症状
- 悪心，嘔吐などの消化器症状や口腔の痛みなどはないか。
- めまいやふらつきなど中枢神経抑制症状はないか。
- 咳き込み，呼吸困難などはないか。
- 眼の違和感，痛み，充血，流涙はないか。
- 皮膚の痛み，発赤，発疹などはないか。
- ふくらませた後のビニール風船の場合，喉に引っかかった様子はないか。

初期対応のポイント

1. 経口の場合
- 吐かせずに，口の中のものを取り除いて，口をすすぐ。

【直ちに受診】
- 嘔吐，ふらつき，意識障害などがある場合。

【経過観察】
- ビニール風船をなめたり，1 口飲み込んだ程度で，口腔・咽頭の刺激程度の場合。

2. 吸入した場合
【直ちに受診】
- 意識障害，痙攣などの全身症状がある場合。
- 喉の痛み，気分不良，咳，呼吸困難などがあり，新鮮な空気を吸っても改善しない場合。

3. 眼に入った場合
- 眼をこすらないように注意して，直ちに洗眼する。

【直ちに受診】
- 開眼困難な場合，洗眼が難しい場合やコンタクトレンズが外れない場合。

【念のため受診】
- 洗眼後も痛み，充血などがある場合。

4. 皮膚に付着した場合
【念のため受診】
- 水洗後も発赤，痛み，発疹などがある場合。

解　説

1. 製品について

1）風船の中の気体・液体
- アルミ風船（マイラー風船）では，浮揚性の高いヘリウム（100％）が用いられることが多く，充填用のボンベや補充用のエアゾール缶も販売されている。
- ゴム風船のガスも，浮揚性が高いものはヘリウムを用いていると考えられるが，バルーンポンプや圧縮空気のボンベを使用した場合は空気（窒素80％，酸素20％）である。
- 水風船（水玉風船，ヨーヨー風船）の中の液体は基本的に水である。

2）ビニール風船
- アルミチューブに入ったゴム状のものをストローの先に付けて，息を吹き込んでふくらませ，透明の風船にして遊ぶ玩具である。チューブ1本あたりの容量は3〜5gである。
- 主成分は酢酸ビニル樹脂で70〜80％，溶剤として酢酸エチル，エチルアルコールなどを10〜20％程度含有する。

2. 事故の発生状況

● JPIC 受信状況
年間件数　：30件程度。一般94％，医療機関5％，その他1％。
患者年齢層：1歳未満10％，1〜5歳79％，6〜12歳7％，20〜64歳3％，その他・不明1％。
事故状況　：小児や認知症のある高齢者の誤食など96％（ビニール風船を吹こうとして間違えて吸った，チューブの先をなめた等），誤使用3％，その他・不明1％。
症状出現率：14％。ビニール風船の経口摂取では悪心，嘔吐，口腔・咽頭の違和感や痛みなど，吸入では悪心，嘔吐など。ヘリウムガスの吸入では，意識消失，嘔吐，顔面蒼白，気分不良など。

● JPIC で把握した医療機関受診例
【1986〜2009年の24年間に把握した小児（12歳以下）の不慮の事例】
- 玩具類（その他の玩具）53例，ガス・蒸気（その他，不明のガス）17例では，重篤な例はなかった。

【1986〜2010年の25年間に把握した高齢者（65歳以上）の不慮の事例】
- ガス・蒸気（その他，不明のガス）3例では，重篤な例はなかった。

3. 毒性

アルミ風船は，無毒もしくは毒性が低い物質に分類され，少量〜中等量の摂取では，事実上，無毒である。ただし，製品の味や感触によって軽度の腹部不快感が起こる可能性がある。

1) ヘリウムガス
- ガス自体にほとんど毒性はないが，酸素欠乏による低酸素症を起こす可能性がある。

2) ビニール風船
- 酢酸エチルなどの溶剤が問題となる。ただし，チューブ1本の容量が少量であることから大量摂取する可能性は低い。
- ふくらませた後のビニール風船は，溶剤が揮発した状態であり，中毒としては問題にならない。

4. 中毒学的薬理作用

1) ヘリウムガス
- 酸素欠乏による低酸素症。

2) ビニール風船
- 溶剤の粘膜刺激作用と中枢神経抑制作用。

5. 症状

1) 経口：ビニール風船
- 少量摂取であれば，無症状または悪心，嘔吐，下痢などの消化器症状。
- 大量摂取では，頭痛，めまい，傾眠，興奮などの中枢神経症状が出現する可能性がある。
- 誤嚥した場合は化学性肺炎。

2) 吸入：1) ヘリウムガス
- 酸素欠乏による低酸素症：頻脈，頻呼吸，頭痛，悪心，嘔吐，傾眠，昏睡，痙攣など。
- 低酸素症に対してもっとも感受性の高い脳と心臓が影響を受けやすい。

2) ビニール風船
- 閉め切った部屋で長時間使用した場合は，溶剤の臭いと気化した溶剤の粘膜刺激作用による悪心，嘔吐，咳嗽，流涙など。高濃度では頭痛，めまいなどの中枢神経抑制症状が出現する可能性がある。

3) 眼　：ビニール風船では眼の違和感，痛み，充血など。
4) 皮膚：ビニール風船では発赤，紅斑など。

6. 処置

● 家庭での応急手当
1) 経口：禁忌：ビニール風船は吐かせてはいけない。理由：誤嚥すると化学性肺炎を起こしやすいため。
　　　　①除去：口の中に残っているものを吐き出す。小児や高齢者の場合は口の中を確認して取り除く，ふき取る。
　　　　②すすぎ：口をすすぐ，うがいする。うがいができない場合は濡れガーゼでふき取る。
　　　　③水分摂取：積極的に水分をとることは避けたほうがよい（無理に飲ませて嘔吐を誘発しないように注意する）。
2) 吸入：・新鮮な空気の場所に移動する。
3) 眼　：・眼をこすらないように注意し，直ちに十分に水洗する。
　　　　・コンタクトレンズを装着している場合は，容易に外せるようであれば外す。
4) 皮膚：①除去：皮膚に付着しているものを取り除く，ふき取る。付着した衣服を脱ぐ。
　　　　②水洗：十分に水洗する。

● 医療機関での処置
1) 経口：・ビニール風船の少量摂取の場合は，通常は処置不要であり，症状に応じて対症療法を行う。
　　　　・咳き込みなどの呼吸器症状がみられる場合は，誤嚥の可能性を考慮する。
2) 吸入：・症状に応じて，酸素投与，呼吸管理を行う。
3) 眼　：・受診前の洗眼が不十分な場合は，医療機関で十分に洗眼する。
4) 皮膚：・付着部位を十分に洗浄する。症状があれば，対症療法を行う。

7. 治療上の注意点

風船のガスの吸入で過呼吸，頻脈，頭痛，意識障害などをきたしている場合は，ヘリウムによる低酸素症を疑う。

8. 体内動態

酢酸エチル
［吸収］経口，吸入により吸収される。消化管からの吸収はすみやかである。
［代謝］すみやかに酢酸とエチルアルコールに加水分解される。
［排泄］代謝産物エチルアルコールの一部は呼気および尿中に排泄され，一部はさらに代謝されて尿中に排泄される。

69 花　火

概　要

製品：家庭用に販売されているおもちゃ花火にはさまざまな種類があり，火薬には硝酸塩などの酸化剤を含有する。火薬の量は種類ごとに規定されており，最大で15gである。室内で使用される製品で，火薬を使わず，着火すると色が付いた小さな火花が出る製品は，メタアルデヒドが主成分である。

問題となる成分と症状：おもちゃ花火の少量摂取では重篤化する可能性は低いが，大量摂取した場合は，酸化剤によるメトヘモグロビン血症の可能性がある。メタアルデヒドを主成分とする室内花火は毒性が高く，小児の誤食でも中枢抑制，痙攣，緊張亢進などを起こす可能性がある。

JPIC受信状況：年間40件程度の問い合わせがあり，ほとんどが5歳以下の誤食事故であるが，花火の煙を吸入した事例やかんしゃく玉を噛んで口の中で破裂した事例もある。

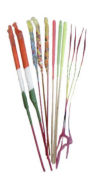

初期対応のための確認事項

1. 製品
- 種類（線香花火，吹き出し，クラッカー等），形態（形，大きさ）。
- 室内花火の場合，成分は火薬か，メタアルデヒドか。

2. 曝露状況・経路
- 誤食した場合，なめた程度か，かじって飲み込んでいないか。
- 煙を吸入したか。

3. 患者の状態・症状
- 口腔に異常はないか，嘔吐など消化器症状はないか。
- 咳き込み，呼吸困難などはないか。喘息などの基礎疾患はないか。
- 眼の違和感，痛み，充血，流涙はないか。
- 皮膚の痛み，発赤，発疹などはないか。

初期対応のポイント

1. 経口の場合
- 口の中のものを取り除いて，口をすすぐ。

【直ちに受診】
- 嘔吐，腹痛など消化器症状が出現している場合。大量に食べた可能性がある場合。
- 症状がなくても，室内花火（メタアルデヒド）を飲み込んだ可能性がある場合。
- かんしゃく玉などが口の中で破裂し出血や裂傷がある場合。

【経過観察】
- おもちゃ花火を少量かじったり飲み込んだりして症状がない場合。
- 室内花火（メタアルデヒド）をなめた程度で症状がない場合（数時間は注意する）。

2. 吸入した場合

【直ちに受診】
- 煙の吸入により，喉の刺激，咳，呼吸困難などがあり，新鮮な空気を吸っても改善しない場合。

3. 眼に入った場合
- 眼をこすらないように注意して，直ちに洗眼する。

【直ちに受診】
- 開眼困難な場合，洗眼が難しい場合やコンタクトレンズが外れない場合。

【念のため受診】
- 洗眼後も痛み，充血などがある場合。

4. 皮膚に付着した場合
【念のため受診】
- 水洗後も発赤，痛み，発疹などがある場合。

解　説

1. 製品について

1）おもちゃ花火（がん具煙火）
- 火薬類を燃焼または爆発させることにより，光（色火），音，煙を発生させるもので，家庭などで使用されるおもちゃ花火などは法律上「がん具煙火」と呼ばれる。
- 花火に使用される火薬には，酸化剤（硝酸カリウム，硝酸バリウム，過塩素酸カリウム），可燃剤（硫黄や木炭），色火剤（アルミニウム，マグネシウム，ストロンチウム，バリウム，ナトリウム等），発煙剤（染料，顔料）が含まれ，種類により成分・組成は異なる。クラッカーやかんしゃく玉など爆発音を出すものには爆薬（硝酸塩等）が含まれる。
- おもちゃ花火の火薬の量は火薬取締法施行規則で15g以下に規定されている。主なおもちゃ花火の種類と火薬，爆薬の量は次のとおりである。

線香花火	火薬 0.5g 以下
吹き出し・筒物（筒形の花火）	火薬 15g 以下
より物（火薬をうすい紙によりこんで竹ひごに付けた花火）	火薬 10g 以下
ねり物（針金や竹ひごに火薬を塗った花火）	火薬 15g 以下
サーチライト（2枚の紙の間に火薬をのりづけしてはさみ，短冊にカットした花火）	火薬 10g 以下
クリスマスクラッカー	爆薬 0.05g 以下
爆竹	火薬 1g 以下，爆薬 0.05g 以下
かんしゃく玉	爆薬 0.08g 以下

- 基本的に屋外で使用するが，室内花火として販売されている製品もある。

2）室内花火（メタアルデヒド）
- 室内で使用できる製品で，火薬を使わず，着火すると色が付いた小さな火花が飛散する。水に浮かべることもでき，パーティや結婚披露宴の演出で利用される。
- 引火性のメタアルデヒドに炎色反応を示すヨウ素，リチウム，銅などを添加した，錠剤型の製品がある。錠剤の重量は1個1g程度である。

2. 事故の発生状況

● **JPIC 受信状況**
年間件数　：40件程度。一般93％，医療機関6％，その他1％。
患者年齢層：1歳未満24％，1～5歳74％，その他・不明2％。
事故状況　：小児の誤食など100％（花火をなめた，かじった，煙を吸った等）。
症状出現率：8％。悪心，嘔吐，煙の吸入では咳。

● **JPIC で把握した医療機関受診例**
【1986～2009年の24年間に把握した小児（12歳以下）の不慮の事例】
- 花火26例のうち，重篤な例は煙を吸入した1例であった。
  事例：5歳，花火遊び中に煙を吸って，咳き込み，喘鳴，クループ様咳嗽をみとめ，喘息様気管支炎と診断された。
- メタアルデヒドを主成分とする室内花火3例のうち，重篤な例は2例であった。
  事例：2歳，室内花火を1/4個食べ，軽度の意識障害，顔面蒼白，腱反射亢進をみとめた。代謝性アシドーシス，クループ様症状，発熱が出現した。

【1986〜2010年の25年間に把握した高齢者（65歳以上）の不慮の事例】
- 花火による事例はなかった。

3. 毒性

1）おもちゃ花火
火薬の成分組成は種類により異なり，中毒量，致死量は確立していない。

2）室内花火（メタアルデヒド）
- メタアルデヒドの体重あたりの摂取量と症状
 数 mg/kg：悪心，嘔吐，腹部痙攣，発熱，顔面紅潮，流涎。
 50mg/kg まで：上記に加え，傾眠，頻脈，易刺激性，筋痙攣。
 50mg/kg 以上：上記に加え，筋の緊張増大，運動失調，痙攣，反射の亢進，筋攣縮，昏睡。

4. 中毒学的薬理作用

1）おもちゃ花火
- 硝酸塩および体内で生成する亜硝酸塩の酸化作用によるメトヘモグロビン血症。
- 硝酸塩はサイクリック GMP を介して血管平滑筋を弛緩させ血圧低下を起こす。

2）室内花火（メタアルデヒド）
- マウスで脳内伝達物質（GABA，ノルアドレナリン，セロトニン等）の有意な減少が報告されている。

5. 症状

1）経口：1）おもちゃ花火
- 小児の誤食では悪心，嘔吐，腹痛，下痢などの消化器症状であり，重篤な症状が出現する可能性は低い。
- 大量に摂取して重篤な場合は，メトヘモグロビン血症など。
- かんしゃく玉などが口の中で破裂した場合は，出血や裂傷など。

2）室内花火（メタアルデヒド）
- 通常，摂取1〜3時間後から症状が発現する。悪心，嘔吐，激しい腹痛などの消化器症状。
- 重篤な場合は，中枢抑制，痙攣，緊張亢進，呼吸抑制など。

2）吸入：
- 煙を吸入することによる咳，咽頭痛，呼吸困難，喘鳴など。
- 喘息などの基礎疾患がある場合は，発作が誘発されることがある。

6. 処置

● 家庭での応急手当
1）経口：①除去：口の中に残っているものを吐き出す。小児や高齢者の場合は口の中を確認して取り除く，ふき取る。
　　　　②すすぎ：口をすすぐ，うがいする。うがいができない場合は濡れガーゼでふき取る。
　　　　③水分摂取：とくに注意事項はない。普段どおりでよい。
2）吸入：
- 新鮮な空気の場所へ移動する。
3）眼：
- 眼をこすらないように注意し，直ちに十分に水洗する。
- コンタクトレンズを装着している場合は，容易に外せるようであれば外す。
4）皮膚：①除去：皮膚に付着しているものを取り除く，ふき取る。付着した衣服を脱ぐ。
　　　　②水洗：十分に水洗する。

● 医療機関での処置
1）経口：1）おもちゃ花火
- 大量摂取の場合は，メトヘモグロビン濃度の測定，必要に応じて，メチレンブルーを投与する。

2）室内花火（メタアルデヒド）
- 症状がない場合も，摂取後少なくとも24時間は経過観察する。

- ・特異的な治療法はなく，必要に応じて，消化管除染および対症療法（痙攣対策等）を行う。
2）吸入：・煙を吸い込んだ場合，症状に応じて酸素投与，呼吸管理を行う。
3）眼　：・受診前の洗眼が不十分な場合は，医療機関で十分に洗眼する。
4）皮膚：・付着部分を十分に洗浄する。症状があれば，対症療法を行う。

7. 治療上の注意点

室内花火（メタアルデヒド）
- 重症例でも数時間の潜伏期間があるので，摂取が確実であれば症状がなくても初期治療を開始する。
- 胃洗浄は痙攣を誘発する可能性があるため慎重に行う。

8. 体内動態

メタアルデヒド
［排泄］メタアルデヒドを20％含有するナメクジ駆除剤を35〜50mL経口摂取した例での血中半減期は26.9時間である。（Moody JP, et al：Hum Exp Toxicol 1992；11：361-362.）

70 水でふくらむビーズ

概　要

製品：高吸水性樹脂を成形，着色した製品で，小さいビーズを水につけると大きくふくらみゲル状となる。保水力を利用して植物栽培用として，また膨潤する面白さやカラフルな外観，触感から玩具として販売されている。

問題となる成分と症状：高吸水性樹脂は消化管から吸収されないため経口毒性は低いが，大量に誤食した場合やサイズが大きいものを誤食した場合には，気道や消化管などの物理的な閉塞が問題となる。また，体内で水分を吸収しふくらむため，誤食後時間が経過した後に，物理的閉塞が出現する可能性がある。

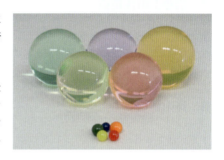

JPIC 受信状況：年間 20 件程度の問い合わせがあり，小児の誤食が多い。文献では，1個で消化管閉塞が出現し開腹手術で摘出した事例がある。また，耳の中でふくらんで手術で取り出した事例があり，鼻の中でもふくらむ可能性がある。

初期対応のための確認事項

1. **製品**
   - ふくらむ前のビーズ（乾燥した製品）か，水分を吸ってふくらんだビーズか。
   - ビーズの大きさ（乾燥時に 1cm 程度のビーズが，膨潤後に 5cm 程度まで大きくなることがある）。
2. **曝露状況・経路**
   - 誤食した場合，何個食べたか，大量に食べた可能性はないか。
   - 耳や鼻に入れていないか。
3. **患者の状態・症状**
   - 窒息はないか。気管に入った様子はないか。
   - 嘔吐，腹痛，便秘，食欲不振などの消化器症状はないか。

初期対応のポイント

誤食以外に，耳や鼻に入れる可能性もある。

1. **経口の場合**
   - 口の中のものを取り除いて，口をすすぐ。牛乳かイオン飲料を飲ませる（水に比べてビーズがふくらみにくい）。

   【直ちに受診】
   - 嘔吐，腹痛，便秘，食欲不振などがある場合，とくに喉に詰まったり，気管に入った可能性がある場合。
   - 耳や鼻に入れて，取り出せない場合。

   【念のため受診】
   - 症状がなくてもふくらむ前のビーズを誤食した場合（直径数 mm 程度でも，直径 3cm にふくらんで消化管閉塞をみとめた例がある）。

   【経過観察】
   - 水分を吸ってふくらんだビーズを誤食した場合（通常は便とともに排泄されるが，数日間は注意する）。

2. **吸入した場合**
   - 製品の性質上，吸入して問題になるとは考えにくい。

3. **眼に入った場合**
   - 製品の性質上，眼に入って問題になるとは考えにくい。

4. 皮膚に付着した場合
- 製品の性質上，皮膚に付着して問題になるとは考えにくい。

解　説

1. 製品について
- 小さいビーズを水につけると大きくふくらみ，ゲル状となる製品である。保水力を利用して植物栽培用として，また膨潤する面白さやカラフルな外観，触感から玩具として販売されている。
- 水を吸収して膨潤するポリアクリル酸ナトリウムなどの高吸水性樹脂を成形，着色した製品で，使用時に水で膨潤させるビーズ状の乾燥した製品と，あらかじめ膨潤させたゲル状の製品がある。
- 乾燥した製品は，水に浸漬することにより体積として最大数百倍に膨潤する。あらかじめ膨潤させた製品も，水を吸収してさらに膨潤する可能性がある。放置すると，徐々に乾燥して小さく硬くなるが，水に浸漬すると再び膨潤する。
- 植物栽培用ビーズでは肥料成分として微量の尿素を含む製品もある。
- 形は球状が多いが，玩具ではハート形や星形，四角形などの製品もある。
- 夏祭りの露店などでは膨潤させたゲル状の製品を金魚すくいのようにすくって遊ぶ「ぷよぷよすくい」がある。

2. 事故の発生状況

● JPIC 受信状況
年間件数　：20件程度。一般86％，医療機関8％，その他6％。
患者年齢層：1歳未満8％，1〜5歳80％，6〜12歳6％，65歳以上6％。
事故状況　：小児や認知症のある高齢者による誤食など99％，その他・不明1％。
症状出現率：4％。嘔吐や便秘。

● JPICで把握した医療機関受診例
【1986〜2009年の24年間に把握した小児（12歳以下）の不慮の事例】
- 水でふくらむビーズによる重篤な例はなかった。

【1986〜2010年の25年間に把握した高齢者（65歳以上）の不慮の事例】
- 水でふくらむビーズによる重篤な例はなかった。

● 文献報告例
- 十二指腸あるいは小腸に詰まったビーズを開腹手術で摘出した症例がある。
    8カ月児，閉塞部位：遠位回腸，摘出されたビーズの直径：3.5cm
        （Zamora IJ, et al：Pediatrics 2012；130：e1011-1014.）
    1歳6カ月児，閉塞部位：空腸，摘出されたビーズの直径：3cm
        （Moon JS, et al：J Pediatr Surg 2012；47：E19-22.）
    2歳児，閉塞部位：十二指腸，摘出されたビーズの直径：約4cm
        〔独立行政法人国民生活センター：幼児が水でふくらむボール状の樹脂製品を誤飲（2015年10月1日）〕
- 1歳6カ月児で回腸穿孔が起こった症例がある。膨潤したビーズにより腸管壁の圧迫壊死が起きたためと推察される。
    （Mirza B, et al：J Indian Assoc Pediatr Surg 2011；16：106-107.）
- 気道，気管支，食道に詰まったビーズタイプ芳香剤を，気管支鏡と消化管内視鏡下で除去した症例がある。
    （功刀主税，他：中毒研究 2012；25：333.）
- 耳の中でビーズが膨潤し手術で取り出した症例がある。
    〔独立行政法人国民生活センター：相談解決のためのテストから No.12（2011.12.8）〕

3. 毒性

高吸水性樹脂の経口毒性は低く，物理的な閉塞が問題となる。

ビーズ状乾燥製品の膨潤前後の直径
膨潤前　0.35 ± 0.04cm　→　膨潤後　2.03 ± 0.23cm
　　　　0.95 ± 0.13cm　→　　　　　5.55 ± 0.06cm

4. 中毒学的薬理作用

- 気道閉塞や消化管閉塞などの物理的な閉塞が問題となる。

5. 症状

体内で膨潤して物理的閉塞を起こすことがあるため，時間がたってから症状が出現する可能性がある。
　経口：・気道閉塞を起こした場合は，窒息。
　　　　・消化管閉塞を起こした場合は，嘔吐，腹痛，腹部膨満感，便秘などの消化器症状。

6. 処置

● 家庭での応急手当
　経口：①除去：口の中に残っているものを吐き出す。小児や高齢者の場合は口の中を確認して取り除く，ふき取る。
　　　　②すすぎ：口をすすぐ，うがいする。うがいができない場合は濡れガーゼでふき取る。
　　　　③水分摂取：牛乳またはイオン飲料を飲ませる。量は普段飲む程度（120〜240mL，小児体重1kgあたり15mL以下，水分によりビーズが膨潤するので飲ませすぎに注意する）。理由：消化管壁に樹脂が付着して停滞するのを防ぐため。牛乳やイオン飲料は，1）水より浸透圧が高く，ポリアクリル酸の構造に水が入りにくい，2）2価の金属イオン（カルシウムイオン，マグネシウムイオン）はポリアクリル酸の構造に架橋を形成する，という特徴があり，水と比較して樹脂が膨潤しにくい。
● 医療機関での処置
　経口：・気道や消化管の閉塞がある場合は内視鏡を用いるか，外科的に摘出する。
　　　　・閉塞が確認されなくても，大量に誤食した場合やサイズが大きいものを誤食した場合など消化管閉塞の危険性があり，CT，超音波検査などによりビーズが消化管内に残存していることが確認できた場合は，できるだけ摘出する。

7. 治療上の注意点

1) 高吸水性樹脂は単純X線撮影での確認は難しい。CTや超音波検査では，消化管内の高吸水性樹脂が確認できた症例がある。
2) 内視鏡による除去について
- ビーズは球状で滑りやすいため，バスケット鉗子が有効である。
- 極端に膨潤したビーズは強度が低下するため，鉗子ではさんだり突いたりして崩せる可能性もある。

8. 体内動態

高吸水性樹脂
［吸収］消化管から吸収されない。
［排泄］通常は便とともに1〜2日で体外に排泄される。蓄積性はない。

71 芳香剤・消臭剤—スプレー・滴下タイプ

概　要

製品：臭気の除去や緩和，空間や物品に芳香を付与する目的で使用される芳香・消臭剤のうち，必要なときに使用する製品として，空間，衣類や布製品，靴などにスプレーするエアゾールやハンドスプレー，寝具類や便器の水溜まり部分に数滴たらして使用する滴下タイプがある（設置タイプについては 283 ページ参照）。芳香・消臭成分を溶剤（水，エチルアルコール等）に溶解したものがほとんどで，エアゾール製品や除菌・消臭を目的とした製品はエチルアルコールの含有率が高く，エアゾールでは 90％以上含有する製品が多い。

問題となる成分と症状：アルコール含有率の高い製品を 1 口以上摂取した場合，中枢神経の抑制作用が問題となる。とくに小児では低血糖による痙攣の可能性もあり，医療機関を受診する必要がある。

JPIC 受信状況：年間 200 件程度の問い合わせがあり，小児の誤飲事故が多いが，噴射方向を間違えた，滴下タイプの製品を目薬と勘違いしたなど，成人の誤使用による事故が 2 割以上ある。

初期対応のための確認事項

製品によって成分が異なるので，製品表示，形態，使用方法などをできるだけ正確に確認する。

1. **製品**
- 形態（エアゾールか，ハンドスプレーか，滴下タイプか）。
- 用途（空間用，布製品用，靴用など，除菌をうたった製品ではないか）。
- 製品表示の成分（エタノールの表示はないか）。

2. **曝露状況・経路**
- 誤飲した場合，なめた程度か，飲んだ可能性があるか。口臭はあるか。
- スプレーした場合，顔や口に向けてスプレーしたり，眼に入ったり，皮膚に付着したりしていないか。トイレなどの狭い空間で大量にスプレーして，吸い込んだ可能性はないか。
- 滴下容器の製品を点眼したか。液が付いた手で眼をこすったりしていないか。

3. **患者の状態・症状**
- 嘔吐，顔面紅潮，興奮状態，ふらつきなど，酒に酔ったような症状はないか。
- 咳き込み，呼吸困難などはないか。気管に入った様子はないか。
- 臭いによる気分不良などはないか。
- 眼の違和感，痛み，充血，流涙はないか。
- 皮膚の痛み，発赤，発疹などはないか。

初期対応のポイント

エアゾール製品で成分組成が不明な場合は，エチルアルコールを高濃度に含有する製品として対応する。とくに小児はアルコールの感受性が高く，低血糖性の痙攣を起こす可能性もあり，注意が必要である。

1. **経口の場合**
- 口の中のものを取り除いて，口をすすぐ。

【直ちに受診】
- 嘔吐，顔面紅潮，興奮状態などがある場合，咳き込みなど誤嚥した可能性がある場合（高齢者で飲酒歴がある場合も，症状があれば受診する）。
- 症状がなくても，アルコール含有率が高い製品を飲み込んだ場合（体重 1kg あたり 0.5mL 以上）。

【経過観察】
- 容器をなめたり，口に向けてスプレーした程度で，症状がない場合（数時間は注意する）。

2. **吸入した場合**
- アルコール含有率が高い製品では蒸気，スプレー製品ではミストを吸入する可能性がある。

【念のため受診】
- 気分不良，喉の痛み，咳，顔面紅潮などがあり，新鮮な空気を吸っても改善しない場合。

3. 眼に入った場合
- 眼をこすらないように注意して，直ちに洗眼する。

【直ちに受診】
- 開眼困難な場合，洗眼が難しい場合やコンタクトレンズが外れない場合。

【念のため受診】
- 洗眼後も痛み，充血などがある場合。

4. 皮膚に付着した場合

【念のため受診】
- 水洗後も発赤，痛み，発疹などがある場合。酒に酔ったような症状がある場合。

解　説

1. 製品について

- 液体で，芳香や消臭が必要なときに，室内空間（居間，玄関，トイレ等），衣類や布製品，ペット用品，靴，生ゴミなどに直接スプレーしたり，滴下したりする。

1) エアゾール
- 噴射ボタンを押してスプレーすると，芳香・消臭成分が霧状になって空間に広がる。用途や使用法，デザインの点から，ボタンの位置や噴射方向が工夫された製品が多く，容量は数十 mL ～ 500mL 程度である。
- 人感センサーやタイマーにより自動的にスプレーする自動噴射型エアゾールは，器具の真上に噴射される製品が多く，容量は数十 mL 程度である。
- 自動車用などで，空間を閉め切って一度に全量を噴射し，消臭成分を空間に拡散させる全量噴射式エアゾールもある。容量は数十 mL 程度である。
- いずれも芳香・消臭成分（植物抽出物，界面活性剤，香料等）を溶剤（エチルアルコール）に溶解した液体をエアゾール缶に充填したもので，エチルアルコールを 90％以上含有する製品もある。

2) ハンドスプレー
- トリガーの付いたハンドスプレーやアトマイザータイプの製品がある。ポンプの部分は簡単に外すことができ，詰め替え用製品も販売されている。
- 芳香・消臭成分（界面活性剤，植物抽出物，有機酸，香料等）を溶剤（水，エチルアルコール）に溶解したもので，除菌成分（陽イオン界面活性剤，有機酸等）を含むものもある。エチルアルコールの含有量は空間用や布用では 10％以下の製品が多いが，靴用などで除菌をうたった製品では 50％以上の製品もある。

3) 滴下タイプ
- 寝具類，加湿器の水などに数滴たらして芳香を付与したり，便器の水溜まり部分に数滴たらしてオイルの膜を張らせて臭気の発散を抑えたりするもので，点眼薬様の滴下容器に入った 20mL 程度の小容量の製品がある。
- 香料そのもの，もしくは香料を溶剤で希釈した液であり，溶剤には，芳香を付加するタイプではアルコール類（エチルアルコール等）が，膜を張るタイプではグリコールエーテル類などが使用される。

2. 事故の発生状況

● JPIC 受信状況

年間件数　：200 件程度。一般92％，医療機関6％，その他2％。
患者年齢層：1 歳未満17％，1 ～ 5 歳47％，20 ～ 64 歳19％，65 歳以上7％，その他・不明10％。
事故状況　：小児や認知症のある高齢者の誤飲など74％（スプレーの先をなめた，顔に向けてスプレーした等），誤使用24％（噴射方向を間違えてスプレーした，目薬と間違えて滴下容器の製品を点眼した等），その他・不明2％。
症状出現率：34％。口腔の違和感や痛み，悪心，嘔吐，顔面紅潮，咳，息苦しさ，眼の刺激感・充血・痛み，皮膚発赤・紅斑など。

● JPICで把握した医療機関受診例
【1986～2009年の24年間に把握した小児（12歳以下）の不慮の事例】
- 芳香・消臭・脱臭剤による事例は566例で，スプレータイプ，滴下タイプの製品による重篤な例はなかった。

【1986～2010年の25年間に把握した高齢者（65歳以上）の不慮の事例】
- 芳香・消臭・脱臭剤による事例は173例で，スプレータイプ，滴下タイプの製品による重篤な例はなかった。

3. 毒性

エアゾール製品やアルコール含有率が高いハンドスプレー製品を摂取した場合は，アルコールの毒性を考慮する必要がある。

エチルアルコール
- 95～99％エチルアルコールとして，成人では体重1kgあたり約1mLの摂取で軽症～中等症の中毒が，小児では体重1kgあたり0.5mLで重篤な中毒症状が出現すると考えられている。ただし，個人差が大きく，中毒量としては確立していない。

4. 中毒学的薬理作用

エチルアルコール
- 粘膜の刺激作用，中枢神経の抑制作用。

5. 症状

1) 経口：
    - アルコール含有製品では中枢神経の抑制による中毒症状が出現する可能性がある。
    - 小児はアルコールに感受性が高い。とくに乳児，小児は低血糖性の痙攣を生じる可能性があるため，血糖低下に注意が必要である。
    - 血中エチルアルコール濃度
        - 0.01％前後：軽い酩酊，快い気分
        - 0.05％前後：軽い乱れ
        - 0.10％前後：反応が鈍くなる，知覚能力低下
        - 0.15％前後：感情が不安定
        - 0.20％前後：ちどり足，悪心，嘔吐，精神錯乱
        - 0.30％前後：会話不明瞭，知覚喪失，視覚の乱れ
        - 0.40％前後：低体温，低血糖，筋コントロール不全，痙攣，瞳孔散大
        - 0.70％前後：意識障害，反射減退，深昏睡，呼吸不全，死亡
    - その他の症状として，皮膚紅潮，低血圧，頻脈，代謝性アシドーシス，ケトアシドーシスなど。
    - 昏睡が12時間以上続くと，予後不良とされる。
    - 誤嚥すると化学性肺炎を起こす可能性がある。
2) 吸入：
    - エチルアルコールの蒸気やスプレー製品のミストを吸入すると，上気道の刺激により咳，喉の痛みなどを生じる可能性がある。
3) 眼：
    - エチルアルコールによる一過性の痛みや刺激感がある。
4) 皮膚：
    - エチルアルコールによる刺激などが生じる可能性がある。

6. 処置

エチルアルコールの中枢神経の抑制による症状が出現した場合は，急性アルコール中毒に準じて治療する。

● 家庭での応急手当
1) 経口：①除去：口の中に残っているものを吐き出す。小児や高齢者の場合は口の中を確認して取り除く，ふき取る。
②すすぎ：口をすすぐ，うがいする。うがいができない場合は濡れガーゼでふき取る。
③水分摂取：とくに注意事項はない。普段どおりでよい。
2) 吸入：
    - 新鮮な空気の場所へ移動する。

3) 眼　　：・眼をこすらないように注意し，直ちに十分に水洗する。
　　　　　・コンタクトレンズを装着している場合は，容易に外せるようであれば外す。
4) 皮膚：①除去：皮膚に付着しているものを取り除く，ふき取る。付着した衣服を脱ぐ。
　　　　　②水洗：十分に水洗する。

● 医療機関での処置
1) 経口：・アルコール含有製品を大量に摂取し，摂取後1時間以内であれば胃洗浄を考慮する。必要に応じて，輸液，アシドーシスの補正，呼吸・循環管理，保温，血糖の確認を行う。重症例では血液透析が有効である。
2) 吸入：・新鮮な空気下へ移動し，呼吸機能の確認を行う。必要に応じて，酸素投与を行う。
3) 眼　　：・受診前の洗眼が不十分な場合は，医療機関で十分に洗眼する。
4) 皮膚：・付着部位を十分に洗浄する。症状があれば，対症療法を行う。

7. 治療上の注意点

1) 吸着剤としての活性炭には，エチルアルコールの吸収を阻止する効果はない。
2) 血液透析は，自然代謝の2〜4倍の速さで血中からエチルアルコールを除去する。
3) エチルアルコール中毒の入院基準
　　成人：中枢神経抑制が続いている場合，呼吸・循環管理が必要な場合，輸液などで急速に補正できないアルコール性ケトアシドーシスがある場合など。
　　小児：著明な中枢神経抑制，痙攣，酸塩基平衡異常，低血糖の場合など。

8. 体内動態

エチルアルコール

[吸収] 胃，小腸からすみやかに吸収され，最高血中濃度到達時間は30分〜2時間である。吸入や経皮により吸収される。
[代謝] 肝臓でアセトアルデヒドに，次いで，酢酸へ代謝され，さらに水と二酸化炭素に分解される。
[排泄] 約5〜10％は未変化体で呼気，尿，汗，糞便中に排泄される。

72 芳香剤・消臭剤—設置タイプ
液体芳香剤，ゲル状芳香剤，固形芳香剤，トイレボール

概　要

製品：臭気の除去や緩和，空間や物品に芳香を付与する目的で使用される芳香・消臭剤のうち，あらかじめ設置しておく製品で，徐々に芳香・消臭成分が拡散する（スプレー・滴下タイプについては 279 ページ参照）。液体，ゲル状，固形に大別でき，液体では溶剤として，水やエチルアルコール，イソパラフィン系溶剤，グリコールエーテル類などが使用され，自動車用ではエチルアルコールを 60%以上含有する製品もある。ゲル状ではゲル化剤を使用した塊状の製品と高吸水性樹脂を使用した軟らかい粒状製品が主流である。固形では芳香・消臭成分をシリカゲルや紙に含浸させた製品や，球状のパラジクロロベンゼンに香料を添加し徐々に気化させるトイレボールがある。その他，ヤシガラ活性炭などの物理吸着を利用した脱臭剤がある。

問題となる成分と症状：液体製品ではエチルアルコール，トイレボールではパラジクロロベンゼンによる中枢神経の抑制作用が問題となる可能性がある。また高吸水性樹脂の毒性は低いが，体内で水分を吸収してふくらむため，時間が経過してから物理的閉塞が出現する可能性がある。

JPIC 受信状況：年間 600 件程度の問い合わせがある。大半は小児の誤飲・誤食であるが，認知症のある高齢者による誤飲・誤食もあり，ゲル状の製品を摂取して誤嚥性肺炎や気道閉塞を生じた例がある。

初期対応のための確認事項

製品によって成分が異なるので，製品表示，形態，使用方法などをできるだけ正確に確認する。

1. 製品
- 種類（芳香剤か，消臭剤か，脱臭剤か），用途。
- 形態（液体，ゲル状，固形），容量，使用方法。
- 製品表示の成分（界面活性剤，エタノール，その他の溶剤），液体の場合，包装に「火気厳禁」「火気注意」の記載があるかどうか（記載があれば，エチルアルコールを 60vol%以上含有する，もしくは引火性のある溶剤を使用している）。
- 設置後の経過時間，液体やゲルの残量。

2. 曝露状況・経路
- 誤飲・誤食の場合，なめた程度か，大量に食べたり飲んだりした可能性はないか。口から芳香剤の臭いがするか。
- 吸い込んだ場合や臭いが気になる場合，設置場所，使用量，換気状態。
- 眼に入った様子はないか。製品を触った手で眼をこすったりしていないか。
- 皮膚に付着していないか。衣服から芳香はしていないか。
- 軟らかい粒状の製品を耳や鼻に入れていないか（とくに小児）。

3. 患者の状態・症状
- 嘔吐，顔面紅潮，興奮状態，ふらつきなど，酒に酔ったような症状はないか。
- 軟らかい粒状の製品が口腔に付着していないか。
- 窒息はないか。咳き込み，むせなど，気管に入った様子はないか。臭いによる気分不良などはないか。
- 眼の違和感，痛み，充血，流涙はないか。
- 皮膚の発赤，痛み，発疹などはないか。

初期対応のポイント

1. 経口の場合
- 口の中のものを取り除いて，口をすすぐ。
- 軟らかい粒状製品（高吸水性樹脂）の場合は，牛乳かイオン飲料を飲ませる。
- トイレボール（パラジクロロベンゼン）の場合は，水分を摂取するなら，牛乳，アルコール，脂肪を含む食品を避ける。

【直ちに受診】
- 嘔吐，顔面紅潮，興奮状態などがある場合，咳き込みなど誤嚥した可能性がある場合。
- 喉に詰まった可能性がある場合。
- 症状がなくても，大量摂取した可能性がある場合（とくに高齢者の場合）。アルコール含有率が高い液体製品を1口以上飲んだ場合（体重1kgあたり1mL以上）や摂取量が不明の場合。

【念のため受診】
- 症状がなくても，トイレボールを飲み込んだ場合。
- 軟らかい粒状製品を数粒以上誤食した場合。

【経過観察】
- なめたり，1口飲み込んだ程度で，症状がない場合（高齢者の場合は症状を訴えにくいこともあるので，十分に注意する）。

2．吸入した場合

【念のため受診】
- 気分不良，咳，鼻汁などがあり，換気して，新鮮な空気を吸っても改善しない場合。

3．眼に入った場合
- 眼をこすらないように注意して，直ちに洗眼する。

【直ちに受診】
- 開眼困難な場合，洗眼が難しい場合やコンタクトレンズが外れない場合。

【念のため受診】
- 洗眼後も痛み，充血などがある場合。

4．皮膚に付着した場合

【直ちに受診】
- 軟らかい粒状製品を耳や鼻に入れて，取り出せない場合。

【念のため受診】
- 水洗後も発赤，痛み，発疹などがある場合。酒に酔ったような症状がある場合。

解　説

1．製品について

- 不快な臭気を除去または緩和する，芳香を楽しむなどの目的で使用する芳香・脱臭・消臭剤のうち，あらかじめ設置しておく製品として，室内空間用（居間，玄関，トイレ等），冷蔵庫や下駄箱，自動車用，たばこやペット臭用など，さまざまな製品が販売されている。
- 形態としては液体，ゲル状，固形に大別できるが，使用法はさまざまで，容器の色やデザインに趣向を凝らした製品が多い。

1）液体製品
- 開封して設置すると，徐々に成分が拡散し，液体がなくなるまで数カ月程度使用できる。電気で加熱して香りを蒸散させる製品もある。
- 主流は，ディフューザー（ろ紙や不織布，スポンジ，竹ひご，素焼きの陶器等）に芳香・消臭液を吸い上げさせるタイプで，倒れて中の液がこぼれないように安定した場所に設置する必要がある。
- ゴミ箱の蓋に貼り付けたり，自動車のエアコンの噴き出し口に取り付けたりするタイプとして，透過性フィルムの袋に5mL程度の芳香・消臭液が封入された小型の製品もある。
- 電気で加熱して香りを蒸散させるタイプでは，芳香・消臭液が封入されたカートリッジを本体にセットし，プラグをコンセントやシガーライターソケットに差し込んで使用する。
- いずれも芳香・消臭成分（香料，精油，植物抽出物，有機酸，界面活性剤等）を溶剤に溶解したもので，溶剤は製品の容量で大別できる。
- 容量が100mLを超える製品は，溶剤として水やエチルアルコール（10％前後）を含有し，植物抽出物や有機酸（数％），界面活性剤（10〜20％程度）を配合する製品もある。
- 容量が数mL〜数十mL程度の製品は，香料そのもの，もしくは香料や精油を溶剤（イソパラフィン系溶剤，グリコールエーテル類等，30〜70％程度）で希釈した，揮発性の低い液体である。

- 自動車用のボトル入りの液体では，エチルアルコールを50％以上含有している製品もあり，60％以上の場合は「火気厳禁」の表示がある。

2）ゲル状製品
- 使用開始時には塊状もしくは軟らかい粒状で，時間の経過とともに乾燥して硬く小さくなる。
- 芳香・消臭成分（界面活性剤，植物抽出物，有機酸，香料等）を水に溶解し，基剤に吸収させた製品が多く，基剤として，塊状ではゲル化剤（カラギーナンやジェランガム，寒天等），軟らかい粒状では高吸水性樹脂が使用される。レモンユーカリなどの植物抽出物を含有し，不快害虫の忌避をうたった製品もある。
- 軟らかい粒状製品では，詰め替え用のほか，小さくなった粒を再度膨潤させる追加用の芳香・消臭液，使用直前に乾燥状態の粒に芳香・消臭液を加えて膨潤させる製品もある。
- 缶入りで，リモネンに界面活性剤や増粘剤を添加してゲル化した製品や，香料をパラフィンワックスなどに添加した油性の製品もある。

3）固形製品
- 芳香・消臭液をパルプや無機多孔質（バーミキュライト，シリカゲル，ゼオライト等），樹脂などに含浸させた固形の製品である。吊るしたり，灰皿の中に入れたり，生ゴミに直接散布したりする。
- 芳香・消臭液は，芳香・消臭成分（界面活性剤，植物抽出物，有機酸，香料等）を溶剤（イソパラフィン系炭化水素）に溶かした液体で，製品あたりの含浸量はごく少量と考えられる。

4）トイレボール
- トイレの悪臭を防ぐための製品で，トイレ内に設置すると徐々に気化して数カ月で消失する。球状のパラジクロロベンゼンに香料を添加したもので，1個の重量は40〜150g程度である。

5）脱臭剤
- 吸着などの物理的作用で臭気を除去または緩和するもので，冷蔵庫や下駄箱など臭いのこもりやすいところの消臭・脱臭を目的とした製品がある。ヤシガラ活性炭，ゼオライト，炭粒などを組み合わせた製品が主流で，ゲル状の消臭剤と組み合わせた製品もある。

2. 事故の発生状況

● JPIC受信状況
年間件数　：600件程度。一般87％，医療機関9％，その他4％。
患者年齢層：1歳未満32％，1〜5歳56％，20〜64歳3％，65歳以上7％，その他・不明2％。
事故状況　：小児や認知症のある高齢者の誤飲・誤食など98％（液体を容器から飲んだ，認知症のある高齢者がゲル状の製品をお菓子と思ってスプーンですくって食べた等），誤使用2％（詰め替え時に液がはねて眼に入った，使用中に香りが気になった等）。
症状出現率：15％。悪心，嘔吐，口腔・咽頭の違和感，気分不良，眼の異物感・充血や痛み，皮膚の違和感や発赤など。

● JPICで把握した医療機関受診例
【1986〜2009年の24年間に把握した小児（12歳以下）の不慮の事例】
- 芳香・消臭・脱臭剤による事例は566例で，設置タイプの製品による重篤な例はなかった。

【1986〜2010年の25年間に把握した高齢者（65歳以上）の不慮の事例】
- 芳香・消臭・脱臭剤による事例は173例で，設置タイプの製品による重篤な例は14例（ゲル状製品8例，液体製品4例，トイレボール2例）で，不明1例を除く13例に認知症がみとめられた。8例で誤嚥性肺炎が疑われた。
   事例：80歳代，認知症があり，軟らかい粒状の芳香・消臭剤を誤食した。気管支と食道に入った高吸水性樹脂の粒が水分によってふくらみ，4日目に窒息を起こした。

3. 毒性

- パルプや無機多孔質に含浸した固形製品や，ヤシガラ活性炭など物理的作用を利用した脱臭剤は，無毒もしくは毒性が低い物質に分類され，少量〜中等量の摂取では，事実上，無毒である。ただし，製品の味や感触によって軽度の腹部不快感が起こる可能性がある。
- 液体製品では溶剤（エチルアルコール，炭化水素類，グリコールエーテル類等），トイレボールではパラジクロロベンゼンの毒性を考慮する。

- ゲル化剤，高吸水性樹脂の経口毒性は低く，物理的な閉塞が問題となる。ゲル状の製品が1カ所に停留した場合は，芳香消臭液に配合されている界面活性剤により，粘膜への刺激が強まる可能性がある。

1) エチルアルコール
- 95〜99％エチルアルコールとして，成人では体重1kgあたり約1mLの摂取で軽症〜中等症の中毒が，小児では体重1kgあたり0.5mLで重篤な中毒症状が出現すると考えられている。ただし，個人差が大きく，中毒量としては確立していない。

2) パラジクロロベンゼン
- 数g摂取した場合は，消化器症状をはじめとした中毒症状が出現する可能性がある。

4. 中毒学的薬理作用

1) エチルアルコール，炭化水素類，グリコールエーテル類
- 粘膜の刺激作用，中枢神経の抑制作用。
- 誤嚥すると，化学性肺炎を起こす可能性がある。

2) ゲル化剤，高吸水性樹脂
- 気道閉塞や消化管閉塞などの物理的な閉塞が問題となる。

3) パラジクロロベンゼン
- 中枢神経の抑制作用，肝障害作用。

4) 界面活性剤
- 皮膚・粘膜の刺激作用。
- 体循環に入った場合の全身作用として，血管透過性亢進・細胞膨化作用。

5. 症状

1) **経口**：
   - なめた程度や少量の摂取では重篤な中毒は起こらず，粘膜刺激による悪心，嘔吐などの軽度の消化器症状がみられる程度である。
   - 大量に摂取した場合はエチルアルコール，高吸水性樹脂，パラジクロロベンゼンによる症状がみられる可能性がある。
   - 誤嚥した場合，化学性肺炎を起こすことがあり，とくに高齢者では重症になることがある。

   1) エチルアルコールを含有する液体製品
   - エチルアルコールの中枢神経の抑制により，酩酊状態，悪心，嘔吐，意識障害などの症状が出現する可能性がある。小児はアルコールに感受性が高く，低血糖性の痙攣を生じる可能性があるため，血糖低下に注意が必要である。

   2) 軟らかい粒状製品（高吸水性樹脂）
   - 水分で膨潤すると気道閉塞や消化管閉塞などが生じる可能性がある。
   - 停留した場合は芳香消臭液に配合される界面活性剤のため，粘膜の刺激による傷害が強くなる可能性がある。

   3) トイレボール（パラジクロロベンゼン）
   - なめた程度やかけらを飲み込んだ程度であれば，消化器刺激症状（悪心，嘔吐）。
   - 大量に摂取した場合は，悪心，嘔吐，下痢，腹痛のほか軽度の肝障害，腎障害がみられる可能性がある。

2) **吸入**：
   1) エチルアルコールを含有する液体製品
   - エチルアルコールの蒸気を吸入すると，上気道の刺激により咳，喉の痛みなどを生じる可能性がある。

   2) トイレボール（パラジクロロベンゼン）
   - 蒸気に長期曝露した場合，眼，鼻粘膜の刺激痛。

3) **眼**：
   - 液体製品に配合されている界面活性剤や溶剤の刺激により，結膜充血，眼の痛み，流涙など。

4) **皮膚**：
   - 液体製品では，配合されている界面活性剤や溶剤による刺激。
   - トイレボール（パラジクロロベンゼン）による紅斑性の皮膚炎。

6. 処置

● 家庭での応急手当

1) 経口：①除去：口の中に残っているものを吐き出す。小児や高齢者の場合は口の中を確認して取り除く，ふき取る。

　　　　②すすぎ：口をすすぐ，うがいする。うがいができない場合は濡れガーゼでふき取る。

　　　　③水分摂取：製品によって異なる。

　　　　　a）軟らかい粒状製品（高吸水性樹脂）：牛乳またはイオン飲料を飲ませる。量は普段飲む程度（120～240mL，小児は体重1kgあたり15mL以下，水分によりビーズが膨潤するので飲ませすぎに注意する）。理由：消化管壁に樹脂が付着して停滞するのを防ぐため。牛乳やイオン飲料は，1) 水より浸透圧が高く，ポリアクリル酸の構造に水が入りにくい，2) 2価の金属イオン（カルシウムイオン，マグネシウムイオン）はポリアクリル酸の構造に架橋を形成する，という特徴があり，水と比較して樹脂が膨潤しにくい。

　　　　　b）トイレボール（パラジクロロベンゼン）：牛乳，脂肪食，アルコールは避ける。理由：脂溶性であり，油分によって吸収が促進される。

　　　　　c）その他の製品：とくに注意事項はない。普段どおりでよい。

2) 吸入：・新鮮な空気の場所へ移動する。換気する。

3) 眼　：・眼をこすらないように注意し，直ちに十分に水洗する。
　　　　・コンタクトレンズを装着している場合は，容易に外せるようであれば外す。

4) 皮膚：①除去：皮膚に付着しているものを取り除く，ふき取る。付着した衣服を脱ぐ。
　　　　②水洗：十分に水洗する。

● 医療機関での処置

1) 経口：1) エチルアルコールを含有する液体製品
　　　　・大量に摂取し，摂取後1時間以内であれば胃洗浄を考慮する。必要に応じて，輸液，アシドーシスの補正，呼吸・循環管理，保温，血糖の確認を行う。重症例では血液透析が有効である。

　　　　2) 軟らかい粒状製品（高吸水性樹脂）
　　　　・気道や消化管の閉塞がある場合は内視鏡を用いるか，外科的に摘出する。
　　　　・閉塞が確認されなくても，大量に誤食した場合や大きいものを誤食した場合などは消化管閉塞の危険があり，CT，超音波検査などによりゲルが消化管内に残存していることが確認できた場合は，できるだけ摘出する。

　　　　3) トイレボール（パラジクロロベンゼン）
　　　　・特別な治療法はない。必要に応じて，消化管除染および対症療法を行う。
　　　　・禁忌：ヒマシ油などの油性下剤の投与（脂溶性であり，油分によって吸収が促進される）。
　　　　・胃内容物の除去：胃内にある場合はできるだけ回収する。大きなかけらは胃チューブを通過しないため，鉗子などを用いた内視鏡による除去が有効である可能性がある。
　　　　・活性炭・塩類下剤の投与。
　　　　・血液浄化：一般的な血液透析や強制利尿は無効。

2) 吸入：・症状に応じて，酸素投与，呼吸管理を行う。

3) 眼　：・受診前の洗眼が不十分な場合は，医療機関で十分に洗眼する。
　　　　・症状が残る場合は眼科的診察が必要である。

4) 皮膚：・付着部位を十分に洗浄する。症状があれば，対症療法を行う。

7. 治療上の注意点

1) エチルアルコールを含有する液体製品
- 吸着剤としての活性炭には，エチルアルコールの吸収を阻止する効果はない。
- 血液透析は，自然代謝の2～4倍の速さで血中からエチルアルコールを除去する。
- エチルアルコール中毒の入院基準：成人：中枢神経抑制が続いている場合，呼吸・循環管理が必要な場合，輸液などで急速に補正できないアルコール性ケトアシドーシスがある場合など。小児：著明な中枢神経抑制，痙攣，酸塩基平衡異常，低血糖の場合など。

2）軟らかい粒状製品（高吸水性樹脂）

- 高吸水性樹脂は単純X線撮影での確認は難しい．CTや超音波検査では，消化管内の高吸水性樹脂が確認できた症例がある．
- 内視鏡による除去について：高吸水性樹脂の粒は球状で滑りやすいため，バスケット鉗子が有効である．極端に膨潤した高吸水性樹脂は強度が低下するため，鉗子ではさんだり突いたりして崩せる可能性もある．

8. 体内動態

1）エチルアルコール

［吸収］胃，小腸からすみやかに吸収され，最高血中濃度到達時間は30分〜2時間である．吸入や経皮により吸収される．
［代謝］肝臓でアセトアルデヒドに，次いで，酢酸へ代謝され，さらに水と二酸化炭素に分解される．
［排泄］約5〜10％は未変化体で呼気，尿，汗，糞便中に排泄される．

2）高吸水性樹脂

［吸収］消化管から吸収されない．
［排泄］通常は便とともに1〜2日で体外に排泄される．蓄積性はない．

3）パラジクロロベンゼン

［吸収］経口および吸入によりよく吸収され，脂肪組織に蓄積する．
［分布］パラジクロロベンゼンおよび代謝産物は，脂肪，肝臓，腎臓の各組織に多く分布する．
［排泄］肝臓で代謝され，尿中に90％以上排泄，便および呼気中にはごくわずか排泄される．

73 お香類
お香，抹香，線香，コーンインセンス

概　要

製品：仏事や香道などで用いられる線香やお香のほか，ルームフレグランスとしても用いられる。粉末状の焼香や抹香は，伽羅（きゃら），沈香（じんこう），白檀（びゃくだん）などの天然物由来の香木を細かく刻んで調合したもので，棒状の線香やスティック，円錐状のコーンインセンスなどは，椨（たぶ）の木の皮を乾燥させた粉末などに香木や香料を加えて成形したものである。
問題となる成分と症状：毒性は低く，小児の誤食では無症状か，軽度の消化器症状程度である。体質によっては天然物由来成分によるアレルギー症状を生じる可能性がある。
JPIC 受信状況：年間 100 件程度の問い合わせがあり，ほとんどが小児の誤飲である。灰を頭からかぶり，咳き込みが生じた事例もある。

初期対応のための確認事項

1. 製品
- 種類・形態（粉末状の焼香や抹香か，棒状の線香やスティックか，円錐状のコーンインセンスか）。
2. 曝露状況・経路
- 誤飲・誤食の場合，なめた程度か，かじった程度か，大量摂取していないか。焚いたあとの灰か。
- 灰を頭からかぶった，煙を吸ったなどで，吸入していないか。
- 眼に入っていないか。灰が付いた手で眼をこすったりしていないか。
- 皮膚に粉末や灰が付着していないか。
3. 患者の状態・症状
- 悪心，嘔吐，腹痛などの消化器症状はないか。咽頭や食道に引っかかっている様子はないか。
- 咳き込み，むせなど，気管に入った様子はないか。
- 眼の違和感，痛み，充血，流涙はないか。
- 皮膚の痛み，発赤，発疹などはないか。

初期対応のポイント

1. 経口の場合
- 口の中のものを取り除いて，口をすすぐ。

【直ちに受診】
- 喉に詰まっている様子がある場合。
- 悪心，嘔吐などがある場合。

【経過観察】
- なめたり，かじったりした程度で，症状がない場合。

2. 吸入した場合

【直ちに受診】
- 煙や灰を吸い込んで，喉の痛み，気分不良，咳などが出現し，新鮮な空気を吸っても改善しない場合。

3. 眼に入った場合
- 眼をこすらないように注意して，直ちに洗眼する。

【直ちに受診】
- 開眼困難な場合，異物感がある場合，洗眼が難しい場合やコンタクトレンズが外れない場合。

【念のため受診】
- 洗眼後も痛み，充血などがある場合。

4. 皮膚に付着した場合
【念のため受診】
- 水洗後も発赤，痛み，発疹などがある場合。

解　説

1. 製品について

- 伽羅（きゃら），沈香（じんこう），白檀（びゃくだん）などの香木や香りのよい漢方薬・生薬原料などから作られた香料を焚くための製品で，仏事などの宗教的儀式や香道のような生活文化の中で用いられる。
- 形態として，粉末状の焼香や抹香，棒状の線香やスティック，円錐状のコーンインセンスや渦巻き型などがある。
- 焼香は天然物由来の香木を細かく刻んで調合したお香で，主に仏事に用いられる。香炉の中の火種（香炭もしくは抹香）に乗せて使用する。
- 線香は，主に椨（たぶ）の木の皮を乾燥させた不消化性の多糖類を増粘剤として成形したもので，仏事に使用される。片側に着火し，香炉灰に立てたり寝かせたりして使用する。
- 香道では，香炉に灰と起こした炭団を入れ，灰を形作り，その上に雲母の板を乗せ，数mm角にうすく切った香木を熱し，香りを楽しむ。
- ルームフレグランスなどに用いられるお香（コーンインセンス等）は，木粉に香料（フレグランスオイルや合成香料）を添加して成形した製品もある。

2. 事故の発生状況

● JPIC 受信状況
年間件数　：100件程度。一般97％，医療機関2％，その他1％。
患者年齢層：1歳未満35％，1～5歳64％，その他・不明1％。
事故状況　：小児の誤食など100％（かじった，灰を頭からかぶり眼に入った，吸い込んだ等）。
症状出現率：6％。悪心，嘔吐，咳き込みなど。

● JPIC で把握した医療機関受診例
【1986～2009年の24年間に把握した小児（12歳以下）の不慮の事例】
- 線香・お香による重篤な例はなかった。

【1986～2010年の25年間に把握した高齢者（65歳以上）の不慮の事例】
- 線香・お香による重篤な例はなかった。

3. 毒性

お香，燃焼後の灰ともに，無毒もしくは毒性が低い物質に分類され，少量～中等量の摂取では，事実上，無毒である。ただし，製品の味や感触によって軽度の腹部不快感が起こる可能性がある。

4. 中毒学的薬理作用

- 呼吸器や消化器に対する物理的な刺激作用。
- 天然物由来成分によるアレルギー。

5. 症状

1) 経口：・軽度の腹部不快感，大量摂取では増粘剤などによる悪心，嘔吐，腹痛，下痢を生じる可能性がある。
2) 吸入：・煙や灰が上気道粘膜を刺激することにより，咳き込み，鼻水が生じうる。
3) 眼　：・物理的な刺激による疼痛などが考えられる。
4) 皮膚：・体質によっては天然物由来成分によりアレルギー症状が生じうる。

6. 処置

● **家庭での応急手当**
1) 経口：①除去：口の中に残っているものを吐き出す。小児や高齢者の場合は口の中を確認して取り除く，ふき取る。
②すすぎ：口をすすぐ，うがいする。うがいができない場合は濡れガーゼでふき取る。
③水分摂取：とくに注意事項はない。普段どおりでよい。
2) 吸入：・新鮮な空気の場所へ移動する。
3) 眼　：・眼をこすらないように注意し，直ちに十分に水洗する。
・コンタクトレンズを装着している場合は，容易に外せるようであれば外す。
4) 皮膚：①除去：皮膚に付着しているものを取り除く，ふき取る。付着した衣服を脱ぐ。
②水洗：十分に水洗する。

● **医療機関での処置**
1) 経口：・積極的な処置は不要であり，症状があれば，対症療法を行う。
2) 吸入：・煙や灰を大量に吸入し，呼吸困難がある場合は，症状に応じて，酸素投与，呼吸管理を行う。
3) 眼　：・受診前の洗眼が不十分な場合は，医療機関で十分に洗眼する。
4) 皮膚：・付着部位を十分に洗浄する。症状があれば，対症療法を行う。
・発赤，腫脹，皮膚炎などの症状が残るようであれば，アレルギーも考慮する。

74 精油（エッセンシャルオイル）

概　要

製品：精油（エッセンシャルオイル）は，植物（花，葉，果皮，樹皮，根，種子等）から抽出して得られる有機化合物の混合物である。容易に蒸発して芳香を残すことから，香料やアロマテラピーに用いられる。アロマテラピーでは，アロマテラピー用に調合された精油（アロマテラピーオイル）を加熱して気化したものを吸入したり，希釈したものを皮膚に使用したりする。また，芳香剤や化粧品などの一部にもアロマオイル，フレグランスオイルをうたった製品があり，精油のほかに有機溶剤を含む製品もある。

問題となる成分と症状：精油は植物の種類や部位によって何百種にも及ぶ上，組み合わせて使用することも多く，毒性はさまざまである。その中でも一部の精油では，経口摂取による重篤な中毒症例の報告があり，これらの精油を含む場合はとくに注意が必要である（「初期対応のための確認事項」参照）。また有機溶剤を含む製品の場合は，有機溶剤が問題となる。

JPIC受信状況：年間200件程度の問い合わせがあり，小児が小さなびんに入った精油をなめた，アロマポットをなめたという問い合わせが多い。

初期対応のための確認事項

精油によって毒性が異なるので，製品表示をできるだけ正確に確認する。
　＊重篤な中毒症例の報告がある精油
　　①ウィンターグリーン油（冬緑油），②カンフル（樟脳），③クローブ油（チョウジ油），④サッサフラス油，⑤シトロネラ油，⑥シナモン油（ケイ皮油），⑦セージ油，⑧ツーヤ油，⑨ナツメグ（ニクズク），⑩ニガヨモギ油（アブサン油），⑪パセリ種子油，⑫ヒソップ油，⑬ペニーロイヤル油（ボレイハッカ油），⑭ペパーミント油（ハッカ油），⑮ユーカリ油（シネオールを主成分とする），⑯ワームシード油。

1. 製品
- 精油の名称，重篤な中毒症例の報告がある精油が配合されていないか。
- 製品表示の成分，有機溶剤，アルコールなどの記載はないか。
- 容器（滴下容器か，通常のボトルか），容量。

2. 曝露状況・経路
- 誤飲した場合，原液か，希釈したものか。なめた程度か，大量に飲んでいないか。容器から直接飲んだ場合，容器の容量。
- 吸い込んだ場合や臭いが気になる場合，設置場所，使用量，換気状態。
- 眼に入った様子はないか，製品を触った手で目をこすったりしていないか。
- 皮膚に付着していないか，服などにこぼれていないか。

3. 患者の状態・症状
- 口臭の有無（口から精油の臭いがするか）。
- 悪心，嘔吐，顔面紅潮，めまい，ふらつき，意識レベルの低下，痙攣などはないか。
- 咳き込み，呼吸困難などはないか。気管に入った様子はないか。
- 精油の臭いによる気分不良や頭痛などはないか。
- 眼の充血，痛み，視界がぼやけるなどはないか。
- 皮膚の刺激感，発疹，痛みなどはないか。

初期対応のポイント

1. 経口の場合
- 吐かせずに，口の中のものを取り除いて，口をすすぐ。
- 顔や手足，衣服に付着している可能性があれば，シャワーなどで全身を洗浄して着替える。

精油（エッセンシャルオイル）

【直ちに受診】
- 頻回の嘔吐，意識レベルの低下，痙攣をみとめる場合。
- 咳き込み，むせなどがあり，誤嚥している可能性がある場合。

【念のため受診】
- 悪心，嘔吐，口腔の違和感などがある場合。興奮状態，顔面紅潮，ふらつきなどがある場合。
- 症状がなくても，重篤な中毒症例の報告がある精油（「初期対応のための確認事項」参照）やこれらの精油がブレンドされた精油，種類不明の精油を飲み込んだ可能性がある場合。

【経過観察】
- 重篤な中毒症例の報告がある精油（「初期対応のための確認事項」参照）やこれらの精油がブレンドされた精油をなめた程度で，症状がない場合。重篤な中毒症例の報告がある精油に該当しない精油をなめたり，1口飲み込んだ程度で，症状がない場合。

2．吸入した場合

【念のため受診】
- 頭痛や呼吸困難があり，新鮮な空気を吸っても改善しない場合。

3．眼に入った場合

- 眼をこすらないように注意して，直ちに洗眼する。

【直ちに受診】
- 開眼困難な場合，洗眼が難しい場合やコンタクトレンズが外れない場合。

【念のため受診】
- 洗眼後も痛み，充血などがある場合。

4．皮膚に付着した場合

【念のため受診】
- 水洗後も刺激や腫脹，発疹などがある場合。

解　説

1．製品について

- 植物（花，葉，果皮，樹皮，根，種子，樹脂等）から抽出して得られる有機化合物の混合物である。容易に蒸発して芳香を残すことから，香料やアロマテラピーに用いられる。抽出方法として，水蒸気蒸留法，浸出法，圧搾法などがある。
- アロマテラピーでは，アロマテラピー用に調合された精油（アロマテラピーオイル）を加熱して気化したものを吸入したり，希釈したものを皮膚に使用したりする。
- 芳香剤や化粧品などの一部にもアロマオイル，フレグランスオイルをうたった製品があり，精油のほかにアルコール類や炭化水素類などの有機溶剤を含む場合もある。
- 精油は植物の種類や部位によって何百種にも及ぶ上，組み合わせて使用することも多い。毒性が問題となる精油として，以下のようなものがある。
    1) ウィンターグリーン油（冬緑油）：サリチル酸メチルを98％含む。市販のウィンターグリーン油は合成サリチル酸メチルがほとんどである。
    2) カンフル（樟脳）：環状テルペンのカンフルのほか，シネオールを含む。
    3) クローブ油（チョウジ油）：オイゲノールを80％程度含む。
    4) サッサフラス油：サフロールを85〜90％含む。
    5) シトロネラ油：主成分としてゲラニオール，シトロネラール，シトロネロールを含む。
    6) シナモン油（ケイ皮油）：シンナムアルデヒドとオイゲノールを含む。シナモン葉の蒸留物はオイゲノールが主成分である。
    7) セージ油：ツヨンとカンフルが主成分である。
    8) ツーヤ油：主要毒性成分はツヨンである。
    9) ナツメグ（ニクズク）：ミリスチシン以外に，オイゲノール，リナロール，ゲラニオールなども含む。
    10) ニガヨモギ油（アブサン油）：英名は worm wood（ワームウッド），ツヨンを含む。アブサン酒の主成分。
    11) パセリ種子油：アピオールのほか，ミリスチシンを含む。過去には人工流産に用いられた。

12) ヒソップ油：ピノカンフォンを含む。
13) ペニーロイヤル油（ボレイハッカ油）：主成分はモノテルペンのプレゴンである。
14) ペパーミント油（ハッカ油）：メントールを 50%程度含むほか，メントンを含む。
15) ユーカリ油（シネオールを主成分とする）：シネオール（ユーカリプトール）を最大で 70%含有し，薬用に用いられる。
    注：ユーカリの精油の中にはシネオール以外を主成分とするものもある。レモンユーカリ油はシトロネラール，酢酸ゲラニルを含み，主に香料として用いられる。
16) ワームシード油：アスカリドールを 60 ～ 80%含む。過去には駆虫薬として使用された。

2．事故の発生状況

● JPIC 受信状況
年間件数　：200 件程度。一般 92%，医療機関 7%，その他（宿泊施設，店舗等）1%。
患者年齢層：1 歳未満 20%，1 ～ 5 歳 70%，20 ～ 64 歳 5%，65 歳以上 2%，その他・不明 3%。
事故状況　：小児や認知症のある高齢者の誤飲など 92%，誤使用 8%（容器が似ている栄養ドリンクと間違えて飲んだ，目薬と間違えて点眼した等）。
症状出現率：21%。悪心，嘔吐，口腔・咽頭の違和感，咳，眼の痛み・違和感，皮膚の発赤や痛みなど。
● JPIC で把握した医療機関受診例
【1986 ～ 2009 年の 24 年間に把握した小児（12 歳以下）の不慮の事例】
- エッセンシャルオイルによる事例は 64 例で，重篤な例はなかった。

【1986 ～ 2010 年の 25 年間に把握した高齢者（65 歳以上）の不慮の事例】
- エッセンシャルオイルによる事例は 10 例で，重篤な例は 1 例であった。
  事例：ユーカリ油を水と間違えて摂取したため自分で吐き，30 分後に意識障害，呼吸抑制をみとめた。

3．毒性

- 精油は種類が多く，大半の精油は少量の摂取程度では問題にならないと考えられるが，毒性が高い精油もある。
- 重篤な中毒症例の報告がある精油（「初期対応のための確認事項」参照）の多くは，数 mL（ティースプーン 1 杯以下），場合によっては数滴でも中毒を起こす可能性がある。

4．中毒学的薬理作用

1) ウィンターグリーン油（冬緑油）
- 有毒成分：サリチル酸化合物。サリチル酸メチルによる中枢神経興奮作用，ミトコンドリアにおける酸化的リン酸化の脱共役作用。

2) カンフル（樟脳）
- 有毒成分：カンフル。中枢神経系への作用（先に刺激，次いで抑制）。

3) クローブ油（チョウジ油）
- 有毒成分：オイゲノール。中枢神経の抑制作用，肝毒性，血液凝固阻止作用，粘膜の刺激作用。

4) サッサフラス油
- 有毒成分：サフロール。中枢神経の抑制作用。

5) シトロネラ油
- 有毒成分：ゲラニオール，シトロネロール。粘膜の刺激作用。
- 1 歳児の誤飲による死亡例の報告があるが，精油の毒性との因果関係は不明である。（Temple WA, et al：Clin Toxicol 1991；29：257-262.）

6) シナモン油（ケイ皮油）
- 有毒成分：オイゲノール，シンナムアルデヒド。皮膚，粘膜への中程度の刺激作用。

7) セージ油
- 有毒成分：ツヨン，カンフル。中枢神経の刺激作用。

8) ツーヤ油
- 有毒成分：ツヨン。中枢神経の刺激作用。

9) ナツメグ（ニクズク）
- 有毒成分：ミリスチシン。中枢神経の抑制作用（モノアミンオキシダーゼ阻害作用）。

10) ニガヨモギ油（アブサン油）
- 有毒成分：ツヨン。中枢神経の刺激作用。

11) パセリ種子油
- 有毒成分：アピオール，ミリスチシン。ミリスチシンは中枢神経抑制作用（モノアミンオキシダーゼ阻害作用）。アピオールの中毒学的薬理作用は不明。

12) ヒソップ油
- 有毒成分：ピノカンフォン。中枢神経の刺激作用。

13) ペニーロイヤル油（ボレイハッカ油）
- 有毒成分：プレゴン。肝毒性（代謝産物が直接的に肝毒性を示す）。

14) ペパーミント油（ハッカ油）
- 有毒成分：メントール。中程度の粘膜刺激作用あり。中枢神経の抑制作用。

15) ユーカリ油（シネオールを主成分とする）
- 有毒成分：シネオール（ユーカリプトール）。中枢神経の抑制作用。

16) ワームシード油
- 有毒成分：アスカリドール。神経毒性（死亡例で脳浮腫がみとめられている），軽度の刺激性。

5. 症状

重篤な中毒の報告がある精油では，痙攣や意識障害，肝障害などがみられる可能性がある。それ以外の精油も，粘膜刺激による消化器症状や，皮膚の刺激による皮膚炎などがみられる可能性がある。また，摂取量にかかわらず，誤嚥した場合は化学性肺炎を発症することがある。

1) ウィンターグリーン油（冬緑油）
- 症状は6〜12時間たってから現れることもある。
- 早期症状：悪心，嘔吐，過呼吸，呼吸性アルカローシス，耳鳴り，難聴，発汗など。
- 遅発症状：代謝性アシドーシス，低血圧，高体温，肝毒性，血液凝固障害など。

2) カンフル（樟脳）
- 症状は30分程度で出現する。
- 悪心，嘔吐，めまい，興奮，不穏，痙攣，一過性の肝障害など。

3) クローブ油（チョウジ油）
- 意識障害，痙攣，代謝性アシドーシス，肝障害など。

4) サッサフラス油
- 症状は10〜90分で出現する。
- 悪心，嘔吐，めまい，幻覚，昏迷，運動失調，失語，ショック，呼吸抑制など。

5) シトロネラ油
- 症状は直ちに出現する。粘膜刺激による嘔吐，誤嚥による化学性肺炎など。

6) シナモン油（ケイ皮油）
- 症状は60分程度で出現する。
- 口腔粘膜の刺激，胸部・胃の灼熱感，悪心，嘔吐，腹痛，めまい，複視など。
- 皮膚に付着すると，焼けるような感覚が生じ，ときに水疱ができることがある。

7) セージ油
- 痙攣を発症した事例が複数ある。

8) ツーヤ油
- 痙攣を発症した事例が複数ある。

9) ナツメグ（ニクズク）
- 症状は3〜6時間で出現するが，より早く出現する可能性もある。症状は長引く可能性がある。
- 中枢神経刺激症状（いらいら，不安，幻覚，皮膚紅潮，口渇，腹痛，頻脈等）の後，呼吸抑制，意識障害がみられる。

10) ニガヨモギ油（アブサン油）
- 長期摂取によって神経症状が生じる。感覚異常，嘔吐，めまい，悪夢，意識障害，痙攣，昏睡など。

11) パセリ種子油
- 発熱，嘔吐，下痢，激しい腹痛。妊婦では腟からの出血に続いて流産を引き起こす。

12) ヒソップ油
- 痙攣を発症した事例が複数ある。

13) ペニーロイヤル油（ボレイハッカ油）
- 一般的に1～2時間で症状が出現するが，10分以内に出現することもある。
- ふらつき，脱力，めまい，悪心，嘔吐，興奮，痙攣，昏睡，肝・腎障害など。

14) ペパーミント油（ハッカ油）
- 症状は6時間までに出現，急激に出現する可能性がある。
- 粘膜刺激による症状，中枢神経の抑制症状，呼吸困難，新生児無呼吸など。

15) ユーカリ油（シネオールを主成分とする）
- 症状は急激に現れるが，3時間程度遅れることもある。
- めまい，意識障害が一般的である。嘔吐，下痢，多幸感，頭痛，痙攣，昏睡，呼吸抑制など。

16) ワームシード油
- 頭痛，めまい，耳鳴り，難聴，複視，悪心，嘔吐，便秘，肝臓・腎臓・心臓の障害。

6. 処置

● 家庭での応急手当

痙攣を起こしやすい成分が多いので，十分に注意する。

1) 経口：禁忌：吐かせてはいけない。理由：痙攣を誘発する可能性があるため。
   ①除去：口の中に残っているものを吐き出す。小児や高齢者の場合は口の中を確認して取り除く，ふき取る。
   ②すすぎ：口をすすぐ，うがいする。うがいができない場合は濡れガーゼでふき取る。
   ③水分摂取：積極的に水分をとることは避けたほうがよい（無理に飲ませて嘔吐を誘発しないように注意する）。
2) 吸入：・新鮮な空気の場所へ移動する。室内を換気する。
3) 眼：・眼をこすらないように注意し，直ちに十分に水洗する。
   - コンタクトレンズを装着している場合は，容易に外せるようであれば外す。
4) 皮膚：①除去：皮膚に付着しているものを取り除く，ふき取る。付着した衣服を脱ぐ。
   ②水洗：十分に水洗する。可能であれば，石けんと水で洗う。

● 医療機関での処置

1) 経口：・重篤な中毒症例の報告がある精油（「初期対応のための確認事項」参照）やこれらがブレンドされた精油の場合は，少量摂取でも積極的に対応する。数種類の精油を除いて解毒剤などの特異的な治療法はなく，呼吸・循環管理と対症療法を行う。大量摂取の場合は，痙攣や意識レベルの低下などがなければ，気道を確保し誤嚥に注意した上での胃洗浄などを考慮する。
   - 重篤な中毒症例の報告がある精油のうち，クローブ油とペニーロイヤル油では，肝障害に対して，解毒剤（アセチルシステイン）が有効である可能性がある。症状があり，摂取もしくは摂取の可能性がある場合は，投与を考慮するが，半減期が比較的短く，データが不足しているので，使用には十分な注意が必要である。
   - 重篤な中毒症例の報告がある精油に該当しない精油を誤飲した程度であれば，積極的な処置は必要ないと考えられる。症状があれば，対症療法を行う。
   - エチルアルコールを含有する製品を大量に摂取し，摂取後1時間以内であれば胃洗浄を考慮する。必要に応じて，輸液，アシドーシスの補正，呼吸・循環管理，保温，血糖のチェックを行う。重症例では血液透析が有効である。
2) 吸入：・症状に応じて，酸素投与，呼吸管理を行う。
3) 眼：・受診前の洗眼が不十分な場合は，医療機関で十分に洗眼する。
   - 症状が残る場合は眼科的診察が必要である。
4) 皮膚：・付着部位を十分に洗浄する。症状があれば，対症療法を行う。

7. 治療上の注意点

重篤な中毒症例の報告がある精油には，少量の摂取でも中枢神経抑制症状や痙攣を発症するものが多く，催吐は禁忌である．また処置の際も中枢神経の抑制による誤嚥や痙攣に注意が必要である．

（参考）小児の誤飲程度では問題にならないと考えられる精油
精油の安全性ガイド（ロバート・ティスランド，他，フレグランスジャーナル社）において，げっ歯類の急性経口毒性（LD_{50} 値）がC またはD に分類され，非毒性とされている主な精油
（A＜1.0g/kg，B 1〜2g/kg，C 2〜5g/kg，D ＞5g/kg）

イモーテル	パルマローザ
イランイラン	ヒバウッド
オレンジ	フェンネル
カモマイル（ジャーマン）	フォレストパイン
カモマイル（ローマン）	プチグレイン
カルダモン	ブラックペッパー
キャロット	ベチバー
クラリセージ	ベルガモット（ベルガプテン除去）
グレープフルーツ	マージョラム（スパニッシュ）
コリアンダー	マージョラム（スウィート）
サイプレス	マンダリン
サンダルウッド	メイチャン
シダーウッド（アトラス）	ライム
シダーウッド（ヴァージニアン）	ラベンダー
ジャスミン アブソリュート	レモン
ジュニパー	レモングラス
ジンジャー	ローズ アブソリュート
ゼラニウム	ローズウッド
ターメリック	ローズオットー
タイム	ローズマリー
ネロリ	ローレル
パチュリー	

75 ポータブルトイレ用消臭剤

概要

製品：ベッドサイドなどに置いて使うポータブルトイレ用の消臭剤である。液体や粉末，錠剤をあらかじめポータブルトイレのバケツの水に希釈または溶解して使用する製品と，水面や排泄物に直接スプレーして臭気の拡散防止を期待するフォームタイプの製品がある。溶解して使用する製品では使用時の液性は中性が多いが，有機酸を含む製品では酸性である。フォームタイプの製品は弱アルカリ性である。

問題となる成分と症状：溶解して使用する製品，フォームタイプの製品ともに，液体を誤飲した程度であれば，界面活性剤や有機酸などの粘膜刺激による悪心，嘔吐，下痢程度であることが多いが，粉末や錠剤をそのまま摂取した場合は，消化管粘膜に付着して局所のびらんや潰瘍などを起こす可能性がある。また誤嚥した場合は化学性肺炎を発症する可能性があり，とくに高齢者では注意が必要である。

JPIC受信状況：年間30件程度の問い合わせがある。高齢者が8割以上を占め，容器から直接飲んだ，袋入りの粉末製品を薬と間違って飲んだなどの事例がある。

初期対応のための確認事項

1. **製品**
   - 形態，使用方法（液体や粉末，錠剤を水に溶かして使うものか，直接スプレーするフォームタイプか）。
   - 製品表示の成分，液性（中性，弱アルカリ性，酸性等）。
2. **曝露状況・経路**
   - 誤飲・誤食の場合，なめた程度か，大量に摂取した可能性はないか。
   - 粉末や錠剤をそのまま摂取したか，溶解（希釈）液を飲んだか。
   - 粉末の製品の場合，吸い込んだ可能性はないか。
   - 眼に入った様子はないか。付着した手で眼を触ったりしていないか。
   - 皮膚に付着していないか。
3. **患者の状態・症状**
   - 口の中に製品による着色（青色等）がないか。口から製品の臭いがしないか。
   - 錠剤や粉末をそのまま飲み込んだ場合，口腔に付着していないか。錠剤が咽頭や食道に引っかかっている様子はないか。
   - 口腔の違和感，悪心，嘔吐，腹痛などの消化器症状はないか。
   - 咳き込み，呼吸困難などはないか。気管に入った様子はないか。
   - 眼の違和感，痛み，充血，流涙はないか。
   - 皮膚の発赤や痛み，発疹などはないか。

初期対応のポイント

1. **経口の場合**
   - 口の中のものを取り除いて，口をすすぎ，乳製品または水を飲ませる。
   - 顔や手足，衣服に付着している可能性があれば，シャワーなどで全身を洗浄して着替える。

   【直ちに受診】
   - 頻回の嘔吐がみられる場合や咳き込みなどの呼吸器症状がみられる場合。誤嚥している可能性がある場合。
   - 粉末や錠剤をそのまま飲み込んで，咽頭や食道に引っかかっている様子がある場合。
   - 症状がなくても，製品そのものを大量に摂取した可能性がある場合。

   【念のため受診】
   - 製品そのものをなめたり，溶解（希釈）液を誤飲した程度で，嘔吐，口腔の異常などがある場合。

【経過観察】
- 製品そのものをなめたり，溶解（希釈）液を誤飲した程度で，症状がない場合。
  ＊高齢者の場合は症状を訴えにくいこともあるので，十分に注意する。

2. 吸入した場合
【直ちに受診】
- 粉末を吸入し，咳や喘鳴などがある場合。

3. 眼に入った場合
- 眼をこすらないように注意して，直ちに洗眼する。

【直ちに受診】
- 開眼困難な場合，洗眼が難しい場合やコンタクトレンズが外れない場合。
- 酸性製品の場合。

【念のため受診】
- 酸性製品以外で，洗眼後も痛み，充血などがある場合。

4. 皮膚に付着した場合
【念のため受診】
- 水洗後も発赤，痛み，発疹などがある場合。

解　説

1. 製品について

- ベッドサイドなどに置いて使うポータブルトイレ用の消臭剤である。液体や粉末，錠剤をあらかじめポータブルトイレのバケツの水に希釈または溶解して使用する製品と，水面や排泄物に直接スプレーして皮膜を作り，臭気の拡散の防止を期待するフォームタイプの製品がある。

1）溶解（希釈）して使用する製品
- 殺菌剤（有機臭素系化合物等），界面活性剤，消臭剤（グリオキサール，植物抽出物等）をそれぞれ数％含有し，着香剤が添加されている。使用時の液性は中性もしくは酸性で，酸性の製品はアンモニアを中和する目的で有機酸（リンゴ酸，クエン酸，コハク酸等）を数％～10％程度含む。粉末，錠剤の製品では，上記成分のほか硫酸ナトリウムなどの無機塩類，発泡剤として炭酸ナトリウムを含有する製品もある。

2）フォームタイプの製品
- エアゾールスプレーで，界面活性剤，高級アルコールなどを数％含有し，弱アルカリ性である。そのほかに消臭成分（植物抽出物等）を含有し，化学的な消臭効果を期待した製品もある。

2. 事故の発生状況

● JPIC 受信状況

年間件数　：30件程度。一般28％，医療機関35％，その他（高齢者施設等）37％。
患者年齢層：1～5歳3％，20～64歳9％，65歳以上86％，その他・不明2％。
事故状況　：小児や認知症のある高齢者による誤飲・誤食など89％，誤使用8％（薬や食品と間違えて飲んだ等），その他・不明3％。
症状出現率：17％。口腔の違和感，悪心，嘔吐，下痢など。

● JPIC で把握した医療機関受診例

【2003～2007年に把握した83例】
- 全例が経口摂取で，高齢者が74例と9割を占め，症状をみとめた23例のうち8割が液体や粉末の製品そのものを摂取していた。症状は口腔粘膜異常や悪心，嘔吐などが大半であったが，消化管の炎症やびらんを起こした例もあった。誤嚥性肺炎を発症した事例が3例あり，1週間以上の入院を要した事例もあった。青色の製品を摂取し，尿や便が青色を呈した事例が3例あった。

【1986～2009年の24年間に把握した小児（12歳以下）の不慮の事例】
- ポータブルトイレによる事例は2例で，重篤な例はなかった。

【1986～2010年の25年間に把握した高齢者（65歳以上）の不慮の事例】

- ポータブルトイレによる事例108例のうち，重篤な例は5例で，4例で誤嚥による化学性肺炎をみとめた。

3. 毒性

経路や量によっては，界面活性剤や有機酸などによる皮膚および粘膜への刺激が問題となる。刺激の程度は濃度と接触時間に依存する。

4. 中毒学的薬理作用

- 溶解（希釈）して使用する製品，フォームタイプの製品ともに，界面活性剤，グリオキサール，有機酸（リンゴ酸，クエン酸，コハク酸等），炭酸ナトリウムなどによる，皮膚・粘膜に対する刺激作用がある。

1) 界面活性剤
- 皮膚・粘膜の刺激作用。
- 体循環に入った場合の全身作用として，血管透過性亢進・細胞膨化作用。

2) クエン酸
- 酸として皮膚・粘膜の刺激作用。
- 吸収されたクエン酸による体液のpH変化。
- クエン酸とカルシウムの結合による低カルシウム血症，高カリウム血症。

3) リンゴ酸，コハク酸
- 酸として皮膚・粘膜の刺激・腐食作用（低濃度の場合は刺激性，高濃度の場合は化学損傷）。

5. 症状

1) 経口：
- 溶解して使用する製品では，刺激による口腔の違和感や舌の刺激感，悪心，嘔吐や下痢などの消化器症状や胃炎。
- 粉末や錠剤が口腔粘膜などの消化管に長時間付着すると，局所にびらんや潰瘍を生じる可能性がある。
- 刺激により嘔吐などが誘発されると，とくに高齢者では誤嚥による化学性肺炎を発症する可能性がある。
- クエン酸を含有する製品を大量に摂取した場合は，代謝性アシドーシス，低カルシウム血症，高カリウム血症による血圧低下や洞性頻脈などの全身症状がみられる可能性がある。
- 青色の製品を摂取した場合は，排尿や排便が青色を呈することがある。

2) 吸入：
- 粉末の吸入は鼻や喉を刺激する可能性がある。咳嗽，鼻汁，喘鳴，嗄声など。

3) 眼：
- 眼の痛み，充血，流涙など。

4) 皮膚：
- かゆみや痛み，紅斑，発疹，水疱などがみられる可能性がある（刺激性接触皮膚炎）。

6. 処置

● 家庭での応急手当

1) 経口：①除去：口の中に残っているものを吐き出す。小児や高齢者の場合は口の中を確認して取り除く，ふき取る。
②すすぎ：口をすすぐ，うがいする。うがいができない場合は濡れガーゼでふき取る。
③水分摂取：乳製品（牛乳やヨーグルト）または水を飲む。量は普段飲む程度（120～240mL，小児は体重1kgあたり15mL以下，無理に飲ませて嘔吐を誘発しないように注意する）。理由：蛋白質による粘膜保護や希釈により，刺激の緩和が期待できる。

2) 吸入：
- 新鮮な空気の場所へ移動する。

3) 眼：
- 眼をこすらないように注意し，直ちに流水で十分に水洗する。
- コンタクトレンズを装着している場合は，容易に外せるようであれば外す。

4) 皮膚：①除去：皮膚に付着しているものを取り除く，ふき取る。付着した衣服を脱ぐ。
②水洗：十分に水洗する。

● 医療機関での処置
1) 経口： ・特異的な治療法はなく，牛乳または水での希釈のほか，対症療法が中心となる。
 ・製品をそのまま摂取した場合は，受診時に無症状であっても，消化管粘膜に付着して症状が悪化する可能性を考慮して対応する。
2) 吸入： ・症状に応じて，酸素投与，呼吸管理を行う。
3) 眼 ： ・受診前の洗眼が不十分な場合は，医療機関で十分に洗眼する。
 ・症状が残る場合は眼科的診察が必要である。
4) 皮膚： ・付着部位を十分に洗浄する。
 ・症状があれば，対症療法を行う。酸性の製品では熱傷に準じて治療する。

7. 治療上の注意点

1) 粉末や錠剤の製品をそのまま飲み込んだり長時間なめたりした場合は，口腔・咽頭での接触時間が長くなり，潰瘍などを生じる可能性があるため，粘膜の状態を確認する必要がある。
2) 錠剤が咽頭や食道に停留している可能性があれば，内視鏡などで確認の上，除去する必要がある。
3) クエン酸の大量摂取が疑われる場合は，カリウムやカルシウムなどの電解質，アシドーシスの有無を確認する。

8. 体内動態

1) クエン酸
［吸収］消化管からよく吸収される。
［代謝］クエン酸リアーゼにより，オキサロ酢酸と酢酸に分解される。
2) 界面活性剤
［吸収］分子構造により違いはあるが，基本的に消化管から吸収される。
［代謝・排泄］肝臓で代謝された後，尿中あるいは糞便中に排泄される。

76 塩分を多く含む食品

概要

製品：食品の中でも，食塩，固形コンソメ，トウバンジャン，しょうゆなどの調味料や梅干，塩辛，塩昆布などの農産物・水産物加工品には塩分が多く含まれる。

問題となる成分と症状：高濃度の塩化ナトリウム溶液には粘膜の刺激作用があり，悪心，嘔吐，下痢，腹部不快感を生じる。過剰摂取すると血漿ナトリウム濃度が高値となり血漿浸透圧が上昇し，細胞内脱水により組織障害が起こる。過度の口渇，脱水による発熱のほか，重症の場合は不穏，痙攣などを生じる可能性がある。

JPIC受信状況：年間50件程度の問い合わせがあり，小児の誤飲が9割近くである。誤飲による重篤例は把握していない。

初期対応のための確認事項

1. 製品
- 食品の種類，製品表示の塩分量（食塩相当量もしくはナトリウム量）。

2. 曝露状況・経路
- 誤飲した場合，なめた程度か，容器から直接飲んだか。
- 大量に摂取した場合，容器の容量。どのくらい減っているか。
- 高濃度の液が眼に入った可能性はないか。

3. 患者の状態・症状
- 喉の渇き，悪心，嘔吐，下痢，腹部不快感などの消化器症状や発熱はないか。
- 咳き込み，むせなど，気管に入った様子はないか。
- 眼の痛み，充血などはないか。

初期対応のポイント

1. 経口の場合
- 吐かせずに，口の中のものを取り除いて，口をすすぐ。水を飲む。

【直ちに受診】
- 口渇，悪心，嘔吐，下痢，腹部不快感，発熱などがある場合，咳き込みなど誤嚥した可能性がある場合。
- 塩化ナトリウムとして体重1kgあたり0.5g以上を摂取した可能性がある場合（体重10kgの場合5g以上，こいくちしょうゆとして30mL以上）。

【念のため受診】
- 塩化ナトリウムとして体重1kgあたり0.2g以上を摂取した可能性がある場合（体重10kgの場合2g以上，こいくちしょうゆとして15mL，大さじ1杯以上）。

【経過観察】
- なめたり，1口飲み込んだ程度で，無症状の場合。

2. 吸入した場合
- 製品の性質上，吸入して問題になるとは考えにくい。

3. 眼に入った場合
- 眼をこすらないように注意して，直ちに洗眼する。

【直ちに受診】
- 開眼困難な場合，洗眼が難しい場合やコンタクトレンズが外れない場合。

【念のため受診】
- 洗眼後も痛み，充血などがある場合。

4. 皮膚に付着した場合
- 製品の性質上，皮膚に付着して問題になるとは考えにくい。

塩分を多く含む食品

解　説

1．製品について

- 食品の中でも，調味料や農産物・水産物加工品などには塩分が多く含まれる。
- 食品中の塩分量の目安として，日本食品標準成分表には 100g あたりの食塩相当量（注）が掲載されている。以下は塩分が多い食品の一例である。

  1) 調味料
  食塩 99.1g，固形コンソメ 43.2g，トウバンジャン 17.8g，うすくちしょうゆ 16.0g，こいくちしょうゆ 14.5g，米みそ（赤）13.0g，オイスターソース 11.4g，カレールウ 10.7g，めんつゆ（3 倍濃厚）9.9g，ウスターソース 8.4g，ノンオイル和風ドレッシング 7.4g，濃厚ソース 5.6g，マヨネーズ（卵黄型）2.3g，トマトケチャップ 3.3g，フレンチドレッシング 3.0g，有塩バター 1.9g。

  2) 農産物・水産物加工品
  梅干（塩漬け）22.1g，あみの塩辛 19.8g，塩昆布 18.0g，ザーサイ（漬物）13.7g，粒うに 8.4g，こんぶのつくだ煮 7.4g，紅しょうが 7.1g，さきいか 6.9g，たかな漬 5.8g，生ハム（長期熟成）5.6g，からしめんたいこ 5.6g，ドライソーセージ 3.6g，蒸しかまぼこ 2.5g。

  3) その他
  カップめん 6.9g，インスタントラーメン（非油揚げ）6.4g，レトルトカレー 1.3g。

  注）食塩相当量はナトリウム量に 2.54 を乗じて算出した値。ナトリウム量には食塩に由来するもののほか，グルタミン酸ナトリウム，アスコルビン酸ナトリウム，リン酸ナトリウム，炭酸水素ナトリウムなどに由来するナトリウムも含まれるので，実際よりも多く見積もられることがある。

- なお，食塩相当量は食品 100g あたりの含有量であり，水分含有量が低い食品は相対的に高くなる（ソーセージの場合，ドライソーセージ＞セミドライソーセージ＞ソーセージ）。

2．事故の発生状況

● **JPIC 受信状況**
年間件数　：50 件程度。一般 92％，医療機関 6％，その他（高齢者施設等）2％。
患者年齢層：1 歳未満 16％，1～5 歳 71％，20～64 歳 7％，その他・不明 6％。
事故状況　：小児や認知症のある高齢者の誤飲・誤食など 88％，誤使用（砂糖と誤認する等）6％，その他・不明 6％。
症状出現率：37％。口渇，嘔吐，腹痛など。

● **JPIC で把握した医療機関受診例**
【1986～2009 年の 24 年間に把握した小児（12 歳以下）の不慮の事例】
- しょうゆによる事例は 7 例で，重篤な例はなかった。

【1986～2010 年の 25 年間に把握した高齢者（65 歳以上）の不慮の事例】
- しょうゆによる事例はなかった。

3．毒性

塩化ナトリウム
- ヒト経口中毒量：塩化ナトリウムとして体重 1kg あたり 0.5～1g（8.6～17.2mEq）である。
- 毒性は血清ナトリウム値と密接に関係する。血清ナトリウム値が，150mEq/L を超えると中枢神経症状がみられ，160～185mEq/L では 10％に痙攣がみられる。

4．中毒学的薬理作用

塩化ナトリウム
- 粘膜の刺激作用。
- 細胞内脱水による組織障害：塩化ナトリウムを過剰摂取すると，血漿ナトリウム濃度が高値となり血漿浸透圧が上昇して細胞内脱水が起こる。脳細胞の脱水により，中枢神経系に障害が生じる。

5. 症状

1) 経口 ： ・悪心，嘔吐，下痢，腹部不快感，過度の口渇，脱水による発熱。
　　　　　・重症になると，不穏，痙攣，抑うつ状態，昏睡，低血圧，呼吸停止が起こる。
2) 眼 　： ・涙液より高濃度の塩化ナトリウム溶液は，眼に入ると刺すような痛みを起こす。

6. 処置

● 家庭での応急手当
1) 経口 ： ①除去：口の中に残っているものを吐き出す。小児や高齢者の場合は口の中を確認して取り除く，ふき取る。
　　　　　②すすぎ：口をすすぐ，うがいする。うがいができない場合は濡れガーゼでふき取る。
　　　　　③水分摂取：水を飲む。量は普段飲む程度（120〜240mL，小児は体重1kgあたり15mL以下，無理に飲ませて嘔吐を誘発しないように注意する）。理由：水を飲むことで，口渇が軽減される。
2) 眼 　： ・眼をこすらないように注意し，直ちに十分に水洗する。
　　　　　・コンタクトレンズを装着している場合は，容易に外せるようであれば外す。

● 医療機関での処置
1) 経口 ： ・血清ナトリウム値の補正，痙攣や脳浮腫への対症療法を行う。重症例には血液透析を考慮する。
2) 眼 　： ・受診前の洗眼が不十分な場合は，医療機関で十分に洗眼する。

7. 治療上の注意点

1) 輸液療法に反応しない高ナトリウム血症や難治性の嘔吐など，塩化ナトリウムによる全身性の症状・所見がみられる場合は入院を考慮する。
2) 活性炭は塩化ナトリウムの吸着剤として有効ではない。
3) 血清ナトリウム値が200mEq/Lを超える，腎障害がみられる，致死的な状態であるなどの場合は血液透析を実施する。

8. 体内動態

塩化ナトリウム
[吸収] 経口，直腸投与，皮下注射でも吸収される。
[排泄] 尿中に排泄される。

77 カフェインを含む飲料
コーヒー，茶，ドリンク剤

概　要

製品：コーヒー，紅茶，緑茶，ココアのほか，コーラやエナジードリンク，眠気覚ましをうたった清涼飲料水，指定医薬部外品に該当するドリンク剤にも，カフェインが含まれているものがある。
問題となる成分と症状：カフェインには交感神経刺激作用があり，常用量では覚醒，知覚・運動機能が高められるが，急性中毒では頻回嘔吐，頻呼吸，呼吸困難，興奮，痙攣，頻脈，不整脈，骨格筋の過緊張，低カリウム血症などを生じる。一般的なコーヒー，緑茶，紅茶，缶・ペットボトル飲料などのカフェイン含有量を考慮すると，数百 mL 程度でカフェインによる中毒症状が出現する可能性は低いと考えられる。眠気覚ましをうたった清涼飲料水やエナジードリンクではカフェインを多く含む製品もあり，短期間に大量に飲んだり，カフェインを含む医薬品（眠気防止薬，かぜ薬，解熱鎮痛薬等）を併用したりした場合は注意が必要である。
JPIC 受信状況：年間 40 件程度の問い合わせがあり，5 歳以下の誤飲がほとんどである。

初期対応のための確認事項

1. 製品
- 飲料を飲んだか，茶葉やコーヒー豆，インスタントコーヒーの粉を食べたか。
- 飲料の場合，種類，製品名，製品表示のカフェイン含有量。
2. 曝露状況・経路
- 誤飲した場合，なめた程度か，容器から直接飲んだか。
- 大量に飲んだ場合，1 本の容量。どのくらい減っているか。何本も飲んだ可能性はないか。
- 数種類のカフェイン含有飲料を併用していないか。眠気防止薬や総合感冒薬，鎮痛薬など，カフェインを含有する医薬品を併用していないか（併用の場合は，カフェインの総摂取量を確認する）。
3. 患者の状態・症状
- 嘔吐，顔面紅潮，興奮状態などはないか。
- 咳き込み，むせなど，気管に入った様子はないか。

初期対応のポイント

数種類のカフェイン含有飲料や，カフェインを含有する一般用医薬品（眠気防止薬やかぜ薬，解熱鎮痛薬）を併用している場合は，とくに注意が必要である。
1. 経口の場合
- 吐かせずに，口の中のものを取り除いて，口をすすぐ。
【直ちに受診】
- 嘔吐，顔面紅潮，興奮状態などがある場合。
【念のため受診】
- 小児の誤飲で，カフェインとして体重 1kg あたり 0.02g 程度を飲んだ場合（体重 10kg でカフェインとして 0.2g，インスタントコーヒーの粉なら 5g，エナジードリンクや眠気覚ましでは 1 本以上）。
- 成人でもカフェインとして 1g 程度を飲んだ場合（インスタントコーヒーの粉 25g，エナジードリンクや眠気覚ましを 5 本以上）。
【経過観察】
- 小児がなめた程度，数口飲んだ程度で，症状がない場合。
2. 吸入した場合
- 製品の性質上，吸入して問題になるとは考えにくい。
3. 眼に入った場合
- 製品の性質上，眼に入って問題になるとは考えにくい。

4. 皮膚に付着した場合
- 製品の性質上，皮膚に付着して問題になるとは考えにくい。

解　説

1. 製品について

- カフェインは緑茶や紅茶の茶葉に 1 ～ 5％，コーヒー豆に 0.8 ～ 1.75％，マテ茶に 0.15 ～ 1.85％，グァラナに 5％以下，コラ子（コラシ，コラの木の種子）に 2％以下含まれる。

1）浸出液
- 茶葉（緑茶，紅茶）の浸出液には 100mL 中に 0.01 ～ 0.03g 程度，コーヒーの浸出液には 100mL 中に 0.06g 程度含まれる。

2）インスタントコーヒー，ココア
- インスタントコーヒーの粉には 4％，カフェインレスの場合は 0.1％程度含まれる。
- 純ココアには 0.2％，インスタントのミルクココアには微量含まれる。ココア類にはカフェイン類似物質のテオブロミン（純ココア 1.7％，ミルクココア 0.3％）も含まれる。

3）缶・ペットボトル飲料
- 市販の缶やペットボトル入りの飲料では，100mL あたり 0.01 ～ 0.08g 程度（コーヒー 0.03 ～ 0.08g，紅茶 0.01 ～ 0.04g，緑茶 0.01 ～ 0.03g，ウーロン茶 0.01 ～ 0.02g，コーラ 0.01 ～ 0.02g）含有する。麦茶はカフェインを含有しない。
- カフェイン，ビタミン，アミノ酸などを含有する炭酸飲料（いわゆるエナジードリンク）は，1 本（160 ～ 500mL）あたり 0.014 ～ 0.18g のカフェインを含有する。
- 眠気覚ましをイメージさせる清涼飲料水で，1 本（50mL 程度）に 0.1 ～ 0.15g のカフェインを含有する製品もある。

4）ビタミン含有保健剤（指定医薬部外品）
- 指定医薬部外品に該当するビタミン含有保健剤（いわゆるドリンク剤）のカフェイン含有量は 1 日用量最大 50mg（0.05g）に規定されている。

2. 事故の発生状況

● JPIC 受信状況
年間件数：食品に分類される飲料：30 件程度。一般 98％，医療機関 1％，その他 1％。
　　　　　指定医薬部外品のドリンク剤：10 件程度。一般 100％。
患者年齢層：食品に分類される飲料：1 歳未満 37％，1 ～ 5 歳 48％，20 ～ 64 歳 11％，その他・不明 4％。
　　　　　　指定医薬部外品のドリンク剤：5 歳以下 53％，6 ～ 12 歳 13％，20 ～ 64 歳 15％，65 歳以上 11％，その他・不明 8％。
事故状況：食品に分類される飲料：小児や認知症のある高齢者の誤飲など 82％，誤使用 12％（間違えて乳児に与えた，成人がコーヒーを飲みすぎた等），その他・不明 6％。
　　　　　指定医薬部外品のドリンク剤：小児や認知症のある高齢者の誤飲など 53％，誤使用 45％（1 日 1 本のところ 2 本飲んだ，対象年齢外に飲ませた等），その他・不明 2％。
症状出現率：食品に分類される飲料 23％，指定医薬部外品のドリンク剤 28％。嘔吐，興奮など。

● JPIC で把握した医療機関受診例
【1986 ～ 2009 年の 24 年間に把握した小児（12 歳以下）の不慮の事例】
- カフェインを含む飲料による事例は 2 例で，重篤な例はなかった。

【1986 ～ 2010 年の 25 年間に把握した高齢者（65 歳以上）の不慮の事例】
- カフェインを含む飲料による重篤な例はなかった。

● 文献報告例
- コーヒー，紅茶，緑茶，ココアの飲用による急性カフェイン中毒の症例報告は把握していない。ただし，エナジードリンクについては，米国での大量摂取による死亡報告（2012 年：FDA），国内での医薬品のカフェイン製剤との併用による死亡例（カフェイン血中濃度 182μg/mL）がある。（久保真一，他：日アルコール・

薬物医会誌 2015；50：227.)

3. 毒性

食品中のカフェインについては，1日摂取許容量（ADI）のような健康への悪影響がないと推定される摂取量は設定されていない。10歳代であれば1日あたり100mg以上のカフェインを摂取するべきではないという意見もある。
カナダ保健省（2010年）：成人で400mg/日まで。4～6歳最大45mg/日，7～9歳最大62.5mg/日，10～12歳85mg/日，13歳以上の青少年は体重1kgあたり2.5mg/日（体重50kgで125mg）以上のカフェインを摂取しないこと。

[中毒量]
小児：カフェインとして体重1kgあたり0.02g程度で，頻回嘔吐などの症状が出現すると考えられる（体重10kgとして，インスタントコーヒーの粉5g，エナジードリンクや眠気覚まし1本以上）。体重1kgあたり0.08～0.1gで重篤な中毒症状を示す。
成人：カフェインとして1g以上で中毒症状が出現する可能性が考えられる（インスタントコーヒーの粉25g，エナジードリンクや眠気覚まし5本以上）。2g未満でも頻回嘔吐，血清カリウム値の低下などが出現する可能性がある。

4. 中毒学的薬理作用

カフェイン
- テオフィリンやテオブロミン同様メチルキサンチンに分類され，交感神経刺激作用を有する。
- 中枢神経系：大脳皮質および延髄の興奮による頻回嘔吐，頻呼吸，血圧上昇，痙攣。
- 心筋：心筋興奮（β_1作用）により心機能が亢進して頻脈，不整脈を起こす。
- 平滑筋：平滑筋弛緩（β_2作用）による末梢血管拡張，気管支筋弛緩。
- 骨格筋：カフェインの直接作用による振戦，横紋筋融解症（テオフィリンより骨格筋興奮作用が強い）。
- 低カリウム血症，高血糖。

5. 症状

経口：コーヒー，紅茶，緑茶，ココアの飲用によって中毒症状が出現する可能性は低いと考えられるが，眠気覚ましをうたった清涼飲料水やエナジードリンクではカフェインを多く含む製品もあり，短時間に大量に飲んだり，カフェインを含む医薬品を併用したりした場合は重篤になる可能性がある。
- テオフィリン中毒に類似し，中枢神経系，消化器系，循環器系症状が一般的である。
- 軽症～中等症：初期症状として食欲不振，振戦，不穏，悪心，嘔吐，頻脈などが起こる。
- 重症：低カリウム血症，高血糖，代謝性アシドーシス，横紋筋融解，低血圧，意識障害，痙攣発作，頻脈，不整脈など。
- 症状および検査値異常の多くは摂取から数時間のあいだに出現する。約3.5時間後に頻回の除細動を要する心室細動が出現した例もある。ただしクレアチンキナーゼ（CK）は摂取後24時間以上経過して上昇することがある。

6. 処置

● 家庭での応急手当
経口：禁忌：吐かせてはいけない。理由：痙攣を誘発する可能性があるため。
①除去：口の中に残っているものを吐き出す。小児や高齢者の場合は口の中を確認して取り除く，ふき取る。
②すすぎ：口をすすぐ，うがいする。うがいができない場合は濡れガーゼでふき取る。
③水分摂取：とくに注意事項はない。普段どおりでよい。

● 医療機関での処置
経口：・大量に摂取し，摂取後早期であれば胃洗浄，活性炭の投与を考慮する。

- 呼吸・循環管理を厳重に行う。痙攣対策，持続的な心電図モニター，経時的な体液管理と電解質の測定（とくに低カリウム血症に注意），不整脈に対する治療を中心に行う。
- 排泄促進手段として血液透析，血液灌流が有効とされる。

7. 治療上の注意点

1) カフェインに対する拮抗剤，解毒剤はない。
2) カフェインに強制利尿の適応はないが，10%は未変化体として尿中に排泄されることから，脱水をきたさないよう十分な尿量を確保することは意義があると考えられる。
3) 血液透析はカフェインの体外除去を図る手段としてもっとも安全で汎用されている。活性炭による血液灌流より効果的で合併症のリスクも低い。痙攣や心室性不整脈などが出現している重症患者には血液透析が勧められる。
4) 血液灌流に関しては明確なエビデンスはないが，テオフィリンと薬物動態が類似しているため血液浄化法により除去可能とされており，血中カフェイン除去にも効果はあると考えられる。
5) ココアは，カフェインと同じキサンチン誘導体であるテオブロミンを多く含有し，大量摂取ではテオブロミンによる中毒（中毒学的薬理作用はカフェインと同様）が起こる可能性がある。
6) インスタントコーヒー，紅茶，緑茶の大量摂取では，タンニンによる胃腸障害にも注意する。

8. 体内動態

カフェイン

［吸収］消化管からすみやかに吸収され，最高血中濃度到達時間は 30 分〜2 時間である。吸収後すみやかに体液中に分布する。乳汁移行性がある。

［代謝］主に肝臓で代謝される。主な代謝物は，パラキサンチン，1-メチル尿酸，1-メチルキサンチン，7-メチルキサンチンなどである。

［排泄］主に，尿中に 1-メチル尿酸，1-メチルキサンチンとして排泄され，10%は未変化体として尿中に排泄される。半減期は成人では 3〜6 時間であるが，新生児では 100 時間にもなる。生後 6 カ月までは肝臓の代謝機能が発達していないため，未変化体のまま尿中に排泄される。肝障害患者や妊婦では半減期が延長する。

78 アルコールを含む飲料・食品
酒類，滋養強壮保健薬，リキュール入りの洋菓子

概要

製品：アルコールを含む飲料（酒類）には，ウイスキーやブランデーで40％程度，ビールで5％前後のエチルアルコールが含まれる。また洋菓子や保存食品，調味料などにも，風味づけや食品の日持ち向上の目的でアルコールが含まれるものがある。

問題となる成分と症状：飲酒習慣のある成人でも摂取量によっては急性アルコール中毒を起こすことがあり，酒に弱い体質の人や小児では，ごく少量の洋酒で風味づけされた菓子でもアルコールによる症状が現れる可能性がある。とくに小児では低血糖による痙攣が出現する可能性もあり，酒に酔った症状がある場合は医療機関を受診する必要がある。

JPIC 受信状況：年間230件程度の問い合わせがあり，5歳以下の誤飲がほとんどである。

初期対応のための確認事項

1. **製品**
 - アルコールを含む飲料（酒類）の場合，酒の種類，製品表示のアルコール度数。
 - アルコールを含む食品の場合，種類，リキュールなどのアルコール成分の記載の有無。
2. **曝露状況・経路**
 - 誤飲した場合，なめた程度か，容器やコップから直接飲んだか。水などで割ったものか。
 - 大量に飲んだ場合，容器の容量。どのくらい減っているか。
 - 加熱した場合，吸い込んだ可能性はないか。
 - 眼に入った可能性はないか。
 - 皮膚に付着した可能性はないか。
3. **患者の状態・症状**
 - 嘔吐，顔面紅潮，興奮状態，ふらつきなど，酒に酔ったような症状はないか。口からアルコール臭はしないか。
 - 咳き込み，むせなど，気管に入った様子はないか。
 - 眼の違和感，痛み，充血，流涙はないか。

初期対応のポイント

とくに小児はアルコールの感受性が高く，低血糖性の痙攣を起こす可能性もあり，注意が必要である。

1. **経口の場合**
 - 口の中のものを取り除いて，口をすすぐ。

 【直ちに受診】
 - 嘔吐，顔面紅潮，興奮状態などがある場合，咳き込みなど誤嚥した可能性がある場合（高齢者で飲酒歴がある場合も，症状があれば受診する）。
 - 症状がなくても，小児がウイスキーや焼酎の原液を1口以上飲んだ場合（アルコール度数50度以下の酒を体重1kgあたり1mL以上）。

 【念のため受診】
 - 症状がなくても，小児がウイスキーや焼酎の水割り，日本酒，ワインを数口以上飲んだ場合（アルコール度数20度以下の酒を体重1kgあたり2mL以上），ビールをゴクゴクと飲んだ場合（アルコール度数10度以下の酒を体重1kgあたり5mL以上），摂取量が不明の場合。

 【経過観察】
 - なめたり，ビールを1口飲んだ程度で，症状がない場合（数時間は注意する）。

2. **吸入した場合**
 - 加熱した場合以外は，吸入して問題になるとは考えにくい。

【念のため受診】
- 喉の痛み，気分不良，咳などがあり，新鮮な空気を吸っても改善しない場合。

3. 眼に入った場合
- 眼をこすらないように注意して，直ちに洗眼する。

【直ちに受診】
- 開眼困難な場合，洗眼が難しい場合やコンタクトレンズが外れない場合。

【念のため受診】
- 洗眼後も痛み，充血などがある場合。

4. 皮膚に付着した場合
【念のため受診】
- 水洗後も発赤，痛み，発疹などがある場合。酒に酔ったような症状がある場合。

解　説

1. 製品について

- 酒類のほか，洋菓子や保存食品，調味料などにも，風味づけや食品の日持ち向上の目的でアルコールが含まれるものがある。

1）アルコールを含む飲料（酒類）
- 日本食品標準成分表にアルコール含有量（容量％，アルコール度数）が記載されている。
ジン 47.4％，ウィスキー・ブランデー 40％，焼酎 25〜35％，清酒 15.1〜15.7％，本みりん 14％，梅酒 13％，ワイン 10.7〜11.4％，白酒 7.4％，ビール 4.6〜7.6％。
- 製品によってアルコール含有量が異なるため，表示されているアルコール度数の確認が必要である。
- ノンアルコール飲料（ノンアルコールビール，ノンアルコールワイン）やドリンク剤などにも 1％未満のアルコール分を含む製品があり，酒類には該当せず清涼飲料水（ソフトドリンク）に分類される。

2）滋養強壮保健薬（一般用医薬品）
- 飲料には該当せず，エチルアルコールが含まれる場合は成分として記載されている。ドリンク剤で 1％程度，薬用酒では 12〜14％のアルコールを含有する製品がある。

3）洋菓子
- 洋酒で風味づけされたゼリー，チョコレート，焼菓子，アイスクリームなどは，アルコールを含有する。
- 名古屋市消費生活センターの調査によると，「洋酒」「ワイン」などの表示があるゼリー 40 銘柄のうち，アルコール濃度 1.0％以上のものは 10 銘柄あり，一番多いものは 2.2％であった。アルコールの記載がないが，0.3％以下のアルコールが検出された製品もあった。チョコレートケーキやラムレーズンのアイスクリームなどでも，アルコール濃度 1.0％以上のものがあった。

4）その他の食品
- みそ，うどん，調味料，漬物などでもアルコールを含むものがあり，酒精，酒などと表示されている。
- 名古屋市消費生活センターの調査によると，ほとんどのものはアルコール含有量 0.5〜1.0％程度であったが，ドレッシングで 4.0％を超えるものがあった。

2. 事故の発生状況

● JPIC 受信状況

年間件数　：年間 230 件程度（酒類 190 件程度，洋菓子等の食品 40 件程度）。一般 97％，医療機関 2％，その他 1％。

患者年齢層：1 歳未満 15％，1〜5 歳 82％，その他・不明 3％。

事故状況　：小児の誤飲など 88％（テーブルに置いたコップのビールを飲んだ，缶チューハイをジュースと思って飲んだ等），誤使用 11％（ペットボトルの焼酎を水と誤認して子どもに飲ませた，洋酒入りのゼリーやチョコレートを食べさせた等），その他・不明 1％。

症状出現率：32％。顔面紅潮，興奮，嘔吐，ふらつき，不機嫌，傾眠など。

● JPIC で把握した医療機関受診例

【1986～2009年の24年間に把握した小児（12歳以下）の不慮の事例】
- アルコールを含む飲料（酒類）は34例あり，うち重篤な例は3例であった。
  事例：3歳，ジュースと思い込んだ家人がペットボトルに移し替えて冷蔵庫に入れたチューハイを，250mL 誤飲した。顔面紅潮，悪心，嘔吐，興奮をみとめた。
  事例：2カ月，水と間違えてペットボトル入りの焼酎をポットに入れ，その湯で作ったミルクを与えた。酩酊状態で嘔吐，顔面紅潮をみとめた。

【1986～2010年の25年間に把握した高齢者（65歳以上）の不慮の事例】
- アルコールを含む飲料（酒類）による重篤な例はなかった。

3. 毒性

エチルアルコールの含有量によっては，アルコールの毒性を考慮する必要がある。

エチルアルコール
- 95～99％エチルアルコールとして，成人では体重1kgあたり約1mLの摂取で軽症～中等症の中毒が，小児では体重1kgあたり0.5mLで重篤な中毒症状が出現すると考えられている。ただし，個人差が大きく，中毒量としては確立していない。

4. 中毒学的薬理作用

エチルアルコール
- 粘膜の刺激作用，中枢神経の抑制作用。

5. 症状

1) 経口：
   - エチルアルコールの中枢神経の抑制による中毒症状が出現する可能性がある。
   - 小児はアルコールに感受性が高い。とくに乳児，小児は低血糖性の痙攣を生じる可能性があるため，血糖低下に注意が必要である。
   - 血中エチルアルコール濃度
     - 0.01％前後：軽い酩酊，快い気分
     - 0.05％前後：軽い乱れ
     - 0.10％前後：反応が鈍くなる，知覚能力低下
     - 0.15％前後：感情が不安定
     - 0.20％前後：ちどり足，悪心，嘔吐，精神錯乱
     - 0.30％前後：会話不明瞭，知覚喪失，視覚の乱れ
     - 0.40％前後：低体温，低血糖，筋コントロール不全，痙攣，瞳孔散大
     - 0.70％前後：意識障害，反射減退，深昏睡，呼吸不全，死亡
   - その他の症状として，皮膚紅潮，低血圧，頻脈，代謝性アシドーシス，ケトアシドーシスなど。
   - 昏睡が12時間以上続くと，予後不良とされる。
   - 誤嚥すると化学性肺炎を起こす可能性がある。
2) 吸入：酒類の加熱によるエチルアルコールの蒸気を吸入すると，上気道の刺激により咳，喉の痛みなどを生じる可能性がある。
3) 眼：エチルアルコールによる一過性の痛みや刺激感がある。
4) 皮膚：エチルアルコールによる刺激などが生じる可能性がある。

6. 処置

エチルアルコールの中枢神経の抑制による症状が出現した場合は，急性アルコール中毒として治療する。

● 家庭での応急手当
1) 経口：①除去：口の中に残っているものを吐き出す。小児や高齢者の場合は口の中を確認して取り除く，ふき取る。

　　　　　　②すすぎ：口をすすぐ，うがいする。うがいができない場合は濡れガーゼでふき取る。
　　　　　　③水分摂取：とくに注意事項はない。普段どおりでよい。
2）吸入：・新鮮な空気の場所へ移動する。
3）眼　：・眼をこすらないように注意し，直ちに十分に水洗する。
　　　　・コンタクトレンズを装着している場合は，容易に外せるようであれば外す。
4）皮膚：①除去：皮膚に付着しているものを取り除く，ふき取る。付着した衣服を脱ぐ。
　　　　②水洗：十分に水洗する。
● 医療機関での処置
1）経口：・大量に摂取し，摂取後1時間以内であれば胃洗浄を考慮する。必要に応じて，輸液，アシドーシスの補正，呼吸・循環管理，保温，血糖の確認を行う。重症例では血液透析が有効である。
2）吸入：・症状に応じて酸素投与，呼吸管理を行う。
3）眼　：・受診前の洗眼が不十分な場合は，医療機関で十分に洗眼する。
　　　　・症状が残る場合は眼科的診察が必要である。
4）皮膚：・付着部分を十分に洗浄する。症状があれば，対症療法を行う。

7. 治療上の注意点

1）吸着剤としての活性炭には，エチルアルコールの吸収を阻止する効果はない。
2）血液透析が，自然代謝の2～4倍の速さで血中からエチルアルコールを除去する。
3）エチルアルコール中毒の入院基準
　　成人：中枢神経抑制が続いている場合，呼吸・循環管理が必要な場合，輸液などで急速に補正できないアルコール性ケトアシドーシスがある場合など。
　　小児：著明な中枢神経抑制，痙攣，酸塩基平衡異常，低血糖の場合など。

8. 体内動態

エチルアルコール
［吸収］胃，小腸からすみやかに吸収され，最高血中濃度到達時間は30分～2時間である。吸入や経皮により吸収される。
［代謝］肝臓でアセトアルデヒドに，次いで，酢酸へ代謝され，さらに水と二酸化炭素に分解される。
［排泄］約5～10％は未変化体で呼気，尿，汗，糞便中に排泄される。

79 乾燥剤・鮮度保持剤
シリカゲル，アルコール揮散剤，脱酸素剤，酸素検知剤

―― 概　要 ――

製品：品質保持の目的で主に食品包装の中に封入されるもので，物理吸着や化学反応を利用した種々の製品がある。吸湿性の高い食品に封入される乾燥剤のほか，鮮度保持剤として，カビの抑制と保湿を目的としたアルコール揮散剤，酸化やカビ防止のための脱酸素剤，包装の内部が脱酸素状態であることを検知する酸素検知剤などがある。
　＊石灰乾燥剤は「石灰乾燥剤」（318 ページ）参照。

問題となる成分と症状：石灰乾燥剤は水分と反応し，その反応熱と生成した水酸化カルシウムの腐食作用により，粘膜に化学損傷を生じる。認知症のある高齢者で口唇の腫脹，咽頭浮腫，食道のびらん，胃潰瘍をみとめた例もある。シリカゲルなどの無機多孔質系の乾燥剤やアルコール揮散剤，脱酸素剤，酸素検知剤の毒性は低く，中毒として問題になることはほとんどない。

JPIC 受信状況：年間 1,800 件程度の問い合わせがあり，小児や高齢者の誤飲のほか，ふりかけや塩などと間違えて食べた，封入されていたことに気づかず食品と一緒に調理したなど，誤使用による事故も少なくない。高齢者の誤食が多い石灰乾燥剤では症状出現率が高い。

―― 初期対応のための確認事項 ――

製品によって成分が異なるので，製品表示，形態，使用対象などをできるだけ正確に確認する。とくに石灰乾燥剤の場合は対応が異なるので，石灰乾燥剤かどうかの区別が重要である。

1. 製品
1）石灰乾燥剤の場合
- 製品表示〔「石灰乾燥剤」「禁水」「NSKK 認定」（日本石灰乾燥剤協議会の認定マーク）〕。
- 封入されていた食品（海苔，せんべい等）。
- 内容物の形態（灰白色の塊，粉末）。

2）石灰乾燥剤以外の場合
- 種類，製品表示（シリカゲル，アルコール揮散剤，脱酸素剤等）。
- 封入されていた食品の種類（水分の多い菓子や生麺，加工食品，乾物，ボトル入りの医薬品や健康食品等）。
- 内容物の形態（半透明の粒状か，白色や黒色，褐色の粉末か，タブレットや錠剤か）。

2. 曝露状況・経路
- 誤食した場合，なめた程度か，大量に摂取した可能性はないか。口腔に付着していないか。
- 食品と誤認したり，気づかずに調理した場合，詳細な状況と摂取量。
- 眼に入っていないか。
- 皮膚に付着していないか。

3. 患者の状態・症状
- 発赤や腫脹など口腔粘膜の異常や口腔・咽頭の痛み，嘔吐，下痢などの消化器症状はないか。
- 咳き込み，呼吸困難などの呼吸器症状はないか。喘息などの基礎疾患はないか。
- 眼の違和感，痛み，充血，流涙はないか。
- 皮膚の発赤や痛みなどはないか。

―― 初期対応のポイント ――

石灰乾燥剤の場合，石灰乾燥剤の可能性がある場合は「石灰乾燥剤」（318 ページ）参照。

1. 経口の場合
- 石灰乾燥剤以外の場合，口の中のものを取り除いて，口をすすぐ。水を飲ませる。

【直ちに受診】
- 咽頭や食道に引っかかっている様子がある場合。

【念のため受診】
- 悪心，嘔吐，口腔粘膜の発赤やびらんがある場合。
- 包装ごと飲み込んだ可能性がある場合。

【経過観察】
- 誤食した程度で，症状がない場合。

2. 吸入した場合
- 石灰乾燥剤以外は，製品の性質上，吸入して問題になるとは考えにくい。

3. 眼に入った場合
- 眼をこすらないように注意して，直ちに洗眼する。

【直ちに受診】
- 開眼困難な場合，異物感がある場合，洗眼が難しい場合やコンタクトレンズが外れない場合。

【念のため受診】
- 洗眼後も痛み，充血などがある場合。

4. 皮膚に付着した場合

【念のため受診】
- 水洗後も発赤，痛みなどの症状がある場合。

解　説

1. 製品について

- 品質保持の目的で主に食品包装の中に封入されるもので，物理吸着や化学反応を利用した種々の製品がある。吸湿性の高い食品に封入される乾燥剤のほか，鮮度保持剤として，カビの抑制と保湿を目的としたアルコール揮散剤，酸化やカビ防止のための脱酸素剤，包装の内部が脱酸素状態であることを検知する酸素検知剤などがある。
- 食品以外に，靴の箱やかばん，雑貨などにも「desiccant」と書かれた袋が入っていることがあり，JPIC で把握している限りではシリカゲルが多い。

1）石灰乾燥剤（酸化カルシウム）
- 主に海苔やせんべいなどの米菓に用いられる。灰白色の塊もしくは粉末であり，「石灰乾燥剤」と記載された袋に入っている。
- 水分と反応して発熱し，アルカリである粉末の水酸化カルシウムを生成する。空気中に長期間放置すると，二酸化炭素と反応して炭酸カルシウムに変化する。
  ＊詳細は「石灰乾燥剤」（318 ページ）参照。

2）塩化カルシウム
- 塩化カルシウムの潮解性を利用したもので，シート状に成型された製品がある。

3）無機多孔質系乾燥剤
- シリカゲル（二酸化ケイ素）やアルミナ（酸化アルミニウム），クレー，ゼオライトなどの無機多孔質に水分を吸着することで乾燥効果を示す。
- いずれも化学的には不活性である。ビーズ状や粒状が多いが，タブレット状に成型されたものもあり，医薬品や健康食品のボトルなどに封入される。

4）アルコール揮散剤
- 水分を含有する菓子や生麺に用いられる。シリカゲルやパルプに吸着させたエチルアルコールが食品包装中で徐々に揮発する。白色の粉末や粒が小袋に入った製品のほか，シート状のものもある。

5）脱酸素剤
- 加工食品全般に広く用いられる。
- 主流である鉄系脱酸素剤の主成分は活性酸化鉄で，鉄の酸化による酸素吸収を利用した黒色粉末である。
- 非鉄系脱酸素剤として使用されるアスコルビン酸やエリソルビン酸は，自らが酸化分解を受けることで食品包装内の酸素量を減らす。

- 使用目的により，活性炭，無機多孔質，二酸化炭素を発生する炭酸水素ナトリウム，二酸化炭素を吸収する消石灰（水酸化カルシウム）を混合した製品もある。

6）酸素検知剤
- 包装中の酸素濃度が 0.5％以上になると色が変化する錠剤やテープ状のもので，脱酸素剤とともに封入される。色素や基材は食品や医薬品に使用されるものである。

2. 事故の発生状況

● JPIC 受信状況

年間件数 ：1,800 件程度（シリカゲル 1,100 件，石灰乾燥剤 200 件，アルコール揮散剤 200 件，脱酸素剤 100 件，その他・詳細不明 200 件）。一般 93％，医療機関 5％，その他 2％。

患者年齢層：1 歳未満 25％，1〜5 歳 57％，20〜64 歳 7％，65 歳以上 7％，その他・不明 4％。

事故状況 ：経口摂取がほとんどで，小児や認知症のある高齢者による誤食など 87％，誤使用 12％（薬味と間違えてふりかけて食べた，封入に気づかず食品と一緒に調理して食べた等），その他・不明 1％。

症状出現率：石灰乾燥剤：36％。口腔や咽頭の違和感・びらん・腫脹など。
その他の乾燥剤・鮮度保持剤：6％。口腔や咽頭の違和感，悪心など。

● JPIC で把握した医療機関受診例

【2003〜2005 年に把握した例】

石灰乾燥剤 73 例
- すべて経口摂取による事例で，高齢者が 6 割以上であった。摂取量にかかわらず，口腔から胃にかけての消化管粘膜の障害がほとんどであり，出血や潰瘍をみとめた事例もあった。

シリカゲル 115 例
- すべて経口摂取による事例で，8 割以上が小児の誤食であった。嘔吐や下痢，腹痛などの症状をみとめたのは 4 件（3.5％）で，いずれも無処置で軽快した。

【1986〜2009 年の 24 年間に把握した小児（12 歳以下）の不慮の事例】
- 石灰乾燥剤 30 例，シリカゲル 214 例，鮮度保持剤 134 例のうち，重篤な事例はなかった。

【1986〜2010 年の 25 年間に把握した高齢者（65 歳以上）の不慮の事例】
- 石灰乾燥剤 155 例中，重篤な事例は 13 例で，うち 10 例は認知症による誤食，2 例は誤認であった。
- シリカゲル 35 例中，重篤な事例はなかった。
- 鮮度保持剤 105 例中，重篤な事例は 2 例で，食品と間違えて食べて口腔粘膜の傷害をみとめた例，外装ごと摂取して内視鏡で摘出した事例であった。

● 文献報告例
- 薬びん中に封入されていた円柱状の乾燥剤を誤って摂取し，消化管内で停留して閉塞（狭窄）を起こした 2 症例がある。（Muhletaler CA, et al：JAMA 1980；243：1921-1922.）

3. 毒性

石灰乾燥剤以外は，乾燥剤として無毒もしくは毒性が低い物質に分類され，少量〜中等量の摂取では，事実上，無毒である。ただし，製品の味や感触によって軽度の腹部不快感が起こる可能性がある。

1）石灰乾燥剤（酸化カルシウム）（318 ページ参照）
- 水分と反応することにより，反応熱による熱傷と，生成した水酸化カルシウム（アルカリ性）の腐食性が問題となる。
- アルカリの主たる作用である組織の腐食の程度は，曝露量よりも濃度や粘度，pH，接触時間に大きく左右される。

2）塩化カルシウム
- 水中で激しく溶解し，多量の熱を放出する。水溶液は弱アルカリ性である。ただし，粒子をなめたり潮解液を少量飲んだりした程度では重篤な中毒は起こらない。

3）無機多孔質系製剤（シリカゲル，アルミナ，クレー，ゼオライト等）
- いずれも化学的には不活性であり，異物としての問題となる。

4）アルコール揮散剤（エチルアルコール）
- 吸着しているエチルアルコールの毒性が考えられるが，食品開封時には揮発しているため，中毒の心配はほ

とんどない。
5) 鉄系脱酸素剤（活性酸化鉄）
- 活性酸化鉄を大量摂取した場合は，鉄の消化管に対する直接作用と吸収された場合の毒性が考えられるが，脱酸素剤としての量を考慮すると中毒の心配はほとんどない。
6) 非鉄系脱酸素剤（アスコルビン酸系），酸素検知剤
- 毒性は低く，中毒の心配はほとんどない。

4．中毒学的薬理作用

1) 石灰乾燥剤（酸化カルシウム）（318 ページ参照）
- 反応熱による熱傷，脱水作用。
- アルカリによる腐食作用（化学損傷），高濃度の曝露では，放置すると接触部位からより深部に傷害が進行する。
2) 塩化カルシウム
- 皮膚・粘膜の刺激作用（局所での脱水反応による直接の刺激作用と水溶液が弱アルカリ性であることによる）。
3) 無機多孔質系乾燥剤（シリカゲル，アルミナ，クレー，ゼオライト等）
- 水分を吸着する性質があり，局所作用として粘膜の脱水が考えられる。
4) アルコール揮散剤（エチルアルコール）
- 粘膜の刺激作用，中枢神経の抑制作用。
5) 鉄系脱酸素剤（活性酸化鉄）
- 鉄の粘膜腐食作用：胃腸粘膜に鉄が直接作用して，出血性の壊死や穿孔を引き起こす。
- 鉄が吸収された場合，遊離の鉄イオンによる組織の障害。
- 空気に触れると発熱することがあり，熱傷の可能性がある。

5．症状

1) 経口：1) 石灰乾燥剤（酸化カルシウム）（318 ページ参照）
　　　　- 接触した粘膜表面で固着し，除去できない場合には接触時間が長くなり化学損傷の程度も重篤化すると考えられる。
　　　　- 灼熱感，腹痛，胃痙攣，嘔吐，下痢。口唇，口腔，咽頭，食道，胃など直接触れた局所のびらん，浮腫，疼痛，ときに嚥下困難。重篤な場合は，食道狭窄。
　　　　2) 石灰乾燥剤以外
　　　　- 多くの場合，症状をみとめないが，悪心，嘔吐，腹痛，下痢などの消化器症状が現れることがある。
　　　　- 大量に摂取した場合や錠剤型などの製品では消化管異物として，潰瘍，閉塞，狭窄を起こす可能性がある。
2) 吸入：1) 石灰乾燥剤（酸化カルシウム）（318 ページ参照）
　　　　- 灼熱感，咳，息切れ，咽頭痛。大量に吸い込んだ場合は気道の化学損傷を起こす可能性がある。
　　　　2) 石灰乾燥剤以外
　　　　- 製品の性質上，吸入して問題になるとは考えにくい。
3) 眼　：1) 石灰乾燥剤（酸化カルシウム）（318 ページ参照）
　　　　- 粉末固着による結膜・角膜の激痛，浮腫，潰瘍。
　　　　2) 無機多孔質系乾燥剤，アルコール揮散剤，鉄系脱酸素剤
　　　　- 眼に入った場合は，異物として物理的な障害を起こす可能性がある。
4) 皮膚：石灰乾燥剤（酸化カルシウム）（318 ページ参照）
　　　　- 化学損傷による発赤，疼痛，水疱形成，Ⅲ度熱傷。

6．処置

● 家庭での応急手当
1) 経口：禁忌：石灰乾燥剤の場合，吐かせてはいけない。理由：腐食性物質が再び食道を通過することにより，炎症が悪化するため。

①除去：口の中に残っているものを吐き出す。小児や高齢者の場合は口の中を確認して取り除く，ふき取る。
　　　②すすぎ：口をすすぐ，うがいする。うがいができない場合は濡れガーゼでふき取る。
　　　③水分摂取：石灰乾燥剤の場合は乳製品（牛乳やヨーグルト）または水を飲む。量は普段飲む程度（120〜240mL，小児は体重1kgあたり15mL以下，無理に飲ませて嘔吐を誘発しないように注意する）。理由：蛋白質による粘膜保護や希釈により，刺激の緩和が期待できる。
　　　その他はとくに注意事項はない。普段どおりでよい。
2）眼　：・眼をこすらないように注意し，直ちに十分に水洗する。石灰乾燥剤の場合は，腐食作用を有するアルカリの曝露に準じて，少なくとも30分間は水洗するべきである。
　　　　・コンタクトレンズを装着している場合は，容易に外せるようであれば外す。
3）皮膚：①除去：皮膚に付着しているものを取り除く，ふき取る。付着した衣服を脱ぐ。
　　　　②水洗：十分に水洗する。石灰乾燥剤の場合は，腐食作用を有するアルカリの曝露に準じて，少なくとも15分間は水洗するべきである。

● 医療機関での処置
石灰乾燥剤については「石灰乾燥剤」（318ページ）参照
1）経口：・特異的な治療法はなく，牛乳または水での希釈のほか，対症療法が中心となる。
2）眼　：・受診前の洗眼が不十分な場合は，医療機関で十分に洗眼する。
　　　　・症状が残る場合は眼科的診察が必要である。
3）皮膚：・付着部位を十分に洗浄する。症状があれば，対症療法を行う。

7．体内動態

1）石灰乾燥剤（酸化カルシウム）
［吸収］吸収による毒性は問題にならない。
2）塩化カルシウム
［吸収］主として小腸上部で吸収される。吸収されたカルシウムの99％が骨に分布する。
［排泄］主に糞便中に排泄され，尿中には10〜30％である。
3）無機多孔質系乾燥剤（シリカゲル，アルミナ，クレー，ゼオライト等）
［吸収］消化管から吸収されないと考えられる。
4）アルコール揮散剤（エチルアルコール）
［吸収］胃，小腸からすみやかに吸収され，最高血中濃度到達時間は30分〜2時間である。吸入や経皮により吸収される。
5）鉄系脱酸素剤（活性酸化鉄）
［吸収］鉄や酸化鉄は，胃酸と反応して塩化鉄を形成し，吸収される可能性がある。

80 石灰乾燥剤

概要

製品：湿度の高いわが国で多用される乾燥剤で，小袋やカップに入った粒状の酸化カルシウム（生石灰）が，湿気を嫌うせんべいや海苔のパッケージ内部に封入されている。また酸化カルシウムは日本酒や弁当の加温用，蒸散型殺虫剤の加熱用などにも用いられている。

問題となる成分と症状：酸化カルシウムは水分と反応して発熱するとともに，アルカリ性の水酸化カルシウム（消石灰）を生成する。この反応熱と生成した水酸化カルシウムの腐食作用により，粘膜に化学損傷を生じる。

JPIC 受信状況：年間 200 件程度の問い合わせがあり，小児や高齢者が誤食する事故が多い。高齢者では症状出現率が高く，口唇の腫脹，咽頭浮腫，食道のびらん，胃潰瘍をみとめた例もある。

初期対応のための確認事項

1. 製品
- 何に使用されていた乾燥剤か（海苔などの乾物か，せんべいやあられなどの米菓か）。
- 製品表示，包装に「石灰乾燥剤」「禁水」「NSKK 認定」（日本石灰乾燥剤協議会の認定マーク）などの記載があるか。
- 袋の状態，食品包装開封後の時間経過（袋の上から塊が確認できるか，長時間放置して袋がふくらんだ状態か）。
- 「石灰」としかわからない場合は，用途により成分が異なるので，用途を確認する（乾燥剤，運動場などに白線を引くためのライン用石灰（251 ページ参照），農薬の石灰窒素や石灰硫黄合剤等）。

2. 曝露状況・経路
- 誤飲した場合，なめた程度か，大量に摂取した可能性はないか。口腔に付着していないか。
- 袋を破った際に粒や粉が飛散していないか。

3. 患者の状態・症状
- 発赤や腫脹など口腔粘膜の異常や口腔・咽頭の痛み，嘔吐，下痢など消化器症状はないか。
- 咳き込み，呼吸困難などはないか。
- 眼の違和感，痛み，充血，流涙はないか。
- 皮膚の痛み，発赤，発疹などはないか。

初期対応のポイント

アルカリの腐食作用による傷害を想定して対応する。

1. 経口の場合
- 吐かせずに，口の中のものを取り除いて，口をすすぎ，乳製品または水を飲ませる。
- 顔や手足，衣服にも付着している可能性があれば，シャワーなどで全身を洗浄して着替える。

【直ちに受診】
- 口腔粘膜の発赤や腫脹，痛み，消化器症状などがある場合。
- 症状がなくても，少量でも飲み込んだ場合。

【経過観察】
- 粒子や粉をなめた程度，また袋を口に入れていたなどで，症状がない場合。

2. 吸入した場合

【直ちに受診】
- 喉の痛み，気分不良，咳，呼吸困難などがあり，新鮮な空気を吸っても改善しない場合。

3. 眼に入った場合
- 眼をこすらないように注意して，直ちに洗眼する。

【直ちに受診】
- 開眼困難な場合，洗眼後も痛み，充血などがある場合。
- 洗眼が難しい場合やコンタクトレンズが外れない場合。

4. 皮膚に付着した場合
【念のため受診】
- 水洗後も発赤，痛み，発疹などがある場合。

解　説

1. 製品について

- 湿度の高いわが国で，湿気を嫌うせんべいや海苔の乾燥剤として多用され，食品パッケージ内部に紙などの小袋やプラスチックカップに入った石灰乾燥剤が封入される。
- 成分は酸化カルシウム（生石灰）で，水と反応して水酸化カルシウム（消石灰）になる。水酸化カルシウム飽和水溶液のpHは12.4である。水酸化カルシウムは空気中の二酸化炭素を吸収して水に不溶の炭酸カルシウム（粉状）になる。また，酸化カルシウムは水との反応の際に発熱する。酸化カルシウムに水を注入すると1分以内に100℃以上，条件によっては200℃以上に達する。

　　　　　酸化カルシウム（CaO）→水酸化カルシウム（$Ca(OH)_2$）→炭酸カルシウム（$CaCO_3$）

- 日本石灰乾燥剤協議会は包装の強度，寸法，表示（成分，製造会社名，注意事項等）などの自主基準を設け，適合するものに「NSKK認定」のマークを記している。ただし，石灰乾燥剤でも「やけどしない石灰乾燥剤」として販売されている製品や協議会に加入していないメーカーの製品では，記載がないことがある。
- 日本石灰乾燥剤協議会の規格寸法基準によると，包装の標準外寸が50mm×65mmの場合5g，60mm×75mmでは10gの酸化カルシウムが入っている。
- 石灰乾燥剤の袋がふくれ上がっている場合は，粒状の酸化カルシウムから粉状の水酸化カルシウム（体積が2～2.5倍となる），さらに炭酸カルシウムまで変化が進んでいる可能性がある。
- 発熱反応を利用して，弁当の加温や蒸散型殺虫剤の加熱に使用する場合は，150g程度の酸化カルシウムが使用される。
- 欧米では乾燥剤としてはシリカゲルなどが一般的であり，食品用乾燥剤への酸化カルシウムの使用を禁止している国もある。

2. 事故の発生状況

● JPIC受信状況
年間件数　：200件程度。一般72％，医療機関19％，その他9％。
患者年齢層：1歳未満10％，1～5歳37％，6～19歳5％，20～64歳11％，65歳以上36％，その他・不明1％。
事故状況　：小児や認知症のある高齢者の誤食など75％（袋の上からなめた，封を切って食べた，袋を破ったときに粉が飛散し，吸い込んだり眼に入ったりした等），誤使用20％（ふりかけや塩と誤認した，容器内で乾燥剤の袋が破れていたのに気づかなかった等），その他・不明5％。
症状出現率：36％。口腔や咽頭の違和感・びらん・腫脹など。

● JPICで把握した医療機関受診例
【2003～2005年に把握した73例】
- すべて経口摂取による事例で，高齢者が6割以上であった。摂取量にかかわらず，口腔から胃にかけての消化管粘膜の傷害がほとんどであり，重篤な事例で出血，潰瘍をみとめた。
- 症状は30分程度で発現し，比較的早い時間に受診している例が多かった。ただし，高齢者では痛みなどの訴えがないにもかかわらず消化管の炎症所見をみとめた例が8例あった。

【1986～2009年の24年間に把握した小児（12歳以下）の不慮の事例】
- 石灰乾燥剤による事例30例で，重篤な例はなかった。

【1986～2010年の25年間に把握した高齢者（65歳以上）の不慮の事例】
- 155例中，認知症による誤食57％，食品や内服薬との誤認が25％であった。症状があったのは104例で，重篤な症状をみとめた13例のうち10例は認知症による誤食，2例は誤認であった。

● 文献報告例
- 認知症の高齢者が石灰乾燥剤を多量に摂取し，60日後に胃潰瘍から穿孔に至った症例（宇山亮，他：日腹部救急医会誌 2005；25：99-102.）や，高齢者がせんべいと誤認して少量を食べ，すぐに気づいて吐き出したが6時間後より嚥下困難や呼吸困難が出現し食道潰瘍，咽頭および喉頭浮腫を生じた症例（新正由紀子，他：耳鼻臨床 2000；93：241-245.），知的障害のある15歳が摂取22日後に食道気管瘻をみとめた症例（大田準二，他：日消外会誌 1991；24：846-850.）などが報告されている。
- 酸化カルシウムの運搬中に誤って粉末が顔面にかかった際に吸引して，気道の化学損傷をみとめた事例が報告されている。（伸健浩，他：気管支学 2006；28：129.）
- 小児が石灰乾燥剤の袋を長時間触って，両手に潰瘍を生じ，一部に瘢痕拘縮をみとめた事例が報告されている。（三好謙次，他：熱傷 1985；10：233-236.）
- 農業用石灰（消石灰）が眼に入り，直ちに水洗したあと眼科を受診したが，失明に至った例が報告されている。（植田喜一，他：眼臨紀 2012；5：481-482.）

3. 毒性

1) 酸化カルシウム（生石灰）
- 水分と反応することにより，反応熱による熱傷と，生成したアルカリ性の水酸化カルシウムの腐食性が問題となる。

2) 水酸化カルシウム（消石灰）
- 吸湿しても発熱しないが，水に微溶で水溶液はアルカリ性（25℃飽和水溶液のpH：12.4）を示し，皮膚，粘膜の腐食性を有する。
- アルカリの主たる作用である組織の腐食の程度は，曝露量よりも濃度や粘度，pH，接触時間に大きく左右される。

4. 中毒学的薬理作用

1) 酸化カルシウム
- アルカリによる腐食作用（化学損傷），反応熱による熱傷，脱水作用。

2) 水酸化カルシウム
- アルカリによる腐食作用（化学損傷），高濃度の曝露では，放置すると接触部位からより深部に傷害が進行する。

3) 炭酸カルシウム
- 水溶液が弱アルカリ性であることから，可能性として眼，皮膚，呼吸器の刺激作用。

5. 症状

- 酸化カルシウム（生石灰）は接触した粘膜表面で固着し，除去できない場合には接触時間が長くなり化学損傷の程度も重篤化すると考えられる。
- 水酸化カルシウム（消石灰）に変化した製品の場合も，症状は酸化カルシウム（生石灰）と同様と考えられる。

1) 経口： ・口唇，口腔，咽頭，食道，胃など直接触れた局所の化学損傷を起こす。
  - 灼熱感，びらん，浮腫，疼痛，嘔吐，下痢，ときに嚥下困難。重篤な場合は，食道狭窄を起こす可能性がある。
2) 吸入： ・灼熱感，咳，息切れ，咽頭痛。大量に吸い込んだ場合は気道の化学損傷を起こす可能性がある。
3) 眼　： ・粉末の固着，結膜・角膜の激痛，浮腫，潰瘍。
4) 皮膚： ・化学損傷による発赤，疼痛，水疱形成，Ⅲ度熱傷。

6. 処置

重要なのは薬剤との接触時間を短縮するために直ちに洗浄を開始し，希釈することである。

● 家庭での応急手当
1) 経口：禁忌：吐かせてはいけない。理由：腐食性物質が再び食道を通過することにより，炎症が悪化するため。
　①除去：口の中に残っているものを吐き出す。小児や高齢者の場合は口の中を確認して取り除く，ふき取る。
　②すすぎ：口をすすぐ，うがいする。うがいができない場合は濡れガーゼでふき取る。
　③水分摂取：乳製品（牛乳やヨーグルト）または水を飲む。量は普段飲む程度（120～240mL，小児は体重1kgあたり15mL以下，無理に飲ませて嘔吐を誘発しないように注意する）。理由：蛋白質による粘膜保護や希釈により，刺激の緩和が期待できる。
2) 吸入：・新鮮な空気の場所へ移動する。
3) 眼　：・眼をこすらないように注意し，直ちに十分に水洗する。腐食作用を有するアルカリの曝露に準じて，少なくとも30分間は水洗するべきである。
　　　　・コンタクトレンズを装着している場合は，容易に外せるようであれば外す。
4) 皮膚：①除去：皮膚に付着しているものを取り除く，ふき取る。付着した衣服を脱ぐ。
　　　　②水洗：十分に水洗する。腐食作用を有するアルカリの曝露に準じて，少なくとも15分間は水洗するべきである。

● 医療機関での処置
1) 経口：・禁忌：催吐，酸による中和（発熱の可能性），活性炭および下剤の投与（吸着量はわずかで，嘔吐を誘発し，内視鏡検査の妨げとなるため）。
　　　　・特異的な治療法はなく，牛乳または水での希釈のほか，対症療法が中心となる。
2) 吸入：・著明な呼吸困難，喘鳴，上気道浮腫をみとめる場合は積極的な治療を要する。
　　　　・症状に応じて，酸素投与，呼吸管理を行う。
3) 眼　：・涙液のpHが中性付近であり，結膜円蓋に微粒子の残存がないことを確認するまで洗浄する。
　　　　・症状が残る場合は眼科的診察が必要である。
　　　　・眼の中で水分や蛋白質と反応して生成した水酸化カルシウムの塊は，水洗浄では除去できないため，医師の手で除去する必要がある。
4) 皮膚：・付着部分を十分に洗浄する。
　　　　・症状があれば，熱傷に準じて治療する。

7. 治療上の注意点

1) 石灰乾燥剤が粘膜面に固着していないか十分に確認し，固着物を除去する。除去できない場合には接触時間が長くなり，化学損傷が悪化すると考えられる。
2) 経口の場合，口腔に異常がなくても，咽頭・喉頭や食道，胃に石灰乾燥剤が固着している可能性がある。
3) 眼に入った場合は，30分以上の水洗と眼科的診察が必要とされる。1～2時間の水洗，あるいは水洗を中止後30分経過した時点でも涙液の液性が中性付近のまま保たれていることを確認するよう勧めている文献報告もある。

8. 体内動態

1) 酸化カルシウム，水酸化カルシウム
［吸収］吸収による毒性は問題にならない。
2) 炭酸カルシウム
［吸収］水には不溶であるが，胃酸により直ちに塩化カルシウムへと変化し，消化管から吸収され，高カルシウム血症を起こす。ただし，高カルシウム血症は慢性的な摂取により起こるとされる。

81 冷却剤類
保冷剤，瞬間冷却剤，冷却シート，冷却スプレー

概　要

製品：主に身体や食品などを冷却するもので，冷凍庫で凍らせて使用する保冷剤，使用時に力や水を加えると冷たくなる瞬間冷却剤，肌に貼る冷却シート，肌や衣類にスプレーする冷却スプレーがある。保冷剤のうち，発熱時や夏場の身体の冷却に使用するカチカチに凍らないソフトタイプの製品は，不凍液（多価アルコール）を含む。瞬間冷却剤は硝酸アンモニウムと水との吸熱反応を利用したものである。冷却スプレーには，身体に直接スプレーするコールドスプレー（アイシングスプレー）と，衣類などにスプレーして使用する冷感スプレーがある。コールドスプレーは噴射剤の気化熱を利用したエアゾール製品が多く，冷感スプレーはエチルアルコールを含有するハンドスプレー製品が多い。

問題となる成分と症状：冷却シートや食品持ち帰り用などのカチカチに凍るタイプの保冷剤は不凍液成分を含まず，毒性は低いと考えられる。不凍液を含むソフトタイプの保冷剤は，摂取量によっては中毒を起こすことがあり，とくにエチレングリコールを含有する製品には注意が必要である。瞬間冷却剤を大量摂取した場合は硝酸アンモニウムによる中毒を起こす可能性，身体に直接スプレーするコールドスプレーは吸入による呼吸器症状や凍傷を起こす可能性，冷感スプレーではアルコール中毒の可能性がある。

JPIC 受信状況：年間 800 件程度の問い合わせがあり，大半は保冷剤の袋を噛んで漏れた液体を飲むなど小児の誤飲であるが，認知症のある高齢者が使用中の保冷枕の中身を食べる事例も散見される。

初期対応のための確認事項

製品によって成分が異なるので，製品表示，形態，使用方法などをできるだけ正確に確認する。

1. 製品
- 種類：凍らせて使用する「保冷剤」か，使用時に力や水を加えると冷たくなる「瞬間冷却剤」か，肌に貼り付ける「冷却シート」か，「冷却スプレー」か。
- 保冷剤の場合，食品持ち帰り用などのカチカチに凍るタイプか，繰り返し使えるカチカチに凍らないソフトタイプか。ソフトタイプの場合，エチレングリコールを含むか。
- スプレーの場合，肌に使用する製品か，衣類に使用する製品か。エアゾールかハンドスプレーか。

2. 曝露状況・経路
- 誤飲・誤食の場合，なめた程度か，大量摂取していないか。
- スプレーを口に噴霧した，風向きなどで偶然吸ったなど，吸い込んだ可能性はないか。
- 眼に入った可能性はないか。顔や口に向けて噴霧したり，飛び散って眼に入ったりしていないか。
- 皮膚に付着した可能性はないか。コールドスプレーを 1 カ所に長時間噴霧した可能性はないか。

3. 患者の状態・症状
- 悪心，嘔吐，腹痛などの消化器症状はないか。飲み込んだものが喉に引っかかっている様子はないか。
- 咳き込み，呼吸困難などはないか。
- 眼の違和感，痛み，充血，流涙はないか。
- 皮膚の痛み，発赤，発疹などはないか。
- コールドスプレーで，凍傷様の症状が生じていないか。

初期対応のポイント

とくに認知症のある高齢者は，摂取量が多く，症状の確認が難しい場合も多いので，注意が必要である。

1. 経口の場合
- 口の中のものを取り除いて，口をすすぐ。

【直ちに受診】
- 嘔吐，顔面紅潮，興奮状態などがある場合，咳き込みなど誤嚥した可能性がある場合。
- 症状がなくても，エチレングリコールを含有する保冷剤を 1 口以上誤食した場合（とくに高齢者の場合）。

- 症状がなくても，エチルアルコールを含有する冷却スプレーを飲み込んだ場合（体重1kgあたり0.5mL以上）や，摂取量が不明の場合。
- 冷却シートなどが喉に詰まった可能性がある場合。

【念のため受診】
- 症状がなくても，エチレングリコールを含有するかどうか確認できないソフトタイプの保冷剤を1口以上誤食した場合（とくに高齢者の場合）。
- エチレングリコールを含有しない保冷剤，瞬間冷却剤，冷却シート，エチルアルコールを含有しない冷却スプレーで，摂取量が多い場合（とくに高齢者の場合）。

【経過観察】
- エチレングリコールを含有する保冷剤，エチレングリコールを含有するかどうか確認できないソフトタイプの保冷剤をなめただけで，症状がない場合（半日程度は注意して，症状が出現した場合は直ちに受診する）。
- エチレングリコールを含有しない保冷剤，瞬間冷却剤，冷却シート，冷却スプレーをなめたり，少量食べたりした程度で，症状がない場合。

2. 吸入した場合
- アルコール含有率が高い製品では蒸気，スプレー製品ではミストを吸入する可能性がある。

【念のため受診】
- 喉の痛み，気分不良，咳などがあり，新鮮な空気を吸っても改善しない場合。

3. 眼に入った場合
- 眼をこすらないように注意して，直ちに洗眼する。

【直ちに受診】
- 開眼困難な場合，洗眼が難しい場合やコンタクトレンズが外れない場合。

【念のため受診】
- 洗眼後も痛み，充血などがある場合。

4. 皮膚に付着した場合

【念のため受診】
- 水洗後も発赤，痛み，発疹などがある場合。酒に酔ったような症状がある場合。
- コールドスプレーを使用し，凍傷様の症状がある場合。

―― 解　説 ――

1. 製品について

- 主に身体や食品などを冷却するもので，保冷剤，瞬間冷却剤，冷却シート，冷却スプレーがある。

1）保冷剤

- 凍らせて使用するもので，身体の冷却だけでなく，食品の鮮度保持にも広く利用される。用途により外装の形態や大きさはさまざまである。
- 食品持ち帰り用などの使い捨てを前提としたカチカチに凍るタイプの保冷剤は，中身は90％以上が水であり，ゲル化剤や他の成分を含有しているものもあるが含有量は少ない。
- 繰り返し使用を想定した製品のうち，発熱時や夏場に身体を冷やすのに用いる，冷凍してもカチカチに凍らないソフトタイプの製品は，不凍液としてプロピレングリコールやグリセリンなどの多価アルコールを含み，古い製品ではエチレングリコールを40％程度含有するものもある。クーラーボックス用などでマイナス温度帯表示のある製品は，凝固点降下剤として塩化アンモニウムなどの無機塩類を10〜20％含有する。
- 内容物は液体が多いが，高吸水性樹脂を含む粒状の製品やパウダー状のシリカゲルを使用した製品もある。

2）瞬間冷却剤

- 硝酸アンモニウムが水分と接することにより起こる吸熱反応を利用したもので，緊急時や保冷剤が準備できない屋外などで使用する。粉末・固形で硝酸アンモニウム（20〜70％），尿素（0〜40％）などを含有し，使用時に包装の外から握ったり，叩いたりして力を加えることで中の水袋を割って薬剤と反応させるタイプのほか，容器に入った薬剤に適宜水を加えて使用するタイプの製品もある。使用後は冷凍庫で凍らせて繰り

返し使用できるものもある。

3）冷却シート
- 気化熱を利用した製品で，冷蔵庫で冷やす必要がないので，発熱時などに手軽に利用される。水溶性高分子，多価アルコール（グリセリン等），メントール，香料などを水に添加したゲル状の冷却剤を，不織布と合わせてシート状にした製品が多い。

4）冷却スプレー
- スポーツ傷害時の応急処置用や暑さ対策用品として，身体に直接スプレーするコールドスプレー（アイシングスプレー）は，噴射剤〔主に液化石油ガス（LPG）〕の気化熱を利用したエアゾール製品が多い。衣類などにスプレーして使用する冷感スプレーは，エチルアルコールの気化熱とメントールの清涼感により冷感を得るもので，ハンドスプレー製品が多い。

2. 事故の発生状況

● JPIC 受信状況
年間件数　：800 件程度（うちエチレングリコール含有製品 10 件程度，硝酸アンモニウム含有製品 5 件程度）。一般 92%，医療機関 5%，その他 3%。
患者年齢層：1 歳未満 20%，1～5 歳 71%，6～19 歳 2%，20～64 歳 2%，65 歳以上 4%，その他・不明 1%。
事故状況　：小児や認知症のある高齢者の誤飲・誤食など 97%（保冷剤を持たせていたときに袋を噛んで漏れた液体を飲んだ，認知症のある高齢者が使用中の保冷枕を大量に摂取した等），誤使用 3%（ゼリーに添付された保冷剤をシロップと間違えてかけて食べた等）。
症状出現率：5%。口腔・咽頭の違和感，悪心，下痢など。

● JPIC で把握した医療機関受診例
【1986～2009 年の 24 年間に把握した小児（12 歳以下）の不慮の事例】
- 保冷剤による事例 231 例では，重篤な例はなかった。

【1986～2010 年の 25 年間に把握した高齢者（65 歳以上）の不慮の事例】
- 保冷剤による事例 70 例のうち，重篤な例は 11 例であった。すべてエチレングリコール含有保冷剤の誤食で，9 例が認知症のある高齢者であった。全例に酸塩基平衡の異常がみとめられ，3 例に腎不全が生じた。

● 文献報告例
- プロピレングリコールを主成分とする保冷枕を高齢者が摂取して，意識障害，乳酸アシドーシス，浸透圧ギャップ，急性腎不全を生じた例がある。（Jorens PG, et al：Clin Toxicol 2004；42：163-169.）

3. 毒性

1）保冷剤
- カチカチに凍る保冷剤は，無毒もしくは毒性が低い物質に分類され，少量～中等量の摂取では，事実上，無毒である。ただし，製品の味や感触によって軽度の腹部不快感が起こる可能性がある。
- カチカチに凍らない保冷剤のうち，エチレングリコールを含有する製品では，エチレングリコールの毒性を考慮する。100% エチレングリコールとして，体重 1kg あたり 0.2mL の摂取で中毒を起こす可能性がある。蒸気圧が低く，粘膜刺激もあるため，全身症状を起こすほどの吸入や経皮曝露は起こりにくい。

2）瞬間冷却剤
- 大量摂取では，硝酸アンモニウムの毒性を考慮する。

3）冷却シート
- 事実上，無毒である。ただし製品の味や感触によって軽度の腹部不快感が起こる可能性があるほか，物理的な窒息やイレウス（腸閉塞）を起こす可能性がある。

4）冷却スプレー
- コールドスプレーでは LPG，冷感スプレーではエチルアルコールの毒性を考慮する。

4. 中毒学的薬理作用

1）エチレングリコール含有保冷剤
- エチレングリコールによる粘膜の刺激作用，中枢神経の抑制作用。

- 代謝物（グリコールアルデヒド，グリコール酸，グリオキシル酸，シュウ酸）に起因する代謝性アシドーシス（アニオンギャップ上昇）や析出したシュウ酸カルシウムの沈着（主に腎臓）。

2) 瞬間冷却剤
- 硝酸アンモニウムによる血管拡張作用，酸化作用によるメトヘモグロビン血症。

3) コールドスプレー
- LPGなどの炭化水素による中枢神経抑制作用（麻酔作用），内因性カテコールアミンの催不整脈作用に対する心筋の感受性を増大させる。酸素欠乏による低酸素症，皮膚曝露による凍傷。

4) 冷感スプレー
- エチルアルコールによる粘膜の刺激作用，中枢神経の抑制作用。

5. 症状

製品に含有される成分によって，起こりうる症状は異なる。

1) 保冷剤
- カチカチに凍る保冷剤：腹部不快感や軽微な消化器症状程度である。
- カチカチに凍らないソフトタイプのうち，エチレングリコール含有製品を大量に摂取した場合。
  症状発現は通常30〜60分であるが，重篤な症状は12時間以上遅れることもある。
  第一段階（摂取後0.5〜12時間）：悪心，嘔吐，エタノール様の酩酊，アニオンギャップ上昇や浸透圧ギャップを伴う代謝性アシドーシス，痙攣など。
  第二段階（摂取後12〜24時間）：頻脈，過呼吸，ショック，多臓器不全など。
  第三段階（摂取後24〜72時間）：腎障害。
- プロピレングリコール含有製品では，意識障害，乳酸アシドーシス，急性腎不全を生じる可能性がある。
- 無機塩類を含有する製品：大量に摂取した場合，電解質異常に起因する症状が出現する。

2) 瞬間冷却剤
- 大量摂取で，硝酸アンモニウムの血管拡張作用よる頭痛，悪心，嘔吐，めまい，紅潮，発汗，失神，頻脈，血圧低下，ヘモグロビン酸化作用によるメトヘモグロビン血症などの可能性。

3) 冷却シート
- 腹部不快感や軽微な消化器症状のほか，異物として物理的障害が起こりうる。
- 眼に入ると，メントールの粘膜刺激により一過性の痛みや刺激感がある。

4) 冷却スプレー
- 冷感スプレーの大量摂取では，エチルアルコールの中枢神経の抑制作用により，酩酊状態，悪心，嘔吐，意識障害などの症状が出現する可能性がある。小児はアルコールに感受性が高く，低血糖性の痙攣を生じる可能性があるため，血糖低下に注意が必要である。
- コールドスプレー（主にLPG）の吸入により，上気道粘膜の刺激による咳嗽，喘鳴を，高濃度蒸気を吸入した場合には眠気などの中枢神経の抑制症状を生じる可能性がある。乱用など，高濃度で吸入した場合は，致死的不整脈を生じ，突然死することがある。
- エチルアルコールの蒸気やスプレー製品のミストを吸入すると，上気道の刺激により咳，喉の痛みなどを生じる可能性がある。
- 冷感スプレーが眼に入ると，粘膜刺激により一過性の痛みや刺激感がある。
- コールドスプレーでは同一部位に長時間スプレーすると凍傷が，冷感スプレーでは，エチルアルコールによる刺激などが生じる可能性がある。

6. 処置

● 家庭での応急手当
1) 経口：①除去：口の中に残っているものを吐き出す。小児や高齢者の場合は口の中を確認して取り除く，ふき取る。
   ②すすぎ：口をすすぐ，うがいする。うがいができない場合は濡れガーゼでふき取る。
   ③水分摂取：とくに注意事項はない。普段どおりでよい。
2) 吸入： ・新鮮な空気の場所へ移動する。
3) 眼　： ・眼をこすらないように注意し，直ちに十分に水洗する。

- コンタクトレンズを装着している場合は，容易に外せるようであれば外す。
4）皮膚：①除去：皮膚に付着しているものを取り除く，ふき取る。付着した衣服を脱ぐ。
　　　　②水洗：十分に水洗する。
- コールドスプレーによる凍傷がある場合は，患部をこすらずに，体温より少し高い程度のぬるま湯（40〜42℃）につけて温める。

● 医療機関での処置
- 含有成分による中毒が予想される場合は，物質に応じた治療を行う。
1）経口：・エチレングリコール，硝酸アンモニウム，エチルアルコールを含有する製品を大量に摂取し，摂取後1時間以内であれば，胃洗浄を考慮する。
- 必要に応じて，輸液，アシドーシスの補正，呼吸・循環管理，保温，血糖の確認を行う。
- 必要に応じて，エチレングリコール中毒には解毒剤（ホメピゾール）を，硝酸アンモニウムによるメトヘモグロビン血症にはメチレンブルーを投与する。
- エチレングリコールやエチルアルコールによる重症例には血液透析が有効である。
2）吸入：・冷却スプレーを大量に吸入した場合は，呼吸状態を確認し，必要に応じて，酸素投与などの対症療法を行う。
3）眼　：・受診前の洗眼が不十分な場合は，医療機関で十分に洗眼する。
4）皮膚：・付着部分を十分に洗浄する。症状があれば，対症療法を行う。
- コールドスプレーで凍傷を生じた場合は，凍傷に対する処置を行い，重症の場合は熱傷専門医の診療が必要である。

7. 治療上の注意点

1）アニオンギャップが上昇した代謝性アシドーシスとともに，浸透圧ギャップ（osmolal gap）がある場合は，エチレングリコールやエチルアルコールを含有する製品による中毒を疑う。
2）エチレングリコールやエチルアルコールの消化管からの吸収はすみやかであるため，消化管除染は摂取後短時間に行わなければ効果は低い。ただし，ゲル状の保冷剤の場合，エチレングリコールがゲル内部に保持されて吸収が遅れる可能性があるため，摂取後1時間以降でも有効かもしれない。
3）活性炭のエチレングリコールやエチルアルコールの吸着能は低く，吸収を阻止する効果はない。
4）エチレングリコール中毒の解毒剤であるホメピゾールは，エチレングリコールの代謝を阻害して解毒効果を発現するので，早期に投与しなければ，大きな効果は期待できない。
5）血液透析は，エチレングリコール，エチルアルコールや毒性代謝物の排泄を促進するとともに，代謝性アシドーシスを補正する。

8. 体内動態

1）エチレングリコール
［吸収］経口によりすみやかに吸収される。最高血中濃度到達時間は30〜60分である。
［代謝］吸収量の80％が肝臓で代謝される。代謝物はグリコールアルデヒド，グリコール酸，グリオキシル酸，シュウ酸，グリオキサール，ギ酸，グリシンなどである。
［排泄］腎臓より排泄される。血中濃度半減期は約3〜5時間，代謝物の半減期は12時間以上である。
2）硝酸アンモニウム
［吸収］消化管よりすみやかに吸収される。
［代謝］腸内細菌により硝酸塩から亜硝酸塩に変化し，亜硝酸塩として吸収された後，肝臓で不活性化される。
［排泄］尿中に排泄される。
3）エチルアルコール
［吸収］胃，小腸からすみやかに吸収され，最高血中濃度到達時間は30分〜2時間である。吸入や経皮により吸収される。
［代謝］肝臓でアセトアルデヒドに，次いで，酢酸へ代謝され，さらに水と二酸化炭素に分解される。
［排泄］約5〜10％は未変化体で呼気，尿，汗，糞便中に排泄される。

82 保温剤類
使い捨てカイロ，エコカイロ，ホットパック，ベンジンカイロ

概　要

製品：主に身体を温めるもので，使い捨てカイロ，エコカイロ，ホットパック，ベンジンカイロ（白金触媒式カイロ）などがある。使い捨てカイロは，包装から取り出すとカイロの中の鉄粉が空気に触れ，酸化されて発熱する。エコカイロは，酢酸ナトリウム水溶液の凝固熱を利用したもので，中に入った金属に衝撃を与えることで発熱する。ホットパックは電子レンジで加熱して使用する。ゲル状のものは保冷剤と同様に水とゲル化剤を含有する。ベンジンカイロ（白金触媒式カイロ）は，気化したベンジンが酸化・分解されて発熱する。

問題となる成分と症状：使い捨てカイロやホットパックの毒性は低いと考えられる。エコカイロの酢酸ナトリウム水溶液が皮膚に付着すると，刺激症状が起こりうる。ベンジンカイロで使用するベンジンは，誤嚥がもっとも問題となり，粘膜の刺激による消化器症状のほか，中枢神経の抑制による症状がみられる可能性がある。

JPIC 受信状況：年間 50 件程度の問い合わせがあり，高齢者の誤飲・誤食が半数を占め，小児の誤飲・誤食は 3 割程度である。認知症のある高齢者では大量摂取する事故が多い。

初期対応のための確認事項

製品によって成分が異なるので，製品表示，形態，使用方法などをできるだけ正確に確認する。

1. **製品**
   - 種類：封を開けると発熱する「使い捨てカイロ」か，カイロ内の金属に衝撃を与えると発熱する「エコカイロ」か，電子レンジで加熱する「ホットパック」か，ベンジンを使用する「ベンジンカイロ」か。
   - 製品表示の成分（鉄粉，バーミキュライト，酢酸ナトリウム等）。
2. **曝露状況・経路**
   - 誤飲・誤食の場合，なめた程度か，大量摂取していないか。
   - 使い捨てカイロの場合，新品か，使用中か，使用後か（新品では発熱の可能性がある）。
   - 使用時の事故の場合，吸入したか，眼に入ったか，皮膚に付着したか。
3. **患者の状態・症状**
   - 悪心，嘔吐，腹痛などの消化器症状はないか。喉に引っかかっている様子はないか。
   - 咳き込み，呼吸困難などはないか。気管に入った様子はないか。
   - 眼の違和感，痛み，充血，流涙はないか。異物感はないか。眼をこすっていないか。
   - 皮膚の痛み，発赤，発疹，落屑，水疱などはないか。

初期対応のポイント

とくに認知症のある高齢者は，摂取量が多く，症状の確認が難しい場合も多いので，注意が必要である。

1. **経口の場合**
   - 吐かせずに，口の中のものを取り除いて，口をすすぐ。使い捨てカイロ，エコカイロの場合は牛乳または水を飲ませる。

【直ちに受診】
- 頻回の嘔吐がみられる場合や咳き込みなどの呼吸器症状がある場合。
- 症状がなくても，大量に摂取した可能性がある場合（とくに高齢者の場合）。
- 使い捨てカイロなどが喉に詰まった可能性がある場合。

【念のため受診】
- 悪心，嘔吐，口腔の違和感など，軽度の消化器症状程度の場合。

【経過観察】
- なめたり，少量誤飲した程度で，症状がない場合。

2. 吸入した場合
【直ちに受診】
- 喉の痛み，咳，呼吸困難などがあり，新鮮な空気を吸っても改善しない場合。

【念のため受診】
- ベンジンを吸入して，悪心，頭痛，めまいなどがある場合。

3. 眼に入った場合
- 眼をこすらないように注意して，直ちに洗眼する。

【直ちに受診】
- 開眼困難な場合，異物感がある場合，洗眼が難しい場合やコンタクトレンズが外れない場合。

【念のため受診】
- 洗眼後も痛み，充血などがある場合。

4. 皮膚に付着した場合
【念のため受診】
- 水洗後も発赤，痛み，発疹などがある場合。

解　説

1. 製品について

- 主に身体を温めるものとして，使い捨てカイロ，エコカイロ，ホットパック，ベンジンカイロ（白金触媒式カイロ）などがある。

1）使い捨てカイロ（ハンドウォーマー，温熱シート）
- 鉄が空気中の酸素と反応して酸化鉄に変化するときに発生する熱を利用したもので，外袋から取り出すと発熱を開始する。
- 不織布などの内袋に入った黒色粉末で，鉄粉（40〜80％），水，塩化ナトリウム（10％以下），活性炭，バーミキュライト，吸水性樹脂などで構成され，発熱温度や発熱時間は内袋の通気量と中身のブレンド具合でコントロールされている。
- 衣類に貼る使い捨てカイロ以外に，直接肌に貼るタイプの温熱シート（温熱パッド）があり，肩こりや腰痛などの血行改善を目的としたものは一般医療機器（温熱パック）である。

2）エコカイロ（マジックカイロ，パッチンカイロ）
- 酢酸ナトリウム水溶液が結晶化するときの凝固熱を利用したもので，過冷却状態の液体の中に入れた金属に衝撃を与えることにより，発熱が始まる。
- 湯で温めると液体の状態に戻るため，繰り返し使用することができる。

3）ホットパック
- 電子レンジで加熱して使用するタイプの保温剤で，ゲル状のものは保冷剤と同様に水とゲル化剤を含有している。ほかにあずき粒やセラミックなどを含有する製品もある。

4）ベンジンカイロ（白金触媒式カイロ）
- 気化したベンジンが白金の触媒作用によりゆっくりと酸化して二酸化炭素と水に分解される際の発熱を利用したカイロで，熱源としてベンジン（$n = 5 〜 10$ の石油系炭化水素）を使用する。
- 最初にマッチやライターで着火するが，ベンジンを燃焼させるわけではない。

2. 事故の発生状況

● JPIC 受信状況

年間件数　　：50件程度。一般62％，医療機関15％，その他（高齢者施設等）23％。
患者年齢層：1歳未満9％，1〜5歳26％，6〜19歳9％，20〜64歳5％，65歳以上47％，その他・不明4％。
事故状況　　：小児や認知症のある高齢者の誤飲・誤食など85％，誤使用12％（使い捨てカイロをふりかけやだしパックなどの食品と誤認して食べた，飲料の形態をしたエコカイロを誤飲した等），その他・不明3％。
症状出現率：17％。嘔吐，腹痛など。

● JPICで把握した医療機関受診例
【1986～2009年の24年間に把握した小児（12歳以下）の不慮の事例】
- 保温剤，カイロによる事例は9例で，重篤な例はなかった。

【1986～2010年の25年間に把握した高齢者（65歳以上）の不慮の事例】
- 保温剤，カイロによる事例69例のうち，重篤な例は2例あり，認知症や異食傾向のある高齢者が使い捨てカイロを誤食した事例で，嘔吐，腹痛，腎障害などをみとめた。

● 文献報告例
- 使い捨てカイロ
認知症のある高齢者が1袋を誤食して，頻回の嘔吐，食道・胃の腐食性傷害，血清鉄濃度の上昇をみとめた症例報告（Tseng YJ, et al：Clin Toxicol 2011；49：870-871.）がある。無症状のまま経過した症例や，数回の嘔吐と血清鉄濃度の一過性の上昇（標準値範囲内）のみで加療を要しなかった症例（Tam AY, et al：Clin Toxicol 2008；46：900-904.）も報告されている。

3. 毒性

- 使い捨てカイロ：大量摂取した場合，鉄の消化管に対する直接作用と吸収された場合の毒性を考慮する。
- エコカイロ：酢酸ナトリウムは眼，皮膚を軽度に刺激する。大量摂取ではナトリウムが問題となる。
- ホットパック：少量～中等量の摂取では，事実上，無毒である。ただし，製品の味や感触によって軽度の腹部不快感が起こる可能性がある。
- ベンジンカイロ：ベンジンは，皮膚・粘膜の刺激があり，誤嚥がもっとも問題となる。

4. 中毒学的薬理作用

1) 使い捨てカイロ
- 鉄の粘膜腐食作用：胃腸粘膜に鉄が直接作用して，出血性の壊死や穿孔を引き起こす。
- 鉄が吸収された場合，遊離の鉄イオンによる組織の障害。

2) エコカイロ
- 酢酸ナトリウムによる皮膚・粘膜の軽度の刺激作用。

3) ベンジンカイロ
- ベンジン（石油系炭化水素）の誤嚥による化学性肺炎。
- 皮膚・粘膜の刺激作用。中枢神経の抑制作用。
- 内因性カテコールアミンの催不整脈作用に対する心筋の感受性を増大させる。

5. 症状

1) 経口： ・いずれもなめた程度や少量の摂取では重篤な中毒は起こらないが，気道に誤嚥した場合は，化学性肺炎を起こす可能性がある。
   1) 使い捨てカイロ
   - 1袋近い大量摂取では，悪心や頻回の嘔吐，腹痛，下痢，消化管の腐食性傷害が起こりうる。
   - 血清鉄濃度が上昇する可能性がある。
   - 活性炭などによる物理的刺激，反応前の製品の場合は発熱の影響も考えられる。
   2) エコカイロ，ホットパック
   - 大量摂取では，悪心，嘔吐，腹痛，下痢などの消化器症状が起こりうる。
   3) ベンジンカイロ
   - ベンジンを誤嚥した場合は，石油系炭化水素による化学性肺炎。
   - 摂取量が多い場合，頭痛，めまい，傾眠，興奮などの中枢神経症状が出現する可能性がある。
2) 吸入： ・ベンジンでは，鼻・喉の刺激感，咳，悪心，めまい，頭痛，傾眠など。大量に吸入した場合は不整脈など。
3) 眼　： ・使い捨てカイロでは物理的な刺激，エコカイロやベンジンでは粘膜刺激作用による刺激感，充血，疼痛が起こりうる。
4) 皮膚： ・エコカイロ，ベンジンカイロが付着するとヒリヒリ感，灼熱感，皮膚の紅斑を生じることがある。

ベンジンが付着したまま放置すると水疱を形成する可能性がある。

6. 処置

● 家庭での応急手当
1) 経口：禁忌：ベンジンの場合，吐かせてはいけない。理由：誤嚥すると化学性肺炎を起こしやすいため。
　　　　①除去：口の中に残っているものを吐き出す。小児や高齢者の場合は口の中を確認して取り除く，ふき取る。
　　　　②すすぎ：口をすすぐ，うがいする。うがいができない場合は濡れガーゼでふき取る。
　　　　③水分摂取：製品により異なる。
　　　　・ベンジン：積極的に水分をとることは避けたほうがよい（無理に飲ませて嘔吐を誘発しないように注意する）。
　　　　・使い捨てカイロ，エコカイロ：乳製品（牛乳やヨーグルト）または水を飲む。量は普段飲む程度（120〜240mL，小児は体重1kgあたり15mL以下，無理に飲ませて嘔吐を誘発しないように注意する）。理由：使い捨てカイロの場合，胃酸と鉄との反応による塩化鉄の生成を減らすことが期待できる。エコカイロの場合，蛋白質による粘膜保護や希釈により，刺激の緩和が期待できる。
　　　　・その他の製品：とくに注意事項はない。普段どおりでよい。
2) 吸入：・新鮮な空気の場所へ移動する。室内の換気をする。
3) 眼　：・眼をこすらないように注意し，直ちに十分に水洗する。
　　　　・コンタクトレンズを装着している場合は，容易に外せるようであれば外す。
4) 皮膚：①除去：皮膚に付着しているものを取り除く，ふき取る。付着した衣服を脱ぐ。
　　　　②水洗：十分に水洗する。

● 医療機関での処置
1) 経口：・特異的な治療法はなく，対症療法を行う。
　　　　・誤嚥した場合は，化学性肺炎に対する治療を行う。
2) 吸入：・症状に応じて，酸素投与，呼吸管理を行う。
　　　　・中枢神経抑制症状（麻酔作用）が出現した場合は対症的に治療する。
3) 眼　：・受診前の洗眼が不十分な場合は，医療機関で十分に洗眼する。
　　　　・症状が残る場合は眼科的診察が必要である。
4) 皮膚：・付着部位を十分に洗浄する。症状があれば，対症療法を行う。

7. 治療上の注意点

1) 使い捨てカイロを大量に摂取した患者は，鉄による影響を考慮して，無症状であっても6時間程度は経過観察する。
2) ベンジンを誤飲した場合，誤嚥させないことが重要であり，催吐は禁忌である。胃洗浄は誤嚥の危険があるため禁忌とする文献も多い。大量摂取などで実施する場合は，誤嚥を防止する対策をとった上で実施する。

8. 体内動態

1) 鉄，酸化鉄
［吸収］鉄や酸化鉄は，胃酸と反応して塩化鉄を形成し，吸収される可能性がある。
2) ベンジン
［吸収］石油系炭化水素であり，消化管からほとんど吸収されないことが示唆されている。

# 83 乾電池

概　要

製品：家庭で汎用されるのは，マンガン乾電池とアルカリ乾電池で，大きさによって単1形，単2形，単3形，単4形，単5形，単6形（いずれも1.5V円筒形）と006P形（9V角形）がある。

問題となる成分と症状：電池を飲み込んだ場合，電池が体内にとどまると，放電や液漏れによる化学損傷と物理的な圧迫による組織傷害を起こす。電池の液漏れでは，電解液としてマンガン乾電池では塩化亜鉛，塩化アンモニウムによる粘膜刺激，アルカリ乾電池では水酸化カリウムによる粘膜腐食が問題となる。

JPIC受信状況：年間400件程度の問い合わせがあり，小児の事故が9割を占める。液漏れした電池をなめたり，触ったりした例がほとんどであるが，1歳児が単5形電池，4歳児が単4形電池を誤飲した例もある。

初期対応のための確認事項

乾電池が見当たらず，誤飲が危惧される場合は，耳や鼻に入れた可能性がないかも確認する。

1. 製品
 - 種類（マンガン乾電池，アルカリ乾電池），大きさ（単1形，単2形，単3形，単4形，単5形等）。
 - 電池の消耗度：新しい電池か，使用中か，使用済みか。
2. 曝露状況・経路
 - 電池そのものを飲み込んだか，耳や鼻などに入れた可能性はないか。
 - 液漏れした電池や電解液をなめたか，触ったか。
 - 液漏れした電解液が皮膚や着衣に付着していないか。電解液が付着した手で眼を触っていないか。
3. 患者の状態・症状
 - 悪心，嘔吐，腹痛などの消化器症状はないか。
 - 咳，喘鳴，呼吸困難などの呼吸器症状はないか。
 - 耳や鼻の痛み，くしゃみ，耳漏，鼻漏，発熱はないか。
 - 眼の違和感，痛み，充血，流涙はないか。
 - 皮膚の痛み，発赤，発疹などはないか。

初期対応のポイント

1. 経口の場合
 - 吐かせずに，口の中のものを取り除いて，口をすすぐ。液漏れした電解液をなめた場合は，乳製品または水を飲ませる。

【直ちに受診】
 - 悪心，嘔吐，腹痛などの消化器症状，咳，喘鳴，呼吸困難，発熱など，何らかの症状がある場合。
 - 症状がなくても，電池そのものを飲み込んだ場合（使用済みの電池であっても，完全に放電したとは限らない）。電池そのものを飲み込んだかどうか判断できない場合（X線検査などによる電池の確認が必要）。

【経過観察】
 - 液漏れした電池や電解液をなめた程度で，無症状の場合。
 - 液漏れしていない電池をなめた場合。

2. 吸入した場合
 - 製品の性質上，吸入して問題になるとは考えにくい。

3. 眼に入った場合
 - 液漏れした電解液の場合，眼をこすらないように注意して，直ちに洗眼する。

【直ちに受診】
 - 開眼困難な場合，洗眼後も痛み，充血などがある場合。

- 洗眼が難しい場合やコンタクトレンズが外れない場合。
4. 皮膚に付着した場合
- 液漏れした電解液の場合，付着した衣服を脱ぎ，十分に水洗する。

【念のため受診】
- 水洗後も発赤，痛み，発疹などがある場合。

5. 耳や鼻などに入れた場合
- 無理に取ろうとしない。

【直ちに受診】
- 症状の有無や電池の種類・消耗度にかかわらず，外耳道や鼻腔，直腸，腟に挿入した場合。

解　説

1. 製品について

- 家庭で汎用されるのは，マンガン乾電池とアルカリ乾電池で，大きさによって単1形，単2形，単3形，単4形，単5形，単6形（いずれも1.5V円筒形）と006P形（9V角形）がある。
- マンガン乾電池の電解液は塩化亜鉛，塩化アンモニウム，アルカリ乾電池の電解液は水酸化カリウムである。
- 破裂事故防止のために，過放電などで電池内圧が極度に上昇した場合には安全弁が作動する構造となっており，その際に電解液も放出されて液漏れが起こる。

2. 事故の発生状況

● JPIC 受信状況
年間件数　：400件程度。一般95％，医療機関4％，その他1％。
患者年齢層：1歳未満27％，1～5歳60％，6～19歳5％，20～64歳6％，その他・不明2％。
事故状況　：小児の誤飲など93％（電池をかじった，液漏れした電池をなめた，触った，単4形電池を誤飲した等），誤使用6％，その他・不明1％。
症状出現率：12％。液漏れした液が付着した部位の違和感，痛み，びらん。

● JPIC で把握した医療機関受診例
【1986～2009年の24年間に把握した小児（12歳以下）の不慮の事例】
- 乾電池による事例は83例で，重篤な例は1例であった。
  事例：12歳，知的障害があり，便中に単3形のアルカリ乾電池が排泄されて誤飲に気づいた。胃内に潰瘍がみとめられた。

【1986～2010年の25年間に把握した高齢者（65歳以上）の不慮の事例】
- 乾電池による事例は1例で，重篤な例はなかった。

● 文献報告例
- 小児が単3形の電池を誤飲することはまれではあるが，1歳10カ月児による誤飲の報告がある。(高橋恭子，他：臨小児医 1994；42：45-46.)
- 腟内異物により重篤な粘膜損傷を生じた例が複数報告されており（吉田孝，他：産婦の実際 2000；49：1441-1444.）（庄野哲夫，他：日小児救急医会誌 2008；7：132.），JPICでも青少年と高齢者の事例を把握している。

3. 毒性

- 起電力が残っている電池が体内（消化管，外耳道，鼻腔等）にとどまると，①物理的な圧迫による局所の血流障害，②体液が電気分解されて発生する水酸化物イオン，③過放電により漏れた電解液により，電池周囲の組織に損傷を起こす。
- 過放電により漏れた電解液（液漏れ）の場合，マンガン乾電池では塩化亜鉛，塩化アンモニウムによる粘膜刺激，アルカリ乾電池では水酸化カリウムによる粘膜腐食が問題となる。粘膜刺激・腐食の強さは接触時間に影響される。

4. 中毒学的薬理作用

1) 物理的な圧迫による組織傷害：局所の血流障害に起因する。
2) 放電による組織傷害：電池が体内にとどまると，粘膜に接触して電流が流れ，粘膜表面の塩化ナトリウムを含む体液を電気分解する。電気分解により陰極周囲に発生する水酸化物イオン（OH^-）の腐食作用により組織傷害が起こる。放置すると接触部位からより深部に傷害が進行する。
3) 過放電などにより漏れた電解液による皮膚・粘膜の刺激，腐食作用。

5. 症状

1) 経口：・飲み込んだ場合には，悪心，嘔吐，腹痛，下痢，局所の組織傷害（潰瘍，壊死，消化管穿孔）。形態と大きさから，腸管内，とくに回腸末端に停滞する可能性が高い。
   ・液漏れした電解液をなめた場合，接触部位のびらん，潰瘍を起こす可能性がある。
2) 吸入：・製品の性質上，吸入して問題になるとは考えにくい。
3) 眼　：・液漏れした電解液が眼に入った場合は，眼の刺激感，充血，疼痛，流涙，眼瞼の腫脹などが起こりうる。
   ・アルカリ電池の液漏れで重篤な場合は，アルカリによる角膜や結膜の損傷，視力障害。
4) 皮膚：・液漏れした電池や電解液に接触した場合は，皮膚炎を起こしうる。
   ・アルカリ電池の液漏れで重篤な場合は，アルカリによる化学損傷。
5) 腟内挿入：・発熱，腹痛，帯下，不正出血。

6. 処置

● 家庭での応急手当

1) 経口：禁忌：吐かせてはいけない。理由：電池そのものを飲み込んだ場合は，気管を塞いだり，食道に停滞したりして危険であるため。液漏れの場合は，腐食性物質が再び食道を通過することにより，炎症が悪化するため。
   ①除去：口の中に残っているものを吐き出す。小児や高齢者の場合は口の中を確認して取り除く，ふき取る。
   ②すすぎ：口をすすぐ，うがいする。うがいができない場合は濡れガーゼでふき取る。
   ③水分摂取：液漏れの場合，乳製品（牛乳やヨーグルト）または水を飲む。量は普段飲む程度（120～240mL，小児は体重1kgあたり15mL以下，無理に飲ませて嘔吐を誘発しないように注意する）。理由：蛋白質による粘膜保護や希釈により，電解液による刺激の緩和が期待できる。
2) 眼　：・液漏れした電解液が眼に入った場合，眼をこすらないように注意し，直ちに十分に水洗する。腐食作用を有するアルカリの曝露に準じて，少なくとも30分間は水洗するべきである。
   ・コンタクトレンズを装着している場合は，容易に外せるようであれば外す。
3) 皮膚：①除去：皮膚に付着しているものを取り除く，ふき取る。付着した衣服を脱ぐ。
   ②水洗：十分に水洗する。腐食作用を有するアルカリの曝露に準じて，少なくとも15分間は水洗するべきである。
4) 外耳道，鼻腔，直腸，腟に挿入した場合：
   ・無理に取ろうとしないこと。

● 医療機関での処置

1) 経口：1) 電池を飲み込んだ場合
   ・X線検査により電池の位置（食道～大腸）と大きさを確認する。
   ・食道停滞時や急性腹症，下血など消化器症状を呈する場合は，すみやかに摘出する。
   ・胃内にあり，無症状で電池の移動がみとめられない場合は，摘出を考慮する。
   ・腸管内にあれば下剤投与により排出を促進する。腸へ移動して体外へ排泄されない場合は，腸閉塞，穿孔などの危険性があるため，外科的摘出を考慮する。
   ・摘出後は，電池との接触部位を十分に水洗し，内視鏡で傷害の程度を観察し，アルカリの曝露と同様の対応を行う。

2) 液漏れした電解液を摂取した場合
- 特異的な治療法はなく，牛乳または水での希釈のほか，対症療法が中心となる。

2) **眼**　：
- 涙液の pH が中性付近であることを確認するまで洗浄する。
- 症状が残る場合は眼科的診察が必要である。

3) **皮膚**：
- 付着部分を十分に洗浄する。
- 症状があれば，熱傷に準じて治療する。

4) **外耳道，鼻腔，直腸，腟に挿入した場合**：
- 直ちに除去する。
- 除去後は十分に洗浄し，対症的に治療を行う。腫脹が激しい場合や粘膜損傷，壊死が深い場合は専門医の診察を要する。

7. 治療上の注意点

1) 使用済みの電池でも，完全に放電したとは限らず，停滞すると組織傷害を起こす可能性がある。
2) 電池と接触した部位の組織傷害は，アルカリが生成する陰極側が強いとされる。
3) 電池の除去後，数日間は経過観察する。理由：放電により生成するアルカリは浸透性があり，除去後も組織の損傷が拡大する可能性がある。
4) 認知症のある高齢の女性などで，原因不明の発熱，腹痛，帯下，不正出血などをみとめる場合は，腹腔内異物のひとつとして乾電池の腟内挿入も考慮し，腹部 X 線撮影を行って確認する。

84 ボタン形電池
ボタン形電池，コイン形リチウム電池

概　要

製品：ボタン形電池としてアルカリ電池（アルカリマンガン電池，酸化銀電池，水銀電池），空気亜鉛電池のほか，サイズがやや大きいコイン形リチウム電池がある。アルカリ電池は電圧1.5V，電池の直径が10mm前後，空気亜鉛電池は電圧1.4V，電池の直径は5mm前後，コイン形リチウム電池は電圧3V，電池の直径は20mm前後のものが主流である。電池表面に刻印された型番（アルファベットと数字の組み合わせ）から電池の種類，サイズがわかる。なお，ボタン形水銀電池は1995年に国内での生産は中止されている。

問題となる成分と症状：放電による組織傷害が問題となる。飲み込んだ場合，症状なく自然排泄される例が多いが，電池が食道などの消化管や外耳道，鼻腔に停滞すると，放電して粘膜表面の体液を電気分解することにより，化学的に組織傷害を起こす。コイン形リチウム電池はボタン形電池より大きいため食道などに停滞しやすく，また電圧が3Vと高いため放電が速く，傷害が発生するまでの時間が短いため，迅速な対応が必要である。

JPIC受信状況：年間250件程度の問い合わせがあり，5歳以下の誤飲がほとんどである。コイン形リチウム電池を飲み込んで電池摘出後に食道の瘢痕狭窄に至った例や，ボタン形電池を鼻腔内に挿入して鼻中隔穿孔をきたした例もある。

初期対応のための確認事項

ボタン形電池が見当たらず，誤飲が危惧される場合は，耳や鼻に入れた可能性がないかも必ず確認する。

1. **製品**
   - 種類（アルカリマンガン電池，酸化銀電池，水銀電池，空気亜鉛電池，コイン形リチウム電池），大きさ，製品表面の刻印（アルファベットと数字）。
   - 電池の消耗度：新しい電池か，使用中か，使用済みか。
2. **曝露状況・経路**
   - 電池そのものを飲み込んだか，耳や鼻などに入れた可能性はないか。
   - 液漏れした電池や電解液をなめたか，触ったか。
   - 液漏れした電解液が皮膚や着衣に付着していないか。電解液が付着した手で眼を触っていないか。
3. **患者の状態・症状**
   - 悪心，嘔吐，腹痛などの消化器症状はないか。
   - 咳，喘鳴，呼吸困難などの呼吸器症状はないか。
   - 耳や鼻の痛み，くしゃみ，耳漏・鼻漏，発熱はないか。
   - 眼の違和感，痛み，充血，流涙はないか。
   - 皮膚の痛み，発赤，発疹などはないか。

初期対応のポイント

1. **経口の場合**
   - 吐かせずに，口の中のものを取り除いて，口をすすぐ。液漏れした電解液をなめた場合は，乳製品または水を飲ませる。

   【直ちに受診】
   - 悪心，嘔吐，腹痛などの消化器症状，咳，喘鳴，呼吸困難，発熱など，何らかの症状がある場合。
   - 症状がなくても，電池そのものを飲み込んだ場合（使用済みの電池であっても，完全に放電したとは限らない）。電池そのものを飲み込んだかどうか判断できない場合（X線検査などによる電池の確認が必要）。

   【経過観察】
   - 液漏れした電池や電解液をなめた程度で，無症状の場合。

- 液漏れしていない電池をなめた場合。

2．吸入した場合
- 製品の性質上，吸入して問題になるとは考えにくい。

3．眼に入った場合
- 液漏れした電解液の場合，眼をこすらないように注意して，直ちに洗眼する。

【直ちに受診】
- 開眼困難な場合，洗眼後も痛み，充血などがある場合。
- 洗眼が難しい場合やコンタクトレンズが外れない場合。

4．皮膚に付着した場合
- 液漏れした電解液の場合は，付着した衣服を脱ぎ，十分に水洗する。

【念のため受診】
- 水洗後も発赤，痛み，発疹などがある場合。

5．耳や鼻などに入れた場合
- 無理に取ろうとしない。

【直ちに受診】
- 症状の有無や電池の種類・消耗度にかかわらず，外耳道や鼻腔，直腸，腟に挿入した場合。

解　説

1．製品について

- ボタン形電池としてアルカリ電池（アルカリマンガン電池，酸化銀電池，水銀電池），空気亜鉛電池のほか，サイズがやや大きいコイン形リチウム電池がある。なおボタン形水銀電池は1995年に国内での生産は中止されている。
- アルカリ電池は電圧1.5V，電池の直径が10mm前後のものが主流で，時計，タイマー，電卓，ゲーム機などに使用されている。電解液は水酸化カリウムまたは水酸化ナトリウムである。
- 空気亜鉛電池は電圧1.4V，電池の直径は5mm前後のものが主流で，主に補聴器などに使用されている。電解液は水酸化カリウムである。
- コイン形リチウム電池は電圧3V，電池の直径は20mm前後のものが主流で，ゲーム機，リモコン，自動車の電子キーなどに使用されている。電解液は有機電解液である。
- 電池表面に刻印された型番から電池の種類，サイズがわかる。
  - ＊アルファベット2文字と2桁の数字で表されるもの
     例：Ｓ　Ｒ　44
        ①　②　③
  - ＊アルファベット2文字と3桁以上の数字で表されるもの
     例：Ｓ　Ｒ　11　30
        ①　②　④　⑤
  - ①電池系
     S＝酸化銀電池（1.55V），L＝アルカリマンガン電池（1.5V），M＝水銀電池（1.35V）
     N＝水銀電池（1.4V），P＝空気亜鉛電池（1.4V），B＝フッ化黒鉛リチウム電池（3V）
     C＝二酸化マンガンリチウム電池（3V），G＝酸化銅リチウム電池（1.55V）
  - ②形状：R＝丸形　S＝角形
  - ③大きさ（主なもの）

数字	41	43	44	48	54	55
直径（mm）	7.9	11.6	11.6	7.9	11.6	11.6
高さ（mm）	3.6	4.2	5.4	5.4	3.0	2.0

  - ④直径：小数点を切り捨てた整数（mm）
  - ⑤高さ：小数点1位までの数字（小数点は省く）（mm）　　例：30は3.0mm

2. 事故の発生状況

● JPIC 受信状況

年間件数 ：250 件程度。一般 94％，医療機関 4％，その他 2％。
患者年齢層：1 歳未満 23％，1 〜 5 歳 68％，6 〜 19 歳 2％，20 〜 64 歳 2％，65 歳以上 3％，その他・不明 2％。
事故状況 ：小児や認知症のある高齢者の誤飲など 96％（飲み込んだ，鼻の穴に入れた等），誤使用 4％（調理の際に入った電池が食事中に出てきた等）。
症状出現率：9％。口腔・咽頭の違和感や黒色便など。

● JPIC で把握した医療機関受診例

【1986 〜 2009 年の 24 年間に把握した小児（12 歳以下）の不慮の事例】
- ボタン形，コイン形電池による事例は 168 例で，重篤な例は 8 例であった。
  事例：9 カ月，ボタン形のアルカリマンガン電池を誤飲し，胃から移動しないため 24 時間後に摘出され，胃壁に潰瘍をみとめた。
  事例：11 カ月，コイン形リチウム電池を誤飲し，喘鳴，呼吸困難，消化管粘膜病変をみとめ，電池は内視鏡下に摘出されたが，食道の瘢痕狭窄に至った。
  事例：2 歳，鼻腔内にボタン形電池を挿入したが，家族が気づかず，鼻閉，鼻漏，鼻出血をみとめて受診し，電池は摘出されたが，鼻中隔穿孔をきたした。

【1986 〜 2010 年の 25 年間に把握した高齢者（65 歳以上）の不慮の事例】
- ボタン形，コイン形電池による事例は 17 例で，重篤な例はなかった。認知症による誤食が半数近くあり，食品や内服薬などとの誤認が 2 割を占めた。

3. 毒性

- 起電力が残っている電池が体内（消化管，外耳道，鼻腔等）にとどまると，①物理的な圧迫による局所の血流障害，②体液が電気分解されて発生する水酸化物イオン，③過放電により漏れた電解液により，電池周囲の組織に損傷を起こす。
- 食道停滞は大きいコイン形リチウム電池で起こりやすく，小さいボタン形電池でも低年齢児では起こりうる。
- 組織傷害を起こすまでの時間は，電池の電圧や消耗度の影響を受けると考えられる。コイン形リチウム電池はボタン形電池より電圧が高く，より短時間で化学損傷を起こす。
- イヌの食道に電池を留置固定した実験によると，コイン形リチウム電池では 15 〜 30 分で食道筋層に至る壊死，1 時間後には気管に及ぶ壊死を，水銀電池では 8 時間後には浅い潰瘍性変化，24 時間後には深い潰瘍性変化，粘膜外層に及ぶ壊死をみとめた。（Tanaka J, et al：Vet Human Toxicol 1998；40：193-196.）（山下衛，他：救急医学 1987；11：483-487.）

4. 中毒学的薬理作用

1) 物理的な圧迫による組織傷害：局所の血流障害に起因する。
2) 放電による組織傷害：電池が体内にとどまると，粘膜に接触して電流が流れ，粘膜表面の塩化ナトリウムを含む体液を電気分解する。電気分解により陰極周囲に発生する水酸化物イオン（OH^-）の腐食作用により組織傷害が起こる。放置すると接触部位からより深部に傷害が進行する。
3) 過放電などにより漏れた電解液による皮膚・粘膜の刺激，腐食作用。

5. 症状

1) 経口：
   - 消化管に停滞しなければ，症状が出現する可能性は高くない。
   - 悪心，嘔吐，腹痛，下痢，局所の組織傷害（潰瘍，壊死，穿孔）。
   - 咽頭や食道に停滞した場合，咳，喘鳴，嗄声，喉頭浮腫，潰瘍，狭窄。重篤な場合は，食道気管瘻形成，大動脈弓破裂などにより死亡する可能性もある。
   - 胃内に停滞した場合，胃粘膜の発赤，びらん，胃潰瘍。
2) 吸入：
   - 製品の性質上，吸入して問題になるとは考えにくい。

3) 眼 ： ・液漏れした電解液が眼に入った場合，眼の刺激感，充血，疼痛，流涙，眼瞼の腫脹などが起こりうる。
4) 皮膚 ： ・液漏れした電池や電解液に接触した場合，皮膚炎を起こしうる。
5) 外耳道挿入 ： ・耳痛，耳漏，浮腫，鼓膜炎，鼓膜穿孔，壊死，耳小骨びらん，鼓膜硬化。
6) 鼻腔挿入 ： ・くしゃみ，鼻漏（粘液性・血性），鼻痛，発熱，潰瘍，浮腫，鼻中隔穿孔。

6. 処置

● 家庭での応急手当
1) 経口：禁忌：吐かせてはいけない。理由：電池そのものを飲み込んだ場合は，気管を塞いだり，食道に停滞したりして危険であるため。液漏れの場合は，腐食性物質が再び食道を通過することにより，炎症が悪化するため。
　　①除去：口の中に残っているものを吐き出す。小児や高齢者の場合は口の中を確認して取り除く，ふき取る。
　　②すすぎ：口をすすぐ，うがいする。うがいができない場合は濡れガーゼでふき取る。
　　③水分摂取：液漏れの場合，乳製品（牛乳やヨーグルト）または水を飲む。量は普段飲む程度（120～240mL，小児は体重1kgあたり15mL以下，無理に飲ませて嘔吐を誘発しないように注意する）。理由：蛋白質による粘膜保護や希釈により，電解液による刺激の緩和が期待できる。
2) 眼 ・液漏れした電解液が眼に入った場合，眼をこすらないように注意し，直ちに十分に水洗する。腐食作用を有するアルカリの曝露に準じて，少なくとも30分間は水洗するべきである。
　　・コンタクトレンズを装着している場合は，容易に外せるようであれば外す。
3) 皮膚：①除去：皮膚に付着しているものを取り除く，ふき取る。付着した衣服を脱ぐ。
　　②水洗：十分に水洗する。腐食作用を有するアルカリの曝露に準じて，少なくとも15分間は水洗するべきである。
4) 外耳道挿入，鼻腔挿入：
　　・無理に取ろうとしないこと。

● 医療機関での処置
1) 経口：1) 電池を飲み込んだ場合
　　・X線検査により電池の位置（食道～大腸）と大きさを確認する。
　　・食道停滞時や急性腹症，下血など消化器症状を呈する場合は，すみやかに摘出する。
　　・胃内にあり，無症状で電池の移動がみとめられない場合は，摘出を考慮する。
　　・腸管内にあれば下剤投与により排出を促進する。腸へ移動しても体外へ排泄されない場合は，腸閉塞，穿孔などの危険性があるため，外科的摘出を考慮する。
　　・摘出後は，電池との接触部位を十分に水洗し，内視鏡で傷害の程度を観察し，アルカリの曝露と同様の対応を行う。
　　2) 液漏れした電解液を摂取した場合
　　・特異的な治療法はなく，牛乳または水での希釈のほか，対症療法が中心となる。
2) 眼 ・涙液のpHが中性付近であることを確認するまで洗浄する。
　　・症状が残る場合は眼科的診察が必要である。
3) 皮膚 ・付着部分を十分に洗浄する。
　　・症状があれば，熱傷に準じて治療する。
4) 外耳道挿入，鼻腔挿入：
　　・直ちに除去する。除去後は十分に洗浄し，対症的に治療を行う。腫脹が激しい場合や粘膜損傷，壊死が深い場合は専門医の診察を要する。

7. 治療上の注意点

1) 電池が見当たらない場合は，鼻腔や外耳道も確認する。
2) 使用済みの電池でも，完全に放電したとは限らず，停滞すると組織傷害を起こす可能性がある。
3) 電池と接触した部位の組織傷害は，アルカリが生成する陰極側が強いとされる。
4) 電池の除去後，数日間は経過観察する。理由：放電により生成するアルカリは浸透性があり，除去後も組

織の損傷が拡大する可能性がある。

8. 体内動態

［排泄］ボタン形電池を誤食した224例（うちコイン形リチウム電池21例，不明75例。1歳以下94％）のうち，自然排泄までの時間を把握した128例の排泄時間は，12時間以内3％，24時間以内49％，48時間以内81％，99時間以内99％，最長142時間であった（遠藤容子，他：中毒研究 1995；8：99-103.）。

85 ウインドウォッシャー液

概　要

製品：自動車のフロントガラスの汚れやほこりを落とす液体で、エンジンルーム内の専用タンクに入れて使用する。数百 mL〜数 L のポリ容器で販売されているものが多く、原液のまま、または水で希釈して使用する。メチルアルコール、界面活性剤が主成分で、メチルアルコールの含有量は 10〜40％程度の製品が多い。

問題となる成分と症状：経口摂取した場合は、消化管粘膜の刺激のほか、メチルアルコールによる代謝性アシドーシスや視神経障害が問題となる。メチルアルコール中毒に対する特異的な治療として、早期の解毒剤投与と血液透析がある。

JPIC 受信状況：年間 5 件程度の問い合わせがあり、小児や認知症のある高齢者による誤飲などが 5 割である。そのほかにペットボトルなどへの移し替えによる誤飲も起こっている。

初期対応のための確認事項

1. **製品**
- 用途（寒冷地用、解氷効果等）。使用方法（原液のままで使用するか、水で希釈するか）。
- メチルアルコールの含有率（寒冷地用や解氷効果の表示がある製品、希釈して使用する製品は含有率が高い可能性がある）。

2. **曝露状況・経路**
- 誤飲した場合、なめた程度か、容器から直接飲んだか。希釈液か。大量に飲んでいないか。
- 容器から直接飲んだ場合、容器の容量。どのくらい減っているか。
- 眼に入っていないか。
- 皮膚に付着していないか。

3. **患者の状態・症状**
- 悪心、嘔吐、ふらつき、傾眠、頭痛、めまい、倦怠感などの症状はないか。
- 咳き込み、呼吸困難などはないか。気管に入った様子はないか。
- 眼の違和感、痛み、充血、流涙はないか。
- 皮膚の痛み、発赤、発疹などはないか。

初期対応のポイント

1. **経口の場合**
- 口の中のものを取り除いて、口をすすぐ。

【直ちに受診】
- 悪心、嘔吐、ふらつき、傾眠などがある場合、咳き込みなど誤嚥した可能性がある場合。
- 症状がなくても、1 口以上飲み込んだ場合、摂取量が不明の場合（遅れて視覚異常などが出現する可能性がある）。

【経過観察】
- なめた程度で症状がない場合（数時間は注意する）。

2. **吸入した場合**

【念のため受診】
- 喉の痛み、気分不良、咳などが出現し、新鮮な空気を吸っても改善しない場合。

3. **眼に入った場合**
- 眼をこすらないように注意して、直ちに洗眼する。

【直ちに受診】
- 開眼困難な場合、洗眼が難しい場合やコンタクトレンズが外れない場合。

【念のため受診】
- 洗眼後も痛み，充血などがある場合。

4．皮膚に付着した場合

【念のため受診】
- 水洗後も発赤，痛み，発疹などがある場合。

解　説

1．製品について

- 自動車のフロントガラス面の汚れやほこりをワイパーを使用して除去する液体で，エンジンルーム内の専用タンクに入れて使用する。
- 数百 mL～数 L のポリ容器で販売されているものが多く，原液のまま使用する製品と，水で 5～100 倍程度に希釈して使用する製品がある。
- 主成分はメチルアルコール，界面活性剤で，シリコーン類を添加した撥水性の製品もある。メチルアルコール含有量は 10～40％程度の製品が多いが，寒冷地用や解氷効果の表示がある製品，希釈して使用する製品ではメチルアルコールの濃度が高い。界面活性剤の濃度は最大で 10％程度である。
- 日本工業規格では，原液の凍結温度は－20℃以下，液性はシリコーンなどを含まない非撥水性の製品は pH6.5～10，撥水性の製品は pH4～10 と定められている。

2．事故の発生状況

● JPIC 受信状況

年間件数　：5 件程度。一般 67％，医療機関 33％。
患者年齢層：1 歳未満 8％，1～5 歳 29％，20～64 歳 46％，65 歳以上 13％，その他・不明 4％。
事故状況　：小児や認知症のある高齢者の誤飲など 45％，誤使用 38％（飲料容器への移し替えによる誤飲等），その他・不明 17％。
症状出現率：25％。嘔吐，倦怠感，代謝性アシドーシスなど。

● JPIC で把握した医療機関受診例

【1986～2009 年の 24 年間に把握した小児（12 歳以下）の不慮の事例】
- メチルアルコール含有自動車用品による事例は 5 例で，うち重篤な例は 1 例であった。
  事例：2 歳，ウインドウォッシャー液 200～250mL を誤飲して，代謝性アシドーシス，誤嚥性肺炎をみとめた。

【1986～2010 年の 25 年間に把握した高齢者（65 歳以上）の不慮の事例】
- メチルアルコール含有自動車用品による事例 3 例のうち，重篤な例は 2 例であった。1 例は認知症による誤飲，1 例は飲料容器に移し替えてウイスキーと間違えた事例であり，酩酊や酸塩基平衡の異常が出現した。

3．毒性

摂取量によってはメチルアルコール，界面活性剤の毒性を考慮する必要がある。

1）メチルアルコール
- 経口：個人差が大きく，中毒量は確立していない。100％メチルアルコールとして体重 1kg あたり 0.25mL を摂取すると，解毒剤投与を要する血中濃度に達するとの見解がある。

2）界面活性剤
- 界面活性剤の作用，とくに局所作用は濃度に依存し，低濃度では症状はほとんどみられないが，高濃度では重症化する。したがって，毒性値が低くても高濃度のものは危険と考える必要がある。

4. 中毒学的薬理作用

1) メチルアルコール
- 粘膜の刺激作用，中枢神経の抑制作用。
- 代謝物（ホルムアルデヒドやギ酸）に起因するアシドーシス（アニオンギャップ上昇），視神経障害。

2) 界面活性剤
- 皮膚・粘膜の刺激作用。
- 体循環に入った場合の全身作用として，血管透過性亢進・細胞膨化作用。

5. 症状

1) 経口：アルコールや界面活性剤の消化管粘膜への刺激による症状のほか，吸収されたメチルアルコールによる代謝性アシドーシスや視神経障害などの全身症状が出現する可能性がある。

    メチルアルコール
    - 数時間以内に一過性の酩酊状態（エチルアルコールよりはるかに軽度）が，6～12時間後くらいから視覚異常や代謝性アシドーシスによる全身倦怠感，頭痛，悪心，嘔吐，腹痛，頻呼吸が出現する。視覚異常や代謝性アシドーシスは発症までに18～24時間かかることがある。
    - 重症の場合は，昏睡や痙攣を合併し，血圧低下や呼吸不全をきたして死亡することがあるほか，視力障害が残ることがある。

    陰イオン，非イオン界面活性剤
    - 粘膜への作用による消化管出血，麻痺性イレウス，血管透過性亢進・細胞膨化に起因する肺水腫を伴う全身性浮腫，循環血液量減少性ショックを起こす可能性がある。
    - 誤嚥すると，化学性肺炎を起こす可能性がある。

2) 吸入：
    - メチルアルコールの蒸気を吸入すると，上気道の刺激により咳，喉の痛みなどを生じる可能性がある。高濃度の蒸気を吸入した場合には，経口摂取と同様の全身症状を起こしうる。

3) 眼：
    - メチルアルコール：強い刺激があり，眼の痛み，結膜炎（充血・浮腫）を起こす。
    - 陰・非イオン界面活性剤：眼の痛み，流涙，結膜充血，眼窩周囲浮腫，角膜上皮欠損。

4) 皮膚：
    - メチルアルコール：刺激などが生じる可能性がある。
    - 陰・非イオン界面活性剤：発疹，紅斑，かぶれ，水疱。

6. 処置

● 家庭での応急手当

1) 経口：①除去：口の中に残っているものを吐き出す。小児や高齢者の場合は口の中を確認して取り除く，ふき取る。
    ②すすぎ：口をすすぐ，うがいする。うがいができない場合は濡れガーゼでふき取る。
    ③水分摂取：とくに注意事項はない。普段どおりでよい。

2) 吸入：
    - 新鮮な空気の場所に移動する。

3) 眼：
    - 眼をこすらないように注意し，直ちに十分に水洗する。
    - コンタクトレンズを装着している場合は，容易に外せるようであれば外す。

4) 皮膚：①除去：皮膚に付着しているものを取り除く，ふき取る。付着した衣服を脱ぐ。
    ②水洗：十分に水洗する。

● 医療機関での処置

- メチルアルコールによる全身症状が出現した場合や，摂取量が100%メチルアルコールとして体重1kgあたり0.25mLを超える場合には，早期の解毒剤投与や血液透析の施行を考慮する。

1) 経口：
    - 大量摂取後，1時間以内であれば胃洗浄を実施する。意識障害，アシドーシス，視覚異常，浸透圧ギャップなどの異常がないか確認する。必要に応じて，輸液，アシドーシスの補正，解毒剤（ホメピゾール）の投与を行う。重症例には血液透析を実施する。

2) 吸入：
    - 症状に応じて，酸素投与，呼吸管理を行う。

3) 眼：
    - 受診前の洗眼が不十分な場合は，医療機関で十分に洗眼する。
    - 症状が残る場合は眼科的診察が必要である。

4）**皮膚**：・付着部位を十分に洗浄する。症状があれば，対症療法を行う。

7．治療上の注意点

1) 活性炭のメチルアルコール吸着能は低く，その有効性は低い。
2) ホメピゾールやエチルアルコールは，メチルアルコールの代謝を阻害することにより解毒効果を発現するので，早期に投与しなければ，大きな効果は期待できない。
3) 重症例には，解毒剤の投与とともに血液透析の併用が必須である。血液透析は，メチルアルコールおよび毒性代謝物の排泄を促進するとともに，代謝性アシドーシスを補正して，中毒症状を改善する。

8．体内動態

1) **メチルアルコール**
［吸収］経口，吸入，経皮によりすみやかに吸収される。最高血中濃度到達時間は30〜60分である。ただし，代謝物による重篤な中毒症状の出現は18〜24時間後である。
［代謝］大部分は，主に肝臓でホルムアルデヒドに，次いで，ギ酸，二酸化炭素へと代謝される。メチルアルコールの代謝速度は遅く，7日目くらいまで体内に高濃度で存在する。
［排泄］尿中に摂取量の3〜5％は未変化体のまま，5％はギ酸として排泄され，呼気中に摂取量の12％まで未変化体として排泄される。半減期はメチルアルコール2〜24時間，ギ酸20時間である。

2) **界面活性剤**
［吸収］分子構造により違いはあるが，基本的に消化管から吸収される。
［代謝・排泄］肝臓で代謝された後，尿中あるいは糞便中に排泄される。

86 不凍液
不凍液，クーラント，暖房用循環液

概　要

製品：自動車のラジエーター液や暖房用の循環液の凍結防止と防食を目的とする液体である．自動車の場合，ラジエーター液（クーラント，LLC）として販売されている製品を，水と混合し，エンジンルーム内の専用タンクに入れて使用する．エチレングリコールを85～95％程度含有し，使用時は25～60％程度に希釈するが，寒冷地では高濃度で使用する．希釈済みでそのまま使用できる製品もある．

問題となる成分と症状：経口摂取した場合は，エチレングリコールによる消化管粘膜の刺激症状と代謝物に起因する代謝性アシドーシスや腎障害などの組織障害が問題となる．エチレングリコール中毒に対する特異的な治療として，早期の解毒剤投与と血液透析がある．

JPIC受信状況：年間10件程度の問い合わせがあり，飲料容器に保存して誤飲するなど誤使用による事故が4割である．経口がほとんどであるが，眼への曝露も散見される．

初期対応のための確認事項

1. 製品
   - エチレングリコール，プロピレングリコールの含有量（濃度）．
   - 使用方法（原液のままで使用するか，希釈するか）．
2. 曝露状況・経路
   - 誤飲した場合，なめた程度か，容器から直接飲んだか．希釈液か．大量に飲んでいないか．
   - 容器から直接飲んだ場合，容器の容量．どのくらい減っているか．
   - 眼に入っていないか．
   - 皮膚に付着していないか．
3. 患者の状態・症状
   - 悪心，嘔吐，ふらつき，傾眠や頭痛，めまい，倦怠感などの症状はないか．
   - 咳き込み，呼吸困難などはないか．気管に入った様子はないか．
   - 眼の違和感，痛み，充血，流涙はないか．
   - 皮膚の痛み，発赤，発疹などはないか．

初期対応のポイント

1. 経口の場合
   - 口の中のものを取り除いて，口をすすぐ．

【直ちに受診】
   - 悪心，嘔吐，ふらつき，傾眠などがある場合，咳き込みなど誤嚥した可能性がある場合．
   - 症状がなくても，1口以上飲み込んだ場合，摂取量が不明の場合．

【経過観察】
   - なめた程度で症状がない場合（半日程度は注意して，症状が出現した場合は直ちに受診する）．

2. 吸入した場合
   - エチレングリコールは気化しにくいが，ラジエーターの蓋を開けたときに蒸気となって噴出したものを吸入する場合がある．

【念のため受診】
   - 喉の痛み，気分不良，咳などが出現し，新鮮な空気を吸っても改善しない場合．

3. 眼に入った場合
   - 眼をこすらないように注意して，直ちに洗眼する．

【直ちに受診】
   - 開眼困難な場合，洗眼が難しい場合やコンタクトレンズが外れない場合．

【念のため受診】
- 洗眼後も痛み，充血などがある場合。

4. 皮膚に付着した場合

【念のため受診】
- 水洗後も発赤，痛み，発疹などがある場合。

解　説

1. 製品について

1) 自動車のラジエーター液（クーラント）
- 水冷式エンジンの冷却水凍結防止および冷却機構の防食の目的で，エンジンルーム内の専用タンクに水と混合して入れて使用する。一般用は数百 mL ～数 L のポリ容器で販売されているものが多い。
- 主成分はエチレングリコール 85 ～ 95％程度で，そのほか防錆剤などを含む。使用時の濃度は 25 ～ 60％程度で，寒冷地では高濃度で使用する。希釈済みでそのまま使用できる製品もある。
- 日本工業規格では，年間を通して使用できる製品を LLC（ロングライフクーラント）とし，凍結温度は－14.5℃以下（30％水溶液），液性は pH7 ～ 11（30％水溶液）で，着色することが定められており，赤色や緑色などに着色されている製品が多い。

2) 暖房用の循環液
- 濃度，使用方法は自動車用と類似であるが，エチレングリコールのほか，プロピレングリコールを含有する製品もある。

2. 事故の発生状況

● JPIC 受信状況
年間件数　：年間 10 件程度。一般 51％，医療機関 49％。
患者年齢層：1 歳未満 3％，1 ～ 5 歳 23％，20 ～ 64 歳 54％，65 歳以上 14％，その他・不明 6％。
事故状況　：小児や認知症のある高齢者の誤飲など 20％，誤使用 40％（ペットボトルで保管して間違えて飲んだ等），労災 14％，その他・不明 26％。
症状出現率：49％。悪心，嘔吐，ふらつきなど。

● JPIC で把握した医療機関受診例
【1986 ～ 2009 年の 24 年間に把握した小児（12 歳以下）の不慮の事例】
- 不凍液による事例 5 例のうち，重篤な例はなかった。

【1986 ～ 2010 年の 25 年間に把握した高齢者（65 歳以上）の不慮の事例】
- 不凍液による事例 4 例のうち，重篤な例は 2 例で，いずれも認知症による誤飲であった。
  事例：認知症のある高齢者が不凍液を誤飲し，酸塩基平衡異常，腎不全が出現した。

● 文献報告例
- ガソリンスタンド勤務の 18 歳男性がジュースと誤ってラジエーター液 250mL を飲用し，5 時間後に悪心，嘔吐が出現した。誤飲 4 日後には意識レベル低下，全身痙攣と腎機能の急速な悪化をきたして，入院となった。（田所正人，他：臨床透析 2002；18：1091-1094.）

3. 毒性

エチレングリコールの含有率が高く，飲み込んだ場合はエチレングリコールの毒性を考慮する必要がある。
- 経口：100％エチレングリコールとして，体重 1kg あたり 0.2mL の摂取で中毒を起こす可能性がある。アメリカ中毒センター連合のガイドラインでは，含有量が 20％を超える製品を，6 歳未満の小児ではなめた程度より多い量，成人では誤飲による 1 口（10 ～ 30mL）を超える量を摂取した場合は，直ちに医療機関を受診することを勧めている。(Caravati EM, et al：Clin Toxicol 2005；43：327-345.)
- 蒸気圧が低く，粘膜刺激もあるため，全身症状を起こすほどの吸入や経皮曝露は起こりにくい。

4. 中毒学的薬理作用

エチレングリコール
- エチレングリコールによる粘膜の刺激作用，中枢神経の抑制作用。
- 代謝物（グリコールアルデヒド，グリコール酸，グリオキシル酸，シュウ酸）に起因する代謝性アシドーシス（アニオンギャップ上昇）や析出したシュウ酸カルシウムの沈着（主に腎臓）。

5. 症状

エチレングリコールによる中毒症状を生じる。
1) 経口：
   - 症状発現は通常30〜60分であるが，重篤な症状は12時間以上遅れることもある。
     - 第一段階（摂取後0.5〜12時間）：悪心，嘔吐，エタノール様の酩酊，アニオンギャップ上昇や浸透圧ギャップを伴う代謝性アシドーシス，痙攣など。
     - 第二段階（摂取後12〜24時間）：頻脈，過呼吸，ショック，多臓器不全など。
     - 第三段階（摂取後24〜72時間）：腎障害。
2) 吸入：
   - 鼻・喉の刺激，軽度の頭痛などが起こりうるが，全身症状が出現したとの報告はない。
3) 眼：
   - 眼の痛み，充血，浮腫，結膜炎が起こりうる。
4) 皮膚：
   - 発赤など軽度の刺激を生じる可能性がある。

6. 処置

● 家庭での応急手当
1) 経口：①除去：口の中に残っているものを吐き出す。小児や高齢者の場合は口の中を確認して取り除く，ふき取る。
   ②すすぎ：口をすすぐ，うがいする。うがいができない場合は濡れガーゼでふき取る。
   ③水分摂取：とくに注意事項はない。普段どおりでよい。
2) 吸入：・新鮮な空気の場所に移動する。
3) 眼：・眼をこすらないように注意し，直ちに十分に水洗する。
   ・コンタクトレンズを装着している場合は，容易に外せるようであれば外す。
4) 皮膚：①除去：皮膚に付着しているものを取り除く，ふき取る。付着した衣服を脱ぐ。
   ②水洗：十分に水洗する。

● 医療機関での処置
1) 経口：・大量摂取後，1時間以内であれば胃洗浄を実施する。意識障害，アシドーシス，浸透圧ギャップ，腎機能などの異常の有無を確認する。必要に応じて，輸液，アシドーシスの補正，解毒剤（ホメピゾール）の投与を行う。重症例には血液透析を実施する。
2) 吸入：・症状に応じて，酸素投与，呼吸管理を行う。
3) 眼：・受診前の洗眼が不十分な場合は，医療機関で十分に洗眼する。
4) 皮膚：・付着部位を十分に洗浄する。症状があれば，対症療法を行う。

7. 治療上の注意点

1) 活性炭のエチレングリコール吸着能は低く，吸着剤としての有効性は低い。
2) ホメピゾールやエチルアルコールは，エチレングリコールの代謝を阻害することにより解毒効果を発現するので，早期に投与しなければ大きな効果は期待できない。
3) 重症例には，解毒剤の投与とともに血液透析の併用が必須である。血液透析は，エチレングリコールおよび毒性代謝物の排泄を促進するとともに，代謝性アシドーシスを補正して，中毒症状を改善する。

8. 体内動態

エチレングリコール
［吸収］経口によりすみやかに吸収される。最高血中濃度到達時間は30〜60分である。

［代謝］吸収量の 80％が肝臓で代謝される。代謝物はグリコールアルデヒド，グリコール酸，グリオキシル酸，シュウ酸，グリオキサール，ギ酸，グリシンなどである。
［排泄］腎臓より排泄される。血中濃度半減期は約 3〜5 時間，代謝物の半減期は 12 時間以上である。

87 燃料ガス
都市ガス，LPガス，カセットこんろ用ガス，ライター燃料

概　要

製品：燃料ガスとして，炭素数1〜4の脂肪族炭化水素が広く使用されている。用途によって組成が異なり，都市ガスの主成分はメタンで空気よりも軽く，液化石油ガス（LPG，プロパンガス）の主成分はプロパンとプロピレンで空気よりも重い。カセットこんろ用ガスの主成分はブタン，アウトドア用ガスはブタン，イソブタン，プロパンを含有し，ライターガスの主成分はブタンである。なおオイルライターの燃料はベンジンや石油ナフサである。

問題となる成分と症状：炭化水素として，吸入で吸収される可能性があり，高濃度の場合，中枢神経の抑制作用を示す。また空気中の酸素分圧を下げるため，酸素欠乏による低酸素症を起こす。換気が不十分な状態で不完全燃焼した場合は一酸化炭素中毒を，加圧容器から放出された液化ガスに直接触れると凍傷を起こすことがある。オイルライターの燃料を飲んだ場合はベンジンや石油ナフサによる化学性肺炎を起こす可能性がある。

JPIC受信状況：年間30件程度の問い合わせがある。オイルライターの燃料などの小児の誤飲が半数近くを占めるが，家庭でのガス漏れやカセットガスボンベの廃棄時に吸入する事故などもある。ライターガスやカセットこんろ用ガスボンベでは乱用も散見される。

初期対応のための確認事項

製品によって成分が異なるので，製品表示，形態，使用方法などをできるだけ正確に確認する。

1. 製品
   - 種類（都市ガス，液化石油ガス，カセットこんろ用ガス，アウトドア用ガス，ガスライター，オイルライター燃料等）。
   - 成分名（ブタン，イソブタン，プロパン等）。
2. 曝露状況・経路
   - 燃料ガスそのものか，燃焼で発生したガスか。
   - 燃料ガスを吸った場合，場所，換気状態。加圧容器の廃棄時の場合は，保護具の着用状況（マスク，めがね）。
   - 燃焼で発生したガスの場合，不完全燃焼ではないか。火災で煙なども吸っていないか。
   - 乱用目的の吸入ではないか。
3. 患者の状態・症状
   - 意識障害，頭痛などはないか。
   - 悪心，嘔吐，腹痛，下痢などの消化器症状はないか。
   - 咳き込み，呼吸困難などはないか。オイルライターの燃料の場合，気管に入った様子はないか。
   - 眼の違和感，痛み，充血，流涙はないか。
   - 皮膚の痛み，発赤，発疹などはないか。

初期対応のポイント

1. 経口の場合（オイルライターの燃料）
   - 吐かせずに，口の中のものを取り除いて，口をすすぐ。

【直ちに受診】
- 嘔吐，咳き込みなどがある場合（誤嚥の可能性）。

【念のため受診】
- 症状がなくても，大量に飲んだ可能性がある場合，摂取量が不明の場合。

【経過観察】
- なめたり，1口飲み込んだ程度で，症状がない場合。

2. 吸入した場合
・新鮮な空気の場所へ移動する。室内を換気する。

【直ちに受診】
・意識障害，呼吸困難などがあり，新鮮な空気を吸っても改善しない場合。
・症状がなくても，意図的に吸入した場合。

【経過観察】
・意図的な吸入ではなく，症状がない場合。

3. 眼に入った場合
・眼をこすらないように注意して，直ちに洗眼する。

【直ちに受診】
・開眼困難な場合，洗眼が難しい場合やコンタクトレンズが外れない場合。

【念のため受診】
・洗眼後も痛み，充血などがある場合。

4. 皮膚に付着した場合
・付着した衣類を脱ぎ，石けんを用いて十分に水洗する。

【念のため受診】
・水洗後も発赤，痛み，発疹などがある場合。

解　説

1. 製品について

燃料ガスとして炭素数1～4の脂肪族炭化水素が広く使用されており，用途によって組成が異なる。
- 都市ガスは配管によって供給されるガスで，主に液化天然ガス（LNG）を原料としている。主成分はメタン（約90％）で，エタン，プロパン，ブタンを数％含有する。比重は空気よりも軽く，臭いが付けられている。以前は一部の地域で一酸化炭素を含むガスが供給されていたが，2010年に全国すべての都市ガスが一酸化炭素を含まないガスとなった。
- 液化石油ガス（LPG，プロパンガス）は，事業者がガスボンベで配送するほか，タクシーなどの自動車用燃料としても利用される。主成分はプロパン，プロピレン，ブタン，ブチレンで，家庭用・業務用のLPGはプロパンおよびプロピレンの合計の含有率が80％以上と定められている。比重は空気よりも重く，臭いが付けられている。
- カセットこんろ用ガス（カセットガスボンベ）は，カセットこんろなどの器具にセットして使用するガスで，金属製のボンベに充塡されている。主成分はブタン（95％以上）で，1本あたりのガス量は220～250gと規定されている。
- アウトドア用ガスは，ランタンや携帯用こんろに使用するガスで，自立させて使用するため底面積の広い金属製のボンベに充塡されている。ブタン，イソブタン，プロパンを含有し，使用する環境温度に応じた配合比の製品がある。
- ガスライター（ガスマッチ，着火ライター，点火棒）に使用するライターガスは，使い捨て，注入式とも主成分はブタンである。なおオイルライターの燃料はベンジンや石油ナフサである。

2. 事故の発生状況

● JPIC受信状況
年間件数　：30件程度。一般69％，医療機関28％，その他3％。
患者年齢層：1歳未満18％，1～5歳26％，6～19歳16％，20～64歳33％，65歳以上4％，その他・不明3％。
事故状況　：小児や認知症のある高齢者の誤飲など46％，誤使用30％（家庭でのガス漏れ，カセットガスボンベの廃棄時に吸入した等），乱用など19％，その他・不明5％。
症状出現率：48％。頭痛，めまい，悪心，嘔吐など。乱用などでは意識障害，不整脈，痙攣，心肺停止など。

● JPICで把握した医療機関受診例

【1986～2009年の24年間に把握した小児（12歳以下）の不慮の事例】
- プロパンガス2例，天然ガス1例のうち，重篤な例はなかった。

【1986～2010年の25年間に把握した高齢者（65歳以上）の不慮の事例】
- プロパンガス3例，天然ガス3例のうち，重篤な例はなかった。

3．毒性

- 液化石油ガスは1,000ppm（0.1％）以下では，ほとんど作用はない。
- 漏洩した燃料ガスや燃焼で発生したガスの濃度が上昇することにより，空気中の酸素濃度が15～16％以下になると，低酸素症の症状が出現する。

4．中毒学的薬理作用

1) 脂肪族炭化水素（メタン，エタン，プロパン，プロピレン，ブタン，ブチレン）
- 中枢神経抑制作用。
- 内因性カテコールアミンの催不整脈作用に対する心筋の感受性を増大させる。
- 高濃度になると空気が置換され，酸素欠乏を起こす。
- 加圧容器から放出された液化ガスの場合，冷却による凍傷。

2) ベンジンや石油ナフサ
- 皮膚・粘膜の刺激作用，脱脂作用。
- 中枢神経の抑制作用。
- 内因性カテコールアミンの催不整脈作用に対する心筋の感受性を増大させる。

5．症状

1) 経口： - オイルライター燃料の場合，頭痛，めまい，傾眠，興奮などの中枢神経症状，不整脈などが出現する可能性がある。誤嚥した場合は化学性肺炎を起こす可能性がある。
2) 吸入： - 悪心，嘔吐，頭痛，めまい，興奮・傾眠，低酸素症など。
 - 大量に吸入した場合は，致死的な不整脈を生じ，突然死することもある。
3) 眼： - オイルライター燃料の場合は，一過性の痛みや刺激感がある。
4) 皮膚： - 加圧容器から放出された液化ガスが皮膚に付着した場合は凍傷を起こす可能性がある。
 - オイルライター燃料の場合は，皮膚の刺激・紅斑などを生じる可能性がある。

6．処置

● 家庭での応急手当

1) 経口：禁忌：吐かせてはいけない。理由：誤嚥すると化学性肺炎を起こしやすいため。
   ①除去：口の中に残っているものを吐き出す。小児や高齢者の場合は口の中を確認して取り除く，ふき取る。
   ②すすぎ：口をすすぐ，うがいする。うがいができない場合は濡れガーゼでふき取る。
   ③水分摂取：積極的に水分をとることは避けたほうがよい（無理に飲ませて嘔吐を誘発しないように注意する）。
2) 吸入： - 新鮮な空気の場所へ移動する。室内を換気する。
3) 眼： - 眼をこすらないように注意し，直ちに十分に水洗する。
 - コンタクトレンズを装着している場合は，容易に外せるようであれば外す。
4) 皮膚：①除去：皮膚に付着しているものを取り除く，ふき取る。付着した衣服を脱ぐ。
   ②水洗：十分に水洗する。可能であれば，石けんと水で洗う。

● 医療機関での処置

1) 経口： - 特異的な治療法はなく，対症療法を行う。
 - 誤嚥した場合は，化学性肺炎に対する治療を行う。

2) **吸入**：・症状に応じて，酸素投与，呼吸管理を行う。
3) **眼**　：・受診前の洗眼が不十分な場合は，医療機関で十分に洗眼する。
4) **皮膚**：・付着部位を十分に洗浄する。症状があれば，対症療法を行う。

7. 治療上の注意点

1) オイルライター燃料の場合は，誤嚥させないことが重要であり，催吐は禁忌である。胃洗浄は誤嚥の危険があるため禁忌とする文献も多い。大量摂取などで実施する場合は，誤嚥を防止する対策をとった上で実施する。
2) 火災や燃焼で発生したガスの場合は，一酸化炭素が発生した可能性を想定し，COヘモグロビン濃度の測定を考慮する。

88 ガソリン

概　要

製品：自動車の燃料として用いられるほか，洗浄用などの溶剤やアウトドア燃料として用いられる。農機具などの2サイクルエンジンの燃料として用いられる混合ガソリン（混合燃料）は，ガソリンとエンジン油（鉱物油）を混合したものである。

問題となる成分と症状：炭素数4～12程度の脂肪族炭化水素および芳香族炭化水素の混合物で，粘性が低く揮発性が高い可燃性の液体である。経口では吸収されにくいが，吸入，経皮で吸収される可能性があり，中枢神経の抑制作用，皮膚・粘膜の刺激作用を持つ。経口では消化器症状がみられるほか，少量でも誤嚥すると化学性肺炎を起こす。皮膚に付着した場合，脱脂作用により皮膚炎や化学損傷を生じる可能性がある。

JPIC受信状況：年間40件程度の問い合わせがあり，成人や高齢者の事故が多い。給油中に飛散したものを浴びたり，ガソリンを移し替えようとホースを使って口で吸い上げた際に誤って飲み込んだなどのほか，飲料容器への移し替えによる誤飲も多い。

初期対応のための確認事項

1. **製品**
   - 飲料容器への移し替えによる誤飲の場合，ガソリンに間違いないか（灯油の可能性はないか）。
2. **曝露状況・経路**
   - 飲料容器への移し替えや認知症のある高齢者による誤飲の場合，大量に飲んだ可能性はないか。
   - ホースで移し替えようとした事故の場合，飲み込んだか，気管に吸い込んでいないか。
   - 眼に入った可能性はないか。
   - 皮膚や着衣に付着した可能性はないか。
3. **患者の状態・症状**
   - 口の中，付着部位にガソリン臭はないか。
   - 悪心，嘔吐，腹痛，下痢などの消化器症状はないか。
   - 咳き込み，呼吸困難などはないか。気管に入った様子はないか。
   - 気分不良，頭痛やふらつきはないか。
   - 眼の違和感，痛み，充血，流涙はないか。
   - 皮膚の痛み，発赤，発疹，水疱などはないか。

初期対応のポイント

1. **経口の場合**
   - 吐かせずに，口の中のものを取り除いて，口をすすぐ。
   - 顔や手足，衣服にも付着している可能性があれば，シャワーなどで全身を洗浄して着替える。

   【直ちに受診】
   - 嘔吐，咳き込みなどがある場合（誤嚥の可能性）。
   - 大量に摂取した可能性がある場合（全身症状のほか，便とともに排泄されたガソリンによる殿部などの化学損傷の可能性）。

   【念のため受診】
   - なめたり，1口飲み込んだ程度で，悪心，下痢，腹痛などがある場合。

   【経過観察】
   - なめたり，1口飲み込んだ程度で，症状がない場合。

2. **吸入した場合**
   - ガソリンは揮発性が高く，吸入する可能性がある。

【直ちに受診】
- 意識障害などがある場合。

【念のため受診】
- 気分不良などが出現し，新鮮な空気を吸っても改善しない場合。

3. 眼に入った場合
- 眼をこすらないように注意して，直ちに洗眼する。

【直ちに受診】
- 開眼困難な場合，洗眼が難しい場合やコンタクトレンズが外れない場合。

【念のため受診】
- 洗眼後も痛み，充血などがある場合。

4. 皮膚に付着した場合
- 付着した衣服を脱ぎ，石けんを用いて十分に水洗する。

【直ちに受診】
- 体の広範囲にかかった場合，長時間付着したままであった場合（化学損傷による経皮吸収の可能性）。

【念のため受診】
- 水洗後も発赤，痛み，発疹などがある場合。

解　説

1. 製品について

- 沸点30～120℃の石油留分で，炭素数4～12程度の脂肪族炭化水素および芳香族炭化水素の混合物である。
- 常温では無色透明の液体で，揮発性が高く，可燃性である。
- 自動車ガソリンは自動車などのガソリンエンジンの燃料として使用されるもので，オレンジ系に着色されており，微量の添加剤を含む。
- 機械洗浄用やアウトドア用として，着色されていないホワイトガソリンも販売されている。
- 農機具などの2サイクルエンジンの燃料に使用される混合ガソリン（混合燃料）は，ガソリンとエンジン油（鉱物油）を混合したもので，機具によって混合比が異なる。市販されている混合ガソリンでは，ガソリン：エンジン油が25～100：1の製品がある。使用者がガソリンとエンジン油を混合して使用する場合もある。

2. 事故の発生状況

● JPIC受信状況
年間件数　：40件程度。一般59％，医療機関38％，その他3％。
患者年齢層：1歳未満2％，1～5歳15％，20～64歳48％，65歳以上26％，その他・不明9％。
事故状況　：小児や認知症のある高齢者の誤飲など16％，誤使用73％（給油中に飛散したものを浴びた，ガソリンを移し替えようとホースを使って口で吸い上げた際に飲み込んだ，飲料容器への移し替えによる誤飲等），労災6％，その他・不明5％。
症状出現率：58％。口腔・咽頭の違和感，悪心，嘔吐，下痢，咳き込み・咳，眼の痛み・違和感，皮膚の違和感・発赤・紅斑など。

● JPICで把握した医療機関受診例
【1986～2009年の24年間に把握した小児（12歳以下）の不慮の事例】
- ガソリンによる事例5例のうち，重篤な例はなかった。

【1986～2010年の25年間に把握した高齢者（65歳以上）の不慮の事例】
- ガソリンによる事例38例のうち，ペットボトルでの保管による誤飲が36例，認知症による誤飲が4例あり，重篤な例は2例であった。
  事例：草刈り中にペットボトルに入れた混合燃料を1口誤飲した。嘔吐，腹痛，下痢，血便をみとめた。

● 文献報告例
小児の誤飲で重篤となった症例報告がある。
- 3歳，ペットボトルに保管されていたガソリンを誤飲して，催吐処置を受け，重い化学性肺炎をきたした。(柳

- 元孝介，他：小児科臨床 2008；61：93-97.)
- 1歳，給油器を口にくわえてガソリンを誤飲し，口腔・咽頭・喉頭のびらんと出血，肺水腫をきたした。(大西健司：日臨麻会誌 1985；5：600.)
- 皮膚：皮膚刺激性が灯油より強く，20分間の接触でⅡ～Ⅲ度の化学損傷，経皮吸収による全身症状として胸水貯留と腎不全がみられた例がある。(増地裕，他：皮膚科の臨床 2011；53：1231-1235.)

3．毒性

- 経口の場合，誤嚥すれば1mL以下でも重篤な化学性肺炎を生じる可能性がある。誤嚥がなければ，誤飲程度（体重1kgあたり1～2mL未満）で中枢神経の抑制による症状が出現する可能性は低い。
- 揮発性が高く，気化したガスの吸入により中枢神経の抑制がみられる可能性がある。500～1,000ppmでは0.5～1時間で眼・鼻・喉の刺激と軽いめまいが出現し，1,000～3,000ppmでは0.5～1時間で悪心，頭痛，しびれが生じ，麻酔作用がみとめられる。10,000ppmでは4～10分で昏睡をきたす。

4．中毒学的薬理作用

炭化水素類
- 皮膚・粘膜の刺激作用，脱脂作用。
- 中枢神経の抑制作用。
- 内因性カテコールアミンの催不整脈作用に対する心筋の感受性を増大させる。
- 誤嚥による化学性肺炎。
  - 肺炎出現の正確な機序は不明であるが，消化管から吸収された炭化水素によるものではなく，誤嚥した炭化水素による肺組織への直接的な傷害に起因すると考えられる。
  - 炭化水素は表面張力が小さいほど，粘性が低いほど，揮発性が高いほど，誤嚥しやすくなり，ガソリンは誤嚥の危険性が高い。

5．症状

1) 経口：1) 誤飲した場合
   - 誤嚥がなければ，無症状，もしくは軽微な消化管刺激により咽頭から上腹部にかけての不快感，灼熱感，噯気（げっぷ），悪心，嘔吐，下痢がみられる程度である。
   - 摂取量にかかわらず，誤嚥すると，化学性肺炎を起こす可能性がある。
   2) 大量摂取の場合
   - 頻脈，心電図異常，意識障害，痙攣などの全身症状が出現する可能性がある。
   - 便とともに排泄され，下痢，肛門周囲や殿部の化学損傷が出現する可能性がある。
2) 吸入：
   - 悪心，嘔吐，頭痛，めまい，興奮，傾眠，低酸素症など。
   - 乱用など，大量に吸入した場合は，致死的な不整脈を生じ，突然死することもある。
3) 眼：
   - 眼の刺激，角膜損傷。
4) 皮膚：
   - かゆみや痛み，紅斑，発疹，水疱などがみられる可能性がある（刺激性接触皮膚炎）。
   - 長時間接触によりⅡ～Ⅲ度の化学損傷を起こす可能性がある。また経皮吸収により全身症状が出現する可能性がある。

6．処置

● 家庭での応急手当
1) 経口：禁忌：吐かせてはいけない。理由：誤嚥すると化学性肺炎を起こしやすいため。
   ①除去：口の中に残っているものを吐き出す。小児や高齢者の場合は口の中を確認して取り除く，ふき取る。
   ②すすぎ：口をすすぐ，うがいする。うがいができない場合は濡れガーゼでふき取る。
   ③水分摂取：積極的に水分をとることは避けたほうがよい（無理に飲ませて嘔吐を誘発しないように注意する）。

2）吸入：・新鮮な空気の場所へ移動する。室内の場合は換気する。
3）眼　：・眼をこすらないように注意し，直ちに十分に水洗する。
　　　　　・コンタクトレンズを装着している場合は，容易に外せるようであれば外す。
4）皮膚：①除去：皮膚に付着しているものを取り除く，ふき取る。付着した衣服を脱ぐ。
　　　　　②水洗：石けんを用いて十分に水洗する。
● 医療機関での処置
1）経口：・特異的な治療法はなく，対症療法を行う。
　　　　　・誤嚥した場合は，化学性肺炎に対する治療を行う。
2）吸入：・症状に応じて，酸素投与，呼吸管理を行う。
　　　　　・咳や呼吸困難があれば上気道の刺激，気管支炎，肺炎を考慮する。
3）眼　：・受診前の洗眼が不十分な場合は，医療機関で十分に洗眼する。
　　　　　・症状が残る場合は眼科的診察が必要である。
4）皮膚：・付着部分を石けんを用いて十分に洗浄する。症状があれば，対症療法を行う。

7. 治療上の注意点

誤嚥させないことが重要であり，催吐は禁忌である。胃洗浄は誤嚥の危険があるため禁忌とする文献も多い。大量摂取などで実施する場合は，誤嚥を防止する対策をとった上で実施する。

8. 体内動態

ガソリン
［吸収］動物実験により，消化管からほとんど吸収されないことが示唆されている。肺から吸収される。高濃度の場合は急速に吸収され，2～3分以内に症状が現れる。経皮でも吸収される。
［排泄］大部分は体内で代謝されずに，そのまま肺から呼出されると考えられている。

89 灯油

概要

製品：ストーブなどの燃料として家庭でも広く用いられる，特異臭のある粘性の低い液体である。

問題となる成分と症状：炭素数 11 ～ 13 を中心とする脂肪族炭化水素の混合物で，中枢神経の抑制作用，皮膚・粘膜の刺激作用がある。経口では吸収されにくく，粘膜の刺激による消化器症状がみられるほか，便とともに排泄された灯油により皮膚炎を生じることがある。粘性が低く，少量でも誤嚥すると化学性肺炎を起こす。揮発性が低いので，吸入は起こりにくい。皮膚に付着した場合，脱脂作用による皮膚炎がみられ，長時間接触した場合には化学損傷を生じる可能性がある。

JPIC 受信状況：年間 200 件程度の問い合わせがあり，小児が灯油ポンプの先をなめた事故が多いが，ペットボトルに移し替えたものを誤飲した事故もある。

初期対応のための確認事項

1. 製品
- 飲料容器への移し替えによる誤飲の場合，灯油で間違いないか（ガソリンの可能性はないか）。

2. 曝露状況・経路
- 小児の誤飲の場合，灯油ポンプに口を付けたか，こぼれたものをなめたか（ポンプの場合には，気管に吸い込む可能性が高い）。
- 飲料容器への移し替えや認知症のある高齢者による誤飲の場合，大量に飲んだ可能性はないか。
- 眼に入った可能性はないか。
- 皮膚や着衣に付着した可能性はないか。

3. 患者の状態・症状
- 口の中，付着部位に灯油臭はないか。
- 悪心，嘔吐，腹痛，下痢などの消化器症状はないか。
- 咳き込み，呼吸困難などはないか。気管に入った様子はないか。
- 眼の違和感，痛み，充血，流涙はないか。
- 皮膚の痛み，発赤，発疹，水疱などはないか。

初期対応のポイント

1. 経口の場合
- 吐かせずに，口の中のものを取り除いて，口をすすぐ。
- 顔や手足，衣服にも付着している可能性があれば，シャワーなどで全身を洗浄して着替える。

【直ちに受診】
- 嘔吐，咳き込みなどがある場合（誤嚥の可能性）。
- 大量に摂取した可能性がある場合（全身症状のほか，便とともに排泄された灯油による殿部などの化学損傷の可能性）。

【念のため受診】
- なめたり，1 口飲み込んだ程度で，悪心，下痢，腹痛などがある場合。

【経過観察】
- なめたり，1 口飲み込んだ程度で，症状がない場合。

2. 吸入した場合
- 灯油は揮発性が高くないため，吸入して問題になるとは考えにくい。

【念のため受診】
- 臭いによる気分不良などが出現し，新鮮な空気を吸っても改善しない場合。

3. 眼に入った場合
- 眼をこすらないように注意して，直ちに洗眼する。

【直ちに受診】
- 開眼困難な場合，洗眼が難しい場合やコンタクトレンズが外れない場合。

【念のため受診】
- 洗眼後も痛み，充血などがある場合。

4. 皮膚に付着した場合
- 付着した衣服を脱ぎ，石けんを用いて十分に水洗する。

【直ちに受診】
- 身体の広範囲にかかった場合，長時間付着したままであった場合（化学損傷による経皮吸収の可能性）。

【念のため受診】
- 水洗後も発赤，痛み，発疹などがある場合。

解　説

1. 製品について

- 沸点が180〜300℃の石油留分を精製したもので，炭素数11〜13の脂肪族炭化水素からなる混合物である。
- 常温で無色あるいはやや帯黄色の液体で特異臭があり，揮発性は低く，低粘性である。
- 灯油として市販されているものには，暖房などの家庭用燃料に使用される1号灯油（白灯油）と石油発動機燃料などに使用される2号灯油（茶灯油）がある。
- 燃料以外にクリーニングなどの洗浄用，農薬やシロアリ駆除剤の溶剤のほか，液体蚊取り，家庭用殺虫スプレーなどの家庭用品にも溶剤として用いられ，ケロシンと表記されることもある。

2. 事故の発生状況

● JPIC受信状況
年間件数　：200件程度。一般90％，医療機関8％，その他2％。
患者年齢層：1歳未満15％，1〜5歳64％，20〜64歳13％，65歳以上4％，その他・不明4％。
事故状況　：小児や認知症のある高齢者の誤飲など80％（灯油ポンプを触ってなめた等），誤使用16％（ガソリンスタンドで給油中にポンプが外れて全身に浴びた，ストーブに給油する際に飛び散り眼に入った，ペットボトルに移し替えた灯油を飲料水と間違えて飲んだ等），その他・不明4％。
症状出現率：20％。咳き込み，口腔・咽頭の違和感，悪心，嘔吐，下痢，皮膚発赤，眼の痛み・充血など。

● JPICで把握した医療機関受診例
【2003〜2007年に把握した98例】
経口84例
- 誤飲74例（うち小児40例，知的障害・認知症8例，飲料水などとの誤認19例），意図的な摂取など10例であった。
- 症状をみとめたのは53例（63.1％）で，悪心，嘔吐や下痢などの消化器症状31例，咳き込みや咳嗽，肺炎などの呼吸器症状29例で，16例で誤嚥性肺炎をみとめた。そのほか，頻脈や血圧上昇などの循環器症状5例，意識障害4例，殿部の化学損傷や肛門周囲のびらん3例などをみとめた。

吸入3例
- いずれも室内で漏出した灯油を吸入した事例であり，一過性の呼吸困難や喉の疼痛，眼の乾燥などをみとめた。

経皮11例
- 不慮8例，自殺企図など意図的な曝露が3例であった。
- 症状をみとめたのは8例で，皮膚炎を生じた7例のうち4例は灯油のしみ込んだ着衣を脱がずに放置したために長時間接触し，局所にびらんや表皮剥離などの化学損傷をみとめた。

眼2例
- 1例で眼の疼痛をみとめた。

【1986～2009年の24年間に把握した小児（12歳以下）の不慮の事例】
- 灯油による事例は77例で，重篤な例は15例であった。経口の13例では誤嚥性肺炎，経皮の2例では化学損傷をみとめた。

【1986～2010年の25年間に把握した高齢者（65歳以上）の不慮の事例】
- 灯油による事例は32例で，重篤な例は13例であった。いずれも経口摂取で誤嚥性肺炎を生じたほか，5例で殿部の化学損傷をみとめた。

3. 毒性

- 経口の場合，誤嚥すれば1mL以下でも重篤な化学性肺炎を生じる可能性がある。誤嚥がなければ，誤飲程度（体重1kgあたり1～2mL未満）で中枢神経の抑制による症状が出現する可能性は低い。

4. 中毒学的薬理作用

炭化水素類
- 皮膚・粘膜の刺激作用，脱脂作用。
- 中枢神経の抑制作用。
- 誤嚥による化学性肺炎。
  - 肺炎出現の正確な機序は不明であるが，消化管から吸収された炭化水素によるものではなく，誤嚥した炭化水素による肺組織への直接的な傷害に起因すると考えられる。
  - 灯油などの炭化水素は表面張力が小さいほど，粘性が低いほど，揮発性が高いほど，誤嚥しやすくなり，肺障害の危険性が大きくなる。

5. 症状

1) **経口**：1) 誤飲した場合
   - 誤嚥がなければ，無症状，もしくは軽微な消化管刺激により咽頭から上腹部にかけての不快感，灼熱感，噯気（げっぷ），悪心，嘔吐，下痢がみられる程度である。
   - 摂取量にかかわらず，誤嚥すると，化学性肺炎を起こす可能性がある。

   2) 大量摂取の場合
   - 頻脈，心電図異常，意識障害などの全身症状が出現する可能性がある。
   - 便とともに排泄され，下痢，肛門周囲や殿部の化学損傷が出現する可能性がある。
2) **吸入**：
   - 揮発性が高くないため，放置などによる気化物の吸入は考えにくい。
   - 特異な臭気による気分不良などが出現する可能性がある。
3) **眼**：
   - 眼の刺激，角膜損傷。
4) **皮膚**：
   - かゆみや痛み，紅斑，発疹，水疱などがみられる可能性がある（刺激性接触皮膚炎）。
   - 長時間接触によりⅡ～Ⅲ度の化学損傷を起こす可能性がある。

6. 処置

催吐せずに，付着部位は十分に水洗し，症状が出現した場合は，対症的に治療する。

● 家庭での応急手当
1) **経口**：禁忌：吐かせてはいけない。理由：誤嚥すると化学性肺炎を起こしやすいため。
   ①除去：口の中に残っているものを吐き出す。小児や高齢者の場合は口の中を確認して取り除く，ふき取る。
   ②すすぎ：口をすすぐ，うがいする。うがいができない場合は濡れガーゼでふき取る。
   ③水分摂取：積極的に水分をとることは避けたほうがよい（無理に飲ませて嘔吐を誘発しないように注意する）。
2) **吸入**：
   - 新鮮な空気の場所へ移動する。室内の場合は換気する。
3) **眼**：
   - 眼をこすらないように注意し，直ちに十分に水洗する。
   - コンタクトレンズを装着している場合は，容易に外せるようであれば外す。

4) 皮膚：①除去：皮膚に付着しているものを取り除く，ふき取る。付着した衣服を脱ぐ。
　　　　②水洗：石けんを用いて十分に水洗する。
● 医療機関での処置
1) 経口：• 特異的な治療法はなく，対症療法を行う。
　　　　• 誤嚥した場合は，化学性肺炎に対する治療を行う。
　　　　• 肛門から排泄された灯油により皮膚炎を生じた事例があるので，排泄後は十分な水洗と保護を行う。
2) 吸入：• 症状に応じて，酸素投与，呼吸管理を行う。
　　　　• 咳や呼吸困難があれば上気道の刺激，気管支炎，肺炎を考慮する。
3) 眼　：• 受診前の洗眼が不十分な場合は，医療機関で十分に洗眼する。
　　　　• 症状が残る場合は眼科的診察が必要である。
4) 皮膚：• 付着部分を石けんを用いて十分に洗浄する。症状があれば，対症療法を行う。

7. 治療上の注意点

誤嚥させないことが重要であり，催吐は禁忌である。胃洗浄は誤嚥の危険があるため禁忌とする文献も多い。大量摂取などで実施する場合は，誤嚥を防止する対策をとった上で実施する。

8. 体内動態

灯油
［吸収］消化管からの吸収はわずかである。揮発性が低いので，常温では蒸気を吸入することはない。

90 ろうそく
固形ろうそく，ゲル状ろうそく，液体ろうそく，ランプオイル

概　要

製品：ワックスに綿糸などの芯を埋め込んだもので，火をつけることにより，溶けたワックスが芯にしみ込んで気体となり，燃焼を続ける。固形のほか，ゲル状，液体の製品がある。

問題となる成分と症状：無毒もしくは毒性が低い物質に分類され，軽微な消化器症状程度と考えられるが，流動パラフィンを主成分とする液体ろうそくやランプオイルの場合，誤嚥による化学性肺炎を起こして入院した例がある。

JPIC 受信状況：年間90件程度の問い合わせがあり，ほとんどが小児の誤飲であるが，食品と間違えて摂取する事故も発生している。

初期対応のための確認事項

1. **製品**
- 形態（固形，ゲル状，液体）。
- 製品の香り（香料の強い製品ではないか）。

2. **曝露状況・経路**
- 誤飲・誤食の場合，なめた程度か，かじったか，噛み砕いたか，丸ごと飲み込んだか。大量に摂取していないか。
- 眼に入った様子はないか。耳や鼻に入れていないか。
- 液体ろうそくやランプオイルが皮膚や着衣に付着した可能性はないか。

3. **患者の状態・症状**
- 悪心，嘔吐，下痢などの消化器症状はないか。
- 咳き込み，呼吸困難などはないか。気管に入った様子はないか。
- 眼の違和感，痛み，充血，流涙はないか。
- 皮膚の痛み，発赤，発疹などはないか。

初期対応のポイント

1. **経口の場合**
- 吐かせずに，口の中のものを取り除いて，口をすすぐ。

【直ちに受診】
- 咳き込みなど誤嚥した可能性がある場合。

【念のため受診】
- 悪心，嘔吐，下痢などがある場合。
- 症状がなくても，大量摂取した可能性がある場合（とくに高齢者の場合）。

【経過観察】
- なめたり，少量摂取した程度で，症状がない場合。

2. **吸入した場合**
- 揮発性が高くないため，吸入して問題になるとは考えにくいが，アロマキャンドルでは香りによる気分不良などがみられる可能性がある。

【念のため受診】
- 気分不良や頭痛などがあり，新鮮な空気を吸っても改善しない場合。

3. **眼に入った場合**
- 眼をこすらないように注意して，直ちに洗眼する。

【直ちに受診】
- 開眼困難な場合，洗眼が難しい場合やコンタクトレンズが外れない場合。

【念のため受診】
- 洗眼後も痛み，充血などがある場合。

4. **皮膚に付着した場合**

【念のため受診】
- 水洗後も発赤，痛み，発疹などがある場合。

■ 解　説 ■

1. 製品について

- 照明，宗教儀式，インテリアなどに使用される。香りを楽しむためのアロマキャンドルもある。
- ワックスに綿糸などの芯を埋め込んだもので，火をつけることにより，溶けたワックスが芯にしみ込んで気体となり，燃焼を続ける。固形のほか，液体，ゲル状の製品がある。
- 固形では，パラフィンワックスを主成分とする製品が多いが，植物性ワックスや動物性ワックスを使用した製品（和ろうそく，蜜蠟キャンドル）もある。ギフト用などで食品に似せた形の製品もある。
- 液体ろうそくやランプオイルの主成分は流動パラフィンで，詰め替え用ボトル（数百mL〜数L）も販売されている。ゲル状ろうそくは流動パラフィンにゲル化剤を添加してゲル化したものである。
- アロマキャンドルは香料を含有する。

2. 事故の発生状況

● JPIC受信状況
年間件数　：90件程度。一般93％，医療機関3％，その他4％。
患者年齢層：1歳未満20％，1〜5歳72％，6〜12歳2％，20〜64歳2％，65歳以上4％。
事故状況　：小児や認知症のある高齢者の誤飲・誤食など97％，誤使用3％（食品と間違えて食べた等）。
症状出現率：5％。嘔吐，咳き込みなど。

● JPICで把握した医療機関受診例
【1986〜2009年の24年間に把握した小児（12歳以下）の不慮の事例】
- ろうそくによる事例18例のうち，重篤な例は4例で，いずれも液体ろうそくを誤飲し誤嚥性肺炎により入院した例であった。
  事例：1歳11カ月，液体ろうそくを誤飲し，母親が催吐させた後，咳き込みが出現した。呼吸困難，アシドーシス，肺炎をみとめた。

【1986〜2010年の25年間に把握した高齢者（65歳以上）の不慮の事例】
- ろうそくによる事例は3例で，重篤な例はなかった。

3. 毒性

- ろうそくは，無毒もしくは毒性が低い物質に分類され，少量〜中等量の摂取では，事実上，無毒である。ただし，製品の味や感触によって軽度の腹部不快感が起こる可能性がある。
- 液体ろうそくやランプオイルの経口摂取の場合，流動パラフィン（ミネラルオイル）はほぼ無毒と考えられるが，誤嚥した場合は1mL以下でも重篤な化学性肺炎を生じる可能性がある。

4. 中毒学的薬理作用

流動パラフィン（ミネラルオイル）
- 粘膜刺激作用，瀉下作用。
- 蒸気圧がきわめて低く常温で蒸気を吸入する可能性は低いが，誤嚥やミストの吸入で化学性肺炎を起こす可能性がある。

5. 症状

1) 経口：・無症状，もしくは軽微な消化管刺激により咽頭から上腹部にかけての疼痛，灼熱感，悪心，嘔吐，下痢がみられる程度である。
・液体ろうそくやランプオイルの場合，摂取量にかかわらず，誤嚥すると，化学性肺炎を起こす可能性がある。
2) 吸入：・揮発性が高くないため，放置などによる気化物の吸入は考えにくい。
・アロマキャンドルの香りにより，気分不良や頭痛などを起こす可能性がある。
3) 眼　：・液体ろうそくやランプオイルの場合，弱い刺激による痛みなど。
4) 皮膚：・液体ろうそくやランプオイルの場合，皮膚炎，過敏症。

6. 処置

● 家庭での応急手当
1) 経口：禁忌：液体やゲル状の製品は吐かせてはいけない。理由：誤嚥すると化学性肺炎を起こしやすいため。
①除去：口の中に残っているものを吐き出す。小児や高齢者の場合は口の中を確認して取り除く，ふき取る。
②すすぎ：口をすすぐ，うがいする。うがいができない場合は濡れガーゼでふき取る。
③水分摂取：液体やゲル状の製品は，積極的に水分をとることは避けたほうがよい（無理に飲ませて嘔吐を誘発しないように注意する）。
2) 吸入：・新鮮な空気の場所へ移動する。
3) 眼　：・眼をこすらないように注意し，直ちに十分に水洗する。
・コンタクトレンズを装着している場合は，容易に外せるようであれば外す。
4) 皮膚：①除去：皮膚に付着しているものを取り除く，ふき取る。付着した衣服を脱ぐ。
②水洗：石けんを用いて十分に水洗する。
● 医療機関での処置
1) 経口：・固形のろうそくの誤食程度では積極的な処置は必要ない。
・液体ろうそくやランプオイルの場合，特異的な治療法はなく，対症療法を行う。誤嚥した場合は，化学性肺炎に対する治療を行う。
2) 吸入：・症状に応じて，酸素投与，呼吸管理を行う。
3) 眼　：・受診前の洗眼が不十分な場合は，医療機関で十分に洗眼する。
・症状が残る場合は眼科的診察が必要である。
4) 皮膚：・付着部位を石けんを用いて十分に洗浄する。症状があれば，対症療法を行う。

7. 治療上の注意点

誤嚥させないことが重要であり，催吐は禁忌である。胃洗浄は誤嚥の危険があるため禁忌とする文献も多い。大量摂取などで実施する場合は，誤嚥を防止する対策をとった上で実施する。

8. 体内動態

流動パラフィン（ミネラルオイル）
［吸収］消化管からの吸収はわずかである。揮発性が低いので，常温では蒸気で吸入することはない。

91 固形燃料・着火剤

概　要

製品：固形燃料は，アウトドアでの調理や宴席などでの卓上調理の熱源として利用される。着火剤は火がつきにくい木炭や薪などに着火させるために使用し，ブロック状（固体），ゼリー状，エアゾールの製品がある。主成分として，メチルアルコール，パラフィン（炭化水素類），メタアルデヒド，ヘキサミン（ヘキサメチレンテトラミン）などが用いられる。

問題となる成分と症状：メチルアルコールを主成分とする燃料は代謝性アシドーシスや視神経障害が問題となる。パラフィンは毒性が低く，誤嚥がなければ，軽微な消化器症状程度と考えられる。メタアルデヒドを主成分とする固形燃料は毒性が高く，小児の誤食程度であっても中枢抑制，痙攣などを起こす可能性がある。

JPIC 受信状況：年間 10 件程度の問い合わせがあり，小児の誤飲が多いが，固形燃料や着火剤が混入した食品を食べる事故もある。

初期対応のための確認事項

製品によって成分が異なるので，製品表示，形態，使用方法などをできるだけ正確に確認する。

1. 製品
- 種類（固形燃料か，着火剤か），用途，形態，大きさ。
- 成分（メチルアルコール，パラフィン，メタアルデヒド，ヘキサミン等）。

2. 曝露状況・経路
- 誤食した場合，なめた程度か，大量に摂取していないか。
- 燃焼時の煙を吸入したか。
- 眼に入っていないか，皮膚に付着していないか。

3. 患者の状態・症状
- 頭痛，めまい，酩酊，傾眠，ふらつきなどの神経症状，痙攣はないか。
- 咳き込み，呼吸困難などはないか。気管に入った様子はないか。
- 眼の違和感，痛み，充血，流涙はないか。
- 皮膚の痛み，発赤，発疹などはないか。

初期対応のポイント

1. 経口の場合
- 吐かせずに，口の中のものを取り除いて，口をすすぐ。

【直ちに受診】
- メチルアルコール含有製品：悪心，嘔吐，ふらつき，傾眠などがある場合，咳き込みなど誤嚥した可能性がある場合。症状がなくても，飲み込んだ可能性がある場合（遅れて視覚異常などが出現する可能性がある）。
- パラフィン含有製品：咳き込みなど誤嚥した可能性がある場合。
- メタアルデヒド含有製品：症状がなくても，飲み込んだ可能性がある場合。

【念のため受診】
- パラフィン含有製品：悪心，嘔吐，下痢などがある場合，症状がなくても，大量に摂取した可能性がある場合。
- ヘキサミン含有製品：悪心，嘔吐などの症状がある場合。

【経過観察】
- メチルアルコール含有製品：なめた程度で症状がない場合（数時間は注意する）。
- メタアルデヒド含有製品：なめた程度で症状がない場合。
- ヘキサミン含有製品，パラフィン含有製品：なめたり，1 口飲み込んだ程度で，症状がない場合。

2. 吸入した場合
【直ちに受診】
- 煙の吸入により，喉の刺激，咳，呼吸困難などがあり，新鮮な空気を吸っても改善しない場合。

3. 眼に入った場合
- 眼をこすらないように注意して，直ちに洗眼する。

【直ちに受診】
- 開眼困難な場合，洗眼が難しい場合やコンタクトレンズが外れない場合。

【念のため受診】
- 洗眼後も痛み，充血などがある場合。

4. 皮膚に付着した場合
【念のため受診】
- 水洗後も発赤，痛み，発疹などがある場合。

解　説

1. 製品について

- 固形燃料はアウトドアでの調理や宴席などでの卓上調理の熱源として利用される。着火剤は火がつきにくい木炭や薪などに着火させるために使用する薬剤で，ブロック状（固体），ゼリー状，エアゾールの製品がある。
- 主成分として，メチルアルコール，パラフィン（炭化水素類），メタアルデヒド，ヘキサミン（ヘキサメチレンテトラミン）などが用いられる。

1) メチルアルコールを主成分とする製品
- 固形燃料はメチルアルコールやエチルアルコール（計90％程度）を界面活性剤や油脂で固化したもので，アウトドアなどの携帯用には缶入り，卓上調理用は使いきりのアルミカップ入り製品が多い。
- パック入りやチューブ入りのゼリー状の着火剤は，メチルアルコールを50％以上含有し，そのほかにアルコール類（エチルアルコール，イソプロピルアルコール等）やグリコール類を含有する。

2) パラフィンを主成分とする製品
- 缶入りの固形燃料やブロック状の着火剤として，パラフィンを主成分とする製品がある。そのほか，木材繊維や木炭粉にパラフィンを混ぜて成型した製品，植物油を紙に含浸した製品もある。

3) メタアルデヒド製品
- メタアルデヒドを錠剤に成型したもので，アウトドアでの予熱用燃料や固形燃料として用いられる。

4) ヘキサミン製品
- ヘキサミンをブロック状に固めたもので，アウトドアでの予熱用燃料や着火剤としても用いられる。パラフィンと混合して成型した製品もある。窒素を多く含む化合物であり，燃焼によりホルムアルデヒド，アンモニア，窒素酸化物，シアン化水素などを発生する可能性がある。

5) その他
- 練炭は粉末の石炭を消石灰やベントナイトなどで固めたもの，成型木炭は木炭の粉末を成型したものやオガクズを固めてから炭化したもので，表面に着火剤が塗布された製品もある。換気不良により一酸化炭素などを発生するほか，練炭では硫黄化合物や臭気物質も放出される。
- 花火の着火剤や焼香の火種として販売されている香炭は，木炭にマッチの頭薬に使われる硝酸カリウムを少量混ぜて固めたものである。
- エアゾールタイプの着火剤は，エチルアルコールやメチルアルコール，増粘剤を含有し，噴射剤として二酸化炭素や窒素を含む。

2. 事故の発生状況

● JPIC 受信状況
年間件数　：10件程度。一般73％，医療機関17％，その他10％。
患者年齢層：1歳未満13％，1～5歳47％，20～64歳17％，65歳以上19％，その他・不明4％。
事故状況　：小児や認知症のある高齢者の誤飲など83％，誤使用13％（固形燃料や着火剤が混入した食品を

食べた等)，その他・不明4%。
症状出現率：17%。悪心，腹痛，意識障害など。

● **JPICで把握した医療機関受診例**

【1986～2009年の24年間に把握した小児（12歳以下）の不慮の事例】
- 固形燃料による事例9例のうち，重篤な例はなかった。

【1986～2010年の25年間に把握した高齢者（65歳以上）の不慮の事例】
- 固形燃料による事例4例のうち，重篤な例はなかった。

3. 毒性

1) メチルアルコール
- 経口：個人差が大きく，中毒量は確立していない。100%メチルアルコールとして体重1kgあたり0.25mLを摂取すると，解毒剤投与を要する血中濃度に達するとの見解がある。

2) パラフィン
- ほぼ無毒と考えられるが，誤嚥した場合は1mL以下でも重篤な化学性肺炎を生じる可能性がある。

3) メタアルデヒド
- 体重あたりの摂取量と症状
  数mg/kg：悪心，嘔吐，腹部痙攣，発熱，顔面紅潮，流涎。
  50mg/kgまで：上記に加え，傾眠，頻脈，易刺激性，筋痙攣。
  50mg/kg以上：上記に加え，筋の緊張増大，運動失調，痙攣，反射の亢進，筋攣縮，昏睡。

4) ヘキサミン（ヘキサメチレンテトラミン）
- 経口毒性は高くないが，胃腸障害，大量摂取では腎障害（尿細管や腎盂の炎症）が報告されている。

4. 中毒学的薬理作用

1) メチルアルコール
- 粘膜の刺激作用，中枢神経の抑制作用。
- 代謝物（ホルムアルデヒドやギ酸）に起因するアシドーシス（アニオンギャップ上昇），視神経障害。

2) パラフィン（炭化水素類）
- 粘膜刺激作用，瀉下作用。
- 蒸気圧がきわめて低く常温で蒸気を吸入する可能性は低いが，誤嚥やミストの吸入で化学性肺炎を起こす可能性がある。

3) メタアルデヒド
- マウスで脳内伝達物質（GABA，ノルアドレナリン，セロトニン等）の有意な減少が報告されている。

4) ヘキサミン
- 粘膜刺激作用。
- 加熱・燃焼により分解し，ホルムアルデヒド，アンモニア，シアン化水素，窒素酸化物などの有毒ガスを生じる。

5. 症状

1) **経口**：1）メチルアルコール
- 数時間以内に一過性の酩酊状態（エチルアルコールよりはるかに軽度）が，6～12時間後くらいから視覚異常や代謝性アシドーシスによる全身倦怠感，頭痛，悪心，嘔吐，腹痛，頻呼吸が出現する。視覚異常や代謝性アシドーシスは発症までに18～24時間かかることがある。
- 重症の場合は，昏睡や痙攣を合併し，血圧低下や呼吸不全をきたして死亡することがあるほか，視力障害が残ることがある。

2）パラフィン
- 無症状，もしくは軽微な消化管刺激により咽頭から上腹部にかけての不快感，悪心，嘔吐，下痢がみられる程度である。
- 摂取量にかかわらず，誤嚥すると，化学性肺炎を起こす可能性がある。

3）メタアルデヒド
　　　　・通常，摂取1～3時間後から症状が発現する。悪心，嘔吐，激しい腹痛などの消化器症状。
　　　　・重篤な場合は，中枢抑制，痙攣，緊張亢進，呼吸抑制など。
　　　4）ヘキサミン
　　　　・腹痛，嘔吐，下痢などの消化器症状。
2）吸入：・揮発性が高くないため，放置などによる気化物の吸入は考えにくい。
　　　　　・スプレーのミストや煙を吸入することによる咳，咽頭痛，呼吸困難，喘鳴など。
3）眼　：・メチルアルコール：強い刺激があり，眼の痛み，結膜炎（充血・浮腫）を起こす。
　　　　　・メタアルデヒド：刺激による痛みや充血，結膜炎の可能性がある。
　　　　　・ヘキサミン，パラフィン：弱い刺激による痛みなど。
4）皮膚：・かゆみや痛み，紅斑，発疹，水疱などがみられる可能性がある（刺激性接触皮膚炎）。

6. 処置

● 家庭での応急手当
1）経口：禁忌：吐かせてはいけない。理由：メタアルデヒドでは痙攣を誘発する可能性があるため。パラフィン含有製品では誤嚥すると化学性肺炎を起こしやすいため。
　　　　①除去：口の中に残っているものを吐き出す。小児や高齢者の場合は口の中を確認して取り除く，ふき取る。
　　　　②すすぎ：口をすすぐ，うがいする。うがいができない場合は濡れガーゼでふき取る。
　　　　③水分摂取：とくに注意事項はない。普段どおりでよい。
2）吸入：・新鮮な空気の場所へ移動する。
3）眼　：・眼をこすらないように注意し，直ちに十分に水洗する。
　　　　　・コンタクトレンズを装着している場合は，容易に外せるようであれば外す。
4）皮膚：①除去：皮膚に付着しているものを取り除く，ふき取る。付着した衣服を脱ぐ。
　　　　②水洗：十分に水洗する。

● 医療機関での処置
1）経口：1）メチルアルコール
　　　　　・大量摂取後，1時間以内であれば胃洗浄を実施する。意識障害，アシドーシス，視覚異常，浸透圧ギャップなどの異常がないか確認する。必要に応じて，輸液，アシドーシスの補正，解毒剤（ホメピゾール）の投与を行う。重症例には血液透析を実施する。
　　　　　2）パラフィン
　　　　　・特異的な治療法はなく，対症療法を行う。
　　　　　・誤嚥した場合は，化学性肺炎に対する治療を行う。
　　　　　3）メタアルデヒド
　　　　　・症状がなくても，摂取後少なくとも24時間は経過観察する。
　　　　　・特異的な治療法はなく，必要に応じて，消化管除染および対症療法（痙攣対策等）を行う。
　　　　　4）ヘキサミン
　　　　　・特異的な治療法はなく，対症療法を行う。
2）吸入：・症状に応じて，酸素投与，呼吸管理を行う。
3）眼　：・受診前の洗眼が不十分な場合は，医療機関で十分に洗眼する。
4）皮膚：・付着部位を十分に洗浄する。症状があれば，対症療法を行う。

7. 治療上の注意点

1）メチルアルコール
・活性炭のメチルアルコール吸着能は低く，その有効性は低い。
・ホメピゾールやエチルアルコールは，メチルアルコールの代謝を阻害することにより解毒効果を発現するため，早期に投与しなければ，大きな効果は期待できない。
・重症例には，解毒剤の投与とともに血液透析の併用が必須である。血液透析は，メチルアルコールおよび毒性代謝物の排泄を促進するとともに，代謝性アシドーシスを補正して，中毒症状を改善する。

2）パラフィン
- 誤嚥させないことが重要であり，催吐は禁忌である。胃洗浄は誤嚥の危険があるため禁忌とする文献も多い。大量摂取などで実施する場合は，誤嚥を防止する対策をとった上で実施する。

3）メタアルデヒド
- 重症例でも数時間の潜伏期間があるので，摂取が確実であれば症状がなくても初期治療を開始する。
- 胃洗浄は痙攣を誘発する可能性があるため慎重に行う。

8. 体内動態

1）メチルアルコール
［吸収］経口，吸入，経皮によりすみやかに吸収される。最高血中濃度到達時間は 30〜60 分である。ただし，代謝物による重篤な中毒症状の出現は 18〜24 時間後である。
［代謝］大部分は，主に肝臓でホルムアルデヒドに，次いで，ギ酸，二酸化炭素へと代謝される。メチルアルコールの代謝速度は遅く，7 日目くらいまで体内に高濃度で存在する。
［排泄］尿中に摂取量の 3〜5％は未変化体のまま，5％はギ酸として排泄され，呼気中に摂取量の 12％まで未変化体として排泄される。半減期はメチルアルコール 2〜24 時間，ギ酸 20 時間である。

2）パラフィン
［吸収］消化管からの吸収はわずかである。揮発性が低いので，常温では蒸気で吸入することはない。

3）メタアルデヒド
［排泄］メタアルデヒドを 20％含有するナメクジ駆除剤を 35〜50mL 経口摂取した例での血中半減期は 26.9 時間である。（Moody JP, et al：Hum Exp Toxicol 1992；11：361-362.）

4）ヘキサミン
［代謝］静注した場合は，尿中で分解してホルムアルデヒドを遊離する。

92 潤滑油・グリース

概 要

製品：機械類の可動部分での摩擦の減少，摩耗や焼き付きの防止，冷却，密封，防錆などに用いられる。液体潤滑剤である潤滑油，半固体潤滑剤のグリース，エアゾール化したスプレータイプの製品などがある。
問題となる成分と症状：主成分である鉱物油（ミネラルオイル）は毒性が低く，軽微な消化器症状程度と考えられるが，誤嚥やミストの吸入により化学性肺炎を起こす可能性がある。
JPIC受信状況：年間60件程度の問い合わせがあり，小児の誤飲が多いが，飲料容器に移し替えたものを誤飲した，スプレー製品を誤って吸入したなどの事故もある。

初期対応のための確認事項

1. 製品
- 種類（エンジンオイル，マシン油，さび止め剤等），形態（固形，液体，エアゾール）。
- 製品表示の品名と成分。
2. 曝露状況・経路
- 誤飲・誤食の場合，なめた程度か，大量に摂取していないか。
- スプレーの場合，吸い込んだ可能性はないか。
- 眼に入っていないか，皮膚に付着していないか。
3. 患者の状態・症状
- 悪心，嘔吐，下痢などの消化器症状はないか。
- 咳き込み，呼吸困難などはないか。気管に入った様子はないか。
- 眼の違和感，痛み，充血，流涙はないか。
- 皮膚の痛み，発赤，発疹などはないか。

初期対応のポイント

1. 経口の場合
- 吐かせずに，口の中のものを取り除いて，口をすすぐ。
【直ちに受診】
- 咳き込みなど誤嚥した可能性がある場合。
【念のため受診】
- 悪心，嘔吐，下痢などがある場合。
- 症状がなくても，大量に摂取した可能性がある場合（とくに高齢者の場合）。
【経過観察】
- なめたり，1口飲み込んだ程度で，症状がない場合。
2. 吸入した場合
- 揮発性が高くないため，スプレー製品以外では吸入して問題になるとは考えにくい。
【直ちに受診】
- スプレーを吸い込んで，咳き込み，呼吸困難などがある場合。
【念のため受診】
- 気分不良や頭痛などがあり，新鮮な空気を吸っても改善しない場合。
3. 眼に入った場合
- 眼をこすらないように注意して直ちに水洗する。
【直ちに受診】
- 開眼困難な場合，洗眼が難しい場合やコンタクトレンズが外れない場合。

【念のため受診】
- 洗眼後も痛み，充血などがある場合。

4. 皮膚に付着した場合
- 付着した衣服を脱ぎ，石けんを用いて十分に水洗する。

【念のため受診】
- 水洗後も発赤，痛み，発疹などがある場合。

解　説

1. 製品について

- 機械類の可動部分での摩擦を減少させ，摩耗や焼き付きを防止し，動力損失を少なくするとともに，冷却，密封，防錆などの効果も有する。液体潤滑剤の潤滑油，半固体潤滑剤のグリースなどがある。
- 潤滑油は，基油として鉱物油（ミネラルオイル：パラフィン系炭化水素，ナフテン系炭化水素等）が使用されている製品が多く，用途によりさまざまな添加剤を含有する。一般に粘性は高い。自動車用では，ガソリンエンジン油，ディーゼルエンジン油，トランスミッション油，自動変速機油（ATフルード），無段変速機油（CVTフルード）などがある。一般機械用では，ギヤ油，スピンドル油，マシン油，さび止め剤，接点復活剤などがある。
- グリースは，基油として鉱物油や合成油（シリコーン油等），増稠剤として金属石けんやその他のゲル化剤，添加剤を含有する。
- エアゾールタイプの潤滑剤は，鉱物油や合成油，溶剤として石油系炭化水素，噴射剤を含有する。

2. 事故の発生状況

● JPIC受信状況
年間件数　：60件程度。一般79％，医療機関20％，その他1％。
患者年齢層：1歳未満16％，1～5歳51％，20～64歳18％，65歳以上10％，その他・不明5％。
事故状況　：小児や認知症のある高齢者の誤飲など69％，誤使用21％（飲料容器への移し替えによる誤飲，スプレー製品を吸った等），労災7％，その他・不明3％。
症状出現率：27％。口腔・咽頭の違和感，悪心，嘔吐，下痢，咳き込みなど。
● JPICで把握した医療機関受診例
【1986～2009年の24年間に把握した小児（12歳以下）の不慮の事例】
- 潤滑油による事例17例のうち，重篤な例はなかった。

【1986～2010年の25年間に把握した高齢者（65歳以上）の不慮の事例】
- 潤滑油による事例16例のうち，重篤な例はなかった。

3. 毒性

- 鉱物油（ミネラルオイル）は，無毒もしくは毒性が低い物質に分類され，少量～中等量の摂取では，事実上，無毒である。ただし，製品の味や感触によって軽度の腹部不快感が起こる可能性がある。
- ミストを吸入した場合や誤嚥した場合は，化学性肺炎が問題となる。

4. 中毒学的薬理作用

鉱物油（ミネラルオイル）
- 粘膜刺激作用，瀉下作用。
- 蒸気圧がきわめて低く常温で蒸気を吸入する可能性は低いが，誤嚥やミストの吸入で化学性肺炎を起こす可能性がある。

5. 症状

1) **経口**：・誤嚥がなければ，無症状，もしくは軽微な消化管刺激により咽頭から上腹部にかけての不快感，悪心，嘔吐，下痢，腹痛がみられる程度である。
 ・摂取量にかかわらず，誤嚥すると，化学性肺炎を起こす可能性がある。
2) **吸入**：・揮発性が高くないため，放置などによる吸入は考えにくい。
 ・スプレーを吸い込んだ場合は，咳き込み，呼吸困難，化学性肺炎を起こす可能性がある。
3) **眼**：・弱い刺激による痛みなど。
4) **皮膚**：・かゆみや痛み，紅斑，発疹，水疱などがみられる可能性がある（刺激性接触皮膚炎）。

6. 処置

● **家庭での応急手当**
1) **経口**：禁忌：吐かせてはいけない。理由：誤嚥すると化学性肺炎を起こしやすいため。
 ①除去：口の中に残っているものを吐き出す。小児や高齢者の場合は口の中を確認して取り除く，ふき取る。
 ②すすぎ：口をすすぐ，うがいする。うがいができない場合は濡れガーゼでふき取る。
 ③水分摂取：積極的に水分をとることは避けたほうがよい（無理に飲ませて嘔吐を誘発しないように注意する）。
2) **吸入**：・新鮮な空気の場所へ移動する。
3) **眼**：・眼をこすらないように注意し，直ちに十分に水洗する。
 ・コンタクトレンズを装着している場合は，容易に外せるようであれば外す。
4) **皮膚**：①除去：皮膚に付着しているものを取り除く，ふき取る。付着した衣服を脱ぐ。
 ②水洗：石けんを用いて十分に水洗する。

● **医療機関での処置**
1) **経口**：・特異的な治療法はなく，対症療法を行う。
 ・誤嚥した場合は，化学性肺炎に対する治療を行う。
2) **吸入**：・症状に応じて，酸素投与，呼吸管理を行う。
3) **眼**：・受診前の洗眼が不十分な場合は，医療機関で十分に洗眼する。
 ・症状が残る場合は眼科的診察が必要である。
4) **皮膚**：・付着部位を石けんを用いて十分に洗浄する。症状があれば，対症療法を行う。

7. 治療上の注意点

誤嚥させないことが重要であり，催吐は禁忌である。胃洗浄は誤嚥の危険があるため禁忌とする文献も多い。大量摂取などで実施する場合は，誤嚥を防止する対策をとった上で実施する。

8. 体内動態

鉱物油（ミネラルオイル）
［吸収］消化管からの吸収はわずかである。揮発性が低いので，常温では蒸気で吸入することはない。

93 塗料・シンナー（家庭用）

概　要

製品：塗料は塗膜形成成分（合成樹脂，顔料）と溶剤からなり，溶剤の種類により水性塗料と油性塗料に大別される。油性塗料には，油分が空気中の酸素と反応して硬化する油性ペイント，オイルステイン，ニスなどと，有機溶剤が揮発して塗膜となるラッカー系塗料がある。シンナー（うすめ液）は油性塗料の希釈，粘度調節，塗装用具の洗浄に用いられる。

問題となる成分と症状：油性塗料やシンナー（うすめ液）に含有される有機溶剤により，皮膚・粘膜の刺激作用，中枢神経の抑制作用がみられるほか，誤嚥による化学性肺炎，メチルアルコールを含有する製品では摂取量により代謝性アシドーシスや視神経障害を生じる可能性がある。

JPIC 受信状況：塗料は年間 100 件程度，シンナーは年間 40 件程度の問い合わせがあり，塗料ではペンキをなめたなど小児の誤飲が多いが，シンナーでは飲料容器に移し替えたものを誤飲したなど，誤使用による事故が多い。

初期対応のための確認事項

製品によって成分が異なるので，製品表示，形態，使用方法などをできるだけ正確に確認する。

1. **製品**
- 種類：水性塗料か，油性ペイント・オイルステイン・ニス等か，ラッカー系塗料か。シンナー（うすめ液）の場合，対応する塗料の種類か。
- 製品表示の品名と成分（メチルアルコールの記載はないか）。
- 業務用ではないか（重金属や有害性の高い溶剤を使用している可能性がある）。

2. **曝露状況・経路**
- 誤飲した場合，なめた程度か，容器から直接飲んだか。大量に飲んでいないか。
- 吸入の場合，換気状態やマスク着用の有無，吸入した時間。
- 眼に入った可能性はないか。
- 皮膚や着衣に付着した可能性はないか。

3. **患者の状態・症状**
- 口の中，付着部位に灯油臭や有機溶剤臭（シンナー臭）はないか。
- 悪心，嘔吐，腹痛，下痢などの消化器症状はないか。
- 頭痛，めまい，酩酊，傾眠，ふらつきなどの神経症状はないか。
- 咳き込み，呼吸困難などはないか。気管に入った様子はないか。
- 眼の違和感，痛み，充血，流涙はないか。
- 皮膚の痛み，発赤，発疹などはないか。

初期対応のポイント
---

1. **経口の場合**
- 吐かせずに，口の中のものを取り除いて，口をすすぐ。

【直ちに受診】
- 運動失調，意識障害など全身症状がある場合，嘔吐や咳き込みなど誤嚥した可能性がある場合。
- メチルアルコールを含有する製品を 1 口以上飲み込んだ場合（遅れて視覚異常などが出現する可能性がある）。
- ラッカー系塗料やシンナーで，含有成分が不明の場合（メチルアルコールを含有する可能性がある）。
- 症状がなくても，大量に摂取した可能性がある場合（とくに高齢者の場合）。摂取量が不明の場合。

【念のため受診】
- メチルアルコールを含有しない製品をなめたり，1 口飲み込んだ程度で，悪心，下痢，腹痛などがある

場合。

【経過観察】
- メチルアルコールを含有しない製品をなめたり，1口飲み込んだ程度で，症状がない場合。

2．吸入した場合
【直ちに受診】
- 意識障害などがある場合。

【念のため受診】
- 喉の痛み，気分不良，咳，頭痛などがあり，新鮮な空気を吸っても症状が改善しない場合。

3．眼に入った場合
- 眼をこすらないように注意して，直ちに洗眼する。

【直ちに受診】
- 開眼困難な場合，洗眼が難しい場合やコンタクトレンズが外れない場合。

【念のため受診】
- 洗眼後も痛み，充血などがある場合。

4．皮膚に付着した場合
- 付着した衣服を脱ぎ，石けんを用いて十分に水洗する。

【念のため受診】
- 水洗後も発赤，痛み，発疹などがある場合。

解　説

1．製品について

- 塗料は保護，美観付与，機能付与などの目的で物体に塗装する製品である。塗膜形成成分（合成樹脂，顔料）と溶剤からなり，刷毛やローラーで塗る，スプレーするなどの方法で物体表面に付着させ，乾燥・硬化すると塗膜が形成される。
- 溶剤の種類により水性塗料と油性塗料に大別される。家庭用の油性塗料（非水系塗料）には，油性ペイント，オイルステイン，ニス，ラッカー系塗料などがある。
- 塗膜形成成分の合成樹脂は用途によりさまざまであり，家庭用ではアクリル樹脂，アルキド樹脂，ウレタン樹脂，エポキシ樹脂，ニトロセルロースなどが用いられる。
- 着色のための顔料も用途や色によりさまざまで，透明塗料をクリヤー，ワニスと呼ぶ。
- シンナー（うすめ液）は，油性塗料の希釈や粘度調節，塗装用具の洗浄に用いる溶剤で，使用する塗料の溶剤と類似の成分が含まれる。
- 家庭用の塗料は，家庭用品品質表示法により表示項目が規定されている。品名に「油性塗料」「ラッカー」「合成樹脂塗料」などと記載されるほか，規定に定められた特定の成分について記載される。

1）水性塗料
- 溶剤の主成分は水で，アルコール類，グリコール類，グリコールエーテル類などを含有する製品もある。
- 樹脂を溶解した水溶性型と樹脂を分散させたエマルジョン型がある。

2）油性ペイント，オイルステイン，ニス
- 主に油分を含み，空気中の酸素により硬化する。
- 溶剤として植物油やミネラルスピリットなどの鉱物油が使用され，対応するシンナー（塗料うすめ液，ペイントうすめ液，ペイントシンナー）の多くも同様である。

3）ラッカー系塗料
- 樹脂を有機溶剤に溶解したもので，有機溶剤が揮発して塗膜となる。
- 有機溶剤として芳香族炭化水素（トルエン，キシレン等），酢酸エステル類（酢酸エチル等），ケトン類（アセトン等），アルコール類（メチルアルコール，エチルアルコール，イソプロピルアルコール等）などが使用され，対応するラッカーシンナー（ラッカーうすめ液）も類似の成分を含有する。

2. 事故の発生状況

● JPIC 受信状況

年間件数 ：塗料：100 件程度。一般 82％，医療機関 13％，その他 5％。
シンナー：40 件程度。一般 57％，医療機関 39％，その他 4％。

患者年齢層：塗料：1 歳未満 31％，1～5 歳 35％，6～19 歳 6％，20～64 歳 18％，65 歳以上 5％，その他・不明 5％。
シンナー：1 歳未満 6％，1～5 歳 22％，6～19 歳 8％，20～64 歳 46％，65 歳以上 12％，その他・不明 6％。

事故状況 ：塗料：小児や認知症のある高齢者の誤飲など 74％，誤使用 17％（飲料容器に移し替えたものを誤って飲んだ等），労災 7％，その他・不明 2％。
シンナー：小児や認知症のある高齢者の誤飲など 27％，誤使用 47％，労災 11％，その他・不明 15％。吸入や皮膚・眼に曝露した事故もある。

症状出現率：塗料 28％，シンナー 61％。悪心，嘔吐，咳，呼吸困難，頭痛，ふらつき，しびれ，脱力，意識障害，眼の刺激，皮膚刺激など。

● JPIC で把握した医療機関受診例

【1986～2009 年の 24 年間に把握した小児（12 歳以下）の不慮の事例】

- 塗料による事例は 40 例で，重篤な例はなかった。シンナーによる事例 19 例のうち，重篤な例は 1 例であった。
  事例：ペットボトルに移し替えていたシンナーを 2 歳児が誤飲し，父親が催吐させた後に受診した。頻脈，血痰，血尿，肝由来酵素異常，誤嚥による肺炎をみとめた。

【1986～2010 年の 25 年間に把握した高齢者（65 歳以上）の不慮の事例】

- 塗料，ワニス，ラッカー類による事例 14 例，シンナーによる事例 19 例であったが，いずれも重篤な例はなかった。

3. 毒性

家庭用では，塗料形成成分である合成樹脂や顔料，乾燥・硬化後の塗膜はほとんど問題とならず，油性塗料やシンナーに含まれる油分や有機溶剤の毒性が問題となる。

1）植物油，鉱物油

- 無毒もしくは毒性が低い物質に分類され，少量～中等量の摂取では，事実上，無毒である。ただし，製品の味や感触によって軽度の腹部不快感が起こる可能性がある。
- ミストを吸入した場合や誤嚥した場合は，化学性肺炎が問題となる。

2）芳香族炭化水素（トルエン，キシレン等）

- 誤嚥すると，重篤な化学性肺炎を起こす可能性がある。摂取量によっては，中枢神経系の抑制が起こる。

3）酢酸エステル類（酢酸エチル等）

- 経口毒性は高くない。粘膜刺激があり，大量摂取により中枢神経の抑制を起こしうる。

4）ケトン類（アセトン等）

- 成人でアセトンを 200mL 服用して昏睡，高血糖，アセトン尿をみとめたとの報告がある。（Gitelson S, et al：Diabetes 1966；15：810-811.）

5）アルコール類（メチルアルコール，エチルアルコール，イソプロピルアルコール等）

- メチルアルコール：個人差が大きく，中毒量は確立していない。100％メチルアルコールとして体重 1kg あたり 0.25mL を摂取すると，解毒剤投与を要する血中濃度に達するとの見解がある。
- エチルアルコール：95～99％エチルアルコールとして，成人では体重 1kg あたり約 1mL の摂取で軽症～中等症の中毒が，小児では体重 1kg あたり 0.5mL で重篤な中毒症状が出現すると考えられている。ただし，個人差が大きく，中毒量としては確立していない。
- イソプロピルアルコール：70％イソプロピルアルコール含有の消毒用アルコールとして体重 1kg あたり 0.5～1mL の摂取で中毒症状が出現する。ただし，個人差がある。

4. 中毒学的薬理作用

1) 植物油,鉱物油
- 粘膜刺激作用,瀉下作用。
- 蒸気圧がきわめて低く常温で蒸気を吸入する可能性は低いが,誤嚥やミストの吸入で化学性肺炎を起こす可能性がある。

2) 芳香族炭化水素（トルエン,キシレン等）,酢酸エステル類（酢酸エチル等）,ケトン類（アセトン等）
- 皮膚・粘膜の刺激作用,脱脂作用。
- 中枢神経の抑制作用。
- 内因性カテコールアミンの催不整脈作用に対する心筋の感受性を増大させる。
- 誤嚥による化学性肺炎。

3) アルコール類（メチルアルコール,エチルアルコール,イソプロピルアルコール等）
- 粘膜の刺激作用,中枢神経の抑制作用。
- メチルアルコールでは,代謝物（ホルムアルデヒドやギ酸）に起因するアシドーシス（アニオンギャップ上昇）,視神経障害。

5. 症状

1) 経口： 1) 水性塗料,油性ペイント・オイルステイン・ニスなどの植物油・鉱物油を含む油性塗料やシンナー
   - 誤嚥がなければ,無症状,もしくは軽微な消化管刺激により咽頭から上腹部にかけての疼痛,灼熱感,悪心,嘔吐,下痢がみられる程度である。
   - 誤嚥すると,化学性肺炎を起こす可能性がある。
   2) 有機溶剤を含むラッカー系塗料やシンナー
   - 誤飲程度の場合は,誤嚥がなければ,無症状,もしくは軽微な消化管刺激により咽頭から上腹部にかけての不快感,灼熱感,噯気（げっぷ）,悪心,嘔吐,下痢がみられる程度である。
   - 大量摂取の場合は,頻脈,心電図異常,意識障害,痙攣などの全身症状が出現する可能性がある。
   - メチルアルコールを含有する場合は,代謝性アシドーシス,視神経障害による視覚異常など。
   - 摂取量にかかわらず,誤嚥すると,化学性肺炎を起こす可能性がある。

2) 吸入：
- 悪心,嘔吐,頭痛,めまい,興奮,傾眠,低酸素症など。
- 乱用など,大量に吸入した場合は,致死的な不整脈を生じ,突然死することもある。

3) 眼： ・眼の刺激感,角膜損傷。

4) 皮膚： ・かゆみや痛み,紅斑,発疹,水疱などがみられる可能性がある（刺激性接触皮膚炎）。

6. 処置

● 家庭での応急手当

1) 経口：禁忌：吐かせてはいけない。理由：誤嚥すると化学性肺炎を起こしやすいため。
   ①除去：口の中に残っているものを吐き出す。小児や高齢者の場合は口の中を確認して取り除く,ふき取る。
   ②すすぎ：口をすすぐ,うがいする。うがいができない場合は濡れガーゼでふき取る。
   ③水分摂取：積極的に水分をとることは避けたほうがよい（無理に飲ませて嘔吐を誘発しないように注意する）。

2) 吸入： ・新鮮な空気の場所へ移動する。

3) 眼： ・眼をこすらないように注意し,直ちに十分に水洗する。
   ・コンタクトレンズを装着している場合は,容易に外せるようであれば外す。

4) 皮膚：①除去：皮膚に付着しているものを取り除く,ふき取る。付着した衣服を脱ぐ。
   ②水洗：石けんを用いて十分に水洗する。

● 医療機関での処置

1) 経口： ・メチルアルコールを含有する場合は,大量摂取後,1時間以内であれば胃洗浄を実施する。意識障害,アシドーシス,視覚異常,浸透圧ギャップなどの異常がないか確認する。必要に応じて,輸液,アシドーシスの補正,解毒剤（ホメピゾール）の投与を行う。重症例には血液透析を実施

- その他の成分については，特異的な治療法はなく，対症療法を行う。
- 誤嚥した場合は，化学性肺炎に対する治療を行う。

2) 吸入：
- 症状に応じて，酸素投与，呼吸管理を行う。
- 咳や呼吸困難があれば上気道の刺激，気管支炎，肺炎を考慮する。

3) 眼：
- 受診前の洗眼が不十分な場合は，医療機関で十分に洗眼する。
- 症状が残る場合は眼科的診察が必要である。

4) 皮膚：
- 付着部分を石けんを用いて十分に洗浄する。症状があれば，対症療法を行う。

7. 治療上の注意点

1) 油性塗料の場合
- 誤嚥させないことが重要であり，催吐は禁忌である。胃洗浄は誤嚥の危険があるため禁忌とする文献も多い。大量摂取などで実施する場合は，誤嚥を防止する対策をとった上で実施する。

2) メチルアルコールを含有する場合
- 活性炭のメチルアルコール吸着能は低く，その有効性は低い。
- ホメピゾールやエチルアルコールは，メチルアルコールの代謝を阻害することにより解毒効果を発現するので，早期に投与しなければ，大きな効果は期待できない。
- 重症例には，解毒剤の投与とともに血液透析の併用が必須である。血液透析は，メチルアルコールおよび毒性代謝物の排泄を促進するとともに，代謝性アシドーシスを補正して，中毒症状を改善する。

8. 体内動態

成分により，体内動態は異なる。

1) 鉱物油
[吸収] 消化管からの吸収はわずかである。

2) トルエン・キシレン・アセトン
[吸収] 経口および吸入によりすみやかに吸収される。

3) 酢酸エチル・エチルアルコール・イソプロピルアルコール
[吸収] 経口によりすみやかに吸収される。

4) メチルアルコール
[吸収] 経口，吸入，経皮によりすみやかに吸収される。最高血中濃度到達時間は30～60分である。ただし，代謝物による重篤な中毒症状の出現は18～24時間後である。
[代謝] 大部分は，主に肝臓でホルムアルデヒドに，次いで，ギ酸，二酸化炭素へと順次代謝される。メチルアルコールの代謝速度は遅く，7日目くらいまで体内に高濃度で存在する。
[排泄] 尿中に摂取量の3～5％は未変化体のまま，5％はギ酸として排泄され，呼気中に摂取量の12％まで未変化体として排泄される。半減期はメチルアルコール2～24時間，ギ酸20時間である。

94 防水スプレー

概　要

製品：衣類や傘などの繊維製品，かばんや靴などの皮革製品の表面に噴霧して乾かすことで手軽に撥水加工ができる製品である。フッ素樹脂やシリコーン樹脂などの撥水剤（数％程度）をヘキサン，ヘプタンなどの石油系溶剤，エチルアルコールやイソプロピルアルコールなどのアルコール系溶剤，アセトンや酢酸エチルなどに溶解したスプレー剤で，噴射剤を含むエアゾール製品が多い。

問題となる成分と症状：撥水剤の粒子の吸入により呼吸器障害を起こす可能性があり，重篤な肺炎などにより入院加療が必要となることもある。

JPIC 受信状況：年間 50 件程度の問い合わせがあり，閉め切った室内で大量に使用したなどの吸入事故が半数以上を占める。

初期対応のための確認事項

1. 製品
- 形態（エアゾールか，ハンドスプレーか）。
- 製品表示の成分：撥水剤（フッ素樹脂，シリコーン樹脂等），溶剤（石油系溶剤，アルコール系溶剤等），噴射剤（LPG, DME, CO_2 等）。
2. 曝露状況・経路
- 誤飲した場合，なめた程度か。顔に向けてスプレーしていないか。
- 使用時の事故の場合，使用量，マスク，めがね着用の有無。屋内で使用した場合は，空間の広さや換気状態。屋外で使用した場合は，風向き。
- 眼に入っていないか。
- 皮膚に付着していないか。
3. 患者の状態・症状
- 咳き込み，呼吸困難などはないか。喘息などの基礎疾患はないか（発作の原因となることがある）。
- 頭痛，発熱，咽頭痛，悪心，嘔吐などはないか。
- 眼の違和感，痛み，充血，流涙はないか。
- 皮膚の痛み，発赤，発疹などはないか。

初期対応のポイント

1. 経口の場合
- 吐かせずに，口の中のものを取り除いて，口をすすぐ。
- 顔や手足，衣服にも付着している可能性があれば，シャワーなどで全身を洗浄して着替える。

【経過観察】
- なめた程度で症状がない場合。

2. 吸入した場合

【直ちに受診】
- 呼吸困難，咳などがあり，新鮮な空気を吸っても改善しない場合。
- 症状がなくても，換気の悪い場所で大量に吸入した可能性がある場合。
- 喘息などの基礎疾患がある場合，喫煙者の場合（重篤化することがある）。

【念のため受診】
- 頭痛，悪心など，呼吸器以外の症状があり，新鮮な空気を吸っても改善しない場合。

3. 眼に入った場合
- 眼をこすらないように注意して，直ちに洗眼する。

【直ちに受診】
- 開眼困難な場合，洗眼が難しい場合やコンタクトレンズが外れない場合。

【念のため受診】
- 洗眼後も痛み，充血などがある場合。

4. 皮膚に付着した場合

【念のため受診】
- 水洗後も発赤，痛み，発疹などがある場合。

解説

1. 製品について

- 衣類や傘などの繊維製品，かばんや靴などの皮革製品の表面に噴霧して乾かすことで，手軽に撥水加工ができる製品である。撥水，防汚，紫外線防止などをうたった製品もある。
- ほとんどの製品はエアゾールであり，標準使用量はスキーウェア1着に200mL程度である。
- 撥水剤としてフッ素樹脂やシリコーン樹脂（数%程度）と溶剤，噴射剤を含有する。撥水性や繊維の折り目を長持ちさせる目的で，繊維と撥水剤をつなぐアクリル樹脂を配合した製品や，衣類などの日焼けを防ぐ目的で紫外線吸収剤を配合した製品もある。
- 溶剤としては，1996年に1,1,1-トリクロロエタンが環境の面から使用禁止となり，代わって石油系溶剤（ノルマルヘキサン，ノルマルヘプタン，ミネラルターペン等）やアルコール系溶剤（エチルアルコール，イソプロピルアルコール），アセトンや酢酸エチルなどが使用されている。
- 噴射剤は液化石油ガス（LPG），ジメチルエーテル（DME），炭酸ガス（CO_2）などが使用される。
- 厚生労働省の「家庭用防水スプレー等安全確保マニュアル作成の手引き」は防水スプレーの製造，使用などの際に生じるリスクおよびリスク要因を把握し，事故防止に努め，また当該製品の品質および安全性の向上を図るための手引書として2015年に改訂された。
- 一般社団法人日本エアゾール協会防水スプレー連絡会・小委員会の「家庭用エアゾール防水スプレー製品等の安全性向上のための自主基準」は，エアゾールの製品には『注意　吸い込むと有害・必ず屋外で使用』と表示すること，肺深部（肺胞）に到達可能な粒子径10μm以下の微粒子は0.6%以下の存在率とすること，噴射後の総平均付着率は60%以上を目標とすることを定めている。

2. 事故の発生状況

● JPIC 受信状況

年間件数　：50件程度。一般85%，医療機関15%。
患者年齢層：1歳未満4%，1～5歳16%，6～19歳6%，20～64歳68%，その他・不明6%。
事故状況　：小児や認知症のある高齢者の誤飲など19%，誤使用78%（閉め切った室内や浴室，玄関，ガレージなどで大量に使用して吸入した，眼に入った等），その他・不明3%。
症状出現率：68%。呼吸器刺激，咳，息苦しさ，呼吸困難，悪心，頭痛，発熱，眼の刺激など。

● JPICで把握した医療機関受診例
【1996～2007年に把握した事例】
- 吸入した91例のうち90例に症状をみとめ，呼吸困難70例（78%），咳45例（50%），酸素飽和度の低下38例（42%），胸部X線やCTの異常33例（37%），悪心・嘔吐23例，発熱・悪寒23例，咽頭痛・咽頭発赤・違和感11例，めまい・頭痛6例であった。
- 胸部X線またはCT上でみとめられた異常所見は，間質陰影の増強22例，血管陰影増強3例，肺出血像1例であり，診断として肺炎，肺水腫などであった。
- 症状出現時間は受診時間からの逆算を含め，使用中～1時間程度が32例，3時間以内が19例，半日以内が23例であった。
- 転帰が判明した45例のうち，入院を要したのは22例（48.9%）であり，入院日数が判明した19例の平均入院日数は7.3日，最長は19日であった。追跡調査の時点で死亡例はなく，後遺症がみられた例もなかった。

【1986～2009年の24年間に把握した小児（12歳以下）の不慮の事例】
- 防水スプレーによる事例19例のうち，重篤な例は2例で，いずれも吸入による事例であった。
  事例：父親が室内で防水スプレーを使用したときに，同じ部屋にいた。その後，咳嗽，嘔吐が出現し，肺炎をみとめた。

【1986～2010年の25年間に把握した高齢者（65歳以上）の不慮の事例】
- 防水スプレーによる事例6例のうち，重篤な例は2例で，いずれも吸入による事例であった。
  事例：狭い室内で防水スプレーを2本使用した。翌日，呼吸困難が出現し，間質性肺炎をみとめた。

3. 毒性

吸入した場合に問題となる成分は，主にフッ素樹脂，シリコーン樹脂などの撥水剤である。撥水剤粒子の吸入のしやすさは，粒子径，付着率，溶剤の種類，温度に影響される。一方，経口摂取や眼，皮膚への曝露で問題となる成分は，炭化水素類，アルコール類，アセトン，酢酸エチルなどの溶剤である。

4. 中毒学的薬理作用

1) 撥水剤粒子の吸入による呼吸器系障害
- 噴霧された細かい粒子が肺深部まで達することによって，びまん性の肺胞虚脱が起き，低酸素血症を生じると推定されている。
2) 有機溶剤による皮膚・粘膜刺激作用，中枢神経抑制作用。
3) 噴射剤による酸素欠乏，中枢神経抑制作用。

5. 症状

1) 経口：・なめたなど少量の摂取では，通常は症状は出現しないか，あったとしてもごく軽度である。
　　　　・大量に摂取した場合は，有機溶剤による傷害。
2) 吸入：JPICの調査で多くみられた症状
　　　　・呼吸困難，咳，悪心，嘔吐，発熱，悪寒，咽頭痛，咽頭の発赤や違和感，めまい，頭痛など。
　　　　・酸素飽和度の低下，胸部X線やCTの異常（間質陰影の増強，血管陰影増強等）。
　　　　・症状出現は防水スプレー使用中から半日以内が多かった。
　　　　・呼吸器症状の増悪因子として，喘息などの基礎疾患や喫煙（喫煙歴）があげられる。
3) 眼　：・刺激，充血，疼痛，流涙，角膜損傷，結膜炎。溶剤により傷害の程度は異なる。
4) 皮膚：・発赤，紅斑，腫脹，疼痛，掻痒，水疱形成。溶剤により傷害の程度は異なる。

6. 処置

● 家庭での応急手当
1) 経口：禁忌：大量に摂取した場合は，吐かせてはいけない。理由：誤嚥すると化学性肺炎を起こしやすいため。
　　　　①除去：口の中に残っているものを吐き出す。小児や高齢者の場合は口の中を確認して取り除く，ふき取る。
　　　　②すすぎ：口をすすぐ，うがいする。うがいができない場合は濡れガーゼでふき取る。
　　　　③水分摂取：積極的に水分をとることは避けたほうがよい（無理に飲ませて嘔吐を誘発しないように注意する）。
2) 吸入：・新鮮な空気の場所へ移動する。室内を換気する。
3) 眼　：・眼をこすらないように注意し，直ちに十分に水洗する。
　　　　・コンタクトレンズを装着している場合は，容易に外せるようであれば外す。
4) 皮膚：①除去：皮膚に付着しているものを取り除く，ふき取る。付着した衣服を脱ぐ。
　　　　②水洗：必要に応じて，石けんを用いて十分に水洗する。
● 医療機関での処置
1) 経口：・特異的な治療法はなく，対症療法を行う。

- ・誤嚥した場合は，化学性肺炎に対する治療を行う。
2) 吸入：・症状に応じて，酸素投与，呼吸管理を行う。著明な呼吸困難，咳，酸素飽和度の低下をみとめる場合は積極的な治療を要する。
3) 眼　：・受診前の洗眼が不十分な場合は，医療機関で十分に洗眼する。
- ・症状が残る場合は眼科的診察が必要である。
4) 皮膚：・付着部分を石けんで十分に水洗する。症状があれば，対症療法を行う。

7. 治療上の注意点

1) 呼吸困難などの呼吸器症状をみとめた場合は，酸素飽和度のほか，胸部 X 線や CT で異常陰影の有無を確認する。
2) 人工呼吸管理を要した重症例もあるため，十分な呼吸管理が必要である。

8. 体内動態

撥水剤の体内動態は不明であるが，撥水剤粒子が肺胞に入った場合は容易には除去されないと考えられる。

95 肥料類（家庭用）
肥料，植物活力剤，切り花鮮度保持剤

概　要

製品：植物に栄養を与えるための肥料，植物の栄養補助的な植物活力剤，切り花を長く美しく保つために花びんの水に添加する切り花鮮度保持剤などがある。肥料や植物活力剤の主成分は窒素，リン酸，カリ（カリウム）であり，切り花鮮度保持剤の主成分はブドウ糖である。

問題となる成分と症状：家庭用の肥料，植物活力剤，切り花鮮度保持剤はいずれも毒性は低く，少量の摂取では中毒症状はほとんど出現しないと考えられるが，嘔吐，下痢などの消化器症状がみられる可能性がある。

JPIC 受信状況：年間 400 件程度の問い合わせがあり，ほとんどが小児の誤飲事故であるが，成人では飲料容器に移し替えた液体肥料や切り花鮮度保持剤を誤飲する事故も発生している。

初期対応のための確認事項

製品によって成分が異なるので，製品表示，形態，使用方法などをできるだけ正確に確認する。

1. **製品**
- 種類（肥料か，植物活力剤か，切り花鮮度保持剤か）。
- 形態（固形，粉末，液体等）。液体の場合は原液か，希釈液か，粉末の溶解液か。

2. **曝露状況・経路**
- 誤飲・誤食の場合，なめた程度か，飲み込んだか。大量に摂取した可能性はないか。
- 置き肥，植物活力剤の場合，使用前のものか，植木鉢に設置したものか。
- 眼に入っていないか。

3. **患者の状態・症状**
- 悪心，嘔吐，腹痛などの消化器症状はないか。
- 咳き込み，むせなど，気管に入った様子はないか。
- 眼の違和感，痛み，充血，流涙はないか。
- 皮膚の痛み，発赤，発疹などはないか。

初期対応のポイント

1. **経口の場合**
- 口の中のものを取り除いて，口をすすぐ。

【直ちに受診】
- 咳き込み，呼吸困難などがあり，気道異物の可能性がある場合。

【念のため受診】
- 消化器症状などがある場合。
- 肥料や切り花鮮度保持剤の原液を大量に飲んだ可能性がある場合。

【経過観察】
- 肥料や切り花鮮度保持剤をなめたり，少量飲んだ程度，植物活力剤を飲んで，症状がない場合。

2. **吸入した場合**
- 製品の性質上，吸入して問題になるとは考えにくい。

3. **眼に入った場合**
- 眼をこすらないように注意して，直ちに洗眼する。

【直ちに受診】
- 開眼困難な場合，洗眼が難しい場合やコンタクトレンズが外れない場合。

【念のため受診】
- 洗眼後も痛み，充血などがある場合。

4. 皮膚に付着した場合
【念のため受診】
- 水洗後も発赤，痛み，発疹などがある場合。

解　説

1. 製品について

1）肥料
- 植物に栄養を与えるための薬剤で，肥料の三要素である窒素，リン酸，カリ（カリウム）のほか，カルシウム，マグネシウム，硫黄や微量要素（鉄，マンガン，ホウ素，亜鉛，モリブデン，銅，塩素）などを含有する。肥料取締法により規格などが規定されている。特定の成分を主成分とした単肥と複数の成分が含まれる複合肥料があるが，家庭園芸用では複合肥料が一般的であり，液体や固形，粉末状の製品がある。
- 家庭園芸用では，窒素として硝酸アンモニウム（硝安），硫酸アンモニウム（硫安），塩化アンモニウム（塩安），尿素，リン酸としてリン酸二水素アンモニウム，リン酸アンモニウム，カリウムとして硫酸カリウム，塩化カリウム，マグネシウムとして酸化マグネシウム（苦土）などが使用され，使用目的によって配合比が異なる。
- 液体肥料のうち，水で希釈するタイプの各成分の含有量は10%以下，原液をそのまま使うタイプでは各成分とも1%以下である。
- 固形肥料は錠剤，球状，スティック状などの製品があり，土に混合もしくは土の上に置く（置き肥）と，給水とともに成分が徐々に溶解し吸収される。各成分を5〜50%程度含み，外側がコーティングされているものが多い。
- 肥料取締法により規格などが規定されている。販売される肥料には保証票の表示が義務づけられており，肥料の種類，名称，保証成分量などが表示されている。また包装に規定の様式で「家庭園芸専用」と表示があり，正味重量が10kg以下である場合に限り，「家庭園芸用肥料」として取り扱われる。

2）植物活力剤
- 植物の栄養補助的な薬剤で，肥料取締法には該当しない。希釈して使用する液体タイプやそのまま鉢土に差し込むアンプルタイプなどがある。
- 肥料成分のほか，アミノ酸やビタミンなどを配合する製品もあるが，いずれも含有量は微量でほとんどが水分である。

3）切り花鮮度保持剤（切り花栄養剤）
- 切り花を長く美しく保つために花びんの水に添加する薬剤で，粉末と液体がある。
- ブドウ糖（粉末：95%以上，液体：約50%）を主成分とし，クエン酸などの有機酸（粉末：約2%，液体：数%），微量の殺菌剤を含む。
- 液体製品は，原液ではpH3未満のものが多く，50〜100倍程度に希釈して使用する。

2. 事故の発生状況

● JPIC 受信状況
年間件数　　：400件程度。一般90%，医療機関8%，その他2%。
患者年齢層　：1歳未満30%，1〜5歳60%，20〜64歳4%，65歳以上4%，その他・不明2%。
事故状況　　：小児や認知症のある高齢者の誤飲など92%（植木鉢に挿してあった植物活力剤を抜いてなめた，植木鉢の肥料の粒を食べた等），誤使用7%（飲料容器に移し替えた液体肥料や切り花鮮度保持剤を飲んだ等），その他・不明1%。
症状出現率：8%。嘔吐，口腔・咽頭の違和感など。

● JPICで把握した医療機関受診例
【1986〜2009年の24年間に把握した小児（12歳以下）の不慮の事例】
- 肥料の事例222例のうち，重篤な例はなかった。

【1986〜2010年の25年間に把握した高齢者（65歳以上）の不慮の事例】
- 肥料の事例30例のうち，重篤な例はなかった。

● 文献報告例
- 水で希釈するタイプの家庭用の液体肥料原液 150mL を焼酎とともに服用し，メトヘモグロビン血症を生じた成人の例が報告されている。（上村修二，他：日救急医会誌 2007：18：713-717.）

3．毒性

- 化学肥料（窒素，リン酸，カリウム）として，弱い消化器刺激物に分類され，少量摂取では通常は影響がないか，あったとしてもごくわずかである。
- 植物活力剤の毒性はほとんど問題にならない。

4．中毒学的薬理作用

- 硝酸塩を含有する肥料では，消化管内で細菌により亜硝酸塩に還元されることにより，メトヘモグロビン血症を生じる可能性がある。
- クエン酸などの有機酸を含有する切り花鮮度保持剤では，酸として皮膚・粘膜の刺激作用。

5．症状

経口：
- 窒素，リン酸，カリウムなどを含む家庭用の肥料の少量摂取では中毒症状はほとんど出現しないと考えられるが，嘔吐，下痢などの消化器症状がみられる可能性がある。
- 硝酸塩を含む肥料を大量に摂取した場合や乳児が摂取した場合は，メトヘモグロビン血症を生じる可能性がある。
- 植物活力剤では，中毒症状はほとんど出現しないと考えられる。
- 切り花鮮度保持剤を少量摂取した程度では中毒症状は出現しないと考えられるが，原液の摂取や大量摂取の場合は，消化器刺激作用により嘔吐や下痢がみられる可能性がある。

6．処置

● 家庭での応急手当
1) 経口：①除去：口の中に残っているものを吐き出す。小児や高齢者の場合は口の中を確認して取り除く，ふき取る。
②すすぎ：口をすすぐ，うがいする。うがいができない場合は濡れガーゼでふき取る。
③水分摂取：とくに注意事項はない。普段どおりでよい。
2) 眼　：
- 眼をこすらないように注意し，直ちに十分に水洗する。
- コンタクトレンズを装着している場合は，容易に外せるようであれば外す。
3) 皮膚：①除去：皮膚に付着しているものを取り除く，ふき取る。付着した衣服を脱ぐ。
②水洗：十分に水洗する。

● 医療機関での処置
- 小児の誤飲・誤食程度では，積極的な処置は不要であり，症状に応じて対症療法を行う。

96 温度計類
温度計，水銀体温計，水銀血圧計

概　要

製品：温度計や体温計にはさまざまな種類があるが，学校や家庭で一般に使用される感温液が赤色のアルコール温度計には灯油，水銀体温計や水銀血圧計では金属水銀が使用されている。

問題となる成分と症状：灯油は，粘膜刺激作用，中枢神経抑制作用があり，経口摂取では消化器症状がみられるほか，少量でも誤嚥すると化学性肺炎を起こす。金属水銀は消化管からの吸収はきわめてわずかであり，経口毒性はほとんどないが，室温でも気化するため，状況によっては水銀蒸気を吸入して発熱，呼吸困難，頭痛が出現することが考えられる。

JPIC受信状況：温度計は年間30件程度，水銀体温計は年間200件程度の問い合わせがあり，いずれも5歳以下が6割を占めるが，調理中に温度計が割れたことに気づかずに調理したものを食べた，体温計が破損していたことに気づかず放置したなどの誤使用による事故も発生している。

初期対応のための確認事項

1. **製品**
   - 種類（温度計か，体温計か，血圧計か）。
   - 温度計の場合，アルコール温度計（赤色）か，水銀温度計（銀色）か。
2. **曝露状況・経路**
   - 誤飲した場合，なめた程度か，飲み込んだか。水銀製品の場合，体温計1本分（1g程度）以上を飲み込んでいないか。
   - 破損したものを放置して，吸入していないか。
   - 眼に入っていないか。
   - 皮膚や着衣に付着していないか。
3. **患者の状態・症状**
   - アルコール温度計の場合は，口の中や付着部位に灯油臭はないか。
   - 温度計や体温計の破損により，口腔粘膜などにけがはないか。
   - 悪心，嘔吐，腹痛，下痢などの消化器症状はないか。
   - 咳き込み，呼吸困難などはないか。気管に入った様子はないか。
   - 眼の違和感，痛み，充血，流涙はないか。
   - 皮膚の痛み，発赤，発疹，落屑，水疱などはないか。

初期対応のポイント

水銀製品の場合，破損して飛び散った金属水銀をそのまま放置すると気化して蒸気となり，吸入して症状が出る可能性がある。水銀が散乱しないよう注意して集めて密閉容器に入れ（掃除機で吸い取らない），自治体の指示に従って廃棄する。

1. **経口の場合**
   - 吐かせずに口の中のものを取り除いて，口をすすぐ。

   【直ちに受診】
   - 嘔吐，咳き込みなど誤嚥した可能性がある場合。

   【念のため受診】
   - 口腔粘膜の炎症，悪心，腹痛などがある場合。
   - 水銀製品を体温計1本分（1g程度）以上飲んだ場合。消化管の潰瘍，炎症などがあって，水銀製品を飲んだ場合（吸収が増える可能性がある）。
   - 割れたガラスで口腔粘膜などにけがをしている場合。

【経過観察】
- なめた程度で症状がない場合。

2. 吸入した場合
- 灯油は揮発性が高くないため，吸入して問題になるとは考えにくい。
- 水銀は常温常圧で気化するので，注意が必要である。

【直ちに受診】
- 水銀蒸気の吸入により，発熱，呼吸困難，頭痛，全身の皮疹や浮腫などがみられる場合。

【念のため受診】
- アルコール温度計で，特異臭による気分不良などが出現し，新鮮な空気を吸っても改善しない場合。

3. 眼に入った場合
- 眼をこすらないように注意して，直ちに洗眼する。

【直ちに受診】
- 開眼困難な場合，洗眼が難しい場合やコンタクトレンズが外れない場合。

【念のため受診】
- 洗眼後も痛み，充血などがある場合。

4. 皮膚に付着した場合

【直ちに受診】
- 金属水銀との接触により，全身の皮疹や浮腫などが出現した場合。

【念のため受診】
- 水洗後も発赤，痛み，発疹などがある場合。

解　説

1. 製品について

1）温度計
- 学校や家庭で一般に使用される赤色のアルコール温度計は，感温液として赤色に着色された灯油が使用されている。
- 精密測定用の水銀温度計の感温液には金属水銀が使用され，1本中に金属水銀4g程度を含有する。
  - ＊参考：U字型最高最低温度計の感温液には，クレオソートと金属水銀が使用されている。
  - インテリアとして使用されるガリレオ温度計は，アルコールが封入された球体が，温度に応じて，パラフィンオイルで満たされた円筒内を上下する。

2）水銀体温計，水銀血圧計
- 水銀体温計1本に金属水銀0.5～1.2g程度，水銀血圧計1本には40～55g程度を含有する。

2. 事故の発生状況

● **JPIC受信状況**

年間件数　：温度計：30件程度。一般84％，医療機関6％，その他10％。
　　　　　　水銀体温計：200件程度。一般95％，医療機関3％，その他2％。
患者年齢層：温度計：1歳未満12％，1～5歳56％，6～19歳13％，20～64歳12％，65歳以上5％，その他・不明2％。
　　　　　　水銀体温計：1歳未満5％，1～5歳52％，6～19歳12％，20～64歳25％，65歳以上2％，その他・不明4％。
事故状況　：温度計：小児や認知症のある高齢者の誤飲など73％，誤使用26％（調理中に温度計が割れ，気づかずに調理したものを食べた，吸入した等），その他・不明1％。
　　　　　　水銀体温計：小児や認知症のある高齢者の誤飲など71％，誤使用29％（検温中に破損した，破損に気づかず放置した等）。
症状出現率：温度計12％。悪心，咳き込みなど。
　　　　　　水銀体温計11％。頭痛，発熱，呼吸器刺激症状など。

● JPICで把握した医療機関受診例
【1986～2009年の24年間に把握した小児（12歳以下）の不慮の事例】
・体温計，温度計の事例84例のうち，重篤な例はなかった。
【1986～2010年の25年間に把握した高齢者（65歳以上）の不慮の事例】
・体温計，温度計の事例5例のうち，重篤な例はなかった。

3. 毒性

温度計として，無毒もしくは毒性が低い物質に分類され，少量～中等量の摂取では，事実上，無毒である。ただし，製品の味や感触によって軽度の腹部不快感が起こる可能性がある。問題となるのはアルコール温度計の灯油，水銀体温計の水銀蒸気である。

1）灯油
・経口の場合，誤嚥すれば1mL以下でも重篤な化学性肺炎を起こす可能性がある。誤嚥がなければ，誤飲程度（体重1kgあたり1～2mL未満）で中枢神経の抑制による症状が出現する可能性は低い。

2）水銀
・金属水銀は，経口摂取しても消化管からの吸収はきわめてわずかであり，毒性はほとんどない。
・水銀蒸気の吸入により，中毒症状が出現する可能性がある。金属水銀は無臭の蒸気を発生し，室温でも気化するが，通気性のよい室内で体温計1本が破損した程度であれば，吸入による中毒はほとんど出現しないと考えられる。ただし，0.5g程度（体温計1本程度）の金属水銀を電気掃除機で吸引したものが気化すると，症状が出現する可能性がある，とする資料もある。

4. 中毒学的薬理作用

1）灯油
・皮膚・粘膜の刺激作用，脱脂作用。
・中枢神経の抑制作用。
・誤嚥による化学性肺炎。

2）金属水銀
・無機水銀は，SH基と結合し，生体反応において重要な蛋白質や酵素を変性・失活させる。腎毒性。

5. 症状

1）経口：・灯油：誤嚥がなければ，無症状，もしくは軽微な消化管刺激による症状（咽頭から上腹部にかけての疼痛，灼熱感，悪心，嘔吐，下痢）がみられる程度である。摂取量にかかわらず，誤嚥すると，化学性肺炎を起こす可能性がある。
・金属水銀：消化管からほとんど吸収されず，中毒症状は出現しないと考えられる。

2）吸入：・灯油：揮発性が高くないため，放置などによる気化物の吸入は考えにくいが，臭気による気分不良などが出現する可能性がある。
・水銀蒸気：吸入した場合は，発熱，呼吸困難，頭痛などの症状が出現する可能性がある。場合によっては全身の皮疹，浮腫などが出現する可能性がある。

3）眼：・灯油：結膜炎が出現する可能性がある。

4）皮膚：・灯油：脱脂作用により，一時的な不快感や紅斑など，接触性の皮膚炎症状の可能性がある。長時間の接触により，Ⅱ～Ⅲ度の化学損傷になることもある。
・金属水銀：場合によっては全身の皮疹，浮腫などが出現する可能性がある。皮疹が出現するまでの日数は即日から長くても数日である。

6. 処置

● 家庭での応急手当
1）経口：禁忌：灯油の場合は吐かせてはいけない。理由：誤嚥すると化学性肺炎を起こしやすいため。
①除去：口の中に残っているものを吐き出す。小児や高齢者の場合は口の中を確認して取り除く，

　　　　　　　ふき取る。
　　　　　②すすぎ：口をすすぐ，うがいする。うがいができない場合は濡れガーゼでふき取る。
　　　　　③水分摂取：灯油を含む場合は，積極的に水分をとることは避けたほうがよい（無理に飲ませて嘔吐を誘発しないように注意する）。その他の製品はとくに注意事項はない。普段どおりでよい。
2) 吸入　：・新鮮な空気の場所へ移動する。
　　　　　・水銀体温計の場合は，水銀が散乱しないよう注意深く取り除く（気化しやすくなる可能性があるので，電気掃除機で吸い取らない）。
3) 眼　　：・眼をこすらないように注意し，直ちに十分に水洗する。
　　　　　・コンタクトレンズを装着している場合は，容易に外せるようであれば外す。
4) 皮膚　：①除去：皮膚に付着しているものを取り除く，ふき取る。付着した衣服を脱ぐ。
　　　　　②水洗：石けんを用いて十分に水洗する。

● 医療機関での処置
1) 経口　：・灯油：特異的な治療法はなく，対症療法を行う。誤嚥した場合は，化学性肺炎に対する治療を行う。
　　　　　・金属水銀：消化管からほとんど吸収されず，通常処置を必要としない。
2) 吸入　：・症状に応じて，酸素投与，呼吸管理を行う。
　　　　　・水銀蒸気：重篤な中毒を起こしている場合はキレート療法（ペニシラミンやジメルカプロール等）を考慮する。
3) 眼　　：・受診前の洗眼が不十分な場合は，医療機関で十分に洗眼する。
　　　　　・症状が残る場合は眼科的診察が必要である。
4) 皮膚　：・付着部分を石けんを用いて十分に洗浄する。症状があれば，対症療法を行う。

7. 治療上の注意点

1) 灯油を含有する場合は，誤嚥させないことが重要であり，催吐は禁忌である。胃洗浄は誤嚥の危険があるため禁忌とする文献も多い。大量摂取などで実施する場合は，誤嚥を防止する対策をとった上で実施する。
2) 水銀を経口摂取し，消化管に瘻孔，潰瘍，炎症などがある場合，水銀体温計1本分（1g程度）より多い量を摂取した場合は，数日間腹部X線撮影を行い，排泄状況を確認する。

8. 体内動態

1) 灯油
［吸収］消化管からの吸収はわずかである。揮発性が低いので，常温では蒸気を吸入することはない。

2) 金属水銀
［吸収］消化管からの吸収はきわめてわずかである。水銀蒸気は肺で70～80％吸収され，肺に高濃度に沈着する。

97 消火薬剤
粉末消火薬剤，強化液消火薬剤，ガス系消火薬剤，簡易消火具

概　要

製品：粉末消火薬剤，水系消火薬剤，ガス系消火薬剤に分類され，成分もさまざまである。「消火器用消火薬剤の技術上の規格を定める省令」では，消火薬剤の共通的性状として「著しい毒性または腐食性を有しないもの」かつ「著しい毒性または腐食性のあるガスを発生しないもの」と規定されている。住宅用には粉末 ABC 消火器と強化液消火器が普及しており，そのほかに小規模火災の初期消火に使用する簡易消火具がある。

問題となる成分と症状：薬剤により成分が異なる。もっとも一般的な粉末 ABC 消火薬剤では，リン酸二水素アンモニウムによる皮膚，粘膜の刺激作用により，経口で消化器症状，吸入で咳や呼吸困難を生じる可能性がある。強化液消火薬剤は炭酸カリウムを含むアルカリ性の液体であり，付着部位の化学損傷を起こす。中性強化液消火薬剤は不凍液として含まれるエチレングリコールが問題になる可能性がある。ガス系消火薬剤では低酸素症が問題となる。

JPIC 受信状況：年間 40 件程度の問い合わせがある。粉末消火器を倒した，誤噴射させたなど保管中の事故が 7 割以上を占め，火災発生時や訓練，使用後の後片づけの際に吸入する事故もある。

初期対応のための確認事項

製品によって成分が異なるので，製品表示，形態，使用方法などをできるだけ正確に確認する。
1. 製品
- 種類（粉末，水系，泡，ガス等）。
- 使用方法（加圧容器から噴射，エアゾールをスプレー，火元に直接投げ込む等）。
2. 曝露状況・経路
- 保管中や使用時の事故の場合，場所，空間の広さ，曝露人数。
- 火災の場合，煙や一酸化炭素などを吸っていないか。
- 使用後の後片づけの場合，マスク，めがね着用の有無。
- 眼に入っていないか。
- 皮膚に付着していないか。
3. 患者の状態・症状
- 咳き込み，呼吸困難などはないか。喘息などの基礎疾患はないか。
- 頭痛，発熱，咽頭痛，悪心，嘔吐などはないか。
- 眼の違和感，痛み，充血，流涙はないか。
- 皮膚の刺激感，痛みなどはないか。

初期対応のポイント

1. 経口の場合
- 吐かせずに，口の中のものを取り除いて，口をすすぐ。
- 顔や手足，衣服にも付着している可能性があれば，シャワーなどで全身を洗浄して着替える。

【直ちに受診】
- 悪心，嘔吐，気分不良などの症状がある場合。
- 症状がなくても，強化液消火薬剤，中性強化液消火薬剤を大量に摂取した場合。

2. 吸入した場合

【直ちに受診】
- 咳き込み，呼吸困難などがあり，新鮮な空気を吸っても改善しない場合。
- 症状がなくても，ホースを口にくわえるなど，大量に吸入した可能性がある場合。

3. 眼に入った場合
- 眼をこすらないように注意して，直ちに洗眼する。

【直ちに受診】
- 開眼困難な場合，異物感がある場合，洗眼が難しい場合やコンタクトレンズが外れない場合。
- 強化液消火薬剤の場合。

【念のため受診】
- 強化液消火薬剤以外で洗眼後も痛み，充血などがある場合。

4．皮膚に付着した場合

【念のため受診】
- 水洗後も発赤，痛み，発疹などがある場合。

解　説

1．製品について

- 初期の火災に用いる消火器に充塡される薬剤で，冷却作用・抑制作用・窒息作用により消火する。
- 「消火器用消火薬剤の技術上の規格を定める省令」において「消火剤の共通的性状」として「著しい毒性または腐食性を有しないもの」，かつ「著しい毒性または腐食性のあるガスを発生しないもの」と規定されている。
- 粉末消火薬剤，水系消火薬剤，ガス系消火薬剤に分類され，その特性により対応できる火災の種別（A：普通火災，B：油火災，C：電気火災）が異なる。
- 住宅用には，粉末ABC消火器と強化液消火器が普及しており，そのほかに小規模火災の初期消火に使用する簡易消火具がある。

1）粉末消火薬剤

- 炎の抑制効果が高く，速効性がある。消火後に粉末を片づける必要がある。
- JIS規格で粒子径180μm以下と定められている。
- 粉末ABC消火薬剤は，リン酸二水素アンモニウムを主成分とし，粉末の色は淡紅色である。国内の粉末消火薬剤の90％を占める。
- 粉末BC消火薬剤は，主成分別に，炭酸水素ナトリウム（白色または淡緑色に着色），炭酸水素カリウム（紫色に着色），炭酸水素カリウムと尿素の反応物（淡青色または灰色に着色）の3種がある。

2）水系消火薬剤

- 冷却と抑制効果により消火し，再燃を防止する。付着場所の清掃が必要である。
- 強化液消火薬剤は，炭酸カリウム約40％の水溶液で，液性はpH12未満のアルカリ性である。
- 中性強化液消火薬剤は，リン酸塩などの塩類，界面活性剤，エチレングリコールなどの不凍液（10％前後）を含有し，液性は中性である。
- 化学泡消火薬剤は，外筒にA剤（炭酸水素ナトリウム主体）の水溶液，内筒にB剤（硫酸アルミニウム主体）の水溶液が充塡され，容器を逆さにすると，反応により二酸化炭素，水酸化アルミニウム，硫酸ナトリウムを含む泡を放出する。
- 機械泡消火薬剤は，界面活性剤，塩類，不凍液を含む中性の水溶液を発泡ノズルから泡として放出する。
- 水（浸潤剤等入り）消火薬剤は，リン酸二アンモニウム，硫酸アンモニウム，尿素，界面活性剤などの浸潤剤が添加された水溶液である。

3）ガス系消火薬剤

- 窒息作用により消火する。ガスなので対象物を汚損しない。
- 二酸化炭素消火薬剤は，液化二酸化炭素を自身の圧力で放射する。酸欠事故防止のため，設置が制限される場所がある。
- ハロゲン化消火薬剤は，ハロン1301（フロン13B1）などが使用されるが，フロン全廃規制を受け，代替ができない用途を除き，設置および販売が禁止されている。

4）簡易消火具

- エアゾール式簡易消火具は，消火薬剤（粉末系，水系）を充塡ガス（空気，窒素，ヘリウム，液化二酸化炭素等）の圧力で噴射する。
- 投てき式消火具は，水（浸潤剤等入り）消火薬剤の入ったボトルを火元に投げ込む。
- てんぷら火災用消火具は，炭酸カリウムなどの消火薬剤の入った箱や袋を直接鍋に入れる。

2. 事故の発生状況

● JPIC 受信状況

年間件数　：40件程度（粉末消火薬剤80％，強化液消火薬剤4％，泡消火薬剤1％，その他15％）。一般60％，医療機関30％，その他10％。

患者年齢層：1歳未満2％，1〜5歳23％，6〜19歳22％，20〜64歳37％，65歳以上8％，その他・不明8％。

事故状況　：保管時の事故75％（粉末消火器を倒した，誤噴射させた等），使用時の事故6％（火災発生時や訓練，使用後の後片づけ），その他・不明19％。住宅での事故以外に学校・店舗・仕事場など，人の集まる場所での事故も多い。

症状出現率：61％。鼻や喉の刺激症状，咳き込みなど。

● JPIC で把握した医療機関受診例

【1986〜2009年の24年間に把握した小児（12歳以下）の不慮の事例】
- 消火薬剤による事例44例のうち，重篤な例は1例であった。
  事例：保育所で消火器の誤噴射があり，園児の両眼に粉末消火薬剤が入った。眼の充血と角膜びらんをみとめた。

【1986〜2010年の25年間に把握した高齢者（65歳以上）の不慮の事例】
- 消火薬剤による事例9例のうち，重篤な例が1例あった。
  事例：自宅で誤噴射した消火器を止めようとして粉末消火薬剤を吸入した。3日経過しても呼吸困難が改善しなかった。

3. 毒性

1）粉末消火薬剤
- リン酸二水素アンモニウム，炭酸水素ナトリウムとも毒性は高くなく，食品添加物としても用いられている。少量摂取ではほとんど影響はないが，粘膜刺激性がある。

2）強化液消火薬剤
- 炭酸カリウム：アルカリによる化学損傷。アルカリの主たる作用である組織の腐食の程度は，曝露量よりも濃度や粘度，pH，接触時間に大きく左右される。

3）中性強化液消火薬剤
- 界面活性剤：作用，とくに局所作用は濃度に依存し，低濃度では症状はほとんどみられないが，高濃度では重症化する。したがって，毒性値が低くても高濃度のものは危険と考える必要がある。
- エチレングリコール：100％エチレングリコールとして，体重1kgあたり0.2mLの摂取で中毒を起こす可能性がある。蒸気圧が低く，粘膜刺激もあるため，全身症状を起こすほどの吸入や経皮曝露は起こりにくい。

4）ガス系消火薬剤
- 二酸化炭素：ヒトの最低毒性濃度として空気中濃度2％。
- ハロン（フロン）：低濃度，短時間吸入では一過性の刺激程度。

4. 中毒学的薬理作用

1）粉末消火薬剤
- リン酸二水素アンモニウム：皮膚・粘膜の刺激作用。
- 炭酸水素ナトリウム：胃酸で中和されて二酸化炭素を発生し，胃の膨満・障害・破裂を生じる可能性がある。

2）強化液消火薬剤
- 炭酸カリウム：アルカリによる腐食作用（化学損傷），高濃度の曝露では，放置すると接触部位からより深部に傷害が進行する。

3）中性強化液消火薬剤
- 界面活性剤：皮膚・粘膜の刺激作用。大量摂取により体循環に入った場合の全身作用として，血管透過性亢進・細胞膨化作用。
- エチレングリコール：エチレングリコールによる粘膜の刺激作用，中枢神経の抑制作用。代謝物（グリコールアルデヒド，グリコール酸，グリオキシル酸，シュウ酸）に起因する代謝性アシドーシス（アニオンギャップ上昇）や析出したシュウ酸カルシウムの沈着（主に腎臓）。

4）ガス系消火薬剤
- 二酸化炭素・ハロン（フロン）：中枢神経の抑制作用。内因性カテコールアミンの催不整脈作用に対する心筋の感受性を増大させる。高濃度になると空気が置換され，酸素欠乏を起こす。高圧で放出されたガスに直接触れた場合は凍傷。

5. 症状

形態，成分によって症状が異なる。

1）粉末消火薬剤
- 経口の場合，悪心，嘔吐，下痢などの消化器症状。
- 吸入した場合，咽頭痛，胸部不快感，咳，呼吸困難。気分不良，腹痛，悪心，嘔吐，頭痛，頭重感，発熱などが起こる可能性がある。
- 重篤な場合，高リン血症，低カルシウム血症，低マグネシウム血症，代謝性アシドーシス。経口や吸入で，気道閉塞を含む呼吸困難が報告されている。急性腎不全，痙攣，不整脈に続く心停止が起こる可能性もある。
- 眼に入ると，刺激感，充血，結膜炎。角膜びらんをみとめた事例もある。
- 皮膚に付着すると，かゆみ，刺激，痛み。

2）強化液消火薬剤
- アルカリの作用により，経口の場合は嘔吐，疼痛，消化管の化学損傷，穿孔，狭窄，吸入の場合は上気道の刺激，喘鳴，呼吸困難，肺水腫がみられる可能性がある。
- 眼に入ると，アルカリによる角膜，結膜，角膜上皮の損傷，角膜や血管の内皮細胞の損傷。
- 皮膚に付着すると，重篤な皮膚刺激，化学損傷，肥厚。

3）中性強化液消火薬剤
- 界面活性剤による口腔・咽頭の炎症，悪心，嘔吐，下痢，腹痛など。
- エチレングリコールでは，消化管粘膜への刺激による消化器症状，酩酊がみられた後，意識障害，代謝性アシドーシス。重症の場合は，痙攣，昏睡，ショック。摂取後24〜72時間に腎障害が起こることがある。

4）ガス系消火薬剤
- 二酸化炭素による，頭痛，呼吸困難，麻酔作用，酸素欠乏。
- フロンでは，鼻・喉の刺激。頭痛，めまい，頭重感，見当識障害，低酸素症，不整脈，呼吸抑制，肺水腫。眼に入ると刺激感。
- 放出された高圧ガスによる凍傷の可能性がある。

6. 処置

● 家庭での応急手当

1）経口：禁忌：アルカリ性の強化液消火薬剤の場合，吐かせてはいけない。理由：腐食性物質が再び食道を通過することにより，炎症が悪化するため。
　　　　①除去：口の中に残っているものを吐き出す。小児や高齢者の場合は口の中を確認して取り除く，ふき取る。
　　　　②すすぎ：口をすすぐ，うがいする。うがいができない場合は濡れガーゼでふき取る。
　　　　③水分摂取：製品により異なる。
- アルカリ性の強化液消火薬剤：乳製品（牛乳やヨーグルト）または水を飲む。量は普段飲む程度（120〜240mL，小児は体重1kgあたり15mL以下，無理に飲ませて嘔吐を誘発しないように注意する）。
- その他はとくに注意事項はない。普段どおりでよい。

2）吸入：
- 新鮮な空気の場所へ移動する。

3）眼：
- 眼をこすらないように注意し，直ちに十分に水洗する。強化液消火薬剤の場合は，腐食作用を有するアルカリの曝露に準じて，少なくとも30分間は水洗するべきである。
- コンタクトレンズを装着している場合は，容易に外せるようであれば外す。

4）皮膚：①除去：皮膚に付着しているものを取り除く，ふき取る。付着した衣服を脱ぐ。
　　　　②水洗：十分に水洗する。強化液消火薬剤の場合は，腐食作用を有するアルカリの曝露に準じて，少なくとも15分間は水洗するべきである。

● **医療機関での処置**
1) 経口：1) 粉末消火薬剤
　　　　　・誤食程度であれば，積極的な処置は不要であり，症状があれば，対症療法を行う。
　　　　2) 強化液消火薬剤
　　　　　・禁忌：催吐，酸による中和，活性炭および下剤の投与。
　　　　　・特異的な治療法はなく，牛乳または水での希釈のほか，対症療法が中心となる。
　　　　3) 中性強化液消火薬剤
　　　　　・エチレングリコール中毒を考慮し，大量摂取後，1時間以内であれば胃洗浄を実施する。意識障害，アシドーシス，浸透圧ギャップ，腎機能などの異常がないか確認する。必要に応じて，輸液，アシドーシスの補正，解毒剤（ホメピゾール）の投与。重症例には血液透析を行う。
2) 吸入：・咳や呼吸困難など，症状に応じて，酸素投与，呼吸管理を行う。
3) 眼　：・受診前の洗眼が不十分な場合は，医療機関で十分に洗眼する。
　　　　・症状が残る場合は眼科的診察が必要である。
4) 皮膚：・付着部位を石けんで十分に水洗する。症状があれば，対症療法を行う。

7．治療上の注意点

強化液消火薬剤
・催吐は禁忌（腐食性物質が再び食道を通過することにより，炎症が悪化するため）。
・胃洗浄を行う場合はできるだけ早く，穿孔に気をつけて注意深く行う。
・内視鏡検査は，摂取後12時間以内に穿孔に注意して実施する(24時間を超えると穿孔のリスクが高くなる)。
・重篤な場合は，血清電解質，血液ガス，心電図などの確認を行い，必要に応じて，血液透析も考慮する。

8．体内動態

中性強化液消火薬剤
1) 界面活性剤
［吸収］分子構造により違いはあるが，基本的に消化管から吸収される。
［代謝・排泄］肝臓で代謝された後，尿中あるいは糞便中に排泄される。
2) エチレングリコール
［吸収］経口によりすみやかに吸収される。最高血中濃度到達時間は30～60分である。
［代謝］吸収量の80％が肝臓で代謝される。代謝物はグリコールアルデヒド，グリコール酸，グリオキシル酸，シュウ酸，グリオキサール，ギ酸，グリシンなどである。
［排泄］腎臓より排泄される。血中濃度半減期は約3～5時間，代謝物の半減期は12時間以上である。

98 たばこ・禁煙補助薬

概　要

製品：たばこには燃焼式たばこ（紙巻たばこ等），加熱式たばこ（電子たばこ等），非加熱式たばこ（かぎたばこ等）とさまざまな種類がある。たばこ以外のニコチンを含む製剤としては禁煙補助薬（ニコチンガム，ニコチンパッチ）がある。

問題となる成分と症状：たばこや禁煙補助薬に含まれるニコチンによる中毒では，悪心，嘔吐などの消化器症状のほか，顔面蒼白，頭痛などが出現することもある。たばこそのものを食べた場合は，胃内でニコチンが吸収されるのに時間がかかるため，症状を生じるまで30分〜2時間程度かかることがある。また水分摂取によりニコチンの溶出，吸収が促進されるので，注意が必要である。

JPIC 受信状況：たばこについては，年間2,400件程度の問い合わせがあり，小児が新品の紙巻たばこや灰皿の吸殻を誤食する事故が多いが，灰皿代わりに吸殻を入れたコーヒー缶やペットボトルの中の液体を，本人や家族が誤って飲むなどの誤使用による事故も1割程度ある。禁煙補助薬（ガム，パッチ）は年間10件程度で，成人が噛んでいたガムを飲み込む事故が多いが，小児の誤飲事故も発生している。

初期対応のための確認事項

1. **製品**
- 種類（紙巻たばこか，専用器具を使う加熱式たばこか，非加熱式のたばこか）。
- 紙巻たばこの場合，新しいたばこか，吸殻か。吸殻の場合，たばこが浸かった液（浸漬液）を飲んでいないか。
- 禁煙補助薬の場合，ガムタイプか，パッチタイプか。

2. **曝露状況・経路**
- たばこそのものを誤食した場合，飲み込んだ葉の量。本数や長さはどのくらい減っているか。口の中に残っていたか，口の中のものは取り出したり吐き出したりしたか（周囲に散乱している場合は，集めたものを新品のたばこと比較する）。
- たばこ浸漬液の場合，吸殻の本数，水分の量，浸かっていた時間。飲んだ量（すぐに気づいて吐き出した程度か，何口か飲んだ可能性があるか）。
- 禁煙補助薬のパッチの場合，皮膚に付着していないか。

3. **患者の状態・症状**
- 口の中からたばこの臭いはしないか。
- 悪心，嘔吐などの消化器症状や顔面蒼白，活気不良はないか。
- 咳き込み，むせなど，気管に入った様子はないか。

初期対応のポイント

- たばこそのものを食べた場合は30分〜2時間程度で症状を生じるが，浸漬液ではもっと早く，15分以内である。

1. **経口の場合**
- 口の中のものを取り除いて，口をすすぐ。
- たばこの葉の場合，積極的に水分をとることは避けたほうがよい（たばこの葉からニコチンが溶出し吸収されやすくなる）。

【直ちに受診】
- 嘔吐，顔面蒼白などがある場合。
- 小児がたばこ浸漬液を摂取した場合，使用前後にかかわらず，禁煙補助薬を誤飲した場合。

【念のため受診】
- 症状がなくても，体重10kg程度の小児が紙巻たばこを1/4本（2cm）以上摂取した場合や，摂取量

が不明の場合．使用前後にかかわらず，加熱式や非加熱式たばこのカートリッジを飲み込んだ場合，非加熱式のポーションや禁煙補助薬を長時間口に入れたり飲み込んだりした場合．
- 成人がたばこ浸漬液や禁煙補助薬を誤飲し，悪心，嘔吐，めまいなどがある場合．

【経過観察】
- 紙巻たばこ 1/4 本（2cm）以下の摂取，加熱式たばこや非加熱式たばこのカートリッジをなめた程度，吸殻のフィルターを食べたなどで，症状がない場合（症状が出やすい 4 時間まではとくに注意し，吸収されたニコチンが尿中に排泄される時間を考慮して 24 時間は経過観察する）．
- 新品のフィルターを食べた場合（ニコチンを含まない）．
- 成人がたばこ浸漬液や禁煙補助薬を誤飲し，症状がない場合．

2. 吸入した場合
- たばこや禁煙補助薬そのものは形態的に吸入する可能性は低い．

【念のため受診】
- 煙の吸入により，喉の痛み，気分不良，咳などの呼吸器症状が出現し，新鮮な空気を吸っても症状が改善しない場合．

3. 眼に入った場合
- たばこの葉は，眼に入って問題になるとは考えにくい．

4. 皮膚に付着した場合
- たばこの葉は，皮膚に付着して問題になるとは考えにくい．

解　説

1. 製品について

- たばこは，使用方法により，火をつけて使用する燃焼式たばこ（紙巻たばこ，葉巻，パイプ等），電気的に加熱する加熱式たばこ，加熱せずに使用する非加熱式たばこ（かぎたばこ等）に分けられる．

1）燃焼式たばこ
- 一般的な紙巻たばこの長さは 85〜100mm で，たばこの葉のほか少量の香料や保湿剤などを含む．
- 1 本あたりのニコチン含有量は 9〜28mg 程度である．なお，パッケージ記載のニコチン量は「自動喫煙機」で測定した値であり，0.1〜2.3mg である．
- 紙巻たばこを水に浸漬した場合は，常温 30 分でニコチンは 100% 浸出される．

2）加熱式たばこ
- たばこの葉や液体の入ったカートリッジを専用の加熱用器具にセットし，電気的に加熱して発生した蒸気を吸引するもので，代表的なものとして，液体（ニコチン含有製品と非含有製品がある）を加熱する，いわゆる電子たばこ（e-cigarette）がある．
- 海外では，電子たばこ用のニコチン含有液体カートリッジが販売されており，ニコチン濃度は 6〜36mg/mL である．
- 国内では，たばこの葉を用いたポッド型や紙巻たばこ型のカートリッジ製品，ニコチン非含有の電子たばこ用リキッドが販売されている．ニコチンを含む液体をたばことして販売することはみとめられていないが，ニコチン含有の電子たばこ用リキッドを海外から個人輸入することも可能である．

3）非加熱式たばこ
- かぎたばことして，たばこが入ったポーション（小袋）を頬と歯茎の間にはさんで使用するタイプ（スヌースタイプ）や，たばこが詰まったカートリッジをパイプ状のホルダーにセットして使用するタイプ（スティックタイプ）などがある．

4）禁煙補助薬（ニコチン製剤）
- ニコチン製剤は，ニコチンを徐々に吸収させることにより，禁煙時の離脱症状を軽減し，禁煙を補助する薬剤で，口腔粘膜から吸収させるガムタイプ（ニコチンガム）と経皮吸収させるパッチタイプ（ニコチンパッチ）がある．
- ニコチンガムは一般用医薬品で，1 個あたりニコチン 2mg を含有する．
- ニコチンパッチは医療用医薬品と一般用医薬品があり，1 枚あたりニコチン 17.5〜78mg を含有する．

2. 事故の発生状況

● **JPIC 受信状況**

年間件数 ：たばこ：2,400 件程度。一般 98%，医療機関 1%，その他 1%。
　　　　　　禁煙補助薬（ニコチン製剤）：10 件程度。一般 96%，医療機関 2%，その他 2%。
患者年齢層：たばこ：1 歳未満 38%，1〜5 歳 53%，20〜64 歳 8%，その他・不明 1%。
　　　　　　禁煙補助薬（ニコチン製剤）：1 歳未満 10%，1〜5 歳 24%，20〜64 歳 46%，65 歳以上 4%，その他・不明 16%。
事故状況 ：たばこ：小児や認知症のある高齢者の誤飲など 86%（新品のたばこや灰皿の吸殻等），誤使用 13%（飲料容器を灰皿代わりにして吸殻が浸かった液を誤って飲んだ等），その他・不明 1%。
　　　　　　禁煙補助薬（ニコチン製剤）：小児や認知症のある高齢者の誤飲など 32%，誤使用 63%（噛んでいたガムを飲み込んだ等），その他・不明 5%。
症状出現率：たばこ：14%。悪心，嘔吐，不機嫌，顔面蒼白など。
　　　　　　禁煙補助薬（ニコチン製剤）：25%。悪心，嘔吐など。

● **JPIC で把握した医療機関受診例**

【2003〜2007 年に把握した事例】
- 不慮の事故で紙巻たばこそのものを摂取した事例 114 例の症状出現率は 14% で，消化器症状が主であり，重篤な例はなかった。一方，たばこ浸漬液の誤飲 40 例の 45%，意図的にたばこそのものや浸漬液を摂取した 41 例の 63% に悪心，嘔吐，顔面蒼白などの症状がみとめられ，頻脈や心電図異常をみとめた事例もあった。

【1986〜2009 年の 24 年間に把握した小児（12 歳以下）の不慮の事例】
- たばこ類（たばこ，浸出液等）による事例 159 例のうち，重篤な例は 1 例であった。
  事例：1 歳，吸殻を誤飲して，意識障害，痙攣を生じた。

【1986〜2010 年の 25 年間に把握した高齢者（65 歳以上）の不慮の事例】
- たばこ類（たばこ，浸出液等）による事例 26 例のうち，重篤な例は 1 例であった。
  事例：吸殻が入ったビールを誤飲し，催吐目的で飲水したが吐けなかった。意識障害，痙攣が出現した。

3. 毒性

問題となる成分はニコチンである。

- 紙巻たばこを経口摂取した小児 51 例（5 カ月〜2 歳 6 カ月）において，紙巻たばこ 1 本のニコチン含有量を 13mg として，ニコチン経口摂取量と出現症状を検討した報告では，重症 3 例の摂取量は体重 1kg あたり 1.4mg，1.8mg，1.9mg，軽症 7 例の平均摂取量は体重 1kg あたり 0.8mg（0.2〜1.8mg），無症状 25 例の平均摂取量は体重 1kg あたり 0.5mg（0.3〜1mg）であった。(Smolinske SC, et al：Hum Toxicol 1988；7：27-31.)
- ニコチン 2〜5mg で悪心がみられる可能性がある。
- 紙巻たばこの新品のフィルターや灰は，無毒もしくは毒性が低い物質に分類され，少量〜中等量の摂取では，事実上，無毒である。ただし，製品の味や感触によって軽度の腹部不快感が起こる可能性がある。

4. 中毒学的薬理作用

ニコチン
- 自律神経，中枢神経，骨格筋に作用し，はじめは刺激，後に抑制をきたす。

5. 症状

たばこの葉を摂取した場合は，ニコチンの溶出・吸収に時間がかかるため，通常 30 分〜2 時間程度で症状を生じるが，浸漬液は吸収されやすいので，15 分以内に症状が出現する。

1) 経口：
- たばこそのものを摂取した場合は消化器症状（悪心，嘔吐，下痢）が主である。胃でのたばこからのニコチンの溶出や吸収は遅く，はじめに吸収されたニコチンの嘔吐中枢への作用により嘔吐が起こり，胃内にあるたばこはほとんど吐き出されるので，重篤になりにくい。

- たばこそのものよりも，たばこ浸漬液を摂取したほうが症状の出現率は高い。
- たばこ浸漬液の誤飲の場合や，意図的にたばこそのものやたばこ浸漬液を摂取した場合は，消化器症状以外に，軽症〜中等症では頭痛，めまい，振戦，発汗，顔面蒼白，頻脈，血圧上昇がみられ，重症では痙攣，徐脈，血圧低下，呼吸筋麻痺が出現する可能性がある。

2）吸入：
- 煙を吸入することによる咳，咽頭痛，呼吸困難，喘鳴など。
- 喘息などの基礎疾患がある場合は，発作が誘発されることがある。

6. 処置

● 家庭での応急手当

1) 経口：①除去：口の中に残っているものを吐き出す。小児や高齢者の場合は口の中を確認して取り除く，ふき取る。
②すすぎ：口をすすぐ，うがいする。うがいができない場合は濡れガーゼでふき取る。
③水分摂取：積極的に水分をとることは避けたほうがよい。理由：水分により，消化管にあるたばこの葉からのニコチンの溶出が促進される可能性がある。また胃液が希釈されて胃内のpHが一時的に上昇し，胃でのニコチンの吸収が促進される可能性があるため。
2) 吸入：
- 新鮮な空気の場所へ移動する。
3) 眼：
- 眼をこすらないように注意し，直ちに十分に水洗する。
- コンタクトレンズを装着している場合は，容易に外せるようであれば外す。
4) 皮膚：①除去：皮膚に付着しているものを取り除く，ふき取る。付着した衣服を脱ぐ。
②水洗：十分に水洗する。

● 医療機関での処置

1) 経口：
- 必要に応じて，消化管除染および対症療法（呼吸管理・循環管理）を行う。
2) 吸入：
- 症状に応じて対症療法を行う。

7. 体内動態

ニコチン

[吸収] ニコチンは口腔粘膜，消化管，肺，皮膚から急速に吸収される。経口での紙巻たばこ，葉巻の吸収は不完全である。かなり強い塩基性物質なので，胃からの吸収には限界があり，腸管からよく吸収される。

[代謝] ニコチンの70〜75％は主に肝臓，一部は肺と腎臓で代謝される。

[排泄] 大量摂取でも16〜24時間以内に尿中に完全に排泄される。約10％が未変化体で排泄される。半減期は2〜2.2時間，喫煙者0.8時間，非喫煙者1.3時間である。

99 マッチ

概　要

製品：頭薬（マッチ軸の頭の部分）と側薬（摩擦側面の茶色い部分）を摩擦することにより発火する製品で，頭薬の主成分は塩素酸カリウムと硫黄，側薬の主成分は赤リンと三硫化アンチモンである。
問題となる成分と症状：頭薬1～2本分を食べた程度では無症状と考えられる。数十本以上摂取したような場合には，塩素酸カリウムの消化管刺激作用による消化器症状が出現する可能性がある。
JPIC 受信状況：年間30件程度の問い合わせがあり，ほとんどが小児の誤食である。

初期対応のための確認事項

1. 製品
- マッチの頭薬か，側薬（摩擦面）か。
2. 曝露状況・経路
- 誤食した場合，なめた程度か，何本くらい食べたか。
- 眼に入れた可能性はないか。
3. 患者の状態・症状
- 悪心，嘔吐，腹痛などの消化器症状はないか。
- 咳き込み，むせなど，気管に入った様子はないか。
- 眼の違和感，痛み，充血，流涙はないか。
- 皮膚の痛み，発赤，発疹などはないか。

初期対応のポイント

1. 経口の場合
- 口の中のものを取り除いて，口をすすぐ。
【直ちに受診】
- 咳き込み，呼吸困難などがあり，気道異物の可能性がある場合。
【念のため受診】
- 消化器症状などがある場合。
- 症状がなくても，マッチの頭薬を大量に食べた可能性がある場合。
【経過観察】
- マッチの頭薬1～2本分を食べたり，マッチの側薬をなめた程度で，症状がない場合。
2. 吸入した場合
- 製品の性質上，吸入して問題になるとは考えにくい。
3. 眼に入った場合
- 眼をこすらないように注意して，直ちに洗眼する。
【直ちに受診】
- 開眼困難な場合，洗眼が難しい場合やコンタクトレンズが外れない場合。
【念のため受診】
- 洗眼後も痛み，充血などがある場合。
4. 皮膚に付着した場合
- 製品の性質上，皮膚に付着して問題になるとは考えにくい。

解　説

1. 製品について

- マッチは，頭薬（マッチ軸の頭の部分）と側薬（摩擦側面の茶色い部分）を摩擦することにより発火する。
- 頭薬は1本あたり20mg程度で，主成分は塩素酸カリウム（酸化剤）約50％と硫黄である。
- 側薬の主成分は赤リン（発火剤）約50％，三硫化アンチモン約25％である。

2. 事故の発生状況

● **JPIC受信状況**
年間件数　：30件程度。一般97％，医療機関3％。
患者年齢層：1歳未満36％，1～5歳63％，その他・不明1％。
事故状況　：小児の誤食など100％（マッチの頭薬を数本食べた等）。
症状出現率：5％。嘔吐，咳き込みなど。

● **JPICで把握した医療機関受診例**
【1986～2009年の24年間に把握した小児（12歳以下）の不慮の事例】
- マッチによる事例は29例で，重篤な例はなかった。

【1986～2010年の25年間に把握した高齢者（65歳以上）の不慮の事例】
- マッチによる事例はなかった。

3. 毒性

- マッチは，無毒もしくは毒性が低い物質に分類され，少量～中等量（ブックマッチ3個未満，本数として，数十本程度）の摂取では，事実上，無毒である。ただし，製品の味や感触によって軽度の腹部不快感が起こる可能性がある。
- 頭薬の大量摂取の場合は，塩素酸カリウムの毒性を考慮する必要がある。
- 側薬（摩擦面）の赤リン，三硫化アンチモンは毒性が低く問題にならない。

4. 中毒学的薬理作用

塩素酸カリウム
- 粘膜の刺激作用。
- 酸化作用によるメトヘモグロビン生成を伴う溶血，腎障害，肝障害。

5. 症状

1) 経口：
   - 誤食程度では，製品の味や感触によって軽度の腹部不快感が起こる可能性がある。
   - 大量摂取の場合は，塩素酸カリウムの消化管刺激作用による症状（悪心，嘔吐，腹痛，下痢），溶血，腎不全などが出現する可能性がある。
   - 頭薬や側薬ではなく，軸の部分を誤飲した場合は，消化管を傷つけるなどの物理的な問題が考えられる。

2) 眼　：
   - 粘膜の刺激による充血，痛みなどが考えられる。

6. 処置

● **家庭での応急手当**
1) 経口：①除去：口の中に残っているものを吐き出す。小児や高齢者の場合は口の中を確認して取り除く，ふき取る。
　　　　②すすぎ：口をすすぐ，うがいする。うがいができない場合は濡れガーゼでふき取る。
　　　　③水分摂取：とくに注意事項はない。普段どおりでよい。

2) 眼 ：・眼をこすらないように注意し，直ちに十分に水洗する。
　　　　　・コンタクトレンズを装着している場合は，容易に外せるようであれば外す。
● 医療機関での処置
1) 経口：・症状に応じて対症療法を行う。
2) 眼 ：・受診前の洗眼が不十分な場合は，医療機関で十分に洗眼する。

7. 体内動態

塩素酸カリウム
［吸収］経口摂取ですみやかに吸収される。
［排泄］未変化体のまま，ゆっくり腎臓から排泄される。

100 催涙スプレー

概　要

製品：護身用あるいは動物撃退用のエアゾールスプレーで，ペン形や口紅形，警棒形などさまざまな容器，容量の製品がある。催涙成分として，オレオレシンカプシカム（唐辛子抽出液，OC），クロロアセトフェノン（CN），マスタードオイル（イソチオシアン酸アリル）が使用されており，2種類以上の成分を含有する製品もある。

問題となる成分と症状：オレオレシンカプシカム（唐辛子抽出液，OC），クロロアセトフェノン（CN），マスタードオイル（イソチオシアン酸アリル）のいずれも，眼に入ると眼の痛みや流涙，吸入すると咳き込みなどの症状が曝露後直ちに出現する。

JPIC受信状況：年間数件程度の問い合わせがあり，症状出現率は9割と高い。誤って噴射したなどの誤使用が5割，いたずらやけんかでスプレーしたなどの故意による事故が4割である。

初期対応のための確認事項

1. 製品
- 種類，用途（護身用か，動物撃退用か），容器（ペン形，口紅形，警棒形等）。
- 成分表示：「OC」はオレオレシンカプシカム（唐辛子抽出液），「CN」はクロロアセトフェノン，「マスタード」はマスタードオイル（イソチオシアン酸アリル）が使用されている。

2. 曝露状況・経路
- 誤飲した場合，なめた程度か，口の中に噴射した様子はないか。
- スプレーした場合，誤って噴射したか，けんかやいたずらなど意図的な噴射か。被害人数。
- 吸入したか，眼に入ったか，皮膚に付着したか。

3. 患者の状態・症状
- 口腔・咽頭の痛み，発赤，悪心，嘔吐，下痢などはないか。
- 咳き込み，呼吸困難などはないか。喘息などの基礎疾患はないか。
- 眼の違和感，痛み，充血，流涙はないか。付着した手で眼をこすっていないか。
- 皮膚の痛み，発赤，発疹などはないか。

初期対応のポイント

1. 経口の場合
- 吐かせずに，口の中のものを取り除いて，口をすすぐ。
【直ちに受診】
- 口腔・咽頭の痛みや発赤，消化器症状などが出現している場合。

2. 吸入した場合
- 新鮮な空気の場所へ移動する。
【直ちに受診】
- 咳き込みなどの呼吸器症状が出現している場合。

3. 眼に入った場合
- 眼をこすらないように注意して，直ちに洗眼する。
【直ちに受診】
- 開眼困難な場合，洗眼が難しい場合やコンタクトレンズが外れない場合。
【念のため受診】
- 洗眼後も痛み，充血などがある場合。

4. 皮膚に付着した場合
- 付着した衣類を脱ぎ，十分に水洗する。

【念のため受診】
- 水洗後も発赤，痛み，発疹などがある場合。

解　説

1. 製品について

- 護身用あるいは動物撃退用のエアゾールスプレーで，ペン形や口紅形，警棒形などさまざまな容器，容量の製品がある。
- 催涙成分として，オレオレシンカプシカム（唐辛子抽出液，OC），クロロアセトフェノン（CN），マスタードオイル（イソチオシアン酸アリル）が使用されており，2種類以上の成分を含有する製品もある。そのほか，溶剤としてアルコールやグリコール類，噴射剤を含有する。塗料を含有する製品もある。
- 文部科学省は，学校の安全対策のために，さすまたや盾などとともに，催涙スプレーの設置を推奨している。

2. 事故の発生状況

● JPIC 受信状況
年間件数　：数件程度。医療機関84％，一般8％，その他8％。
患者年齢層：6〜19歳25％，20〜64歳58％，その他・不明17％。
事故状況　：小児や認知症のある高齢者の誤飲など8％，誤使用50％（誤って噴射した等），意図的42％（いたずらやけんかでスプレーした等）。吸入44％，経皮28％，眼22％。
症状出現率：92％。鼻や喉の刺激感，咳き込み，眼の痛みなど。

● JPICで把握した医療機関受診例
【1986〜2009年の24年間に把握した小児（12歳以下）の不慮の事例】
- 催涙剤の事例は12例で，全例で咳や流涙が出現したが，重篤な例はなかった。

【1986〜2010年の25年間に把握した高齢者（65歳以上）の不慮の事例】
- 催涙剤による事例はなかった。

3. 毒性

いずれの成分も皮膚・粘膜刺激作用が問題となる。

4. 中毒学的薬理作用

- 皮膚・粘膜の刺激作用。
- クロロアセトフェノン（CN）は活性化されたハロゲン基を持つ S_N2（2分子置換反応）アルキル化剤で，可逆的なスルフヒドリル（SH）基阻害作用を持つ。

5. 症状

1) 経口：
   - 口腔・咽頭の灼熱感，嘔吐，下痢。
   - オレオレシンカプシカム（OC）を大量摂取した場合は，悪心，嘔吐，腹痛，排便時に肛門の灼熱感が起こる。
2) 吸入：
   - 咽頭痛，咳，気管支痙攣，呼吸困難。
3) 眼：
   - 眼の灼熱感，痛み，流涙，眼瞼痙攣，結膜炎，角膜剥離。
4) 皮膚：
   - 皮膚の灼熱感，痛み，紅斑。
   - クロロアセトフェノン（CN）の場合は，水疱などの化学損傷を生じる可能性がある。

6. 処置

● 家庭での応急手当
1) 経口：①除去：口の中に残っているものを吐き出す。小児や高齢者の場合は口の中を確認して取り除く，ふき取る。
　　　　②すすぎ：口をすすぐ，うがいする。うがいができない場合は濡れガーゼでふき取る。
2) 吸入：・新鮮な空気の場所へ移動する。
3) 眼　：・眼をこすらないように注意し，直ちに十分に水洗する。
　　　　・コンタクトレンズを装着している場合は，容易に外せるようであれば外す。
4) 皮膚：①除去：皮膚に付着しているものを取り除く，ふき取る。付着した衣服を脱ぐ。
　　　　②水洗：十分に水洗する。

● 医療機関での処置
1) 経口：・症状に応じて対症療法を行う。
2) 吸入：・症状に応じて，気道確保，酸素投与，人工呼吸などを行う。
3) 眼　：・受診前の洗眼が不十分な場合は，医療機関で十分に洗眼する。
　　　　・症状が残る場合は眼科的診察が必要である。
4) 皮膚：・付着部分を十分に洗浄する。症状があれば，対症療法を行う。

7. 治療上の注意点

オレオレシンカプシカム（OC）は冷水よりも温水に溶けやすいので，石けんと温水で曝露部位を数回洗う。損傷のない皮膚に対しては少量のアルコールを用いるのもよい。冷水洗浄は勧められるが，症状の軽減は長続きしない。

8. 体内動態

1) オレオレシンカプシカム（OC）
［吸収］85％がラットの消化管から3時間以内に吸収される。
2) クロロアセトフェノン（CN）
［症状発現時間］3〜10秒。
［症状持続時間］10〜20分。

総　説

日本中毒情報センターと急性中毒の対応

総説　日本中毒情報センターと急性中毒の対応

「中毒110番」の業務内容を紹介するとともに，わが国における中毒事故の発生状況，中毒の治療，中毒事故の防止について，概要をまとめる。

I　日本中毒情報センター「中毒110番」

1. 日本中毒情報センターとは

公益財団法人日本中毒情報センターは，日本救急医学会がその設立の中心となり，厚生省健康政策局（現厚生労働省医政局）の指導のもと1986年7月に財団法人として認可され，2012年4月に公益財団法人に移行認定された機関である。

日本中毒情報センターが実施する公益目的事業は，化学物質等に起因する急性中毒に関する情報や資料の収集，整備，解析を行い，種々の資料およびデータベース等を作成し，これらを一般国民，医療従事者，および医療関係団体等に対して情報提供を行い，わが国の中毒医療の向上と広く公益に寄与する事業である。

2. 「中毒110番」の体制

日本中毒情報センターが運営する「中毒110番」は，365日24時間体制で，化学物質および自然毒の急性中毒（1回の大量摂取等による健康被害）に関して緊急の情報提供を行う電話相談窓口である。実際に急性中毒患者が発生している，もしくは発生する恐れがある緊急時にのみ対応している。

表1に「中毒110番」の電話番号を示す。茨城県つくば市と大阪府箕面市の2カ所にあり，全国各地からの問い合わせに対応している。「中毒110番」に一般市民専用電話（情報提供料は無料），医療機関専用電話（1件2,000円），賛助会員専用電話（有料，年会費制）の3回線がある。そのほかに，たばこ専用の自動応答電話（072-726-9922，テープ方式で情報提供料は無料）や，化学兵器テロ専用ホットライン（消防，警察，保健所に各1回線）の回線を設けている。

「中毒110番」の相談員は，薬剤師および獣医師であり，臨床中毒学を専門とする医師がそれを支援するという体制で活動している（写真1）。

表1　中毒110番電話番号

一般市民専用電話（情報提供料無料，通話料のみ） 　大　阪　072-727-2499（365日，24時間） 　つくば　029-852-9999（365日，9～21時） 医療機関専用電話（情報提供料：1件につき2,000円） 　大　阪　072-726-9923（365日，24時間） 　つくば　029-851-9999（365日，9～21時） 賛助会員専用電話（年会費制） 　非公開（賛助会員：医療機関，行政，企業など）	賛助会員の申し込み・資料の請求先 　本部事務局　FAX：029-856-3533 　　　　　　E-mail：head-jpic@j-poison-ic.or.jp

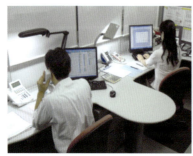 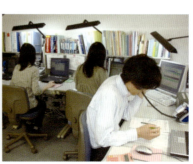

大阪中毒110番　　　　　つくば中毒110番

写真1　中毒110番受信風景

情報提供の対象とする物質は，たばこ，化粧品，洗剤，殺虫剤など家庭で使用される化学製品（家庭用品）から，医薬品，健康食品，農薬，燃料や工業的に使用される化学薬品，硫化水素などの有毒ガス，ヘビ，フグ，きのこ，有毒植物などの自然毒，乱用薬物，サリンに代表される化学兵器まで，多岐にわたる。なお中毒を起こさない異物（紙，ゴム，プラスチック，ガラス，パチンコ玉など）や医薬品の副作用，妊娠への影響，アレルギー，慢性中毒，細菌性食中毒などは電話相談の対象としていない。

3．「中毒110番」の利用

「中毒110番」では，製品情報，化学物質のカテゴリー別の中毒情報，治療情報，症例情報，文献情報等を整備，データベース化して，中毒情報データベースシステムとして保有している。これらのデータを基に情報提供を行うが，たとえ同じ物質，摂取量であっても，時間経過や患者の状態，医療環境なども考慮したうえで，その事案に即したアドバイスや情報を提供する。すなわち電話を用いた双方向のやりとりによって必要な情報を得られるのが，「中毒110番」の最大の特徴である。情報提供の手順を以下に示す。

1）中毒事故状況の把握
(1) 患者の年齢，性別，体重，既往歴
(2) 曝露された可能性のあるすべての化学製品に関して製品が特定できる情報
　　名称，表示成分，用途，形態や性状，メーカー名，使用方法など。
(3) 事故の状況の詳細
　　曝露経路，摂取量（曝露量），発生時刻，時間経過，発生状況（意図的か不慮の事故か），患者本人の状況（症状出現の有無）など。

2）資料の検索
(1) 製品情報の検索，中毒起因成分の特定
　　含有成分と含有率，製品の毒性や性状・液性などを確認し，中毒起因成分を特定する。
(2) 中毒情報の確認
　　日本中毒情報センター独自のデータベースおよび国内外のデータベースで中毒情報を確認する。

3）中毒情報の提供
(1) 一般市民・その他の機関（消防，薬局，学校，保育所，高齢者施設等）
　　応急手当および医療機関への受診の必要性のアドバイスを「直ちに受診」，「経過観察後受診」の2通りで行う。
(2) 医療機関
　　急性中毒を引き起こす成分に関する，毒性，体内動態，中毒症状，治療（解毒剤，血液浄化法，簡易分析等）など専門的な情報を提供する。例えば，患者の臨床症状を把握し治療の必要性を判断するために必要となる「化学物質の毒性や中毒症状，予後に関する情報」，呼吸・循環の安定を図るうえで必要となる「禁忌薬剤や禁忌処置等の情報」，解毒薬・拮抗薬の投与を考慮する場合に必要となる「解毒薬・拮抗薬の作用機序，使用開始や中止の目安，用法・用量等の情報」である。必要に応じて資料をFAXで送信することもある。

「中毒110番」に問い合わせるにあたっては，まず中毒事故状況に関する情報を確認するので，可能な限り起因物質を手元に置いて確認できる状態が望ましい。

4．「中毒110番」受信データ

「中毒110番」で受信し把握できた情報は，個人情報を除きすべて日本中毒情報センター受付登録データベースへ登録され，蓄積される。設立以来30年間で130万件を超える受信事例を保有している。また，問い合わせがあった医療機関に対しては，事後，「急性中毒症例調査用紙」を用いた追跡調査を行い，その結果は急性中毒症例に関するデータとして登録される。

これらのデータを基に，毎年，統計的な集計を行った結果を「受信報告」として公表している。また，必要に応じて学会報告や啓発・教育活動に利用したり，重大事故は厚生労働省および消費者庁へ報告したりする場合がある。

II 「中毒110番」受信状況からみた，急性中毒事故の発生状況

「中毒110番」で受信し，把握した事故は，わが国で発生している急性中毒事故全体からみればあくまでも氷山の一角である。しかしながらわが国には，急性中毒について経時的かつ全国的に，また無症状や軽症の事例も含めてモニタリングしている機関はほかになく，事故の発生状況を把握するための唯一の情報源が「中毒110番」のデータである。

2015年に「中毒110番」で受信したヒトの急性中毒に関する問い合わせ件数は35,153件であった。図1に都道府県別の「中毒110番」受信件数（人口10万人あたり）の状況を示す。両「中毒110番」の位置する関東および近畿からの問い合わせ比率は高いが，全国から問い合わせがあることがわかる。

医療機関からの問い合わせは2,994件（8.5％）であり，一般市民からは31,161件（88.6％），その他の機関（消防，薬局，学校，高齢者施設など）からは998件（2.8％）の問い合わせがあった。

起因物質は，家庭用品が20,844件（59.3％）を占め，医療用医薬品が7,735件（22.0％），一般用医薬品が3,525件（10.0％），農業用品が421件（1.2％），自然毒が923件（2.6％），工業用品（灯油を含む）が859件（2.4％），食品・他が846件（2.4％）であった。

患者の年齢層別では，1歳未満が6,983件（19.9％），1～5歳が20,273件（57.7％），6～12歳が1,216件（3.5％），13～19歳が513件（1.5％），20～64歳が3,670件（10.4％），65歳以上が2,160件（6.1％），不明が338件（1.0％）であった。図2に，年齢層別起因物質別の受信状況を示した。

5歳以下の小児は，誤飲・誤食事故が9割以上を占める。家庭用品（16,703件）では化粧品による事故がもっとも多く，次いでたばこ関連品，洗剤・洗浄剤，乾燥剤・鮮度保持剤，文具の順に問い合わせが多かった。医薬品の誤飲・誤食等も医療用医薬品は6,002件，一般用医薬品は2,869件であり，軟膏剤などの外皮用薬やシロップ等の市販の感冒薬の問い合わせが多かった。

一方，成人では自殺企図，労災，誤使用による事故などが増加する。自殺企図では，医療用・一般用医薬品の中枢神経系用薬が全体の約8割を占め，家庭用品の洗浄剤，農業用品の殺虫剤がそれに続いている。

「中毒110番」受信時に，すでに何らかの症状が出現していたのは7,044件（20.0％）であった。なかでも農業用品は67.5％，工業用品は47.8％，自然毒は35.6％の問い合わせですでに症状が出現しており，緊急性が高かった（図3）。

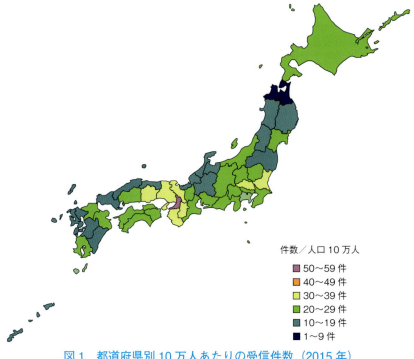

図1　都道府県別10万人あたりの受信件数（2015年）

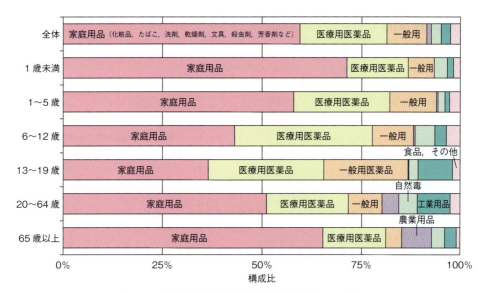

図2　年齢層別起因物質別受信状況（2015年）

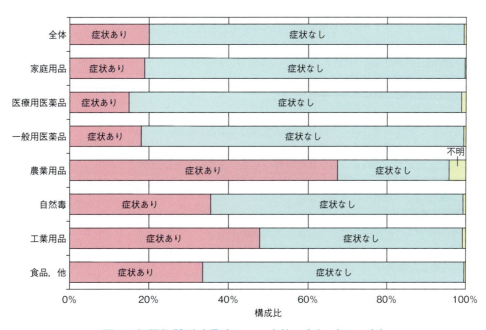

図3　起因物質別受信時までの症状の有無（2015年）

III 急性中毒の治療

急性中毒事故が発生した場合の応急手当と，医療機関で行う中毒治療を紹介する．

1．家庭でできる応急手当
まず，家庭でできる応急手当のポイントを紹介する．
1）誤飲・誤食した場合

従来は，水などを飲ませて吐かせることが基本とされていたが，家庭での成功率は 30% 程度という報告や，吐物により窒息することなどもあるので，最近は，家庭では吐かせずに経過観察を行うか，必要な場合は医療機関を受診するようになった．

また，吐かせてはいけない場合や，水または牛乳を飲ませてはいけない場合があるので，注意と確認が必要である．

（1）吐かせてはいけない場合
- 意識がない，または痙攣を起こしている場合
  理由：吐物を誤嚥すると化学性肺炎を生じる恐れがあるため
- 強酸性・強アルカリ性など刺激の強い製品を摂取した場合
  理由：食道を再度通過することで，化学損傷が重篤化するため
- 灯油，ベンジン，有機溶剤を含む製品を摂取した場合
  理由：誤嚥すると化学性肺炎を生じる恐れがあるため
- 痙攣を起こす成分（防虫剤の樟脳など）を含む製品を摂取した場合
  理由：吐かせることにより痙攣を誘発する恐れがあるため

（2）牛乳を飲ませてはいけない製品
- 防虫剤の樟脳（カンフル），ナフタリン，パラジクロルベンゼン
  理由：吸収を促進する恐れがあるため

（3）水も牛乳も飲ませてはいけない製品
- たばこ
  理由：ニコチンが水に溶け出し，吸収を促進する恐れがあるため
- 灯油，ベンジン，有機溶剤を含む製品
  理由：嘔吐を誘発し，誤嚥すると，化学性肺炎を生じる恐れがあるため

2）有毒なガスなどを吸入した場合
- 新鮮な空気の場所へ移動し，安静にする

3）眼に入った場合
- 眼をこすらないように注意して直ちに流水で洗い流す
  （受傷直後 2～3 分以内に水道水でよいので目安として 10 分以上洗う）

4）皮膚に付着した場合
- 付着した衣類は脱ぎ，大量の水で 2 回以上洗う

少量の誤飲であれば，応急手当の後，経過を観察してよい製品（群）を表 2 に示す．

表 2 少量であれば家庭で経過観察してよい製品（群）

たばこ	：2cm 以下（乾いた葉の部分）
化粧品	：口紅，乳液，クリーム，ファンデーション，シャンプー，リンス等
ベビー用品	：ベビー用化粧品，紙おむつ，沐浴剤等
洗剤類	：石けん，中性洗剤等
殺虫剤	：蚊取り線香・マット，液体蚊取り（なめた程度）
その他	：シリカゲル乾燥剤，鮮度保持剤，水銀体温計，無臭タイプ（ピレスロイド）防虫剤，芳香・消臭剤，幼児・学童用文具類，植物活力剤，ろうそく等
医薬品	：おむつかぶれ用軟膏，整腸剤，抗生物質等

いずれの場合も，応急処置の後に何らかの症状がある場合は，医師の診察を受ける必要がある．また，直後に症状がない場合でも，遅れて症状が出現することもあるため，確認したい場合は「中毒110番」へ問い合わせていただきたい．

2. 医療機関で行う治療

急性中毒の標準治療について，欧米では1997年にAmerican Academy of Clinical Toxicology（AACT）/ European Association of Poisons Centres and Clinical Toxicologists（EAPCCT）が，急性中毒に対するPosition Statementsを発表し，消化管除染に関する知見や基本手技について解説した．日本においては，日本中毒学会が2001年より検討を始め，現在，推奨する「急性中毒の標準治療」を作成し，書籍やホームページ上で公開している（http://jsct-web.umin.jp/link/source/）．

急性中毒に対する治療は，中毒の原因となる化学物質の除去（消化管除染，血液浄化）と解毒薬・拮抗薬の投与，全身管理に大別できる（表3）．消化管除染は時間が経過すると奏功せず，血液浄化や解毒薬・拮抗薬の効果が期待できるものも限られた化学物質のみであり，対症療法である呼吸・循環管理を中心とした集中治療が治療の中心となる．ここでは，急性中毒の根本治療である消化管除染，血液浄化法および解毒薬・拮抗薬について簡単に紹介する．

1）胃洗浄

胃内に残留する化学物質を胃管により回収する手段である．経口摂取してから時間が経過するほど効果が下がるため，基本的には1時間以内に実施することが望ましい．ただし，抗コリン薬など腸管蠕動を抑制する薬毒物や胃内で固まりになりやすく胃内での停滞が考えられる場合は，数時間を経過しても胃洗浄の施行を考慮する．胃管を患者の胃内に挿入し，洗浄液には微温湯または生理食塩液（1回200～300mL）を用いて，左側臥位にして施行する．

胃洗浄は，次の3条件をすべて満たす場合が適応となる．①化学物質を経口的に摂取して，②大量服毒の疑いがあるか，毒性の高い物質であり，③胃内に多く残留していると推定できる理由がある．禁忌となるのは，意識障害があり気管挿管が行われていない場合（誤嚥する恐れがある），石油製品や有機溶剤を摂取した場合（誤嚥する恐れがある），強酸・強アルカリなどの腐食物質を摂取した場合（化学損傷が拡大する恐れがある）などである．

2）活性炭および下剤の投与

活性炭（薬用炭）は，多くの物質と結合する吸着剤であり，それ自身は消化管から吸収されないため，未吸収の化学物質の体内への吸収を減少させる効果がある．また，すでに血中に吸収されていても活性炭の繰り返し投与により排泄が促進される化学物質も確認されている．通常，活性炭50～100gを緩下剤と一緒に懸濁して胃管より胃内に投与する．繰り返し投与では，2回目以降は初回量の半量を2～6時間ごとに24～48時間繰り返し投与し，緩下剤は併用しない．下痢が出現している患者では，緩下剤の投与は不要である．

化学物質が非イオン型であるほど活性炭への吸着は良好であり，酸性物質はpHが低いほど，塩基性物質はpHが高いほど吸着が良好になる．活性炭投与が無効と考えられている物質は，強酸・強アルカリ，アルコール類などの溶剤，鉄，リチウム，ヒ素，カリウム，ヨウ素，ホウ酸，フッ化物，臭化物などである．また，腸管閉塞，消化管穿孔，内視鏡検査施行前は投与禁忌である．

表3　急性中毒の治療

- 化学物質の除去
    - 消化管除染
        - 胃洗浄
        - 活性炭・下剤の投与
        - 腸洗浄
    - 血液浄化
- 解毒薬・拮抗薬の投与
- 全身管理

3）腸洗浄

腸洗浄は，多量の洗浄液を上部消化管から投与して，全腸管を洗い流し，未吸収の化学物質の排出を早める方法である．しかし，現在，腸洗浄の適応は確立しておらず，パラコート中毒など有効な治療法が確立されていない致死的な中毒や活性炭の効果がなく，吸収も遅いと予想される化学物質の過剰摂取の際に考慮される手法である．

4）血液浄化法

すでに体内に吸収された化学物質を除去する方法として，血液透析，血液灌流・血液吸着，血液濾過・持続的血液濾過・持続的血液濾過透析，血漿交換・交換輸血などの方法がある．急性中毒に対する血液浄化法は，中毒の原因となる物質の毒性が高く，分布容積が小さく，体外循環によるクリアランスが内因性クリアランスより高値の場合には一定の治療効果があるとされている．

血液透析は，分子量が小さく，蛋白結合率が低く，分布容積が小さい化学物質に適応があり，メチルアルコール（メタノール）などのアルコール類やエチレングリコール，リチウム中毒に推奨されている．そのほかアニリン，ブロモバレリル尿素，アスピリン，アセトアミノフェン，ホウ酸中毒などの場合は実施を考慮する．血液吸着（DHP）では，除去効率は，血液透析と異なり分子量や蛋白結合率にはほとんど左右されず，濃度勾配を利用しないので血中濃度が低い場合でも化学物質を除去できる．テオフィリン中毒に推奨されており，そのほかフェノバルビタール，カルバマゼピン，ジギトキシン，パラコート，アマニタトキシン中毒などの場合に実施を考慮する．

5）解毒薬・拮抗薬

すでに吸収された化学物質の対応として，特異的解毒薬・拮抗薬の投与がある．しかし，解毒薬・拮抗薬が存在している化学物質は限られている．表4に化学物質とともに代表的な解毒薬・拮抗薬の一覧を示したので，参考にしていただきたい．

表4 解毒薬・拮抗薬の例

中毒起因物質	解毒薬・拮抗薬	中毒起因物質	解毒薬・拮抗薬
1. シアン化合物	1）ヒドロキソコバラミン 2）亜硝酸アミル 　亜硝酸ナトリウム 　（院内製剤） 　チオ硫酸ナトリウム 3）エデト酸ジコバルト 　（海外）	6. 銅，水銀，鉛	ペニシラミン
		7. 鉄	デフェロキサミンメシル酸塩（適応外）
		8. 亜硝酸塩等 　（メトヘモグロビン血症）	メチレンブルー
2. エチレングリコール，メタノール	1）ホメピゾール 2）エタノール 　（適応外）	9. 有機リン，カーバメート	アトロピン硫酸塩
		10. 有機リン	プラリドキシムヨウ化物＜PAM＞
3. フッ化水素	グルコン酸カルシウム（院内製剤）	11. クマリン誘導体	ビタミンK_1
4. ヒ素，水銀，鉛	ジメルカプロール＜BAL＞	12. 麻薬	ナロキソン
		13. アセトアミノフェン	アセチルシステイン
5. タリウム	ヘキサシアノ鉄（Ⅱ）酸鉄（Ⅲ）水和物 ［不溶性プルシアンブルー］	14. ベンゾジアゼピン系薬	フルマゼニル
		15. ジゴキシン	ジゴキシン抗体（海外）

Ⅳ　中毒事故の予防

1. 中毒事故防止チェックリスト

中毒事故を未然に防ぐためには，次の点が重要である。各項目の詳細を，家庭内での中毒事故防止チェックリストとして，子ども編（資料1，412ページ），成人編／高齢者編（資料2，413ページ）にまとめたので，事故防止に役立てていただきたい。

1) 子ども
① 使用中は子どもを意識する
② 使った後はきちんと片づける
③ 保管方法を工夫する，子どもの成長に応じて保管場所を変える
④ 対象年齢を守る
⑤ 危ないものを子どもに教える
　＊必要に応じて，誤飲防止チェッカーや誤飲防止セイフティーキャップの利用を考えるとよい。

2) 成人／高齢者
① 使用方法を守る
② 使う前に製品を確認する
③ 食品や薬とそれ以外のものは分けて保管する
④ 飲み物，食べ物と間違える状況を作らない
⑤ 認知症のある人が誤食しないように，使用と保管に注意する

2. 日本中毒情報センターホームページ

中毒事故の予防と対応には，化学製品，動物・植物・きのこや応急手当等について正しい知識を持つことが必要である。日本中毒情報センターホームページで発信している情報内容について簡単に紹介する。

日本中毒情報センターホームページには，一般向け（無料，http://www.j-poison-ic.or.jp），会員（医療従事者）向け（有料），企業会員向け（有料）の3種がある。一般向けホームページのニュース欄では，きのこ中毒など季節に特異的な中毒に関する情報発信のみならず，大規模な化学災害・事件などが発生した場合には，起因する化学物質に関する中毒情報を迅速に発信している。また，「一般の皆さま」では，中毒事故の応急手当と予防のための知識，発生状況確認ゲーム，DVD動画教材「みんなで防ごう！　身近な中毒事故」，家庭内での中毒事故防止チェックリストなどを掲載しているので，参考にしていただきたい。

さらに，会員（医療従事者）向けのサイトでは，以下の4種類の中毒情報データベースを公開している。

（1）化学兵器等中毒対策データベース
　　神経剤のサリンやびらん剤のマスタードをはじめ，化学兵器の化学剤7類型23種類に関し，毒性，中毒症状，治療などの情報のほか，防護，除染，廃棄方法などを含む詳細を網羅した中毒情報，および解毒剤情報などを掲載。
（2）保健師・薬剤師・看護師向けデータベース
　　一般市民へ中毒情報を提供する際のポイントを示した情報。家庭用品，医薬品，農業用品，工業用品，自然毒などに関する347件（2016年7月現在）の中毒情報を掲載。
（3）医師向け中毒情報データベース
　　発生頻度の高い108種類（2016年7月現在）の化学物質（群）・自然毒の中毒について，毒性，症状，治療などに関する詳細な中毒情報を掲載。
（4）中毒症例提示データベース
　　277件の症例（家庭用品57件，医薬品36件，農薬56件，自然毒65件，工業用品その他63件）（2016年7月現在）に関して，フリーキーワード検索もしくは項目検索（物質分類・物質，経路，年齢層，転帰，症状分類・症状，処置）を行うことができる。

そのほか中毒文献書誌情報，分析施設情報などを掲載している。

中毒患者への対応は，平素からの備えがもっとも重要である。賛助会員（有料）へ登録して，ぜひ利用していただきたい。なお，申し込みは，日本中毒情報センター本部事務局で受け付けている（申し込みは，FAX：029-856-3533 または E-mail：head-jpic@j-poison-ic.or.jp。ホームページアクセス方法は会員へ直接通知する）。

資料1

家庭内での中毒事故防止チェックリスト

◆子ども編

□の事項について,「はい」に該当すればチェック☑します。
☑の数が少ないほど危険です。協力して☑を増やしましょう。

1. 使用中は子どもを意識する

    □ 塗り薬や保冷剤などをおもちゃ代わりに持たせることはない

    □ 床や畳に置いている液体蚊取り,ホウ酸ダンゴを子どもがすぐに見つけて口に入れることを意識して,子どもがいる所では使用しないようにしている

    □ 化粧品は子どもの前で使用しないようにしている

    □ 化粧品の中ではマニキュア,除光液,香水,染毛剤はとくに危険であることを知っている

    □ 電化製品のリモコンやおもちゃなどの電池ボックスの蓋(ふた)は,確実に閉まっている,電池ボックスのネジは緩んでいない

2. 使った後はきちんと片づける

    □ たばこはもちろん吸殻が入った灰皿も子どもの手が届かない場所に片づけている

    □ たばこや薬の入ったバッグ類にも注意して,片づけている

    □ 灯油の給油ポンプ,ポンプ受け,ポリタンクは子どもの手が届かない場所に片づけている,玄関などに放置していない

3. 保管方法を工夫する,子どもの成長に応じて保管場所を変える

    □ 洗剤,カビ取り剤,漂白剤,トイレ用・パイプ用洗浄剤などを保管している洗面台や流し台の扉には安全グッズなどを使用して,子どもが開けられないようにしている

    □ 子どもが台に上って,高い場所にある化学製品を手に取ることを意識して,テーブルの上や棚の奥であってもたばこや薬などは置かないようにしている

4. 対象年齢を守る

    □ おもちゃの外装に表示された「対象年齢」を守っている

5. 危ない物を子どもに教える

    □ 錠剤やシロップなどの薬,アルコール飲料は,菓子やジュースではないことを子どもに教えている

公益財団法人　日本中毒情報センター

資料2

家庭内での中毒事故防止チェックリスト
◆成人編／高齢者編

□の事項について，「はい」に該当すればチェック☑します。
☑の数が少ないほど危険です。協力して☑を増やしましょう。

1. **使用方法を守る**
   - □ 洗剤・洗浄剤や殺虫剤，防水スプレーなど化学製品を使うときは，使用方法（使用量・使用場所），使用上の注意などの表示を必ず読んで守っている
   - □ 2種類以上の化学製品を混ぜたり，併用したりしていない
   - □ スプレー式の化学製品を使うときは，顔にかかったり吸い込んだりしないように，噴射口と風向きを確認して使用している
   - □ くん煙殺虫剤を使うときは，使用することや使用中であることを周囲に知らせ，十分に換気した後に入室している

2. **使う前に製品を確認する**
   - □ 化学製品を使うその都度，使用方法と使用上の注意を再確認して守っている
   - □ 暗がりや眼鏡をかけないなど，見えにくい状況で化学製品の表示を確認したり使ったりすることはない
   - □ 食品に添付の小袋は，表示を必ず読んで，何であるかを確認している
   - □ スプレー式殺虫剤を使うときは，全量噴射式であるかどうかを十分に確認して使用している
   - □ 芳香剤をゼリーと間違えて食べる事故が発生していることを知っている

3. **食品や薬とそれ以外の物は分けて保管する**
   - □ 食器用洗剤はジュースや食用油と別の場所に置いている
   - □ 外観が似ている薬など（目薬と水虫の薬，飲み薬と坐薬，トローチと入れ歯洗浄剤）は，保管容器，保管場所を分けている

4. **飲み物・食べ物と間違える状況を作らない**
   - □ 漂白剤を湯呑みや急須などに直接入れて漂白することはない
   - □ ポット洗浄剤の使用中は張り紙などで周囲に知らせている
   - □ ペットボトルなどにガソリン，灯油，殺虫剤を移し替えていない
   - □ 冷蔵庫に食品以外の物を保管していない
   - □ お茶，ビールなど飲料の空き缶を灰皿代わりに使用することはない

5. **認知症のある人が誤食しないように，使用と保管に注意する**
   - □ 菓子類は，乾燥剤などを取り除いてから渡している
   - □ 薬は服用の都度，家族や介護者が1回分ずつ服用させている
   - □ 塗り薬も家族や介護者がその都度塗布している
   - □ 認知症のある人は，使い捨てカイロ，ポータブルトイレ用防臭剤，紙おむつ，保冷枕，防虫剤を誤食する危険性を知っている
   - □ 認知症がある人の周りに化学製品を置いていない

公益財団法人　日本中毒情報センター

付

インターネットで入手可能な
中毒に関する情報

付 インターネットで入手可能な中毒に関する情報

1. 中毒全般

- 公益財団法人 日本中毒情報センターホームページ

    http://www.j-poison-ic.or.jp

    一般向けホームページでは，中毒事故防止のための情報や事故が起こったときの応急手当，中毒に関するニュース，トピックス，年報受信報告などを掲載している。

    公式 Twitter（https://twitter.com/JPIC_Poisoninfo）もある。

    会員（医療従事者）向けホームページ（有料）では，化学兵器等中毒対策データベース，医師向け中毒情報データベース，救急隊向けデータベースのほか，解毒剤情報，症例情報，文献情報等も公開している。

- American Association of Poison Control Centers

    http://www.aapcc.org/

    米国中毒コントロールセンター連合（AAPCC）のホームページで，年次報告のほか，「Alerts」ではAAPCC が注目している中毒の情報を確認することができる。

2. 医薬品

- 医薬品医療機器情報提供ホームページ〔独立行政法人 医薬品医療機器総合機構（PMDA）〕

    https://www.pmda.go.jp/

    販売名，一般名（有効成分名）などから医療用医薬品，一般用医薬品，要指導医薬品の添付文書を検索できる。

- 動物医薬品検査所ホームページ（農林水産省 動物医薬品検査所）

    http://www.maff.go.jp/nval/

    「動物用医薬品等データベース」で，商品名称，主成分（有効成分名）等から動物用医薬品に関する添付文書情報を検索できる。

3. 農 薬

- 独立行政法人 農林水産消費安全技術センター（FAMIC）ホームページ

    http://www.famic.go.jp/

    「農薬登録情報提供システム」では農薬の有効成分や含有量等を確認できる。「農薬抄録及び評価書等」では，内閣府食品安全委員会等において評価が終了した農薬について農薬抄録および評価書を確認できる。

- 農薬中毒の症状と治療法（医療従事者向け）（農薬工業会）

    http://www.jcpa.or.jp/labo/poisoning/

    農林水産省消費・安全局農産安全管理課が監修，日本中毒情報センターが改訂に協力し，農薬工業会が刊行している医師用資料の PDF 版である。農薬の成分ごとに中毒症状と治療法がまとめられている。

4. 自然毒

- 自然毒のリスクプロファイル（厚生労働省）

    http://www.mhlw.go.jp/stf/seisakunitsuite/bunya/kenkou_iryou/shokuhin/syokuchu/poison/index.html

    動物性自然毒（魚介類の毒），植物性自然毒（キノコ毒，高等植物毒）について，生物としての特徴（写真あり），毒成分，中毒症状，中毒発生状況等が掲載されている。

5. 化学物質

- 国際化学物質安全性カード（ICSC）日本語版（国立医薬品食品衛生研究所）

    http://www.nihs.go.jp/ICSC/

    International Chemical Safety Cards（ICSC）の日本語版である。化学物質の健康への影響や安全性に

関する重要な情報を物質ごとにカード形式でまとめたもので，物性，曝露時の症状や予防法，応急処置等が掲載されている．

- 職場のあんぜんサイト（厚生労働省）
  http://anzeninfo.mhlw.go.jp/
  「GHS対応モデルラベル・モデルSDS情報」では，化学物質について，GHS（化学品の分類および表示に関する世界調和システム）に基づく安全データシート（SDS）の作成の際の参考になるよう作成されたモデルSDS（見本）を確認できる．応急措置や漏出時の措置，物理的及び化学的性質，有害性情報（急性毒性，皮膚腐食性・刺激性等）が掲載されている．

- 化学物質管理分野ホームページ〔独立行政法人 製品評価技術基盤機構（NITE）〕
  http://www.nite.go.jp/chem/
  「化学物質総合情報提供システム（CHRIP）」では，化学物質名やCAS番号等から，物理化学性状，健康毒性，法規制，国際機関によるリスク評価情報等を検索することができる．

6. その他

- 「健康食品」の安全性・有効性情報（国立研究開発法人 医薬基盤・健康・栄養研究所 国立健康・栄養研究所）
  https://hfnet.nih.go.jp/
  「素材情報データベース」では，健康食品に使用される素材（成分）別に，有効性，安全性に関する情報が掲載されている．

- 家畜中毒情報（国立研究開発法人 農業・食品産業技術総合研究機構 動物衛生研究所）
  http://www.naro.affrc.go.jp/org/niah/disease_poisoning/
  家畜の中毒に関する情報のサイトであるが，ヒトの中毒にも参考になる．植物や農薬等について有毒成分，中毒症状などが掲載されている．

索 引

A～Z

- AVクリーナー
  - →OA機器・AV機器用クリーナー ……… 180
- bubbles→シャボン玉液 ……………………… 258
- CN→催涙スプレー ………………………… 399
- engine antifreeze coolants→不凍液 ……… 344
- LLC（ロングライフクーラント）→不凍液 … 344
- LNG（液化天然ガス）→燃料ガス ………… 348
- LPガス→燃料ガス ………………………… 348
- NSKK認定→石灰乾燥剤 …………………… 318
- OAクリーナー
  - →OA機器・AV機器用クリーナー ……… 180
- OC→催涙スプレー ………………………… 399
- U字型最高最低温度計→温度計類 ………… 383

あ

- アイシャドウ→パウダー類 ………………… 25
- アイシングスプレー→冷却剤類 …………… 322
- アイスパック→冷却剤類 …………………… 322
- アイブロウ→パウダー類 …………………… 25
- アウトドア用ガス→燃料ガス ……………… 348
- アクリル絵具→絵具類 ……………………… 247
- アブサン油→精油（エッセンシャルオイル） 292
- アフターシェーブローション→化粧水類 … 17
- 油絵具→絵具類 ……………………………… 247
- 油絵具の溶き油→絵具類 …………………… 247
- 油粘土→粘土 ………………………………… 255
- 油汚れ用洗剤→換気扇・レンジ用洗浄剤 … 126
- 洗い流さないトリートメント
  - →ヘアスタイリング剤 …………………… 47
- 洗い流すトリートメント
  - →ヘアコンディショナー ………………… 40
- アリ駆除剤→誘引殺虫剤（毒餌剤） ……… 213
- アリ駆除剤→不快害虫用殺虫剤（家庭用） … 227
- アルカリ電解水
  - →ガラス用洗剤・家具用洗剤 …………… 171
- アルカリ電池→乾電池 ……………………… 331
- アルカリマンガン電池→ボタン形電池 …… 335
- アルコール温度計→温度計類 ……………… 383
- アルコール除菌剤→除菌剤 ………………… 184
- アルコール消毒剤→速乾性手指消毒剤 …… 73
- アルミ風船→風船類 ………………………… 268
- アロマオイル（芳香剤）
  - →芳香剤・消臭剤－設置タイプ ………… 283
- アロマキャンドル→ろうそく ……………… 360
- アロマテラピーオイル
  - →精油（エッセンシャルオイル） ……… 292
- 泡入浴剤→入浴剤 …………………………… 68

い

- 育毛剤 ………………………………………… 43
- 育毛トニック→育毛剤 ……………………… 43
- 1回使いきりタイプの殺虫剤
  - →くん煙剤（家庭用） …………………… 209
- 犬用トイレシート→紙おむつ類 …………… 90
- いやな虫の駆除剤
  - →不快害虫用殺虫剤（家庭用） ………… 227
- 衣類用洗剤（液体）→洗濯用液体洗剤 …… 96
- 衣類用洗剤（粉末）→洗濯用粉末洗剤 …… 93
- 衣類用防虫剤 ………………………………… 192
- 入れ歯洗浄剤→義歯洗浄剤 ………………… 86
- 色鉛筆→鉛筆・クレヨン …………………… 240
- 色柄衣類用漂白剤→酸素系漂白剤 ………… 108
- インク→インク類 …………………………… 243
- インクジェットプリンター用インク
  - →インク類 ………………………………… 243
- インバストリートメント
  - →ヘアコンディショナー ………………… 40

う

- ウィスキー・ブランデー
  - →アルコールを含む飲料・食品 ………… 309
- ウィンターグリーン
  - →精油（エッセンシャルオイル） ……… 292
- ウインドウォッシャー液 …………………… 340
- ウーロン茶→カフェインを含む飲料 ……… 305
- ウェットティッシュ→身体洗浄料 ………… 2
- ウォーターグリース→ヘアスタイリング剤 … 47
- ウォータープルーフスプレー
  - →防水スプレー …………………………… 376
- うじ殺し→衛生害虫用殺虫剤（家庭用） … 222
- う蝕予防フッ化物洗口剤→洗口剤 ………… 13
- うすめ液（塗料用）
  - →塗料・シンナー（家庭用） …………… 371
- 梅酒→アルコールを含む飲料・食品 ……… 309
- 運動場のライン引き
  - →チョーク・ライン用石灰 ……………… 251

え

- エアゾール式簡易消火具→消火薬剤 ……… 387

索引

エアゾール式殺虫剤
　　→殺虫スプレー（家庭用）……………… 205
エアダスター
　　→OA機器・AV機器用クリーナー ……… 180
液化石油ガス→燃料ガス ……………………… 348
液化天然ガス→燃料ガス ……………………… 348
液体蚊取り→蚊取り類 ………………………… 201
液体式電気蚊取り→蚊取り類 ………………… 201
液体洗剤（食器用）→食器用洗剤 …………… 116
液体洗剤（洗濯用）→洗濯用液体洗剤 ……… 96
液体歯みがき→洗口剤 ………………………… 13
液体肥料→肥料類（家庭用） ………………… 380
液体ろうそく→ろうそく ……………………… 360
液肥→肥料類（家庭用） ……………………… 380
エコカイロ→保温剤類 ………………………… 327
枝毛コート→ヘアスタイリング剤 …………… 47
エッセンシャルオイル
　　→精油（エッセンシャルオイル） ……… 292
エッセンス（美容液）→化粧水類 …………… 17
エナジードリンク→カフェインを含む飲料 … 305
エナメルリムーバー→マニキュア類 ………… 31
絵具→絵具類 …………………………………… 247
絵具の乾燥促進剤→絵具類 …………………… 247
絵具の乾燥調節剤→絵具類 …………………… 247
絵具剥離剤→絵具類 …………………………… 247
塩化カルシウム（乾燥剤）
　　→乾燥剤・鮮度保持剤 …………………… 313
エンジンオイル→潤滑油・グリース ………… 368
塩素系漂白剤 …………………………………… 104
塩素系ブリーチ→塩素系漂白剤 ……………… 104
鉛筆→鉛筆・クレヨン ………………………… 240
塩分を多く含む食品 …………………………… 302

お

オイル（化粧品）→クリーム類 ……………… 21
オイルキャンドル→ろうそく ………………… 360
オイルステイン
　　→塗料・シンナー（家庭用） …………… 371
オイルライター→燃料ガス …………………… 348
オーディオ用クリーナー
　　→OA機器・AV機器用クリーナー ……… 180
オーデコロン→フレグランス ………………… 60
オードトワレ→フレグランス ………………… 60
オードパルファム→フレグランス …………… 60
オーブンクレイ→粘土 ………………………… 255
置き型芳香剤・消臭剤
　　→芳香剤・消臭剤−設置タイプ ………… 283
置肥→肥料類（家庭用） ……………………… 380
お香→お香類 …………………………………… 289
おしゃれ着用洗剤→洗濯用液体洗剤 ………… 96

おしゃれ染め
　　→ヘアカラーリング剤（家庭用） ……… 51
おしりふき→身体洗浄料 ……………………… 2
おすだけタイプの殺虫剤
　　→殺虫スプレー（家庭用）……………… 205
おねしょシーツ→紙おむつ類 ………………… 90
汚物処理キット→紙おむつ類 ………………… 90
お風呂用洗剤→浴室用洗剤 …………………… 142
おもちゃ花火→花火 …………………………… 272
温度計→温度計類 ……………………………… 383
温熱シート→保温剤類 ………………………… 327
温熱パック→保温剤類 ………………………… 327

か

カーマインローション→化粧水類 …………… 17
カーワックス→ワックス類 …………………… 175
介護用シーツ→紙おむつ類 …………………… 90
カイロ→保温剤類 ……………………………… 327
化学泡消火薬剤→消火薬剤 …………………… 387
化学発光製品→ケミカルライト ……………… 261
かぎたばこ→たばこ・禁煙補助薬 …………… 392
家具用洗剤→ガラス用洗剤・家具用洗剤 …… 171
ガス系消火薬剤→消火薬剤 …………………… 387
ガスマッチ→燃料ガス ………………………… 348
ガスライター→燃料ガス ……………………… 348
カセットこんろ用ガス→燃料ガス …………… 348
ガソリン ………………………………………… 352
ガソリンエンジン油→潤滑油・グリース …… 368
家庭用殺虫剤（全般） ………………………… 197
家庭用塗料→塗料・シンナー（家庭用） …… 371
蚊取り線香→蚊取り類 ………………………… 201
蚊取りマット→蚊取り類 ……………………… 201
加熱蒸散剤（殺虫剤）
　　→くん煙剤（家庭用） …………………… 209
カビ取り剤 ……………………………………… 146
カビ取り用洗浄剤→カビ取り剤 ……………… 146
カプサイシンスプレー→催涙スプレー ……… 399
紙おむつ→紙おむつ類 ………………………… 90
紙石けん→固形石けん ………………………… 6
紙粘土→粘土 …………………………………… 255
紙巻たばこ→たばこ・禁煙補助薬 …………… 392
カラートリートメント
　　→ヘアカラーリング剤（家庭用） ……… 51
カラーリンス
　　→ヘアカラーリング剤（家庭用） ……… 51
ガラスクリーナー
　　→ガラス用洗剤・家具用洗剤…………… 171
ガラス用洗剤→ガラス用洗剤・家具用洗剤 … 171
ガリレオ温度計→温度計類 …………………… 383
換気扇・レンジ用洗剤
　　→換気扇・レンジ用洗浄剤 ……………… 126

換気扇・レンジ用洗浄剤 ……………………… 126
がん具煙火➡花火 …………………………… 272
玩具用マニキュア➡マニキュア類 ……………… 31
乾燥剤➡乾燥剤・鮮度保持剤 ………………… 313
乾燥剤（塩化カルシウム）
　　　➡乾燥剤・鮮度保持剤 ………………… 313
乾燥剤（シリカゲル）
　　　➡乾燥剤・鮮度保持剤 ………………… 313
乾燥剤（生石灰）➡石灰乾燥剤 ……………… 318
乾電池 ………………………………………… 331
カンフル（樟脳）➡衣類用防虫剤 …………… 192
カンフル➡精油（エッセンシャルオイル） …… 292

き

機械泡消火薬剤➡消火薬剤 …………………… 387
義歯洗浄剤 ……………………………………… 86
生石灰➡石灰乾燥剤 ………………………… 318
揮発油➡部分洗い用洗剤・しみ抜き剤 ……… 100
ギヤ油➡潤滑油・グリース …………………… 368
キャンドル➡ろうそく ………………………… 360
キャンドルオイル➡ろうそく ………………… 360
キャンプフューエル➡ガソリン ……………… 352
吸湿シート➡除湿剤 ………………………… 189
強化液消火薬剤➡消火薬剤 …………………… 387
切り花栄養剤➡肥料類（家庭用） …………… 380
切り花延命剤➡肥料類（家庭用） …………… 380
切り花鮮度保持剤➡肥料類（家庭用） ……… 380
禁煙補助剤➡たばこ・禁煙補助薬 …………… 392
禁水と書かれた乾燥剤➡石灰乾燥剤 ………… 318

く

空間用殺虫スプレー
　　　➡殺虫スプレー（家庭用） …………… 205
空気亜鉛電池➡ボタン形電池 ………………… 335
クーラント➡不凍液 ………………………… 344
口紅➡口紅類 …………………………………… 28
熊よけスプレー➡催涙スプレー ……………… 399
グラウンドのライン引き
　　　➡チョーク・ライン用石灰 …………… 251
グリース➡潤滑油・グリース ………………… 368
クリーム（化粧品）➡クリーム類 ……………… 21
クリヤー（透明塗料）
　　　➡塗料・シンナー（家庭用） ………… 371
クレヨン➡鉛筆・クレヨン …………………… 240
クレンザー …………………………………… 123
クレンジングオイル➡身体洗浄料 ……………… 2
クレンジングクリーム➡身体洗浄料 …………… 2
クレンジングフォーム➡身体洗浄料 …………… 2
グロウスティック➡ケミカルライト ………… 261
クローブ油
　　　➡精油（エッセンシャルオイル） …… 292

くん煙剤（殺虫剤）➡くん煙剤（家庭用） … 209
くん蒸剤（殺虫剤）➡くん煙剤（家庭用） … 209

け

蛍光玩具➡ケミカルライト …………………… 261
蛍光ペン➡インク類 ………………………… 243
携帯トイレ➡紙おむつ類 ……………………… 90
携帯用燃料➡固形燃料・着火剤 ……………… 363
桂皮油➡精油（エッセンシャルオイル） …… 292
軽量紙粘土➡粘土 …………………………… 255
軽量樹脂粘土➡粘土 ………………………… 255
化粧水➡化粧水類 ……………………………… 17
化粧石けん➡固形石けん ……………………… 6
ケミカルライト ……………………………… 261
ケロシン➡灯油 ……………………………… 356

こ

コイン形リチウム電池➡ボタン形電池 ……… 335
コイン電池➡ボタン形電池 …………………… 335
高吸水性樹脂製品➡紙おむつ類 ……………… 90
高吸水性樹脂製品➡水でふくらむビーズ …… 276
口臭防止剤➡洗口剤 …………………………… 13
香水➡フレグランス …………………………… 60
香炭➡お香類 ………………………………… 289
紅茶➡カフェインを含む飲料 ………………… 305
口中清涼剤➡洗口剤 …………………………… 13
鉱物油➡潤滑油・グリース …………………… 368
香炉灰➡お香類 ……………………………… 289
コーキング材➡接着剤類（家庭用） ………… 236
コーヒー➡カフェインを含む飲料 …………… 305
コーヒーメーカー洗浄剤➡ポット洗浄剤 …… 130
コーラ➡カフェインを含む飲料 ……………… 305
コールドスプレー➡冷却剤類 ………………… 322
コールドパック➡冷却剤類 …………………… 322
コーンインセンス➡お香類 …………………… 289
氷枕➡冷却剤類 ……………………………… 322
固化タイプ廃油処理剤➡廃油処理剤 ………… 138
小型電池（ボタン形電池）➡ボタン形電池 … 335
ゴキブリダンゴ➡誘引殺虫剤（毒餌剤） …… 213
ゴキブリダンゴ➡ホウ酸ダンゴ ……………… 218
固形石けん …………………………………… 6
固形燃料➡固形燃料・着火剤 ………………… 363
固形肥料➡肥料類（家庭用） ………………… 380
護身用スプレー➡催涙スプレー ……………… 399
粉おしろい➡パウダー類 ……………………… 25
粉石けん➡洗濯用粉末洗剤 …………………… 93
粉洗剤➡洗濯用粉末洗剤 ……………………… 93
粉歯みがき➡歯みがき ………………………… 9
小麦粘土➡粘土 ……………………………… 255
ゴム風船➡風船類 …………………………… 268
混合ガソリン➡ガソリン ……………………… 352

索引　421

コンソメ→塩分を多く含む食品……………… 302
コンタクトレンズ洗浄剤
　　→コンタクトレンズケア用品…………… 82
コンタクトレンズ蛋白除去剤
　　→コンタクトレンズケア用品…………… 82
コンタクトレンズ保存液
　　→コンタクトレンズケア用品…………… 82
コンディショナー→ヘアコンディショナー…… 40

さ

催涙スプレー………………………………… 399
サインペン→インク類……………………… 243
酒類→アルコールを含む飲料・食品……… 309
殺蟻剤→不快害虫用殺虫剤（家庭用）…… 227
サッサフラス油
　　→精油（エッセンシャルオイル）…… 292
殺鼠剤→殺鼠剤（家庭用）………………… 231
殺虫スプレー→殺虫スプレー（家庭用）…… 205
殺虫プレート
　　→衛生害虫用殺虫剤（家庭用）……… 222
さび止め剤→潤滑油・グリース…………… 368
サンオイル→クリーム類…………………… 21
酸化銀電池→ボタン形電池………………… 335
産後用パッド→紙おむつ類………………… 90
酸素系漂白剤………………………………… 108
酸素検知剤→乾燥剤・鮮度保持剤………… 313

し

次亜塩素酸除菌剤→除菌剤………………… 184
シアノアクリレート系接着剤
　　→接着剤類（家庭用）………………… 236
シーリング材→接着剤類（家庭用）……… 236
シールはがし→接着剤類（家庭用）……… 236
シェービングローション→化粧水類……… 17
ジェル（化粧品）→化粧水類……………… 17
ジェルネイル→マニキュア類……………… 31
ジェル歯みがき→歯みがき………………… 9
塩→塩分を多く含む食品…………………… 302
湿気とり→除湿剤…………………………… 189
室内花火→花火……………………………… 272
室内用砂遊び→粘土………………………… 255
自動車用ガラスクリーナー（ウィンドウォッ
　シャー液）→ウインドウォッシャー液…… 340
自動変速機油→潤滑油・グリース………… 368
シトロネラ油
　　→精油（エッセンシャルオイル）…… 292
シナモン油
　　→精油（エッセンシャルオイル）…… 292
しみ抜き剤→部分洗い用洗剤・しみ抜き剤… 100
シャープペンシルの芯→鉛筆・クレヨン…… 240
シャボン玉液………………………………… 258

シャンプー→ヘアシャンプー……………… 36
住宅・家具用洗剤
　　→ガラス用洗剤・家具用洗剤………… 171
住宅用洗剤（ガラス用，家具用）
　　→ガラス用洗剤・家具用洗剤………… 171
住宅用洗剤（換気扇用）
　　→換気扇・レンジ用洗浄剤…………… 126
住宅用洗剤（トイレ用）
　　→トイレ用洗剤・洗浄剤……………… 158
住宅用洗剤（浴室用）→浴室用洗剤……… 142
住宅用洗浄剤（カビ取り用）→カビ取り剤… 146
住宅用洗浄剤（パイプ用）
　　→排水パイプ用洗浄剤………………… 150
柔軟化粧水→化粧水類……………………… 17
柔軟剤→柔軟仕上げ剤……………………… 112
柔軟仕上げ剤………………………………… 112
収れん化粧水→化粧水類…………………… 17
縮毛矯正剤→パーマ液（家庭用）………… 56
手指消毒剤→速乾性手指消毒剤…………… 73
樹脂粘土→粘土……………………………… 255
朱肉→インク類……………………………… 243
潤滑油→潤滑油・グリース………………… 368
瞬間接着剤→接着剤類（家庭用）………… 236
瞬間冷却剤→冷却剤類……………………… 322
焼香→お香類………………………………… 289
消臭剤（スプレー・滴下タイプ）→芳香剤・
　消臭剤－スプレー・滴下タイプ………… 279
消臭剤（設置タイプ）
　　→芳香剤・消臭剤－設置タイプ……… 283
消臭剤（ポータブルトイレ用）
　　→ポータブルトイレ用消臭剤………… 298
消臭スプレー→芳香剤・消臭剤－スプレー・
　滴下タイプ………………………………… 279
焼酎→アルコールを含む飲料・食品……… 309
樟脳→衣類用防虫剤………………………… 192
樟脳→精油（エッセンシャルオイル）…… 292
しょうゆ→塩分を多く含む食品…………… 302
除菌剤………………………………………… 184
除菌スプレー→除菌剤……………………… 184
食塩→塩分を多く含む食品………………… 302
食洗機用洗剤
　　→食器洗い機専用洗剤（家庭用）…… 119
食品の塩分→塩分を多く含む食品………… 302
食品保存剤→乾燥剤・鮮度保持剤………… 313
植物活力剤→肥料類（家庭用）…………… 380
植物栽培用ビーズ→水でふくらむビーズ…… 276
植物精油含有虫よけ剤→虫よけ剤………… 77
食用油処理剤→廃油処理剤………………… 138
除光液→マニキュア類……………………… 31
除湿剤………………………………………… 189
除湿シート→除湿剤………………………… 189

食器洗い機用洗剤
　　→食器洗い機専用洗剤（家庭用）………… 119
食器洗浄機専用洗剤（家庭用）
　　→食器洗い機専用洗剤（家庭用）………… 119
食器手洗い用洗剤→食器用洗剤 ……………… 116
食器用洗剤 ……………………………………… 116
白髪染め→ヘアカラーリング剤（家庭用）…… 51
シラミ駆除剤
　　→衛生害虫用殺虫剤（家庭用）…………… 222
シリカエタノール→乾燥剤・鮮度保持剤 …… 313
シリカゲル→乾燥剤・鮮度保持剤 …………… 313
シリロシド（殺鼠剤）→殺鼠剤（家庭用）…… 231
白酒→アルコールを含む飲料・食品 ………… 309
白物専用漂白剤→塩素系漂白剤 ……………… 104
ジン→アルコールを含む飲料・食品 ………… 309
身体洗浄料 ………………………………………… 2
浸透印→インク類 ……………………………… 243
シンナー→塗料・シンナー（家庭用）……… 371

す

水銀温度計→温度計類 ………………………… 383
水銀血圧計→温度計類 ………………………… 383
水銀体温計→温度計類 ………………………… 383
水銀電池→ボタン形電池 ……………………… 335
水彩絵具→絵具類 ……………………………… 247
水性絵具→絵具類 ……………………………… 247
水性塗料→塗料・シンナー（家庭用）……… 371
水性ペン→インク類 …………………………… 243
スタンプインク→インク類 …………………… 243
スタンプ台→インク類 ………………………… 243
スティックのり→接着剤類（家庭用）……… 236
ステンレス鍋用クレンザー→クレンザー …… 123
ステンレスボトル用洗浄剤→ポット洗浄剤 … 130
ストレートパーマ液→パーマ液（家庭用）…… 56
スピンドル油→潤滑油・グリース …………… 368
スプレーのり→接着剤類（家庭用）………… 236
スポンジ朱肉→インク類 ……………………… 243
スライム ………………………………………… 264
擦り込み式消毒剤→速乾性手指消毒剤 ………… 73

せ

制汗剤→デオドラント …………………………… 64
制汗スプレー→デオドラント …………………… 64
成型木炭→固形燃料・着火剤 ………………… 363
清拭剤→身体洗浄料 ……………………………… 2
清拭タイプの消毒剤→速乾性手指消毒剤 ……… 73
清酒→アルコールを含む飲料・食品 ………… 309
生石灰→石灰乾燥剤 …………………………… 318
整髪料→ヘアスタイリング剤 ……………………47
精油→精油（エッセンシャルオイル）……… 292
精油含有虫よけ剤→虫よけ剤 …………………… 77

生理用ナプキン→紙おむつ類 ……………………90
セージ油→精油（エッセンシャルオイル）… 292
石粉粘土→粘土 ………………………………… 255
石灰乾燥剤 ……………………………………… 318
石けん→固形石けん ……………………………… 6
石けんタイプ廃油処理剤→廃油処理剤 ……… 138
接着剤→接着剤類（家庭用）………………… 236
接点復活剤→潤滑油・グリース ……………… 368
洗顔石けん→固形石けん ………………………… 6
洗顔料→身体洗浄料 ……………………………… 2
線香→お香類 …………………………………… 289
洗口剤 ………………………………………………13
洗剤（ガラス用，家具用）
　　→ガラス用洗剤・家具用洗剤 …………… 171
洗剤（トイレ用）→トイレ用洗剤・洗浄剤 … 158
洗浄化粧水→化粧水類 ……………………………17
洗浄剤（パイプ用）→排水パイプ用洗浄剤 … 150
洗濯石けん→固形石けん ………………………… 6
洗濯槽クリーナー→洗濯槽用洗浄剤 ………… 167
洗濯槽用洗浄剤 ………………………………… 167
洗濯用液体石けん→洗濯用液体洗剤 ……………96
洗濯用液体洗剤 ……………………………………96
洗濯用粉末石けん→洗濯用粉末洗剤 ……………93
洗濯用粉末洗剤 ……………………………………93
洗濯用パック型液体洗剤→洗濯用液体洗剤 ……96
鮮度保持剤→乾燥剤・鮮度保持剤 …………… 313
染毛剤→ヘアカラーリング剤（家庭用）………51
全量噴射式エアゾール
　　→くん煙剤（家庭用）…………………… 209

そ

ソークオフジェルのリムーバー
　　→マニキュア類 ……………………………… 31
塑造用粘土→粘土 ……………………………… 255
速乾性消毒剤→速乾性手指消毒剤 ………………73
速乾性手指消毒剤 …………………………………73
ソフトジェルのリムーバー→マニキュア類 ……31

た

台所用石けん→固形石けん ……………………… 6
台所用洗剤→食器用洗剤 ……………………… 116
卓上カセットこんろ用ガス→燃料ガス ……… 348
ダストブロワー
　　→OA機器・AV機器用クリーナー ……… 180
脱酸素剤→乾燥剤・鮮度保持剤 ……………… 313
脱臭剤（設置タイプ）
　　→芳香剤・消臭剤－設置タイプ ………… 283
脱色剤→ヘアカラーリング剤（家庭用）………51
脱染剤→ヘアカラーリング剤（家庭用）………51
ダニ・ノミ用殺虫剤
　　→衛生害虫用殺虫剤（家庭用）………… 222

たばこ→たばこ・禁煙補助薬 ……………… 392
ダンゴムシ・ワラジムシ駆除剤
　　→誘引殺虫剤（毒餌剤） …………… 213
ダンゴムシ・ワラジムシ駆除剤
　　→不快害虫用殺虫剤（家庭用）…… 227
弾性接着剤→接着剤類（家庭用）………… 236
男性用コロン→フレグランス ……………… 60
暖房用循環液→不凍液……………………… 344

ち

チーク→パウダー類 ………………………… 25
乳首，哺乳びんの殺菌消毒剤（塩素系）
　　→哺乳びんの消毒剤 ………………… 134
蓄冷剤→冷却剤類 …………………………… 322
着火剤→固形燃料・着火剤 ………………… 363
着火ライター→燃料ガス …………………… 348
中性強化液消火薬剤→消火薬剤 …………… 387
長時間作用型抗凝固剤（殺鼠剤）
　　→殺鼠剤（家庭用）…………………… 231
調湿シート→除湿剤 ………………………… 189
チョウジ油
　　→精油（エッセンシャルオイル）… 292
チョーク→チョーク・ライン用石灰 ……… 251

つ

ツーヤ油→精油（エッセンシャルオイル）… 292
使い捨ておむつ→紙おむつ類 ……………… 90
使い捨てカイロ→保温剤類 ………………… 327
使い捨てコンタクトレンズ
　　→コンタクトレンズケア用品……… 82
つや出し剤→ワックス類 …………………… 175

て

ディーゼルエンジン油→潤滑油・グリース … 368
ディート含有虫よけ剤→虫よけ剤 ………… 77
ディスプレー用クリーナー
　　→OA機器・AV機器用クリーナー … 180
デオドラント ………………………………… 64
天花粉（てんかふん）→パウダー類……… 25
点火棒→燃料ガス …………………………… 348
電気ケトル洗浄剤→ポット洗浄剤 ………… 130
電子たばこ→たばこ・禁煙補助薬 ………… 392
デンタルペースト→歯みがき ……………… 9
デンタルリンス→洗口剤 …………………… 13
天然ガス→燃料ガス ………………………… 348

と

トイレクリーナー→トイレ用洗剤・洗浄剤 … 158
トイレタンク洗浄剤→トイレ用芳香洗浄剤 … 163
トイレ用クレンザー
　　→トイレ用洗剤・洗浄剤…………… 158

トイレ用洗剤→トイレ用洗剤・洗浄剤 …… 158
トイレ用洗浄剤→トイレ用洗剤・洗浄剤 … 158
トイレ用芳香洗浄剤 ………………………… 163
トゥースペースト→歯みがき ……………… 9
投てき式消火具→消火薬剤 ………………… 387
透明石けん→固形石けん …………………… 6
灯油……………………………………………… 356
冬緑油→精油（エッセンシャルオイル）… 292
トーチオイル→ろうそく …………………… 360
毒餌剤→誘引殺虫剤（毒餌剤） …………… 213
塗擦消毒剤→速乾性手指消毒剤 …………… 73
都市ガス→燃料ガス ………………………… 348
トップコート→マニキュア類 ……………… 31
トニックシャンプー→ヘアシャンプー …… 36
ドライシャンプー→ヘアシャンプー ……… 36
ドライマーク用洗剤→洗濯用液体洗剤 …… 96
トランスミッション油→潤滑油・グリース … 368
トリートメント→ヘアコンディショナー … 40
塗料うすめ液→塗料・シンナー（家庭用）… 371
塗料（ペンキ）
　　→塗料・シンナー（家庭用）……… 371
ドリンク剤→アルコールを含む飲料・食品 … 309
ドレンクリーナー→排水パイプ用洗浄剤 … 150

な

ナツメグ→精油（エッセンシャルオイル）… 292
ナフタリン→衣類用防虫剤 ………………… 192
ナフタレン→衣類用防虫剤 ………………… 192
ナメクジ駆除剤→誘引殺虫剤（毒餌剤）… 213

に

臭わない防虫剤→衣類用防虫剤…………… 192
ニガヨモギ油
　　→精油（エッセンシャルオイル）… 292
ニクズク→精油（エッセンシャルオイル）… 292
ニコチンガム→たばこ・禁煙補助薬 ……… 392
ニコチンパッチ→たばこ・禁煙補助薬 …… 392
二酸化塩素除菌剤→除菌剤 ………………… 184
二酸化炭素消火薬剤→消火薬剤 …………… 387
ニス→塗料・シンナー（家庭用）………… 371
乳液→クリーム類 …………………………… 21
乳化タイプ廃油処理剤→廃油処理剤 ……… 138
入浴剤 ………………………………………… 68
尿とりパッド→紙おむつ類 ………………… 90

ぬ

ぬめり取り剤→排水口用洗浄剤…………… 154
ぬれティッシュ→身体洗浄料 ……………… 2

ね

ネイルエナメル→マニキュア類 …………… 31

ネイルカラー→マニキュア類 31
ネイルポリッシュ→マニキュア類 31
ネコイラズ→殺鼠剤（家庭用） 231
眠気覚ましドリンク
　→カフェインを含む飲料 305
練り朱肉→インク類 243
練り歯みがき→歯みがき 9
粘土 255

の

のり→接着剤類（家庭用） 236
ノンアルコール飲料
　→アルコールを含む飲料・食品 309
ノンアルコール化粧水→化粧水類 17

は

バーソープ→固形石けん 6
パーマ液→パーマ液（家庭用） 56
排水管洗浄剤→排水パイプ用洗浄剤 150
排水口除菌剤→排水口用洗浄剤 154
排水口ぬめり取り剤→排水口用洗浄剤 154
排水口用洗浄剤 154
排水パイプ用洗浄剤 150
パイプクリーナー→排水パイプ用洗浄剤 150
廃油処理剤 138
廃油石けんキット（玩具）→廃油処理剤 138
パウダースプレー→デオドラント 64
白灯油→灯油 356
白墨（はくぼく）
　→チョーク・ライン用石灰 251
バスオイル→入浴剤 68
バスカプセル→入浴剤 68
バスクリーナー→浴室用洗剤 142
バスソルト→入浴剤 68
パステル→鉛筆・クレヨン 240
バスフォーム→入浴剤 68
バス用洗剤→浴室用洗剤 142
パセリ種子油
　→精油（エッセンシャルオイル） 292
パソコンクリーナー
　→OA機器・AV機器用クリーナー 180
ハッカ油→精油（エッセンシャルオイル） 292
白金触媒式カイロ→保温剤類 327
撥水スプレー→防水スプレー 376
パッチンカイロ→保温剤類 327
発泡入浴剤→入浴剤 68
発毛剤→育毛剤 43
発毛促進剤→育毛剤 43
花火 272
パフューム→フレグランス 60
バブルバス→入浴剤 68

葉巻→たばこ・禁煙補助薬 392
歯みがき 9
パラジクロルベンゼン→衣類用防虫剤 192
パラジクロロベンゼン→衣類用防虫剤 192
バリア用エアゾール
　→殺虫スプレー（家庭用） 205
ハロン消火薬剤→消火薬剤 387
ハンドウォーマー→保温剤類 327
ハンドクリーム→クリーム類 21
ハンドサニタイザー→速乾性手指消毒剤 73
ハンドソープ→身体洗浄料 2

ひ

ビール→アルコールを含む飲料・食品 309
ヒソップ油
　→精油（エッセンシャルオイル） 292
火種→固形燃料・着火剤 363
ビタミン含有保健薬
　→カフェインを含む飲料 305
筆洗液（ひっせんえき）→絵具類 247
ビニール風船→風船類 268
美白化粧水→化粧水類 17
日焼け止めクリーム→クリーム類 21
日焼け止め乳液→クリーム類 21
日焼け止めローション→化粧水類 17
美容液→化粧水類 17
漂白剤（色柄衣類用）→酸素系漂白剤 108
漂白剤（塩素系）→塩素系漂白剤 104
漂白剤（酸素系）→酸素系漂白剤 108
肥料→肥料類（家庭用） 380
ピレスロイド系殺虫剤スプレー（家庭用）
　→殺虫スプレー（家庭用） 205
ピレスロイド系防虫剤→衣類用防虫剤 192
ピレスロイド製剤（防虫剤）
　→衣類用防虫剤 192

ふ

ファブリックソフナー→柔軟仕上げ剤 112
ファン式蚊取り→蚊取り類 201
ファンデーション→パウダー類 25
フィールドのライン引き
　→チョーク・ライン用石灰 251
フェイスシート→化粧水類 17
フェイスパウダー→パウダー類 25
フェルトペン→インク類 243
不快害虫用殺虫剤（家庭用） 227
ふき取り用化粧水→化粧水類 17
ふけ取りシャンプー→ヘアシャンプー 36
筆ペン→インク類 243
不凍液 344

部分洗い用洗剤
　　→部分洗い用洗剤・しみ抜き剤 ……… 100
部分洗い用漂白剤
　　→部分洗い用洗剤・しみ抜き剤 ……… 100
ぷよぷよすくい→水でふくらむビーズ ……… 276
ブランデー→アルコールを含む飲料・食品 … 309
ブリーチ（塩素系）→塩素系漂白剤……… 104
ブリーチ（酸素系）→酸素系漂白剤……… 108
フレグランス……………………………… 60
フレグランスオイル
　　→精油（エッセンシャルオイル）……… 292
プレシェーブローション→化粧水類……… 17
プレスドパウダー→パウダー類…………… 25
フロアポリッシュ→ワックス類…………… 175
フローリングワックス→ワックス類……… 175
ブローローション→ヘアスタイリング剤 …… 47
プロパンガス→燃料ガス…………………… 348
粉末消火薬剤→消火薬剤…………………… 387

へ

ヘアオイル→ヘアスタイリング剤………… 47
ヘアカラー→ヘアカラーリング剤（家庭用） … 51
ヘアカラースプレー
　　→ヘアカラーリング剤（家庭用）……… 51
ヘアグリース→ヘアスタイリング剤……… 47
ヘアクリーム→ヘアスタイリング剤……… 47
ヘアコロン→フレグランス………………… 60
ヘアコンディショナー……………………… 40
ヘアジェル→ヘアスタイリング剤………… 47
ヘアシャンプー……………………………… 36
ヘアスタイリング剤………………………… 47
ヘアスプレー→ヘアスタイリング剤……… 47
ヘアダイ→ヘアカラーリング剤（家庭用） … 51
ヘアチョーク
　　→ヘアカラーリング剤（家庭用）……… 51
ヘアトニック→育毛剤……………………… 43
ヘアトリートメント（洗い流さないタイプ）
　　→ヘアスタイリング剤………………… 47
ヘアトリートメント（洗い流すタイプ）
　　→ヘアコンディショナー……………… 40
ヘアパック→ヘアコンディショナー……… 40
ヘアブリーチ
　　→ヘアカラーリング剤（家庭用）……… 51
ヘアマスカラ
　　→ヘアカラーリング剤（家庭用）……… 51
ヘアマスク→ヘアコンディショナー……… 40
ヘアマニキュア
　　→ヘアカラーリング剤（家庭用）……… 51
ヘアミスト→ヘアスタイリング剤………… 47
ヘアムース→ヘアスタイリング剤………… 47
ヘアリキッド→ヘアスタイリング剤……… 47

ヘアリンス→ヘアコンディショナー……… 40
ヘアワックス→ヘアスタイリング剤……… 47
ベイト剤→誘引殺虫剤（毒餌剤）………… 213
ペイント→塗料・シンナー（家庭用）…… 371
ペイントうすめ液
　　→塗料・シンナー（家庭用）………… 371
ペイントシンナー
　　→塗料・シンナー（家庭用）………… 371
ベースコート→マニキュア類……………… 31
ヘッドクリーナー
　　→OA機器・AV機器用クリーナー …… 180
ペットシーツ→紙おむつ類………………… 90
ペニーロイヤル油
　　→精油（エッセンシャルオイル）…… 292
ペパーミント油
　　→精油（エッセンシャルオイル）…… 292
ベビーオイル→クリーム類………………… 21
ベビーシャンプー→ヘアシャンプー……… 36
ベビーパウダー→パウダー類……………… 25
ペン（油性，水性）→インク類…………… 243
ペンキ→塗料・シンナー（家庭用）……… 371
ベンジン→部分洗い用洗剤・しみ抜き剤… 100
ベンジンカイロ→保温剤類………………… 327

ほ

防疫用殺虫剤
　　→衛生害虫用殺虫剤（家庭用）……… 222
芳香剤（スプレー・滴下タイプ）→芳香剤・
　　消臭剤－スプレー・滴下タイプ …… 279
芳香剤（設置タイプ）
　　→芳香剤・消臭剤－設置タイプ …… 283
芳香・消臭・脱臭剤（スプレー・滴下タイプ）
　　→芳香剤・消臭剤－スプレー・滴下タイプ … 279
芳香・消臭・脱臭剤（設置タイプ）
　　→芳香剤・消臭剤－設置タイプ …… 283
芳香スプレー→芳香剤・消臭剤－スプレー・
　　滴下タイプ …………………………… 279
芳香洗浄剤（おくだけタイプ）
　　→トイレ用芳香洗浄剤………………… 163
ホウ酸ダンゴ………………………………… 218
ホウ酸ダンゴ→誘引殺虫剤（毒餌剤）…… 213
防臭剤（ポータブルトイレ用）
　　→ポータブルトイレ用消臭剤………… 298
防水スプレー………………………………… 376
防虫剤→衣類用防虫剤……………………… 192
防虫シート→衣類用防虫剤………………… 192
防犯スプレー→催涙スプレー……………… 399
ポータブルトイレ用消臭剤………………… 298
ポータブルトイレ用防臭剤
　　→ポータブルトイレ用消臭剤………… 298
ボールペン→インク類……………………… 243

ほお紅→パウダー類 …………………… 25
保温剤類 …………………………… 327
墨汁→インク類 ……………………… 243
ポスターカラー→絵具類 …………… 247
ボタン形電池 ……………………… 335
ボタン電池→ボタン形電池 ………… 335
ポット洗浄剤 ………………………… 130
ホットパック→保温剤類 …………… 327
ポット用洗浄剤→ポット洗浄剤 …… 130
ボディシャンプー→身体洗浄料 ……… 2
ボディソープ→身体洗浄料 ………… 2
母乳パッド→紙おむつ類 …………… 90
哺乳びんの殺菌消毒剤→哺乳びんの消毒剤 … 134
哺乳びんの消毒剤 ………………… 134
ポマード→ヘアスタイリング剤 …… 47
ポリ粘土→粘土 …………………… 255
保冷剤→冷却剤類 ………………… 322
保冷剤（瞬間冷却剤）→冷却剤類 … 322
ボレイハッカ油
　　→精油（エッセンシャルオイル） … 292
ホワイトガソリン→ガソリン ……… 352
ホワイトボードマーカー→インク類 … 243
本みりん→アルコールを含む飲料・食品 … 309

ま

マーカー→インク類 ………………… 243
マーキングペン→インク類 ………… 243
マイラーバルーン→風船類 ………… 268
マウスウォッシュ→洗口剤 …………… 13
マウススプレー→洗口剤 …………… 13
マジックカイロ→保温剤類 ………… 327
マシン油→潤滑油・グリース ……… 368
マスタードスプレー→催涙スプレー … 399
まぜるな危険表示のある漂白剤
　　→塩素系漂白剤 ………………… 104
抹香→お香類 ……………………… 289
マッチ ……………………………… 396
マット式電気蚊取り→蚊取り類 …… 201
マニキュア→マニキュア類 ………… 31
マニキュアうすめ液→マニキュア類 … 31
マニキュア除光液→マニキュア類 … 31
まゆ墨→パウダー類 ………………… 25
マルチパーパスソリューション
　　→コンタクトレンズケア用品 …… 82
マンガン電池→乾電池 …………… 331
万年筆→インク類 ………………… 243

み

みがき粉→クレンザー …………… 123
水系消火薬剤→消火薬剤 ………… 387
水消火薬剤→消火薬剤 …………… 387
水玉風船→風船類 ………………… 268
水でふくらむビーズ ……………… 276
水歯磨き→洗口剤 ………………… 13
水風船→風船類 …………………… 268
ミネラルオイル→潤滑油・グリース … 368
みりん→アルコールを含む飲料・食品 … 309

む

ムカデ駆除剤
　　→不快害虫用殺虫剤（家庭用） … 227
虫よけプレート
　　→不快害虫用殺虫剤（家庭用） … 227
虫よけ剤 …………………………… 77
虫よけジェル→虫よけ剤 …………… 77
虫よけスプレー→虫よけ剤 ………… 77
虫よけパッチ→虫よけ剤 …………… 77
虫よけ芳香剤
　　→芳香剤・消臭剤－設置タイプ … 283
虫よけリング→虫よけ剤 …………… 77

め

メイク落とし→身体洗浄料 …………… 2

も

沐浴剤→入浴剤 ……………………… 68

や

薬用クリーム→クリーム類 ………… 21
薬用化粧水→化粧水類 …………… 17
薬用シャンプー→ヘアシャンプー … 36
薬用石けん→固形石けん …………… 6
薬用歯みがき→歯みがき …………… 9
薬用リップクリーム→口紅類 ……… 28

ゆ

誘引殺虫剤→誘引殺虫剤（毒餌剤） … 213
ユーカリ油
　　→精油（エッセンシャルオイル） … 292
床用洗剤→ガラス用洗剤・家具用洗剤 … 171
床ワックス→ワックス類 …………… 175
油性整髪料→ヘアスタイリング剤 … 47
油性塗料→塗料・シンナー（家庭用） … 371
油性ペイント→塗料・シンナー（家庭用） … 371
油性ペン→インク類 ……………… 243
湯の花→入浴剤 …………………… 68

よ

予洗い剤→部分洗い用洗剤・しみ抜き剤 … 100
洋酒入り菓子
　　→アルコールを含む飲料・食品 … 309
養毛剤→育毛剤 …………………… 43

ヨーヨー風船→風船類 ………………………… 268
浴室用洗剤 …………………………………………… 142
浴用剤→入浴剤 ………………………………… 68
浴用石けん→固形石けん ……………………… 6
予熱用燃料→固形燃料・着火剤 ………… 363

ら

ライターガス→燃料ガス …………………… 348
ラインパウダー→チョーク・ライン用石灰 … 251
ライン用石灰→チョーク・ライン用石灰 …… 251
ラジエーター液→不凍液 …………………… 344
ラッカー→塗料・シンナー（家庭用）……… 371
ラッカーうすめ液
　→塗料・シンナー（家庭用）……… 371
ラッカーシンナー
　→塗料・シンナー（家庭用）……… 371
ランタンオイル→ろうそく ………………… 360
ランプオイル→ろうそく …………………… 360

り

リードディフューザー
　→芳香剤・消臭剤-設置タイプ ……… 283
リキッドキャンドル→ろうそく …………… 360
リグロイン→部分洗い用洗剤・しみ抜き剤 … 100
リチウム電池（コイン形）→ボタン形電池 … 335
リップクリーム→口紅類 ……………………… 28
リップグロス→口紅類 ………………………… 28
リップスティック→口紅類 …………………… 28
緑茶→カフェインを含む飲料 ……………… 305
リン化亜鉛（殺鼠剤）→殺鼠剤（家庭用）…… 231
リンスインシャンプー→ヘアシャンプー …… 36

る

ルージュ→口紅類 ……………………………… 28

れ

冷感スプレー→冷却剤類 …………………… 322
冷却液→不凍液 ………………………………… 344
冷却シート→冷却剤類 ……………………… 322
冷却スプレー→冷却剤類 …………………… 322
レンジ用洗浄剤→換気扇・レンジ用洗浄剤 … 126
レンズクリーナー
　→OA機器・AV機器用クリーナー ……… 180
練炭→固形燃料・着火剤 …………………… 363

ろ

ろうそく ………………………………………… 360
ローション→化粧水類 ………………………… 17

わ

ワームシード油
　→精油（エッセンシャルオイル）……… 292
ワイン→アルコールを含む飲料・食品 …… 309
ワックス剥離剤→ワックス類 ……………… 175
ワッペンはがし→接着剤類（家庭用）……… 236
ワニス→塗料・シンナー（家庭用）………… 371
ワルファリン（殺鼠剤）
　→殺鼠剤（家庭用）……………………… 231
和ろうそく→ろうそく ……………………… 360
ワンプッシュ式蚊取り
　→殺虫スプレー（家庭用）……………… 205
ワンプッシュ式殺虫剤
　→殺虫スプレー（家庭用）……………… 205

| JCOPY | 〈(社)出版者著作権管理機構 委託出版物〉 |

本書の無断複写は著作権法上での例外を除き禁じられています。
複写される場合は,そのつど事前に,下記の許諾を得てください。
(社)出版者著作権管理機構
TEL. 03-5244-5088　FAX. 03-5244-5089　e-mail：info@jcopy.or.jp

発生状況からみた
急性中毒 初期対応のポイント－家庭用品編

定価（本体価格 6,400 円＋税）

2016 年 9 月 9 日	第 1 版第 1 刷発行
2016 年 10 月 1 日	第 1 版第 2 刷発行
2021 年 8 月 31 日	第 1 版第 3 刷発行

総監修	吉岡敏治
監　修	嶋津岳士, 水谷太郎
編　集	公益財団法人 日本中毒情報センター
発行者	佐藤　枢
発行所	株式会社　へるす出版
	〒164-0001　東京都中野区中野 2-2-3
	☎ (03) 3384-8035〈販売〉
	(03) 3384-8155〈編集〉
	振替 00180-7-175971
	http://www.herusu-shuppan.co.jp
印刷所	三報社印刷株式会社

©2016, Printed in Japan〈検印省略〉
落丁本,乱丁本はお取り替えいたします。
ISBN 978-4-89269-894-1